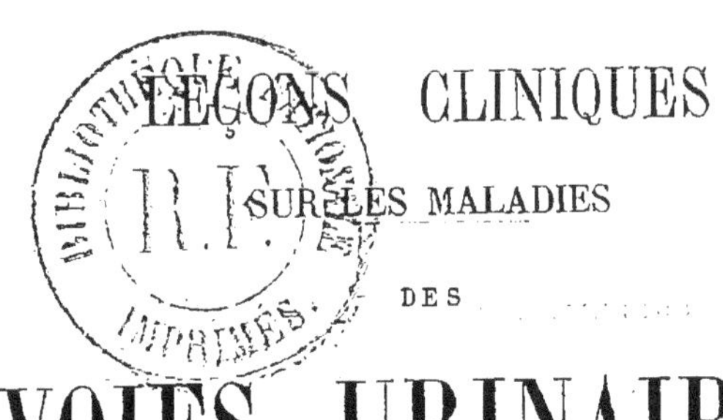

LEÇONS CLINIQUES

SUR LES MALADIES

DES

VOIES URINAIRES

II

CORBEIL. IMPRIMERIE ÉD. CRÉTÉ

LEÇONS CLINIQUES

SUR LES MALADIES

DES

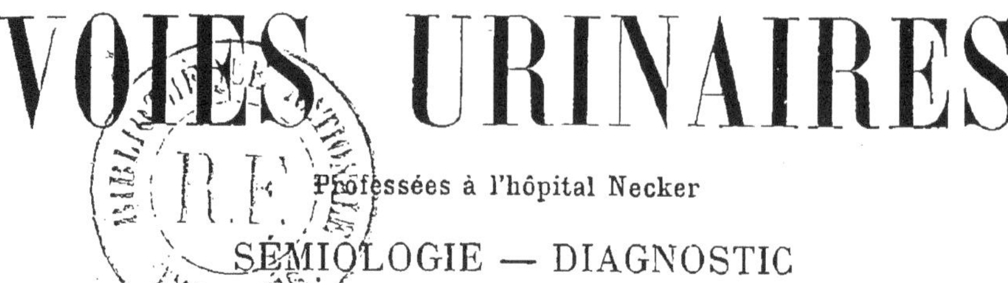

VOIES URINAIRES

Professées à l'hôpital Necker

SÉMIOLOGIE — DIAGNOSTIC
PATHOLOGIE ET THÉRAPEUTIQUE GÉNÉRALES

PAR

J.-C.-FÉLIX GUYON

PROFESSEUR A LA FACULTÉ DE MÉDECINE DE PARIS, CHIRURGIEN DE L'HOPITAL NECKER
MEMBRE DE L'INSTITUT (ACADÉMIE DES SCIENCES) ET DE L'ACADÉMIE DE MÉDECINE

QUATRIÈME ÉDITION REVUE ET AUGMENTÉE

AVEC PLANCHES ET FIGURES INTERCALÉES DANS LE TEXTE

TOME DEUXIÈME

EMPOISONNEMENT URINEUX
SIGNES PHYSIQUES ET TRAITEMENT LOCAL

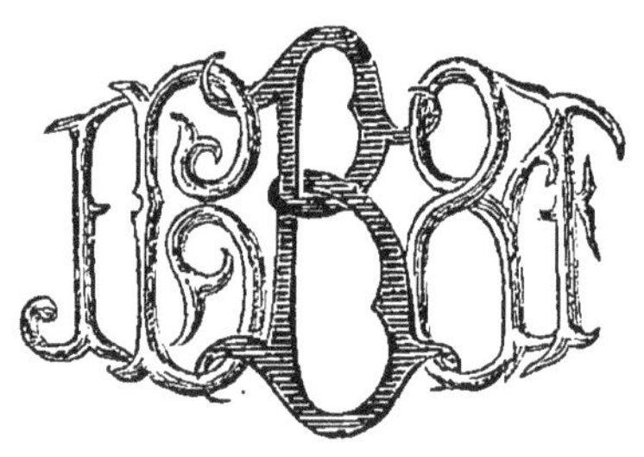

PARIS
LIBRAIRIE J.-B. BAILLIÈRE ET FILS
19, rue Hautefeuille, près du boulevard Saint-Germain.

1903

LEÇONS CLINIQUES

SUR LES

MALADIES DES VOIES URINAIRES

SÉMIOLOGIE, DIAGNOSTIC

PATHOLOGIE ET THÉRAPEUTIQUE GÉNÉRALES

TROISIÈME PARTIE

EMPOISONNEMENT URINEUX

DIX-HUITIÈME LEÇON

GÉNÉRALITÉS SUR L'INTOXICATION ET L'INFECTION URINAIRES

Empoisonnement urineux. — Deux formes. — Intoxication et infection. — Rôle capital de l'infection dans les maladies chirurgicales des voies urinaires. — Les urinaires diffèrent essentiellement des brightiques. — Leurs reins peuvent néanmoins ne point suffire à une épuration complète du sang. — L'intoxication s'allie alors à l'infection, ou en favorise grandement la production. — « L'intoxication est une des conditions de la réceptivité. » Elle s'oppose aux activités phagocytaires.

Intoxication urinaire. — Notions expérimentales. — L'intoxication n'est pas le résultat de l'absorption directe de l'urine, elle résulte de la non-élimination de ses matériaux. — Différence des symptômes déterminés par l'absorption dans les tissus et par la pénétration dans les veines. — Doses toxiques, leurs variations. — Toxicité variable du liquide urinaire. — Agents de la toxicité. — Les sept poisons de l'urine. — L'urémie est la résultante d'actions toxiques complexes. — Action particulière des sels de potasse. — Principaux phénomènes de l'intoxication.

Notions cliniques. — *Urémie.* — La petite et la grande urémie. — Les trois formes de la grande urémie : cérébrale, dyspnéique, gastro-intestinale. — Cette dernière est très fréquemment observée chez les urinaires et se produit sous l'influence isolée ou combinée de l'intoxication et de l'infection.

Infection urinaire. — *Notions générales.* — Cette espèce d'empoisonnement reconnaît pour cause la pénétration dans l'appareil urinaire d'organismes pathogènes capables de cultiver dans l'urine à l'abri de l'air. — L'urine aseptique à l'état normal devient septique. — L'expérimentation a démontré la présence d'organismes pathogènes dans l'urine, déterminé leur nature et prouvé : qu'ils pouvaient produire toutes les lésions anatomiques observées chez les urinaires. — La clinique a établi les conditions dans lesquelles ces organismes peuvent [être ensemencés dans l'appareil urinaire, s'y développer et manifester leur action. Elle a déterminé : les conditions de la « réceptivité ». — *Principales espèces microbiennes des urines pathologiques.* — Leur grand nombre. — Importance particulière du : « Bacterium coli commune ». — Son rôle a été définitivement établi. — Association des diverses espèces microbiennes dans l'urine. — *Accidents provoqués par l'infection des urines.* — Les urines septiques agissent sur les organes urinaires et sur le tissu cellulaire qui les entoure. — Elles adultèrent le sang lorsqu'elles pénètrent dans la circulation. — Elles n'agissent que par l'intermédiaire des microorganismes. — Elles produisent des accidents locaux et généraux. — Les microbes produisent la suppuration de la muqueuse urinaire, leur action est « directe ». Ils peuvent être présents dans l'urine sans déterminer de suppuration. — « Bactériurie ». — *Voies de pénétration des microbes.* — Ils pénètrent 1° par l'urètre : infection primitive directe d'origine externe. — 2° Par la voie sanguine : infection secondaire ou indirecte. — La pénétration indirecte peut aussi s'effectuer par la face profonde de la muqueuse; les organismes, après y avoir été déposés par la circulation, envahissent secondairement la vessie. — Une pénétration directe peut se faire par effraction à travers les parois des organes. — *Infection de la vessie.* — L'infection primitive et directe est la règle. — Elle est spontanée ou provoquée. — Chez l'homme, l'infection directe spontanée ne se produit qu'à la faveur d'un état pathologique préexistant de l'appareil urinaire ; chez la femme, ces conditions ne sont pas indispensables. — Conditions dans lesquelles peut s'effectuer l'infection directe provoquée. — Importance pratique de leur détermination. — *Infection de l'appareil urinaire au cours des maladies infectieuses.* — Les néphrites infectieuses; leur constatation fréquente dans un grand nombre de maladies générales. — Le passage des organismes pathogènes ne provoque du côté du rein que des accidents en général passagers; il n'influence pas la vessie quand son fonctionnement est normal ; il n'a pas été constaté de suppuration de la muqueuse urinaire dans ces cas. — *Infection ascendante du rein chez les urinaires.* — Sa démonstration expérimentale. — *Conséquences de l'infection locale de l'appareil urinaire.* — L'expérimentation les démontre; mais leur étude ne peut être faite sans la détermination précise des conditions dans lesquelles elles se produisent. — *Infection descendante du rein chez les urinaires.* — Détermination expérimentale des conditions dans lesquelles on la produit.

Principes du traitement de l'infection urinaire. — La clinique et l'expérimentation démontrent que le traitement des accidents qu'elle provoque « doit surtout être chirurgical ». — La clinique établit les indications de l'intervention ; c'est à elle, et le plus souvent à elle seule, qu'il appartient de les poser. — Action peu importante et contestable de l'antisepsie médicale. — Nécessité d'un traitement général qui s'adresse à « l'organisme », tandis que le traitement local vient directement au secours des « organes ».

Empoisonnement urineux, importance prépondérante de l'infection. — Longtemps incertaine et confuse, la pathogénie des accidents qui atteignent les urinaires repose aujourd'hui sur des notions positives. C'est à la découverte de l'infection urinaire que nous les devons. Les progrès décisifs, qui ont été si rapidement accomplis, contrastent avec le vague de beaucoup de théories, et l'insuffisance des résultats jusqu'alors acquis par l'étude du pouvoir toxique des urines. Malgré le haut intérêt des recherches dont elle était l'objet, et l'importance de données certaines, nous restions en face d'obscurités persistantes.

Ce que nous savons aujourd'hui des phénomènes locaux et généraux déterminés par l'infection permet, au contraire, d'expliquer la plupart des manifestations morbides dont la nature fut si longtemps méconnue. Aussi bien pour la théorie que dans la pratique, le chirurgien possède toutes les clartés qui lui faisaient défaut; il est à même de bien apprécier et d'utilement agir. Nous pourrions donc nous croire autorisé à réduire toute l'histoire de l'empoisonnement urineux à l'étude de l'infection urinaire. Son rôle est en effet prépondérant.

Cependant, il est aisé de comprendre qu'en nous limitant ainsi nous serions exposé à ne pas reproduire fidèlement tous les enseignements que nous apportent les faits et, par contre, à les interpréter inexactement. Nous ne pouvons pas ne pas avoir affaire à l'intoxication; elle est toujours imminente chez les sujets atteints de lésions rénales, et nous sommes obligés de compter avec elle.

Nos malades, il est vrai, diffèrent essentiellement des brightiques. Vous rechercherez en vain, chez nombre d'entre eux, les petits ou les grands accidents du complexus pathologique que l'on qualifie d'urémie. Les accidents toxiques, de même que les accidents mécaniques, sont rarement observés. Déjà, j'ai pu vous démontrer que, dans le genre de néphrites auquel nous avons affaire, l'albumine manque ou ne se trouve qu'en petite quantité. J'ajoute que nous avons, en vain, recherché chez nos malades des lésions rétiniennes[1]. Il n'est question ni de troubles oculaires, ni d'épistaxis ou autres hémorragies, non plus que de lésions cardiaques ou vasculaires consécutives à la néphrite, bien que le rythme du pouls soit assez souvent modifié au cours des accès de fièvre. Les œdèmes, y compris l'œdème du cerveau, ne s'observent pas. Il est tout à fait exceptionnel de voir apparaître des manifestations cérébrales. Cependant, elles se montrent parfois, et nous observons fréquemment la céphalée; des accidents dyspnéiques et des troubles digestifs se produisent. Ces derniers sont même très habituels et souvent fort accentués. Nous voyons des malades mourir sans que la température s'élève, ou même dans l'hypothermie; nous ne constatons pas, il est vrai, de coma véritable,

[1] M. Em. Sulzer, de Genève, a, sur ma demande, examiné les yeux des malades de mon service.

mais les vieux prostatiques deviennent très somnolents quand leur état s'aggrave ; cela est d'un fort mauvais augure. Nous avons insisté sur la fréquence de la polyurie (t. I, XVIIe leçon); la pathogénie de ce dernier symptôme a été alors étudiée. A quel point les désordres de la respiration et de la digestion, les modalités de la température, l'état semi-comateux, relèvent de l'intoxication ou de l'infection, nous aurons à le rechercher. Mais nous savons qu'en clinique médicale ils figurent à juste titre parmi les grandes manifestations de l'insuffisance rénale, insuffisance qui prépare et détermine, par une épuration imparfaite du sang, les accidents toxiques de l'urémie.

Les lésions qui s'opposent au fonctionnement régulier des reins existent chez le plus grand nombre des urinaires. Elles sont le plus souvent d'origine infectieuse, mais elles évoluent aussi, dans un certain nombre de cas, et jusqu'à une période fort avancée, sans l'intermédiaire de l'infection. Les cas où le cycle morbide est entièrement parcouru sans qu'elle joue son rôle sont, en réalité, exceptionnels; trop de circonstances en favorisent la production. Mais, qu'elles soient infectieuses ou non infectieuses, les lésions rénales peuvent toujours aboutir à un défaut dans l'élimination ; aussi chez bon nombre d'urinaires, la fonction rénale est-elle dans un équilibre fort instable. Les opérations, et particulièrement celles qui se pratiquent sur le rein, nous en donnent souvent la preuve.

L'épuration du sang n'est vraiment assurée que lorsque les produits toxiques introduits dans l'organisme ou fabriqués par lui sont au fur et à mesure repris et rejetés. C'est à ce prix que les matériaux nuisibles qu'il charrie nécessairement ne peuvent impressionner l'organisme. Lorsque les reins sont altérés, les produits toxiques, n'étant plus complètement éliminés, s'accumulent dans le sang et déterminent une auto-intoxication.

Les substances nuisibles capables d'empoisonner nos malades ne viennent donc pas d'une seule source. L'intoxication et l'infection se trouvent sans cesse en présence, et leurs effets se combinent. Il faut compter avec ces associations. Elles peuvent en effet modifier la physionomie morbide et devenir assez malfaisantes pour influencer directement l'évolution des accidents. Nous en avons eu la preuve en étudiant l'oligurie. La diminution persistante des urines est, nous l'avons vu, un phénomène toujours grave; quand il survient chez les apyrétiques, il indique non seulement que le danger existe, mais qu'il est prochain et ne sera pas conjuré.

L'intoxication, lorsqu'elle s'allie à une infection en cours, aggrave singulièrement ses effets; déjà, il convient en bonne clinique de tenir compte de son action, bien qu'elle ne soit que consécutive et partant secondaire. Mais là ne se borne pas son rôle. Elle ne s'associe pas seulement à l'infection, elle en favorise grandement la production.

Les toxiques servent, en effet, assez fréquemment d'auxiliaires à l'infection; ils lui préparent un terrain dont elle n'a plus qu'à prendre possession. Plusieurs expérimentateurs ont déjà montré que des substances chimiques peuvent efficacement aider les agents infectieux à triompher des résistances de l'organisme. Cette notion, maintenant consacrée par les travaux de laboratoire, se dégage d'ailleurs des observations cliniques les plus anciennes. Celles qui ont nos malades pour objet en montrent avec toute évidence la réalité.

Nous avons déjà insisté, en étudiant les rétentions incomplètes avec distension ancienne (t. I, p. 256), sur la facilité avec laquelle les malades qui en sont atteints s'infectent, nous avons vu à quel point cette catégorie de sujets, qui depuis longtemps subissent l'intoxication, donne prise aux attaques de l'infection dès qu'on les cathétérise. Voilà déjà la preuve, mais voici la contre-épreuve. Ces mêmes sujets deviennent infiniment moins sensibles à l'infection, lorsque des évacuations répétées et régulières ont mis les reins à même de fonctionner d'une façon moins imparfaite. Chez les vieux urinaires, moins que dans toute autre catégorie de malades, le rôle des poisons, dans la genèse de l'infection, ne saurait donc être perdu de vue.

« L'intoxication est une des conditions de la réceptivité. »

L'action nuisible des substances chimiques sur la résistance de l'organisme, que M. Bouchard a vue et expliquée le premier en montrant que les toxiques s'opposaient aux activités phagocytaires, a été étudiée par MM. Charrin et Duclert[1]. Ces

[1] Charrin et Duclert, *Mécanisme de l'influence des substances toxiques agissant, à titre de causes secondes, dans la genèse de l'infection* (*C. R. de l'Acad. des sciences*, t. CXIX, p. 344, 1894).

auteurs, qui ont eu pour objectif de pénétrer dans l'intimité du mécanisme de l'action exercée par les substances chimiques, ont, eux aussi, conclu que la phagocytose était compromise.

Les processus pathogéniques auxquels nous avons affaire ne sont donc pas isolés, ils s'associent et se combinent. Ce serait une faute grave que de l'oublier, mais il faut cependant reconnaître et répéter : que les manifestations dominantes sont celles de l'infection. Les phénomènes de l'intoxication sont effacés ou masqués, le plus souvent maintenus sur un plan secondaire. Nous en avons assez dit pour montrer qu'ils ne sont pourtant pas négligeables.

Sans doute, l'étude de l'intoxication urinaire ressortit surtout à la pathologie médicale, et celle de l'infection urinaire appartient beaucoup plus spécialement à la pathologie chirurgicale. En nous y limitant, nous serions cependant incomplets; nous dérogerions aux principes qui nous guident et nous abandonnerions bien mal à propos la méthode suivant laquelle nous cherchons à faire notre éducation de chirurgien. L'étude expérimentale des effets de la rétention d'urine rend d'ailleurs évidente l'influence exercée par l'accumulation des produits excrémentitiels, sur les accidents généraux qu'elle provoque (t. I, IVe leçon).

Sous le titre général d'empoisonnement urineux, nous comprenons donc : l'*intoxication* et l'*infection*.

Nous étudierons : les phénomènes pathologiques qui résultent du défaut d'élimination des produits toxiques introduits dans l'organisme ou fabriqués par lui ; ceux qui sont la conséquence de la pénétration des germes, de leur pullulation et de la production des sécrétions, qui prennent possession de nos humeurs qu'ils modifient en les rendant septiques et de nos tissus, dont ils troublent le fonctionnement et menacent la vie. Nous resterons dans les limites mêmes de l'observation des urinaires, en nous bornant à rappeler les notions expérimentales et cliniques aujourd'hui acquises sur l'intoxication et en développant, aussi complètement que l'exige l'étude des faits, tout ce qui appartient à l'infection urinaire.

Intoxication urinaire. — Notions expérimentales. — Cette espèce d'empoisonnement reconnaît pour cause, ainsi que nous venons de le dire, l'élimination imparfaite des éléments toxiques que charrie le sang à l'état normal. C'est, en effet, par l'insuffisance de l'épuration du liquide sanguin qu'il convient d'expliquer la genèse de cette auto-intoxication. Ce n'est pas à la reprise de ces produits déjà éliminés par le rein et contenus dans l'urine, qui, sous une influence quelconque, reprendraient le chemin de la circulation, c'est à leur accumulation progressive dans le sang que nous avons affaire. Quand l'urine a été faite et qu'elle est bien faite, grâce au parfait fonctionnement du rein, l'organisme est sûrement préservé ; il est menacé toutes les fois que le rein est empêché de complètement extraire du sang les matériaux de l'urine.

L'expérimentation moderne, par des données précises, scientifiquement établies, a donné la preuve de la toxicité de l'urine et indiqué dans quelles conditions et dans quelle mesure elle pouvait s'exercer.

Les expériences de Claude Bernard et de Bareswill, dont nous aurons bientôt à vous parler, avaient démontré, dès 1859, l'influence perturbatrice que déterminent l'ablation du rein et l'énervation de cet organe ; d'autres recherches, en particulier celles de M. Gréhant[1], ont fourni des démonstrations du même genre. Mais il fallut, pour étudier la toxicité des urines, recourir à l'injection intraveineuse ; il a été possible, grâce à ce procédé, de dissocier les phénomènes, de les analyser, d'en apprendre le détail et d'arriver à en connaître l'ensemble.

Vous savez combien le remarquable mémoire où Feltz et Ritter ont réuni des recherches depuis longtemps poursuivies[2] a contribué à fournir ces démonstrations. Vous connaissez aussi l'œuvre magistrale de M. le professeur Bouchard, que ses célèbres *Leçons sur les auto-intoxications*[3] ont vulgarisée. Vous trouverez réunis dans ces ouvrages tous les éléments de l'étude du pouvoir toxique des urines.

Les résultats de ces belles recherches ont déjà été indiqués (t. I, p. 429). Je n'ai à retenir votre attention que sur ceux que nous devons maintenant utiliser.

[1] Gréhant, *Recherches physiologiques sur l'excrétion de l'urée par les reins* Th. pour le doctorat ès sciences. Paris, 1870.

[2] Feltz et Ritter, *De l'urémie expérimentale*, 1881.

[3] Bouchard, *Leçons sur les auto-intoxications*, professées à la Faculté de médecine de Paris en 1885. Paris, 1887.

La dose élevée qu'il faut injecter dans les veines pour déterminer l'apparition des premiers phénomènes de l'intoxication, celles bien plus grandes encore qui sont nécessaires pour la compléter, ne permettent pas d'accepter que l'intoxication soit le résultat de l'absorption directe de l'urine.

L'énormité de la dose capable de tuer, et qui ne s'élève pas à moins du volume total des urines sécrétées en trois jours, soit un quinzième du poids de l'animal d'après Feltz et Ritter, les coefficients urotoxiques établis par M. Bouchard établissent, d'ailleurs, entre l'intoxication et l'infection, un contraste frappant; l'homme met en moyenne, d'après les calculs de M. Bouchard, deux jours et quatre heures pour fabriquer la dose de poison urinaire capable de l'intoxiquer.

Nous verrons, par contre, les phénomènes de l'infection succéder d'une façon presque immédiate à la pénétration de minimes quantités d'urine septique. Aussi, est-ce par l'intermédiaire de l'absorption que se produisent les accidents de l'infection générale, c'est elle qui les détermine; la non-élimination les entretient ou les aggrave.

Alors même qu'il s'agit d'urine pathologique, les phénomènes observés diffèrent, « suivant que l'absorption est confiée au tissu cellulaire ou que l'urine est directement introduite dans les veines ». M. Bouchard fit une injection d'urine sucrée[1] chez deux lapins. L'introduction directe dans le sang du premier provoqua une glycosurie abondante qui apparut trois minutes après l'injection, et persistait une heure et demie après. La même quantité introduite dans le tissu cellulaire du second animal ne produisit à aucun degré la glycosurie. La lenteur relative de l'absorption avait permis au sang de détruire au fur et à mesure le sucre absorbé, sans lui permettre d'arriver au rein. Notons ces résultats, car l'observation clinique de l'infection urinaire nous montrera aussi les différences dans les symptômes qui se produisent sous l'influence de l'absorption à travers les tissus, et de celle qui se fait directement par la pénétration de l'urine septique dans les veines.

Les expériences qui ont servi à l'étude de la toxicité urinaire

[1] Bouchard, *loc. cit.*, p. 26.

nous fournissent aussi d'utiles enseignements. Nous faisions tout à l'heure allusion à la dose qui détermine les premiers phénomènes de l'intoxication; elle débute, chez le lapin, par la contraction pupillaire. D'après M. Bouchard, c'est à partir de 10 centimètres cubes par kilogramme qu'elle se produit; mais, pour que l'empoisonnement s'établisse de façon à tuer l'animal, l'oscillation de la dose nécessaire se fait entre 30 et 60 centimètres cubes par kilogramme d'animal, soit 45 centimètres cubes en moyenne. Mais des variations plus grandes peuvent survenir. Sous l'influence de la dilution des urines, provoquée par l'abondance des boissons amenant une polyurie normale, on a pu injecter 97 centimètres cubes par kilogramme, dose à laquelle l'eau distillée est déjà toxique. Toujours en demeurant dans l'état normal, l'urine d'un même individu soumis à une simple courbature, sans état fébrile, a tué à la dose de 12 centimètres cubes par kilogramme d'animal [1].

Ces variations, intéressantes en raison des applications pratiques qui en ressortent, montrent l'utilité manifeste des boissons abondantes si vivement préconisées par Gosselin; elles sont aussi une des preuves les plus convaincantes de la toxicité urinaire. A l'état physiologique comme à l'état pathologique vous en avez l'affirmation. La différence de toxicité des urines du jour et des urines de la nuit, découverte par M. Bouchard, montre bien que, dans les conditions les plus normales, la quantité de poison éliminée n'est pas la même, bien que l'urine soit toujours toxique.

La diminution ou l'absence de la toxicité, qui, chez les brightiques, est la conséquence de l'imperméabilité du rein, fait bien comprendre qu'il faut que le liquide urinaire soit toxique pour être normal. Les expériences de M. Bouchard, répétées par le professeur Dieulafoy, vous ont déjà été signalées, de même que celles de M. Hallé; elles montrent aussi combien est peu considérable la toxicité des urines diluées de nos polyuriques urinaires (t. I, p. 423).

Nous n'insisterons pas davantage sur ces faits si intéressants, et, pour demeurer dans nos limites, nous n'aborderons pas la question des sources de l'intoxication. Quelques détails relatifs

[1] Bouchard, *loc. cit.*, p. 36.

à l'origine intestinale de certains poisons ne peuvent cependant pas être passés sous silence.

La toxicité des matières fécales est aujourd'hui bien démontrée; l'on sait également que la vaste étendue de la surface interne de l'intestin ne se prête pas seulement à l'élimination, mais à l'absorption. C'est ainsi que nous verrons des accidents digestifs lorsque le rein est troublé dans son fonctionnement; ils deviennent d'autant plus persistants et graves que les lésions auront davantage altéré la perméabilité du tissu rénal. Dans l'espèce, l'expérimentation a permis à M. Bouchard une démonstration des plus intéressantes. En faisant une antisepsie efficace du tube digestif, on abaisse la toxicité urinaire, tandis qu'elle augmente sous l'influence de la putridité intestinale.

La recherche de l'indican nous a déjà montré que le dosage de cette substance pouvait servir à apprécier l'intensité des putréfactions intestinales, dont il tire sa principale origine. Sa présence dans les urines témoigne, elle aussi, des échanges qui se font entre l'intestin et le rein. Ces relations doivent encore plus attirer notre attention, aujourd'hui que les recherches bactériologiques ont établi que la bactérie pyogène, qui est l'agent le plus habituel de l'infection urinaire, n'est autre que le colibacille, cet hôte de l'intestin où il pullule. Nous savons aussi, par le témoignage de Krogius lui-même, que l'*Urobacillus liquefaciens* n'est autre que le *Proteus vulgaris* de Hauser, qui a également son domicile dans l'intestin [1]. Ce n'est pas qu'il faille admettre que ces organismes, voyageant par la circulation, arrivent ainsi de l'intestin au rein et soient éliminés par lui. Dans un organisme normal, le rein, on le sait, ne se prête guère à l'élimination des microbes, il ne faut pas oublier que l'urine est et reste aseptique à l'état sain. Mais, s'ils paraissent alors avoir pour lui assez d'affinité, ils peuvent s'y faire représenter par leurs produits. Aussi bien pour la théorie que pour la pratique, l'intérêt de pareils faits s'affirme de lui-même [2].

[1] Ali Krogius, *Recherches bactériologiques sur l'infection urinaire*. Helsingfors, 1892, p. 96.

[2] MM. Posner et Lewin (*De l'auto-infection d'origine intestinale*. Communication à la Société médicale de Berlin, *Berlin. klin. Woch.*, n° 6, 11 février 1895) ont fourni pour l'étude de cette question un document intéressant.

Les auteurs ont fait des expériences pour savoir si des microorganismes peuvent

Avant de parler des symptômes de l'intoxication urinaire, que l'on a coutume en clinique de désigner sous le nom d'urémie, il nous reste, pour en comprendre la nature, à indiquer ce que l'expérimentation nous a appris.

Après avoir étudié la toxicité de l'ensemble de la sécrétion urinaire, M. Bouchard en a analysé physiologiquement et chimiquement les agents. Il a pu déterminer l'existence de sept substances toxiques, qui sont : une substance diurétique (l'urée), une substance narcotique, une substance sialogène, une substance qui contracte la pupille, une substance hypothermisante, deux substances convulsivantes, l'une de nature organique, l'autre de nature minérale (la potasse). Deux de ces substances seulement, l'urée et la potasse, ont été reconnues chimiquement; les autres ne manifestent leur existence que par leurs effets physiologiques.

Toutes agissent-elles pour provoquer l'intoxication urinaire, et appartient-il à chacune d'elles de déterminer une forme particulière d'accidents? La théorie des poisons multiples n'a

passer de l'intestin dans les voies urinaires. A cet effet, ils ont déterminé chez le lapin une constipation artificielle en déterminant une obstruction de l'anus soit par des sutures, soit par des ligatures. Deux séries d'expériences ont été entreprises : dans l'une on se contentait de cette simple obstruction, dans l'autre on avait injecté préalablement dans le rectum des cultures pures du *Bacillus prodigiosus* dont les cultures, caractéristiques par leur coloration rosée, permettent de déceler facilement la présence.

Ces deux séries d'expériences ont donné des résultats identiques. Au bout de dix-huit à vingt-quatre heures on retrouvait, dans tous les viscères, dans le sang du cœur et dans les *urines*, le *Bacterium coli* pour la première série d'expériences, le *Bacillus prodigiosus* pour la seconde. L'urine était recueillie aseptiquement par ponction sus-pubienne de la vessie après ligature de l'urètre, ou dans le bassinet après ligature de l'uretère correspondant.

Les auteurs concluent donc à la possibilité du passage des microorganismes de l'intestin dans les voies urinaires et il leur semble peu douteux que la majorité des infections urinaires, en apparence spontanées, doivent se réclamer de cette origine. Ils admettent que c'est par la voie sanguine que se fait ce passage, mais ne nient pas que la pénétration directe à travers la paroi vésicale ne soit possible; ils estiment qu'elle est exceptionnelle.

La clinique ne réalise guère les lésions de l'intestin, que déterminent semblables expériences; elles équivalent à celles de l'étranglement interne. Mon élève, le Dr Reblaub, a présenté au Congrès français de chirurgie de 1892 un travail sur les infections du rein et de l'uretère chez les femmes enceintes, travail qui est le résultat d'observations faites dans mon service et qui a le mérite de présenter en quelque sorte une expérience de laboratoire faite sur le malade. M. Reblaub a montré que l'utérus gravide détermine des compressions sur l'appareil urinaire et sur l'intestin, amenant des stases dans les deux appareils. La stase intestinale favorise le passage dans le sang des microbes de l'intestin, qui, éliminés par le rein, viennent cultiver dans ce dernier à la faveur de la stase urinaire et y déterminent les infections précitées.

pas cet exclusivisme. L'urémie, cela est aujourd'hui démontré, est la résultante d'actions toxiques complexes. Ici encore se forment des associations et se produisent des antagonismes. Aucune substance, quelle que soit sa toxicité, ne peut agir isolément ni tout produire ; mais nous ne connaissons ni la nature de ces associations, ni les conditions qui les favorisent.

On sait que Feltz et Ritter sont arrivés, par leurs savantes et patientes recherches, à attribuer aux sels de potasse, et à eux seuls, le pouvoir toxique des urines. Il y a dans cette affirmation une grande part de vérité. Les sels de potasse, et en particulier le chlorure de potassium, interviennent pour un tiers dans la production des accidents. Ils sont convulsivants. L'animal meurt en opisthotonos avec arrêt du cœur, ce qui ne s'observe pas dans l'intoxication produite par l'urine tout entière ; l'on ne constate d'ailleurs aucun des symptômes qu'elle provoque. Les sels de potasse, qui ne peuvent reproduire l'ensemble des phénomènes de l'intoxication, ne sauraient donc représenter à eux seuls le pouvoir toxique de l'urine. Ils ne sont, malgré toute leur importance, que l'un de ses principaux agents.

Toutes les théories exclusives qui ont voulu attribuer l'urémie à une seule cause ont dû être abandonnées. On sait ce qu'il est advenu, en particulier, de la théorie ancienne de Wilson, qui attribuait à l'urée un pouvoir nuisible ; elle en est entièrement dépossédée. L'innocuité de cette substance, lorsqu'elle est parfaitement pure, avait déjà été démontrée par Feltz et Ritter. Après avoir eu des accidents en se servant d'une urée prise, cependant, aux meilleures sources, ces expérimentateurs cessèrent de les observer lorsqu'ils se servirent de l'urée préparée par Ritter lui-même. En montrant à la fois que l'urée doit être rangée parmi les corps les plus faiblement toxiques de l'organisme et que sa remarquable action diurétique la rend utile, M. Bouchard a, par un ensemble d'expériences concluantes, entièrement réhabilité l'urée.

Lorsque les éléments agissent simultanément, alors qu'une quantité suffisante d'urine est introduite dans les veines, la contraction de la pupille, l'accélération des mouvements respiratoires avec diminution de leur amplitude, l'augmentation de la sécrétion urinaire et la fréquence des émissions d'urine apparaissent successivement. En même temps la température baisse. Cet abaissement est constant, il tient certainement à une action hypothermisante vraie et non à la différence de température du liquide injecté dans les veines. La calorification diminue, et la température du lapin tombe de 39° à 37° C., parfois à 32°. L'hypothermie, à elle seule, pourrait expliquer la mort. Les expériences de M. Roger[1] donnent de très intéressants renseignements sur les effets thermiques des poisons urinaires ; elles montrent aussi avec évidence leur grande puissance toxique.

C'est à l'aide de la dialyse que l'auteur a opéré la séparation des poisons de l'urine, il l'a ainsi obtenue sans risque d'altérer les substances qu'elle renferme. Il a pu démontrer la présence de principes extrêmement toxiques qui ne traversent pas la membrane du dialyseur, et constater que les substances qui dialysent neutralisent leur action. Ces dernières, c'est-à-dire les sels minéraux, y compris les potassiques, l'urée, les matières colorantes, etc., exercent généralement une action thermogène précédée parfois d'une action hypothermisante. Le liquide qui ne dialyse pas, sauf assez rares exceptions, abaisse la température ; au moment de la mort, l'hypothermie atteint parfois 3 et 4 degrés, elle est dans un cas arrivée à 7. L'on voit que ce sont les substances qui ne dialysent pas, dont l'action prédomine quand l'ensemble des matériaux urinaires est mis en action, puisque l'abaissement de température est la règle. Mais nous savons que l'augmentation a été parfois observée, ce qui permet de supposer que, dans ces cas, l'action des substances dialysables devient prédominante.

D'autres symptômes, tels que la diminution des réflexes palpébraux et cornéens et souvent l'exophtalmie, sont encore observés. La mort arrive enfin sans convulsions ou avec des secousses musculaires modérées ; il y a persistance des battements du cœur et de la contractilité des muscles lisses ou striés ; la pupille reste contractée après la mort, puis se dilate dans quelques cas. On constate rarement l'albuminurie, ou elle est très passagère chez les animaux qu'on ne pousse pas assez loin pour les laisser survivre. Au contraire, après les injections d'urines pathologiques, de certaines au moins, l'albuminurie est constante et notable ; on peut aussi voir l'hématurie.

[1] Roger, *Application de la dialyse à l'étude de la toxicité urinaire* (*Soc. de Biologie*, 2e série, t. I, p. 500, 16 juin 1894).

NOTIONS CLINIQUES. — **Urémie.** — L'insuffisance de la dépuration urinaire, qui résulte des lésions rénales, quelle que soit leur forme et quelle que soit leur origine, conduit nécessairement à l'urémie. La tendance à la suppression de l'organe entraîne la tendance à l'abolition de la fonction. Le résultat final est toujours le même. L'insuffisance est graduelle et parfois rapide; ses effets sont ébauchés, atténués ou très prononcés; ils peuvent être longtemps larvés et éclater d'une manière en quelque sorte foudroyante. Tout dépend de la brusquerie ou de la lenteur de l'envahissement morbide du rein et de son étendue.

L'insuffisance urinaire a donc des allures différentes et peut être observée à des degrés divers. L'on décrit une urémie aiguë et une urémie chronique, que l'on qualifie très justement parfois de latente. Pour ne laisser échapper aucune des particularités que révèle la clinique, il faut admettre qu'il y a une petite et une grande urémie.

Les persévérantes et sagaces observations du professeur Dieulafoy ont bien fait connaître les symptômes de la première. Il les a étudiés dans toutes leurs manifestations et dans chacun de leurs détails. Cela lui a permis de grouper sous la dénomination de *brightisme* un ensemble de signes qui amènent, quand on sait les interpréter, à démasquer, dès sa phase initiale et dans ses formes frustes, l'intoxication urinaire, à la qualifier et à la traiter, alors que les symptômes de la grande urémie ne l'ont pas encore rendue évidente.

Tout chemin pouvant, suivant les expressions de mon savant collègue, conduire au brightisme, en d'autres termes, tout individu atteint de néphrite aiguë ou chronique étant, par cela même, en imminence d'urémie, doit être considéré comme un urémique à l'état latent ou presque latent. Il est important, pour tout clinicien appelé à observer des sujets porteurs de lésions rénales, de bien connaître leurs diverses manifestations symptomatiques. Cela est nécessaire pour les néphrétiques médicaux, chez lesquels les petits et grands accidents de l'urémie peuvent être observés, on le sait aujourd'hui, sans que la présence de l'albumine ou des cylindres dans les urines soit constatée, sans que les œdèmes aient apparu; sans qu'ils soient, en un mot, dénoncés par des symptômes que l'on s'était habitué à considérer comme révélateurs. Cela est aussi nécessaire pour nos urinaires qui jamais n'ont d'œdèmes, et chez lesquels l'examen chimique et histologique des urines nous donne encore moins de garanties. Malheureusement rien jusqu'à présent ne me permet de penser que ces phénomènes délicats se rencontrent chez nos malades. Il nous faut sincèrement avouer que toute une partie du diagnostic nous échappe encore.

Il nous est même difficile de juger de la suppression « fonctionnelle » d'un rein tout entier, par la seule interprétation des symptômes, nous ne le savons que trop depuis que nous pratiquons la néphrectomie. A quel point nous sommes embarrassés pour apprécier le degré de l'insuffisance urinaire, la mesurer même approximativement, alors que son diagnostic est cependant facile parce qu'elle est manifeste, la pratique nous le montre chaque jour. Les études qui peuvent élucider de semblables problèmes ne sauraient donc nous laisser indifférents. Il n'est pas douteux que les questions que soulève le diagnostic de l'intoxication urineuse peuvent être sinon résolues, du moins être mieux connues. C'est par l'observation médicale que nous ferons ces progrès si désirables ; c'est pourquoi j'attire et je retiens votre attention sur l'urémie et sur l'enseignement de M. Dieulafoy[1].

Il convient, tout d'abord, d'insister, comme il le fait, sur le mode de début. Ce que l'on appelle la maladie de Bright, c'est-à-dire l'état pathologique qui mène à l'urémie par l'intermédiaire de lésions rénales de cause et de nature fort différentes, est le plus souvent subaigu ou chronique d'emblée. Cela peut être considéré comme la règle. Ce ne sont donc pas des accidents francs qui annoncent et signalent l'urémie. Elle vient à petits pas, sans bruit ; elle éclate plus ou moins inopinément sous forme de crises. On est pris à l'improviste, et, quand on se donne la peine d'interroger, on apprend qu'elle aurait pu être déjà soupçonnée et partant combattue.

Maux de tête, envies fréquentes d'uriner, légères épistaxis, palpitations, crampes des mollets, essoufflement, douleurs lom-

[1] Les perfectionnements de l'exploration cystoscopique, qui permettent de recueillir directement et isolément l'urine de chacun des reins, a fait faire à cette partie du diagnostic de très remarquables progrès. M. Albarran, qui y a si heureusement contribué, les exposera dans la leçon consacrée à la cystoscopie et au cathétérisme des uretères. (Note de la quatrième édition.)

baires, bourdonnements d'oreilles, affaiblissement de l'ouïe, vertiges, troubles visuels, démangeaisons, sensation du doigt mort, cryesthésie, troubles digestifs, tel est l'ensemble des manifestations morbides qui peuvent permettre de soupçonner ou d'admettre l'intoxication urinaire.

Nous ne pouvons les étudier en détail ; vous devrez, pour en apprécier la valeur séméiologique, vous en référer aux règles que nous avons si souvent rappelées. La répétition ou la durée des symptômes donnent seules, aux témoignages qu'ils nous apportent, l'autorité voulue pour éclairer notre jugement. Il faut toujours, en clinique, s'arrêter à l'étude minutieuse des troubles morbides lorsqu'ils sont habituels ou durables.

Dans l'espèce, et en vous maintenant à ce point de vue, vous tiendriez compte de leur alternance. L'apparition successive de l'un ou l'autre des phénomènes que nous venons de signaler équivaut à la durée ; cela vous servira d'ailleurs de contrôle pour apprécier des phénomènes qui n'ont par eux-mêmes rien de pathognomonique. Leur association, c'est-à-dire leur apparition simultanée, sera donc aussi un bon critérium de leur signification. C'est en procédant de la sorte que vous arriverez à la solution plus ou moins nette du difficile problème qui nous est posé. On pourrait le formuler en se demandant où commencent et où finissent les symptômes urémiques ? Je ne puis que vous renvoyer à leur étude et vous inviter à la méditation des pages consacrées par M. Dieulafoy au brightisme[1]. Je terminerai ces brèves considérations sur l'intoxication urinaire larvée, en résumant les descriptions classiques de l'urémie confirmée ou « grande urémie ».

Il est d'usage de grouper les grandes manifestations de l'insuffisance rénale sous trois formes principales : *cérébrale*, *dyspnéique* et *gastro-intestinale*. Chez les urinaires, vous le savez, nous n'observons, pour ainsi dire, pas la première, nous voyons parfois la seconde, et nous rencontrons journellement la troisième.

Forme cérébrale. — Elle peut être à prédominance *comateuse*, *convulsive* ou *délirante*.

[1] G. Dieulafoy, *Manuel de pathologie interne*, 7e édit., t. III, p. 50 à 59.

L'*urémie comateuse* est fréquente, surtout chez l'adulte. Le malade est plongé dans un état apoplectiforme, il est en résolution et finit par tomber dans le coma. Les pupilles deviennent étroites et punctiformes (Addison, Roberts, Bouchard).

On peut observer, contrairement à ce que l'on pensait jadis, des paralysies nettement localisées, de l'hémiplégie, avec augmentation de température et épilepsie jacksonienne. A l'autopsie, on ne constate qu'un œdème cérébral localisé (Tennesson et Chantemesse) ou un foyer d'hémorragie cérébrale. Le coma peut être primitif, mais il a été souvent précédé de convulsions ou de délire.

L'*urémie convulsive* est fréquente, surtout chez l'enfant, et à la suite des néphrites aiguës. Le malade éprouve d'abord une céphalalgie intense, des vertiges, des mouvements spasmodiques dans les membres ; puis, éclate une attaque convulsive, presque identique à l'attaque d'épilepsie. La température peut s'élever et dépasser 40°, mais le plus souvent elle descend beaucoup au-dessous de la normale. L'attaque éclamptique est presque toujours incomplète ou modifiée ; le cri initial et la morsure de la langue font, en général, défaut, sauf dans l'éclampsie puerpérale.

L'*urémie délirante* s'observe principalement chez l'adulte. Le délire peut être tranquille, consister en simples paroles incohérentes et passer inaperçu. Il prend parfois les allures de la manie aiguë et simule l'aliénation. La folie brightique, comme l'appelle M. Dieulafoy, peut présenter, d'après cet auteur, de nombreuses variétés, dont les principales sont les suivantes :

Le délire revêt parfois l'allure de la manie aiguë. Le malade excité ne dort plus, se lève sans cesse et vocifère.

Dans quelques cas, ce sont les hallucinations de l'ouïe et de la vue qui prédominent.

Dans la forme lypémaniaque, le malade est mélancolique ; sa figure est impassible, il garde un mutisme absolu et poursuit parfois des idées de suicide.

L'urémique est, dans certains cas, un persécuté, qui ne voit partout que pièges et embûches.

Ces différentes variétés peuvent exister à l'état isolé, alterner ou se combiner. Leur durée, souvent de quelques jours, peut se prolonger pendant des mois. Leur diagnostic, en général très aisé, lorsque divers symptômes du mal de Bright leur font cortège, peut cependant être entouré des plus grandes difficultés : tel malade est envoyé dans un asile d'aliénés qui n'est parfois qu'un brightique.

L'urémie convulsive et l'urémie délirante ne se voient pas chez nos malades ; ils n'ont jamais de paralysies, et sont plutôt engourdis et somnolents que comateux. Nous avons cependant, dans un très petit nombre de cas, observé le coma.

Forme dyspnéique. — La dyspnée urémique présente plusieurs variétés : la dyspnée simple, la dyspnée paroxystique et la dyspnée spasmodique[1]. L'accélération et les variations d'étendue des mouvements respiratoires, l'essoufflement sous l'influence du moindre effort ou même de la marche, caractérisent la première.

La dyspnée paroxystique est constituée par une oppression violente qui reparaît de temps en temps avec des plaintes. Observée par Cheyne en 1816, décrite par Stokes en 1854, cette variété de dyspnée a été désignée sous le nom de *respiration de Cheyne-Stokes.* Elle consiste dans la succession régulière et périodique d'une phase d'apnée, ou pause, et d'une phase de dyspnée, dans laquelle les inspirations, d'abord rares, courtes et superficielles, augmentent graduellement d'amplitude, deviennent de plus en plus fréquentes, profondes et bruyantes, puis décroissent progressivement jusqu'à une nouvelle pause. La période d'apnée se limite, en général, à trente ou quarante secondes ; le cycle complet a une durée de quelques minutes au plus. Il est accompagné de désordres circulatoires, oculo-pupillaires et cérébraux.

La dyspnée spasmodique a beaucoup d'analogie avec l'accès d'asthme ; aussi l'a-t-on souvent décrite sous le nom d'asthme urémique. Elle est plus rare que les deux précédentes, mais se rencontre dans un certain nombre de cas.

La vraie dyspnée urémique peut acquérir la plus vive intensité, sans qu'il y ait la moindre altération perceptible à l'auscultation. Elle résulte, ainsi que le pense M. Lancereaux, de

[1] LANCEREAUX, *Leçons de clinique médicale*, p. 452, 1884.

l'influence exercée par les substances excrémentitielles non éliminées sur le centre respiratoire. Il va sans dire que les urémiques ne sont pas exempts de bronchites ; i s sont exposés à l'œdème broncho-pulmonaire, aux épanchements pleuraux : les résultats de l'examen clinique sont alors tout autres.

On n'observe l'oppression, chez les urinaires, qu'au cours des accidents infectieux. Il y a alors des lésions pulmonaires à forme congestive. Ce n'est que très exceptionnellement que les signes positifs de l'auscultation font défaut. Le type Cheyne-Stokes, lorsqu'il se manifeste, est également observé pendant l'évolution des accidents infectieux. Il est rarement noté.

Forme gastro-intestinale. — D'après M. Lancereaux, qui l'a particulièrement étudiée[1], ses manifestations principales partent de l'estomac et du gros intestin ; mais elle se localise quelquefois à l'intestin grêle et même à la bouche et au pharynx. Mon savant collègue, qui a décrit avec soin l'urémie buccale et pharyngée sur laquelle j'avais longuement insisté avant lui dès la première édition de ces *Leçons* (1881), en a donné une description qui, jusqu'alors, n'avait pas figuré dans l'étude médicale de l'intoxication urinaire. Il insiste sur la rareté de cet accident.

Chez nos urinaires nous avons, au contraire, occasion de l'observer très fréquemment, et il ne peut être douteux qu'il ne survienne sous la seule influence de l'intoxication. C'est, en effet, chez les sujets dont les accidents ont évolué de la façon la plus aseptique que j'ai eu l'occasion d'en montrer les plus graves manifestations. Mais il apparaît également, et d'une façon non douteuse, sous l'influence de l'infection ; nous constaterons aussi bien l'influence isolée de l'intoxication et de l'infection que la combinaison de leur action. Je me bornerai à ces remarques, car nous aurons bientôt longuement à insister sur cette très intéressante question.

La forme gastrique de l'urémie est caractérisée par les vomissements. Rarement précédés de nausées, ils sont faciles et exigent peu d'efforts. Les matières vomies en quantité moyenne sont limpides, grisâtres, semblables à du bouillon trouble et

[1] Lancereaux, *loc. cit.*, p. 447, et *Ann. gén.-ur.*, 1886, p. 594.

sale, ou bien légèrement verdâtres, sans être porracées comme dans la péritonite. La forme intestinale s'accompagne de diarrhée qui en est le signe révélateur. Elle survient sans être précédée de douleurs ou de coliques, et, bien qu'elle soit dans quelques cas abondante, elle ne fatigue pas les personnes qui en sont atteintes. Il y a plus, elle favorise le sommeil et tend à faire disparaître les céphalées existantes, au point que le plus souvent elle doit être envisagée comme un bienfait et respectée. Tout d'abord, la diarrhée semble exister sans qu'il y ait lésion intestinale appréciable ; mais, au bout d'un certain temps, la membrane muqueuse s'altère tant dans l'intestin grêle que dans le gros intestin : elle a alors un tout autre pronostic. M. Lancereaux, auquel j'emprunte ces détails, a également étudié et décrit les lésions anatomiques de l'estomac et du gros intestin[1].

Si j'ai insisté sur la forme gastro-intestinale de l'urémie, c'est en raison de la très haute importance des accidents analogues que nous aurons bientôt à étudier. Il était nécessaire d'avoir un terme de comparaison qui nous permît d'apprécier et les ressemblances qui sont réelles et les différences vraiment nombreuses ; nous verrons, par exemple, que les vomissements sont rares. Je ne puis terminer sans remarquer que, si en clinique médicale on accorde aux troubles digestifs de l'urémie une valeur que justifie, entre autres faits, leur apparition précoce, nous leur devons, en clinique chirurgicale, une attention encore plus grande. Il faut les considérer comme ayant une importance toute spéciale. J'ai dès longtemps cherché à le démontrer ; tout ce que j'ai continué à observer n'a fait que me confirmer dans cette manière de voir.

Température. — Il est une question qui retiendra très longuement notre attention, c'est celle de la fièvre. Nous verrons à quel point son étude est liée à celle de l'infection urinaire.

Dans l'intoxication, l'élévation de la température peut être observée pendant les crises ; nous venons de voir qu'elle se montre en particulier dans la forme convulsive sous l'influence du travail musculaire. Rosenstein, Moussous, Strümpell l'ont

[1] LANCEREAUX, *Leçons cliniques*, p. 471.

signalée, et ce dernier auteur l'a vue, dans quelques cas, s'élever à 41°,5 centigrades.

L'hypothermie est un phénomène plus constant. Étudiée cliniquement d'abord par Hirtz, puis par Bourneville, elle ne manque guère, d'après Lancereaux, dans la néphrite liée aux lésions artérielles que cet auteur considère comme la forme la plus commune du mal de Bright. Toujours est-il qu'elle se montre en particulier dans les dernières phases de l'urémie chronique. L'abaissement de la température peut être tel que le thermomètre descend de 34 à 32 et même à 30° centigrades. Nous connaissons les résultats fournis par l'expérimentation; nous savons que, dans ces conditions, on peut observer aussi l'élévation et l'abaissement de température, mais que l'hypothermie est en somme la règle. Les dissociations opérées par M. Roger à l'aide de la dialyse paraissent démontrer que c'est aux substances chimiques que sont dues les élévations de température. On sait que, sous l'influence des toxiques de cette nature, elle peut en effet s'élever; il en est, comme la cocaïne, qui la portent à un haut degré sans que l'action convulsivante intervienne.

Les phénomènes déterminés par l'intoxication urinaire et qui constituent le syndrome urémie sont donc nombreux, variés et même variables. L'économie tout entière subit son influence, les désordres fonctionnels qu'elle provoque ou les lésions qu'elle détermine par cela même, simulent diverses maladies; ils peuvent aussi, lorsqu'ils localisent leurs actions, aboutir à la constitution de véritables formes morbides. Nous venons de les indiquer. Mais il est aisé de prévoir que le tableau que le pathologiste doit écrire ne répond pas toujours à ce que le clinicien observe. Les formes de la grande urémie, de même que les symptômes de la petite, s'associent et se combinent fréquemment chez un même sujet. Il est, par exemple, assez habituel d'observer à la fois ou successivement : des vomissements, des troubles visuels, des convulsions et du coma. Il ne saurait en être autrement.

Infection urinaire. Notions générales. — Cette espèce d'empoisonnement reconnaît pour cause la pénétration dans l'appareil urinaire d'organismes pathogènes capables de cultiver dans l'urine à l'abri de l'air.

Un pouvoir nouveau, très différent de celui dont nous venons d'indiquer l'action à l'état normal et bien autrement redoutable, lui est ainsi conféré. L'urine contenue dans la vessie et les reins de l'homme est « aseptique » à l'état normal (Pasteur l'a depuis longtemps établi, et divers expérimentateurs l'ont constaté après lui); elle devient alors « septique ». Sa virulence est si grande dans certains cas qu'elle justifie les expressions de Velpeau. L'urine est bien alors « un des liquides les plus dangereux de l'économie, qui produit les ravages les plus affreux lorsqu'il est sorti de ses canaux ». Nous verrons, en effet, combien peuvent être graves les effets de la pénétration dans la circulation et dans nos tissus d'une urine septique; mais nous constaterons aussi qu'ils ne sont pas toujours aussi désastreux que certaines observations l'ont fait penser. L'étude attentive de cet empoisonnement, comme celle du poison qui le détermine, nous le fera comprendre.

Pour rendre évidente la présence dans les urines de cet agent inconnu, que les symptômes relevés par l'observation clinique obligeaient à admettre sans arriver à le découvrir, l'étude bactériologique des urines, dont les travaux de Pasteur montrèrent, dès 1859, la très haute importance, était avant tout nécessaire. Elle ne pouvait cependant suffire.

Nous apprenions que des hôtes malfaisants, dont elle établissait les caractères morphologiques et biologiques, trouvaient dans les urines un milieu de culture favorable à leur multiplication et au développement de leurs fonctions pathogènes. Mais il fallait qu'aux résultats de ces recherches s'ajoutassent ceux d'une expérimentation bien conduite, et qu'il fût démontré que la faculté de produire toutes les lésions anatomiques observées chez les urinaires était dévolue à « certains microorganismes ». Ce faisceau de preuves nécessaires pour que les causes de l'infection urinaire et la nature du poison urineux fussent définitivement reconnues, acceptées et comprises, n'a été réuni que dans ces dernières années. Il fallait enfin que l'observation clinique, la physiologie pathologique et l'expérimentation nous éclairassent sur les conditions de « la réceptivité ».

Nous nous sommes attaché, en faisant l'étude de la transformation ammoniacale des urines, à montrer pourquoi l'application nouvelle de la théorie des germes à la démonstration de la véritable nature de ce phénomène ne conduisit pas plus tôt à l'édification de la doctrine de l'infection urinaire. Nous avons vu de quel poids pesa sur cette situation la méconnaissance des lois de la réceptivité de la vessie et nous nous sommes attaché a montrer : « que l'on ne peut, sans le concours de l'observation clinique, déterminer les conditions qui permettent l'ensemencement des microbes de l'appareil urinaire, celles qui favorisent leur développement et leur permettent d'agir ». Il faudra, pour compléter cet historique, dire comment s'est constituée la théorie de l'infection. Nous ne le ferons que plus tard.

Les théories qui, avant la période scientifique actuelle, ont discuté la nature des accidents urineux ont toutes pour objectif d'expliquer la production de la fièvre urineuse; ce sont elles qui se sont succédé depuis 1840 sous l'impulsion de Velpeau et de Civiale. Leur histoire devra précéder celle des acquisitions précieuses qui nous ont enfin valu la possession de la vérité. Elle ne nous est certes pas encore complètement révélée, mais les résultats acquis nous permettent de penser que nous arriverons à la posséder tout entière. L'exposé des généralités de la question va justifier cet espoir[1].

Les aptitudes biologiques qui permettent aux microorganismes de cultiver dans l'urine à l'abri de l'air, se rencontrent fréquemment parmi les microbes saprophytes ou pathogènes. Aussi le nombre des espèces microbiennes vues, isolées et décrites dans les urines est-il considérable. Il faut nécessairement ne pas faire entrer en compte celles qui, déjà étudiées une première fois, sont dotées ultérieurement de nouveaux noms, et ne pas perdre de vue que la différenciation des organismes est souvent difficile.

Principales espèces microbiennes des urines pathologiques. — Depuis le *Micrococcus ureæ* de Pasteur et Van Tieghem, jusqu'au *Bacterium coli* et aux autres espèces, fruits de recherches ultérieures, les auteurs qui ont étudié les urines pathologiques ont signalé près de trente espèces microbiennes; il n'est pas douteux qu'il ne s'en ajoute encore. Le travail de Max Melchior (de Copenhague) décrit, par exemple, deux espèces

[1] J'emprunte la plupart des notions relatives aux généralités de l'infection, au rapport *sur la Pathogénie des accidents infectieux chez les urinaires*, que j'ai lu devant le VIe Congrès français de Chirurgie, en mars 1892, en qualité de rapporteur d'une commission composée de MM. Albarran, Clado, Hallé, Pousson et moi.

nouvelles : le *Diplococcus ureæ liquefaciens* et le *Septobacillus anthracoïdes*. Les énumérer toutes serait sans profit. Je mentionnerai les principales seulement, celles qui ont été rencontrées par plusieurs auteurs, celles dont la fréquence et les propriétés pathogènes bien établies font préjuger l'importance. Ce sont les seules dont nous ayons à nous occuper.

Ce sont d'abord les microcoques habituels de la suppuration : *Staphylococcus pyogenes aureus*, *albus*, *citreus* et le *streptocoque pyogène*. Leur action pyogène est générale et nous devions, par cela même, nous attendre à les rencontrer dans l'appareil urinaire enflammé. Parmi eux, l'*aureus* (Bumm, Michaelis, Albarran, Doyen, Rovsing, Morelle), le streptocoque (Albarran) tiennent les premiers rangs.

Après les microcoques viennent deux espèces bactériennes : l'*Urobacillus liquefaciens septicus*, découvert par Krogius et dont cet auteur ainsi que Schnitzler et Reblaub ont bien étudié l'action, et une *bactérie non liquéfiante*, dont le rôle est vraiment prépondérant dans l'infection urinaire, ainsi que l'ont établi Hallé et Albarran.

Découverte par Bouchard (1879), cette bactérie bacillaire a été de nouveau vue par Clado (1887). Cet auteur, qui croyait qu'elle n'avait été décrite par aucun observateur, l'étudia très exactement ; il démontra ses qualités pathogènes chez les animaux et lui donna le nom de : *bactérie septique de la vessie*. Hallé (1887), puis Albarran et Hallé (1888) et Albarran (1889), dans une série de recherches cliniques et expérimentales dont nous aurons à dire l'influence décisive en faisant l'historique de l'infection urineuse, la qualifièrent : *bactérie pyogène*. C'est ce même organisme qui est désigné par Rovsing (1889) sous le nom de *Cocco-bacillus ureæ pyogenes*, et par Chabrié, dans une note inspirée par Bouchard (1892), sous le nom d'*Urobacillus non liquefaciens septicus*. Cet organisme a perdu cette trop riche synonymie depuis que son identité a été reconnue. On sait qu'en 1891 les recherches simultanées de Morelle, Krogius, Achard et Renaud, Reblaub ont permis d'y reconnaître tous les caractères du *Bacterium coli commune* ; c'est ce qui résulte encore de l'étude très complète de Max Melchior (1893), qui le désigne du nom d'*Urobacillus communis*. L'importance du rôle de cette bactérie dans l'infection urinaire est aujourd'hui définitivement établie; elle y tient, et de beaucoup, le premier rang. Les chiffres suivants en témoignent nettement, et il est important de les retenir. Elle a été rencontrée dans les urines pathologiques 47 fois sur 50 par Albarran et Hallé, 15 fois à l'état de pureté sur 30 cas étudiés par cultures, 23 fois sur 25 dont 16 fois à l'état de pureté par Albarran, 13 fois sur 15 par Morelle dont 6 fois pure, 12 fois sur 17 par Krogius dont 11 à l'état de pureté, 17 fois sur 23 cas dont 15 fois pure par Denys, 12 fois sur 14 par Schmidt et Aschoff, 5 fois sur 7 par Barlow, dans 6 cas de cystite sur 16 chez la femme par Reblaub, 25 fois sur 36 par Melchior dont 17 fois en culture pure. Les observations d'accidents urinaires locaux ou généraux dus au colibacille se multiplient chaque jour.

La composition microbienne des urines infectées est d'ailleurs extrêmement variable. Suivant les cas et suivant les milieux, la répartition des espèces microbiennes paraît être assez inégale. Divers microbes, microcoques et bactéries, peuvent se rencontrer soit isolés à l'état de pureté, une seule espèce cultivant dans une urine, soit associés très diversement, deux ou trois espèces infectant la même vessie. Il faut nécessairement tenir compte de ces associations.

Le gonocoque et le bacille tuberculeux ne doivent pas être compris dans l'énumération des microbes qui jouent un rôle dans l'infection urinaire. Les complications diverses de la blennorragie urétrale à gonocoques ne paraissent pas, au moins dans la très grande majorité des cas, causées par ce microbe, mais relever d'infections secondaires. La cystite et la pyélonéphrite dites blennorragiques rentrent donc dans le cadre ordinaire des infections. Les lésions déterminées par le bacille tuberculeux, les symptômes que provoque son évolution dans l'appareil urinaire et la pathogénie de cette infection, sont trop spéciaux pour être mêlés à l'histoire de l'infection urinaire.

Accidents provoqués par l'infection des urines. — Les accidents que détermine cette infection sont *locaux* et *généraux*.

Devenues « septiques », les urines sont capables d'agir sur les différentes parties de l'appareil urinaire, sur les organes qui sont en connexion avec lui et sur l'atmosphère celluleuse qui les environne. Elles adultèrent le sang lorsqu'elles pénètrent dans la circulation. Mais elles n'agissent que par l'intermédiaire des microorganismes. Ce sont eux qui directement, ou par les produits qu'ils sécrètent, sont les agents producteurs des accidents généraux et des lésions locales. Celles-ci vous ont déjà été indiquées (t. I, p. 422) à propos de l'analyse physiologique des urines, nous ne devons pas les décrire. On observe, vous le savez, sous l'influence d'injections de cultures microbiennes dans le tissu cellulaire, l'œdème, l'induration, la suppuration, voire la gangrène. L'étude des accidents généraux entre au contraire dans notre programme, et nous nous y arrêterons longuement. Il importe cependant d'insister tout d'abord sur les propriétés pyogènes des microorganismes de l'infection urinaire.

Tous, nous venons de le rappeler, sont doués de la propriété de produire le pus dans le tissu cellulaire, tous sont capables de causer la cystite, l'urétrite ou la néphrite, lorsqu'ils sont injectés dans les voies urinaires et que celles-ci sont mises en état de réceptivité. Nous développerons cette dernière proposition lorsque nous nous occuperons de la physiologie normale et pathologique de la vessie et nous verrons qu'il en est de même pour les reins. Nous n'examinerons en ce moment qu'une seule question : Comment les microbes produisent-ils la suppuration de la muqueuse urinaire? L'attaquent-ils directement, en vertu de leurs propriétés pathogènes, ou n'agissent-ils que par l'intermédiaire d'une altération préalable de l'urine?

Cette seconde hypothèse a été la première admise. Les résultats que j'ai fournis, dès la première édition de ces *Leçons*, en étudiant, au point de vue clinique, les conditions de la transformation ammoniacale des urines, ne permettaient guère de croire à son exactitude. Bien qu'elle ait été reprise par Rovsing, qui a consacré à sa défense une étude très poussée, où sont habilement utilisées toutes les ressources de la bactériologie, elle n'est pas acceptée. L'action directe du microbe est aujourd'hui démontrée.

C'est bien à elle qu'il faut attribuer la formation du pus. Sans revenir sur le peu d'importance de l'ammoniurie dans l'infection, remarquons seulement que le *Micrococcus ureæ*, seul organisme incriminé à l'époque où la transformation ammoniacale des urines semblait être la clef de la pathogénie des accidents urineux, a disparu de la liste des microbes pathogènes urinaires, et que les microorganismes qui ont la propriété de décomposer l'urée, ont aussi celle de produire du pus. Ainsi que le remarque M. Reblaub, dont les recherches si précises affirment, pour leur part, le fait que j'énonce, la pyogenèse n'est pas une propriété du microbe. C'est une des formes sous lesquelles l'organisme ou les tissus réagissent contre l'action du microbe. Celui-ci provoque sans intermédiaire la suppuration de la muqueuse urinaire. Il la provoque si habituellement que, d'une façon générale, les urines infectées sont toujours purulentes[1].

[1] Il est cependant des cas où cette réaction fait à peu près défaut. L'examen microscopique révèle alors la présence d'un nombre considérable de bacilles dans l'urine et n'y fait constater que très peu de pus. Cette forme particulière de l'infection urinaire, vue pour la première fois par Wm. Roberts en 1881, quelques années plus tard (1886) par Schottelius et Reinhold, qui en publient une observation, est étudiée dans un chapitre des *Leçons* d'Ultzmann publiées par Brik après la mort de l'auteur, en 1888. Le professeur Runeberg en 1891, M. Thor Stenbeck (de Stockholm) en 1892, M. Melchior (de Copenhague) en 1893 en font connaître des observations. Dans un mémoire qui a paru dans les *Annales des maladies génito-urinaires* (mars 1894), A. Krogius (d'Helsingfors) ajoute sept observations nouvelles. Cet auteur, adoptant la dénomination de *bactériurie* déjà proposée pour qualifier cette affection, en donne la très intéressante description.

La bactériurie, caractérisée d'une part par la présence de bactéries en très grande quantité dans l'urine *fraîchement émise*, et, d'autre part, par l'absence de symptômes prononcés d'un processus inflammatoire des voies urinaires, est dénoncée cliniquement par l'aspect de l'urine. Elle est toujours troublée, mais le trouble est léger, aussi est-elle opalescente. Cette opalescence serait scintillante d'après Krogius qui compare l'aspect de ces urines à celui d'une culture de bactéries dans l'urine ou du bouillon. Elle exhale, dans la plupart des cas, une odeur fétide, nauséabonde, difficile à décrire. La réaction est toujours acide, l'urine ne renferme pas d'albumine, à moins qu'il n'y ait une affection des reins ou du cœur concomitante, le liquide ne se clarifie pas par le repos ; au contraire, l'opalescence s'accroît dans toutes les couches du liquide, et même au fond d'un verre il ne se forme aucun dépôt. Les troubles locaux sont nuls ou presque nuls, souvent l'attention n'est éveillée que par l'odeur putride qui empeste la chambre du malade. Il peut y avoir parfois (2 obs.) des symptômes accusés de cystite. Il va sans dire que les troubles généraux de l'infection peuvent se manifester. Ajoutons que les recherches bactériologiques de Krogius l'amènent à conclure que c'est un *Bacterium coli commune* que l'on rencontre dans ces cas.

Pourquoi cet organisme, ordinairement si pyogène pour l'appareil urinaire, ne détermine-t-il pas dans ces cas la suppuration comme il le fait d'habitude ? Nous chercherons d'autant moins à le discuter que, on le sait, la virulence des microbes est indépendante de leur pouvoir pyogène. Les variations de virulence, d'une part, et les conditions de réceptivité, d'autre part, suffisent pour comprendre qu'il puisse y avoir bactériurie sans pyurie. Disons aussi qu'il convient de faire une réserve à propos de l'interprétation. On peut, en effet, se demander si la bactériurie n'est pas un état transitoire qui précéderait la cystite ou qui lui succéderait, enfin, s'il ne dépendrait pas d'un état particulier du bouillon de culture représenté par les urines ; on trouve, en effet, que chez cinq malades il y avait une albuminurie concomitante et l'on sait, comme le rappelle Krogius, que la présence de l'albumine dans l'urine augmente notablement son pouvoir nutritif. Quoi qu'il en soit, on ne

Comment réagissent l'organisme et les tissus? Ce qui revient à dire : Comment se défendent-ils quand ils sont envahis, et quelles sont les conditions qui permettent cet envahissement, quelles sont celles qui s'y opposent? Telles sont les questions qu'il nous reste à étudier. Questions complexes dont les multiples interrogations ne peuvent, dès maintenant, recevoir de réponses entièrement satisfaisantes. Questions cependant bien éclairées dans beaucoup de leurs parties, par les résultats que poursuit la clinique aidée par la bactériologie et la physiologie pathologique.

Nous ne pouvons les aborder à propos des notions générales sur l'infection urinaire, auxquelles il convient de nous borner en ce moment, ni même les indiquer toutes. Dejà plusieurs ont été soulevées à propos de l'étude de la transformation ammoniacale des urines. La description clinique des accidents de l'infection nous amènera à en examiner d'autres ; l'étude de la physiologie normale et pathologique de la vessie nous permettra, enfin, de conclure avec quelque chance de montrer une partie de la vérité. Un aperçu sommaire de ces questions est d'abord nécessaire.

Voies de pénétration des microbes. — Les voies de pénétration des microbes dans l'appareil urinaire, celles qui leur livrent l'accès de la circulation et, enfin, celles qui les peuvent conduire dans l'atmosphère celluleuse des organes urinaires, veulent être immédiatement désignées. Cela nous permettra de compléter ce que nous avons encore à dire de la genèse des accidents locaux, d'établir la nature des accidents généraux et d'en indiquer les causes.

D'une façon générale, les microorganismes peuvent envahir l'appareil urinaire de deux manières différentes. Venus de l'extérieur, ils pénètrent directement par le canal excréteur, par l'urètre, et infectent primitivement les organes : c'est l'*infection primitive directe d'origine externe.*

Dans d'autres cas, l'organisme est infecté primitivement par quelque autre voie ; c'est secondairement par la voie sanguine

saurait négliger de soumettre à l'analyse bactériologique, histologique et chimique, les urines qui présentent l'aspect et l'odeur signalés dans la bactériurie. (Note de la troisième édition.)

que les microbes atteignent alors le rein et l'appareil urinaire inférieur : c'est l'*infection secondaire ou indirecte*.

L'infection indirecte pourrait se faire d'une autre façon. Des microbes portés par le sang jusque dans l'épaisseur de la paroi vésicale, et s'y étant cantonnés, s'y développeraient, s'approcheraient peu à peu de la muqueuse, et détermineraient une cystite.

D'autre part, une infection directe peut se faire par effraction d'un des points des voies urinaires ; mais il serait également possible qu'elle se produisît par suite du voisinage d'un foyer morbide. Les microbes contenus dans ce foyer émigreraient, pour arriver à la vessie par la voie la plus directe et la plus courte, c'est-à-dire à travers les interstices de ses parois.

Pour ne pas avoir à revenir sur ces deux variétés des modes, direct et indirect, de l'infection de l'appareil urinaire disons :

1° Que la pénétration par effraction due à l'ouverture d'un foyer purulent dans la vessie, l'uretère ou le bassinet, peut à coup sûr infecter, mais que, contrairement à ce que l'on est en droit de supposer, la vessie peut n'être pas influencée de ce fait. Nous en aurons la démonstration en étudiant la résistance de l'épithélium vésical.

2° Que la possibilité de la pénétration directe des microbes à travers la capsule du rein et à travers la paroi vésicale est démontrée. Pour le rein, le fait a été établi par M. Albarran ; pour la vessie, dans le cas d'inflammations de voisinage, ce mode de pénétration a été mis hors de doute par les expériences faites dans mon laboratoire par mon ancien interne, M. Émile Reymond[1]. Mais l'observation clinique, poursuivie dans mon service par M. Reymond et par moi-même, témoigne de la rareté grande de cette propagation. La muqueuse de la vessie peut certainement être attaquée par sa face profonde, M. Reymond le démontre ; mais il reste acquis que, dans la très grande majorité des cas, c'est par sa face interne qu'elle est mise aux prises avec les agents pathogènes. Il n'y a jusqu'à présent d'exception que pour le bacille de Koch qui très souvent, le plus souvent à mon avis, pénètre ainsi dans la vessie, mais dont le rôle est nul dans l'infection urinaire.

[1] Émile Reymond, *Des cystites consécutives à une infection de la vessie à travers ses parois* (*Ann. des org. gén.-urin.*, avril et mai 1893, Paris).

Infection de la vessie. — L'*infection primitive et directe* est la règle. Son importance est par cela même beaucoup plus grande que celle de l'infection secondaire ou indirecte qui est l'exception. L'infection primitive et directe est : *spontanée* ou *provoquée*.

L'infection *directe et spontanée* de la vessie chez l'homme, en l'absence de tout état pathologique actuel ou ancien de l'urètre, de toute perturbation dans le cours normal de l'urine, n'existe pas. Cette infection directe et spontanée s'observe, au contraire, chez la femme. La brièveté de l'urètre, son occlusion faible, les connexions génitales de son orifice sont les causes qui la favorisent.

Malgré ces dispositions favorables, la cystite est cependant, on le sait, relativement fort rare chez la femme. C'est qu'il ne saurait suffire du contact établi entre la surface muqueuse de la vessie et des microbes, pour que la cystite se produise ; tout le démontre. Aussi, dans les cas où chez l'homme l'infection spontanée se produit d'une façon directe, ou bien l'urètre a été ou est encore malade, ou bien on constate une perturbation dans le cours normal de l'urine. Une étude faite dans mon service par M. Émile Reymond[1] sur les cystites survenues chez des malades n'ayant jamais été sondés le démontre. Lorsque la vessie est contaminée par des organismes analogues à ceux que l'urètre renferme à l'état normal, cela s'observe surtout chez des sujets qui ont eu la blennorragie ; d'autre part, il n'est aucun des malades de cette catégorie, dont la vessie ne fût en état de réceptivité, par suite de perturbation dans le cours normal de l'urine.

Avec un urètre pathologique, aussi bien chez l'homme que chez la femme, l'infection spontanée et directe de la vessie est au contraire très fréquente. Nombreux sont les cas où des urétrites aiguës, chroniques, ou complètement latentes, déterminent des cystites. C'est pour cela que j'ai depuis si longtemps attiré l'attention sur ces faits dans mon enseignement oral et écrit. Pour mieux fixer dans la mémoire ce fait important, j'ai coutume de dire qu'en fait d'urétrite d'origine blennorragique « la prescription n'existe pas ». Ce créancier peut, en effet, à

[1] Ém. Reymond, *Cystites survenues chez des malades n'ayant jamais été sondés* (*Ann. des org. gén.-urin.*, octobre 1893, Paris).

toute échéance, faire valoir des droits que le temps est impuissant à périmer. C'est ainsi que se peut expliquer la production d'un fort grand nombre de cystites, en apparence spontanées.

Le plus souvent l'infection directe est *provoquée*. C'est une injection urétrale, c'est l'introduction d'un instrument à travers l'urètre qui contamine la vessie. Le mécanisme de l'inoculation est facile à saisir quand il s'agit d'un instrument malpropre souillé de produits septiques ou de poussières de l'air, d'un courant de liquide ou d'un instrument apportant jusque dans la vessie le pus virulent qui remplit l'urètre infecté. Les injections urétrales sont — de nombreuses observations me l'ont démontré — bien plus inoculatrices que le cathétérisme.

Le mécanisme de l'infection directe provoquée est plus discutable dans d'autres circonstances. Il est permis de se demander si un cathétérisme pratiqué avec un instrument aseptique à travers un urètre normal, peut infecter la vessie. L'urètre est, en effet, constamment habité à l'état normal. Bactéries et microcoques, simples saprophytes inoffensifs pour les uns, espèces pathogènes bien connues pour les autres (*Staphylococcus pyogenes aureus* et autres), s'y trouvent réunis d'une façon permanente. L'instrument peut les entraîner à son passage et les conduire jusque dans la vessie. Les expériences de Max. Melchior ne laissent aucun doute, cela est possible.

Cet auteur n'est parvenu à recueillir de l'urine stérile qu'en lavant l'urètre antérieur d'une façon rigoureuse et dix fois de suite, avec l'injecteur d'Ultzmann. Il a dû, pour simplifier ses recherches, inventer un instrument. C'est une sonde à chemise, dont la partie cachée n'est mise en route vers la vessie, que lorsque l'ensemble est arrivé au fond de l'urètre antérieur. Le tube qui va plonger dans la vessie n'a donc pas à subir le contact de la muqueuse de l'urètre antérieur. C'est à la fois une manière moins compliquée de recueillir de l'urine non microbienne, et une démonstration péremptoire de la localisation des organismes dans l'urètre antérieur. A l'état normal, l'urètre postérieur, pas plus que la vessie et les reins, n'est microbien à aucun degré. Si l'urine humaine, normale en apparence, peut parfois contenir des germes (Enriquez), il faut en accuser une infection latente et passagère, dont la sécrétion rénale élimine silencieusement les agents sans que les reins ou la vessie réagissent. Quand on fait semblables recherches, on ne saurait oublier, ainsi que le remarque Melchior, que ce n'est qu'en excluant très soigneusement toutes les causes d'erreur, que l'on arrive à recueillir de l'urine stérile.

Si l'on s'en réfère à l'observation clinique, on est amené à douter de la fréquence ou même de l'existence de l'infection de la vessie opérée par un instrument aseptique, conduit à travers un urètre normal. Malgré qu'ils soient de nature pathogène ou qu'ils puissent le devenir, les microbes de l'urètre normal refoulés par le cathétérisme ne m'ont jamais paru déterminer d'accidents. Même dans les cas où toutes ces conditions de réceptivité sont pour ainsi dire acccumulées, je ne l'ai pas observé. Je fais allusion aux rétentions anciennes incomplètes avec distension. Les organismes, sans doute immédiatement chassés de la vessie par les lavages abondants que je fais toujours en pareil cas, ne peuvent par cela même entrer en culture, ou, s'ils demeurent, restent inoffensifs. On ne saurait cependant ne pas tenir compte de ces faits. Cela s'ajoute à toutes les raisons qui doivent amener à prescrire les lavages soigneux et abondants de la vessie dans tout cathétérisme qui a chance de déterminer l'infection.

Infection de l'appareil urinaire au cours des maladies infectieuses. — L'infection *secondaire ou indirecte* de l'appareil urinaire, que l'on observe au cours des maladies infectieuses, sort du cadre habituel de l'infection urinaire chirurgicale. Son étude ressortit à la pathologie médicale ; elle doit cependant attirer l'attention des chirurgiens. En la faisant connaître, M. Bouchard a ouvert un chapitre nouveau de l'infection urinaire que nous ne pouvons négliger.

Cette infection débute au niveau des reins par une de ces néphrites infectieuses décrites, pour la première fois, par cet auteur au Congrès de Londres (1881), et reste le plus habituellement limitée à cet organe. L'évolution des néphrites infectieuses est aiguë et généralement rapide ; elles sont transitoires. Alors qu'elles passent à l'état chronique, ce sont les symptômes et ce sont les lésions des néphrites médicales que l'on observe, et c'est à des brightiques que l'on a affaire. Mais, dans les périodes aiguës, les urines éliminent des microbes, elles en contiennent une grande quantité. Devenues infectieuses, elles peuvent contaminer tout l'appareil urinaire. C'est pour nous le fait important à relever, c'est en cela que les néphrites infectieuses nous intéressent.

Depuis les démonstrations de mon savant collègue, les recherches se sont multipliées. M. Bouchard avait constaté la néphrite et le passage des microbes dans l'urine dans quinze maladies infectieuses et l'avait surtout étudiée dans la fièvre typhoïde. Kannenberg avait poursuivi parallèlement, à la même époque, des recherches analogues. Depuis, Hueter et Thomaso Crudeli et Levi (diphtérie), Weigert (variole), Newski, Högyes, Janssen, Oppenheim, Brunner (varicelle), Cornil et Babès, Atkinson, Sörensen, Perret (scarlatine), Cornil, Denucé, Gaucher (érisypèle), Capitan, Charpentier (fièvre puerpérale, etc.), Leitz, Hüppe, Neumann, Karlinski, Kompe (fièvre typhoïde), Klebs, Nauwerk, Caussade (pneumonie) ont vu que, dans ces maladies, les urines éliminaient des microbes. Mais ces microbes infectent-ils la vessie ?

Leur présence a paru passagère à M. Bouchard, qui déclare que « l'urine renferme des bactéries tant que l'albumine existe, et que les organismes ne s'y retrouvent plus, dès que l'albumine disparaît ». Il ne semble pas que les urines, si souvent examinées par les médecins au cours des maladies infectieuses, leur aient paru purulentes, comme le sont invariablement celles de la cystite. Qu'elles aient ou non contenu des leucocytes, elles ne prendraient pas les qualités objectives qui les caractérisent. Ce n'est pas la pyurie, mais la bactériurie qui aurait été observée. Passagère ou durable, cette bactériurie n'a pas déterminé les symptômes de la cystite. Nous ne pouvons en être surpris. L'observation des pyuriques nous apprend que la vessie peut, pendant des années, recevoir du rein des flots de pus microbien sans en être influencée. Nous reviendrons sur ces faits lorsque nous étudierons la physiologie pathologique de la vessie. Nous insisterons alors, comme il convient, sur les conditions de réceptivité; elles seules rendent effectives, au point de vue de l'établissement des cystites, la présence des bactéries dans l'urine. Sans leur concours, l'infection de la vessie ne se réalise pas, alors même qu'on injecte les microbes dans les veines (Rovsing). Ce n'est qu'en envisageant ainsi la question de l'infection vésicale d'origine rénale, que l'on peut se mettre à l'abri d'une interprétation qui risque beaucoup d'être fausse, quand elle ne repose que sur des coïncidences[1].

Il est encore une autre condition dont nous avons à tenir compte dans l'étude, encore à faire, de ce mode d'infection de la vessie.

Un fait se dégage de l'ensemble des nombreuses et importantes recherches qui sont arrivées à parfaire l'histoire des « néphrites infectieuses ». C'est que la présence des microbes dans l'urine implique l'existence d'altérations rénales. Les examens de l'urine, pendant l'évolution de la maladie, le démontrent. M. Bouchard l'avait déjà établi, et neuf autopsies l'avaient mis à même de confirmer la valeur des révélations de l'analyse clinique. Depuis, l'on a discuté, mais la discussion porte, non sur la réalité des lésions constitutives des néphrites, qui, d'ailleurs, se montrent à des degrés différents et peuvent n'être que transitoires, mais sur la genèse de ces lésions.

Il s'agit de savoir si la néphrite infectieuse, qu'elle soit toxique ou microbienne — c'est-à-dire déterminée par la fixation des microorganismes dans le rein, ou par le passage des toxines, comme dans la diphtérie par exemple, — est consécutive ou préexistante. D'après Wyssokowitsch[2], qui a consacré à cette discussion un très important mémoire, le passage des organismes ne se produit qu'à la faveur des lésions qui le précèdent. La plupart des auteurs sont d'un avis contraire et admettent que ces lésions sont consécutives au passage des microbes. Toujours est-il qu'elles existent, car si, pour certains microbes [Jéquirity, Cornil (charbon), Strauss et Chamberland], il y a élimination rénale sans lésions d'aucune sorte,

[1] J'ai chargé un de mes élèves les plus compétents, le Dr Reblaub, d'étudier, en recourant directement aux sources, cette question du passage des microorganismes par les reins, au cours des maladies infectieuses aiguës, et leur influence possible sur les voies d'excrétion (bassinet, uretère et vessie). M. Reblaub a soumis à une analyse minutieuse chacune des publications françaises et étrangères, et tous les faits dont il a été possible de prendre connaissance, depuis 1885; il n'a pu trouver aucune observation authentique et incontestable, dans laquelle cette influence fût manifeste. Il n'a pas rencontré une seule observation de pyurie au cours des maladies infectieuses aiguës; toutes les fois que l'élimination des microbes a été vue et étudiée, il ne s'est agi que de bactériurie sans pyurie. Il n'a pas trouvé d'indications relatives à la durée de la bactériurie ni à la persistance. (Note de la troisième édition.)

[2] Wyssokowitsch, *Ueber die Schicksale der in's Blut injicirten Mikroorganismen im Körper der Warmblüter* (*Zeitschrift für Hyg.*, Bd I, 1887).

sans altérations épithéliales ni obstruction vasculaire, on ne saurait généraliser et conclure. Il est, en effet, démontré que l'injection intraveineuse d'un grand nombre d'espèces parasitaires, pathogènes ou non pathogènes, produit l'albuminurie, et que cette albuminurie s'accompagne de la présence dans l'urine de cylindres hyalins et épithéliaux, de leucocytes plus ou moins abondants et même de globules rouges (Wyssokowitsch)[1].

Le chirurgien qui observe une cystite et qui, à défaut d'autre origine pouvant lui rendre compte de l'infection de la vessie, arrive à penser que la porte d'entrée a été l'uretère et non l'urètre, a donc le devoir de produire dans ses observations les résultats d'une enquête soigneuse, destinée à recueillir les témoignages de la participation du rein. Il importe, en d'autres termes, que, dans ce cas, le diagnostic ne se limite pas à la constatation des phénomènes de la cystite, mais que les symptômes de la néphrite soient attentivement recherchés.

Chez les urinaires l'infection peut également se faire par l'intermédiaire de la circulation, nous le dirons tout à l'heure, c'est : l'*infection rénale descendante*.

Infection ascendante du rein chez les urinaires. — Parlons d'abord de l'infection *ascendante*. Elle se produit lorsque l'agent pathogène franchit les limites du réservoir vésical et prend la voie urétérale pour atteindre le rein ; nous dirons plus tard, en étudiant la physiologie pathologique de la vessie, comment s'effectue cet envahissement. L'émigration des microbes est, en général, tardive ; l'infection urinaire reste en effet fort longtemps localisée à la vessie, c'est le fait le plus ordinaire. Aussi bien pour les accidents locaux que pour les accidents généraux, toutes les données de l'observation clinique établissent la vérité de cette proposition. Quand ils quittent, enfin, leur milieu de culture pour atteindre le rein par la voie ascendante, les germes morbides produisent la néphrite avec toutes ses variétés de lésions, si complètement étudiées par Albarran ; chemin faisant, ils ont marqué leurs étapes en déterminant l'urétérite et la pyélite.

Les néphrites infectieuses des urinaires sont, en effet, pro-

[1] Ed. Enriquez, *Contribution à l'étude bactériologique des néphrites infectieuses*. Th. de Paris, p. 50, 67 et 77, 1892.

duites par les microbes contenus dans l'urine altérée. Leur présence dans ce genre de néphrites a été, on le sait, signalée tout d'abord et depuis longtemps par Klebs et Lancereaux (1868 à 1876); leur action pathogène n'a été définitivement démontrée que par les expériences d'Albarran (1889)[1]. D'après les recherches les plus récentes, les organismes qu'on rencontre le plus habituellement dans les suppurations rénales sont les microcoques ordinaires de la suppuration (Doyen, Clado, Hartmann et de Gennes, Albarran), la bactérie pyogène ou colibacille (Hallé, Albarran et Hallé, Albarran, Morelle, Krögius), un bacille liquéfiant (Albarran) et le streptocoque pyogène (Albarran). Tantôt le pus ne contient qu'une seule espèce microbienne; tantôt l'infection rénale est due à l'action combinée de plusieurs microbes associés (Albarran).

Le microbe qui joue le rôle principal est encore celui dont nous avons vu l'influence prépondérante dans l'infection urinaire, c'est la bactérie pyogène ou colibacille.

Sur 25 cas elle cause à elle seule 16 infections ; les 9 autres ont été produites 7 fois par la même bactérie associée à un bacille liquéfiant, à des microcoques, ou au streptocoque pyogène, 2 fois par le seul streptocoque (Albarran).

La démonstration expérimentale de l'action pathogène des microbes sur le rein est aujourd'hui donnée. L'injection d'une culture pure de ces organismes dans l'uretère, suivie de la ligature de ce conduit, produit constamment chez l'animal toutes les lésions de la néphrite ascendante suppurée (Albarran).

Ajoutons qu'à côté de la pyélo-néphrite suppurée il faut signaler certaines néphrites scléreuses sans suppuration dont l'origine bactérienne a été démontrée par l'étude histo-bactériologique du rein de l'homme (Albarran). En effet, la virulence, qui est l'expression du pouvoir microbien, peut être exaltée, diminuée ou même abolie suivant nombre de conditions propres au microbe lui-même, ou au milieu dans lequel il évolue. Nous avons déjà plus d'une fois insisté sur ces faits; la

[1] L'emploi du procédé inauguré par mon élève pour produire expérimentalement l'infection du rein (injection de cultures par l'uretère qu'on lie un peu au-dessous du point inoculé) s'est généralisé. Dupré, pour les infections biliaires. Claisse et Dupré pour les infections salivaires, Claisse pour les infections bronchiques, ont bien montré les résultats importants que l'on peut obtenir en suivant cette technique.

nécessité de les connaître est trop grande pour que nous laissions, même une seule fois, passer l'occasion d'y revenir.

Conséquences de l'infection locale de l'appareil urinaire. — L'infection locale de l'appareil urinaire devient, dès qu'elle est effectuée, un danger permanent pour la santé ou pour la vie. Des accidents sérieux ou graves, des accidents mortels, peuvent être la conséquence de l'infection de l'une ou l'autre de ses parties. Ils se font souvent singulièrement attendre, mais ils éclatent parfois très hâtivement.

La clinique a depuis longtemps établi dans quelles conditions ils sont observés, quelles formes diverses ils revêtent et quelle est leur issue. Dans la première édition de cet ouvrage j'ai développé chacun des points que je viens d'indiquer, j'y insiste à nouveau dans celle-ci. Semblable étude sera toujours nécessaire. Les acquisitions si précieuses que nous devons à la découverte de l'infection urineuse leur donnent un intérêt particulier ; elles mettent en valeur les enseignements de la clinique.

Il est, en effet, aussi indispensable de connaître les conditions dans lesquelles s'établit l'infection urineuse et de déterminer le mécanisme de sa production, que d'en indiquer les causes et d'en dévoiler la nature.

La nature des accidents urineux, qu'ils soient locaux ou généraux, est aujourd'hui bien connue. Les conditions nécessaires de leur apparition est l'infection de l'urine, et l'existence d'une solution de continuité pathologique ou traumatique, qui ouvre le chemin de la circulation, ou celui du tissu cellulaire.

Ainsi, pour que l'infection de l'urine agisse au voisinage de l'appareil urinaire, pour qu'elle retentisse sur tout l'organisme, il faut : que la protection assurée au tissu cellulaire qui l'entoure, au liquide sanguin qui circule dans ses parois cesse d'être réalisée par l'intégrité de son épithélium ou des autres parties constituantes de ses parois. Il faut aussi des conditions adjuvantes ; l'état anatomique et fonctionnel de l'appareil urinaire les fournit.

Nous aurons donc à nous demander comment se fait l'infection générale lorsqu'elle est « spontanée », lorsqu'elle apparaît sans aucune provocation, comme tous les cliniciens l'ont observé depuis Civiale. Nous aurons aussi, quand elle est « provoquée », de très intéressantes distinctions à établir suivant le degré, et plus encore d'après *le siège* du traumatisme ; autrement dit, suivant que la porte d'entrée dans la circulation sera plus ou moins largement ouverte ou qu'elle aura été faite dans l'un des départements de l'appareil urinaire. Il ne sera pas sans intérêt de comparer à cet égard les effets du traumatisme et ceux des modifications pathologiques du rein, de la vessie, de l'urètre. C'est un des points les plus intéressants de l'étude que nous aurons à longuement poursuivre.

Savoir quelle est *la part* des divers organes qui composent l'appareil urinaire et celle de leurs lésions, dans la production de l'infection générale, nous est indispensable ; il est donc essentiel de chercher à l'établir. Nous nous attacherons à le faire avec soin, car en pratique, nous ne pourrions utilement agir contre les accidents de l'infection en l'absence de ces données cliniques. Elles nous fournissent les indications principales de leur traitement.

Pour demeurer dans les généralités de l'infection urineuse, disons seulement quelles sont les conséquences de « l'infection du sang », déterminée par la pénétration des microbes de l'urine dans la circulation, et donnons la preuve de sa réalité.

La présence des microbes urinaires dans le sang ou les divers organes a été constatée directement dans un certain nombre de cas de fièvre urineuse après la mort (Hallé, Albarran et Hallé, Albarran) et même pendant la vie (Clado), au début d'un frisson (Hartmann), quelques heures avant la mort (Albarran). Ce que nous savons de l'infection sanguine en général et du peu de résultats habituellement donnés par l'analyse bactériologique du sang, explique suffisamment la rareté de cette dernière constatation. Les microbes rencontrés dans le sang ont été le plus souvent la bactérie pyogène (Hallé, Albarran et Hallé, Hartmann), trois fois un bacille liquéfiant (Clado). Dans tous les cas, il s'agissait d'infection urinaire franche.

Dans d'autres faits, on a trouvé dans le sang les mêmes bactéries associées aux microcoques de la suppuration ou les streptocoques (Albarran) ; le tableau clinique diffère alors de l'infection urinaire légitime par quelques traits.

Enfin, dans les cas où les microcoques pyogènes ordinaires (*aureus*, streptocoques) ont été seuls constatés, la maladie présentait : dans un cas, les allures de la pyohémie avec abcès multiples, tandis que dans les autres il s'agissait d'une forme grave d'infection urinaire hyperthermique sans infarctus (Albarran).

Il y a donc, d'après Albarran, à côté de la fièvre urineuse franche, qui semble surtout déterminée par la *bactérie pyogène*, d'autres formes très exceptionnelles qui seraient sous la dépendance des microcoques et du streptocoque pyogène, ou d'infections combinées, dues à ces divers microbes. Il est, enfin, des cas fort distincts qui sont nettement de l'infection purulente. Son point de départ est habituellement une phlébite périurétrale ou périprostatique, ainsi que je l'ai dès longtemps démontré. J'ai également observé que l'association de l'infection urineuse et de la pyohémie atténue parfois la gravité de celle-ci.

Les recherches anatomo-pathologiques établissent, on le voit, la nature infectieuse des accidents urineux. L'expérimentation le démontre mieux encore.

L'injection d'une culture pure des microbes urinaires habituels (*bactérie pyogène*, *urobacille liquéfiant*) dans les cavités séreuses, plèvre et péritoine, détermine le plus souvent la mort rapide de l'animal. A l'autopsie on constate la diffusion du microorganisme dans le sang et dans tous les organes (Clado, Hallé, Albarran et Hallé, Albarran, Krögius, Schnitzler, Rovsing, Morelle, etc.). L'injection directe dans le sang produit la même infection générale et souvent aussi la néphrite infectieuse (Berlioz, Clado, Albarran et Hallé, Krögius, Rovsing, Schnitzler).

Nous ne pouvons trop vous faire remarquer cette « localisation secondaire » sur le rein de l'agent infectieux répandu dans le sang. Elle joue un rôle fort important en pathologie humaine. C'est ce qu'a bien fait ressortir M. Albarran, qui a également démontré « l'influence de l'état des reins » sur leur infection par voie circulatoire.

Infection descendante du rein des urinaires. — L'*infection descendante*, dont nous aurons tant à tenir compte pour bien interpréter les accidents généraux de l'infection urinaire, a été rendue évidente par ses expériences.

Ses importantes recherches l'ont amené à constater : que la bactérie pyogène injectée dans l'uretère après ligature de ce conduit infecte le rein où elle arrive directement. Elle détermine dans l'écorce du rein opposé des abcès miliaires, qui apparaissent vers le sixième ou le septième jour après que le rein s'est, au préalable, congestionné; par contre, l'infection, opérée directement par voie circulatoire, n'aboutit à la localisation rénale que si on fait, au préalable, intervenir un traumatisme. L'hypothèse de la production des néphrites suppurées par voie circulatoire a été ainsi confirmée. Ce sont, en effet, les mêmes microorganismes, c'est-à-dire des bactéries pyogènes, dont on constate la présence dans les abcès miliaires du rein opposé. Ce même auteur a, d'ailleurs, montré la combinaison fréquente de lésions ascendantes et descendantes facilement différenciables anatomiquement. Leur superposition est telle qu'au point de vue clinique ces deux formes ne sont pas séparables. Aussi est-il permis de penser que l'accès fébrile, déterminé par l'envahissement du sang, aboutit fréquemment à l'infection descendante, pour peu que les reins soient déjà malades.

Cette infection secondaire ou indirecte du rein, qui se fait par voie circulatoire, comme les néphrites des maladies infectieuses, a une importance de premier ordre en pathologie urinaire. Le rein peut enfin, en laissant passer dans la circulation les microbes qui l'ont envahi, déterminer l'infection du sang; mais il est, on le voit, menacé, par le fait de cette infection, de nouvelles lésions.

Ce n'est pas seulement par la voie de la circulation sanguine que les microbes sortent du rein. Ils peuvent passer en suivant les espaces lymphatiques dans le tissu conjonctif de la capsule cellulo-graisseuse; inversement, en partant du tissu péri-rénal, il leur est possible de pénétrer dans le rein (Albarran). Comme la vessie, le rein pourrait donc subir ce genre d'infection. Sa capsule fibreuse ne s'oppose pas à ces échanges. Elle n'y fait pas plus obstacle, qu'elle n'empêche la constitution de très solides adhérences avec les parties périphériques.

Quoi qu'il en soit, il est bien démontré que, si les microbes pathogènes traversent la paroi des voies urinaires, pour se répandre *seuls* ou *mélangés à l'urine* dans le tissu cellulaire voisin, ils y causent la suppuration. La pathogénie de certains abcès urineux a été ainsi élucidée. Dans le pus des collections périurétrales, périvésicales, périnéphrétiques on retrouve les microbes de l'urine : bactérie pyogène pure (Albarran et Hallé, Albarran, Albarran et Tuffier) associée à des microcoques (Albarran et Tuffier), ou seuls les microcoques pyogènes ordinaires (Clado, Horteloup et Bordas).

Aussi bien pour l'infection du tissu cellulaire que pour celle des parties constituantes de l'appareil urinaire, nous devons, pour le moment, nous en tenir à ces notions sommaires. Il va falloir par contre parler dès maintenant, avec tous les développements que comporte leur étude, des accidents généraux de l'infection urinaire, insister sur leur description et sur leur traitement. A cet égard, il est tout d'abord utile de ne pas terminer ce chapitre, sans indiquer les principes qui nous aideront à diriger le combat contre l'infection.

Principes du traitement de l'infection urinaire. — Il nous suffira, pour poser ces principes, de tirer, des connaissances que nous venons d'acquérir, les déductions qu'elles comportent. Nous dirons simplement dans quel esprit nous devons agir pour combattre, le plus efficacement possible, l'infection urinaire. Nous indiquerons plus tard ce qu'il convient de faire.

C'est dans la lutte locale, nous le savons, que le traitement des infections affirme sa puissance; la pratique de la chirurgie ne cesse de le démontrer. L'action directe nous donnera donc les meilleures garanties de succès, notre thérapeutique sera par conséquent surtout chirurgicale. Loin de contre-indiquer l'intervention, la constatation de l'infection doit nous y conduire, pour peu que les indications venues de l'état du malade y autorisent. C'est en opérant à propos et avec décision, que l'on a chance de réussir; la lutte n'est pas sans périls, mais elle s'impose et nous devons en prendre la responsabilité. Les indications principales du traitement nous sont, en effet, fournies par l'état pathologique des organes; l'intervention chirurgicale supprime les causes ou l'un des effets de la maladie.

L'étude clinique des conditions dans lesquelles se produit la fermentation ammoniacale des urines, m'avait conduit à cette conclusion, alors que la doctrine de l'infection urinaire n'était pas établie. L'investigation scientifique a confirmé et éclairé les données de l'observation.

Les moyens dont l'intervention dispose nous donnent la possibilité d'aller poursuivre les agents pathogènes et d'agir sur les lésions qu'ils provoquent, à peu près dans toutes les parties de l'appareil urinaire : mais, c'est dans la vessie, que nous serons surtout appelés à combattre et que nous pourrons agir avec le plus d'utilité. Ce que nous avons déjà indiqué, ce qui nous reste à dire, témoigne de la haute importance de l'action qui s'exerce, « dans ce réceptacle principal des agents et des produits de l'infection ».

Nous sommes également à même de prendre toutes les mesures nécessaires pour empêcher la pénétration des microbes dans les organes urinaires ; cette partie de l'antisepsie est aujourd'hui bien définie. Mais la chirurgie de l'appareil urinaire se fait à cet égard, comme à certains autres, dans des conditions particulières.

Dans la chirurgie générale, l'antisepsie préventive ou l'asepsie jouent le rôle principal. Pour obtenir de brillants succès opératoires il suffit, presque toujours, d'obéir strictement à leurs principes et de se conformer scrupuleusement à leurs règles. Dans la chirurgie que nous avons à pratiquer, les garanties que nous devons à nos malades pourraient être illusoires, si, alors que nous appliquons dans toute leur rigueur les mesures de préservation, nous n'avions déjà le souci de combattre l'infection. Quand nous intervenons, elle a, chez la plupart, déjà pris possession de l'appareil urinaire ; parfois, elle s'en empare en dépit de toute notre attention. Presque tous nos malades sont infectés, parfois depuis longtemps, lorsque nous les opérons ; nous ne pouvons pas ne pas recourir à l'antisepsie.

Malgré des difficultés réelles, le cortège de précautions antiseptiques, qui précèdent l'acte opératoire et l'accompagnent, mettent à l'abri de tout accident, comme il est habituel dans les opérations. Il est même des cas où des fautes graves et répétées ne sont pas punies comme elles le devraient, mais il en est aussi où il n'y en a pas une seule à commettre.

En présence des périls auxquels nous faisons allusion, il convient de ne pas oublier que la voie urétrale, même chez le sujet le plus vierge de contage, ne peut être considérée comme absolument sûre. Chez ces malades que nous vous avons signalés, que l'intoxication rend si accessibles à l'infection, et qui y sont si sensibles, il faut donc se comporter comme chez ceux dont les organes sont déjà infectés. Vous agirez de telle façon que les hôtes malfaisants qui pénètrent dans la vessie malgré toute votre vigilance en soient expulsés sur l'heure, ou mis dans l'impossibilité de se multiplier et d'exercer leurs fonctions nuisibles. L'intervention locale est pour cela nécessaire ; vous devrez donc beaucoup lui demander.

Nous n'avons, pour le moment, à entrer dans aucun détail. Nous le ferons dans la quatrième partie de ces leçons, et nous ne craindrons pas de longuement insister sur toutes les mesures qu'il est indiqué de prendre. Les principes que nous venons d'exposer font comprendre la nécessité de connaître, dans chacun de leurs détails, leur « mise à exécution ».

Il ne nous reste, pour terminer ces généralités sur le traitement de l'infection urinaire, qu'à indiquer en quelques mots ce que nous devrons demander au traitement médical.

Malgré que notre thérapeutique doive être surtout locale, il ne serait pas clinique de dédaigner les ressources du traitement général ; il le serait moins encore de lui demander autre chose que ce qu'il est possible d'en attendre.

On a cependant commencé par procéder ainsi. Il était dans la logique des choses que l'on ait voulu immédiatement déduire, de la connaissance des microbes, l'indication de les atteindre au sein de l'organisme en leur opposant des agents capables de les détruire. Il a fallu revenir aux données traditionnelles de l'observation. L'on s'accorde maintenant à reconnaître qu'il faut, avant tout et surtout, mettre l'organisme en état de résistance. Son consentement est nécessaire pour que les microbes s'y développent ; son concours est aussi indispensable pour que ceux qui ont pu, grâce à ses défaillances ou à leur grande virulence, y commencer l'œuvre morbide, soient empêchés de la parfaire.

Aujourd'hui que la thérapeutique des infections est entrée, par l'étude des sérums antitoxiques, dans une voie qui conduit la médecine scientifique à la réalisation des progrès les plus désirables, n'arrive-t-on pas à se demander avec Metchnikoff et Roux, si ces produits, dont le pouvoir neutralisateur est si considérable qu'il dépasse parfois l'imagination, sont des « antitoxines » ou seulement des « stimulines ». On a constaté, en effet, que le sérum d'un animal vacciné contre un microbe, protège quelquefois contre un autre, et que les sérums préventifs contre un virus vivant ne sont pas toujours spécifiques. C'est ainsi que des lapins vaccinés contre la rage supportent des doses de venin de serpent quatre et cinq fois mortelles[1].

Nous ne pouvons prévoir ce que le traitement médical de l'infection urinaire pourra recueillir de ces belles découvertes, mais nous savons depuis longtemps que c'est inutilement qu'on l'engage dans la thérapeutique microbicide. Sans doute, il est loisible de rendre les urines normales plus réfractaires à la culture des microorganismes, par l'emploi de médicaments que les reins éliminent largement. Mais on ne fait alors que de l'antisepsie préventive, et il est plus simple de s'en référer pour cela à l'antisepsie chirurgicale. Cela est aussi plus inoffensif. L'estomac des urinaires n'est pas toujours prêt à subir, sans se plaindre, les actions médicamenteuses, et le rein peut, lui aussi, en souffrir. Lorsque l'appareil urinaire est infecté, cette méthode risque fort d'être illusoire ; ce n'est pas avec les doses médicamenteuses qui peuvent passer dans les urines par l'intermédiaire des reins, que l'on arrive à suffisamment agir contre la multiplication et le fonctionnement des microbes.

Les faits démontrent surabondamment et l'impuissance de ces médications et l'action décisive des interventions. C'est ce que j'ai cherché à démontrer en opposant : l'antisepsie tentée par la voie rénale à l'antisepsie vésicale[2].

Il ne faut pas pour cela renoncer aux médications. Nous verrons que celles qui aident le mieux à lutter contre les accès de fièvre, sont les médications stimulantes. Aussi, après m'être servi de divers agents antiseptiques, suis-je revenu, en ce qui concerne les formes aiguës de l'infection urineuse, à ceux dont l'expérience clinique m'avait tout d'abord conduit à faire usage. Cette médication sera exposée dans ses détails quand nous aurons étudié la fièvre urineuse. Lorsque nous connaîtrons les formes chroniques de l'infection, nous montrerons aussi que :

[1] E. Roux, Communication sur les sérums antitoxiques au Congrès de Budapesth (*Annales de l'Institut Pasteur*, t. VIII, 1894, p. 722).

[2] F. Guyon, *Mercredi méd.*, 30 juillet 1890.

c'est en favorisant les éliminations et en relevant les forces, que l'on peut arriver à venir suffisamment en aide à l'organisme, pour qu'il supporte avec succès les interventions indiquées.

Est-ce à dire que l'antisepsie médicale n'ait rien à faire dans le traitement de l'infection urineuse?

Je répondrais affirmativement si je ne tenais compte que du résultat de mes observations, dans les formes sérieuses ou graves de l'empoisonnement urineux. Aussi bien dans l'état aigu que dans l'état chronique, rien ne m'en a démontré l'utilité, et je me crois autorisé à vous conseiller de ne pas y recourir dans ces conditions. Mais l'on ne saurait méconnaître l'influence heureuse de l'antisepsie intestinale, dans les formes atténuées et au cours de la convalescence des grands accidents, de même que son utilité préventive dans la préparation aux opérations. Ce que nous savons de l'influence des poisons de l'intestin sur la toxicité des urines, plaide nettement en sa faveur, et les purgatifs rendent de véritables services à nos infectés urinaires. Des modifications dans l'état des urines pathologiques sont parfois obtenues par l'emploi de certains antiseptiques; l'on ne saurait oublier qu'il est possible de rendre ainsi les urines normales réfractaires à la culture. Il faut donc se servir des médications, mais ne pas oublier que l'étude de l'infection urinaire apprend, de façon formelle, que l'on ne peut se limiter à leur emploi.

INDEX BIBLIOGRAPHIQUE

1859. Pasteur, *Mémoire sur les générations dites spontanées* (*Annales de chimie et phys.*).

1860. Pasteur, *C. R. Acad. des sciences*.

1864. Van Tieghem, *Recherches sur la fermentation de l'urée et de l'acide hippurique* (Thèse, Faculté des sciences).

1868. Klebs, *Handb. der pathol. Anat.*, I, p. 655.

1876. Lancereaux, *Dict. encycl. Sc. méd.*, art. Rein, p. 189 et 221.

1879. Bouchard, *Leç. sur les mal. par ralentissement de la nutrition*, p. 250.

1881. Guyon, *Leç. clin. sur les mal. des voies urin.*, 1re édit., leçon XIII, p. 232-401; leçon XVII, p. 428-619.

1883. Guiard, *Transf. ammoniacale des urines*. Thèse Paris. — Bouchard, *in* thèse Guiard, p. 99-104, p. 209.

1884. Guyon, *Supp. de la prost. et pyohémie* (*Ann. gén.-urin.*, 521).

1885. Guyon, *Leç. clin. sur les mal. des voies urin.*, 2e édit., leçon XV, p. 329-373, p. 374-391; leçon XVII, p. 442-642. — Lépine et Roux, *Sur la cystite et la néphrite produites chez l'animal sain par le Micrococcus ureæ* (*C. R. Acad. des sciences*, août).

1886. Doyen, *Congrès français de chirurgie*. — Giovannini, *Die mikropar. des männl. Harhnrohrentrip.* (*Centralbl. f. med. Wiss.*, n° 48).

1887. CLADO, *Étude sur une bact. septique de la vessie.* Thèse Paris. — CLADO, *Deux nouv. bact. isol. des ur. pathol.* (*Bull. Soc. anat.*, p. 290, 339). — HALLÉ, *Rech. bact. sur un cas de fièvre urin.* (*Bull. Soc. anat.*, 20 octobre, p. 610). — HARTMANN et DE GENNES, *Bull. Soc. anat.*, 20 octobre. — CLADO, *Bact. de la fièvre urin.* (*Bull. Soc. anat.*, 20 octobre, p. 631). — BERLIOZ, *Rech. clin. et exp. sur le pass. des bact. dans l'urine.* Thèse Paris. — LUSTGARTEN et MANNABERG, *Vierteljahreschr. f. Derm. und Syph.*

1888. ALBARRAN et HALLÉ, *Note sur une bact. pyogène et son rôle dans l'infect. urin.* (*Bull. Acad. de méd.*, 21 août). — DOYEN, *Néphr. bact. ascend.* (*Journ. des conn. méd.*, 23 août). — CLADO, *Bact. septique de la vessie* (*Bull. Soc. anat.*, 30 novembre, p. 965). — DE GENNES et HARTMANN, *Note sur les abc. mil. des reins et l'infect. urin.* (*Bull. Soc. anat.*, 7 décembre, p. 981). — ALBARRAN, *L'infect. urin. et la bact. pyog.* (*Bull. Soc. anat.*, 28 décembre, p. 1028). — LEGRAIN, *Les microbes des écoul. urét.* Thèse Nancy. — BOUCHARD, *Thérap. des mal. infect. : An. de l'App. urin.*, p. 244, 248.

1889. ALBARRAN, *Le Rein des urinaires.* Thèse Paris. — DOYEN, *Bull. Acad. de méd*, avril. — GUYON, *Note sur la réceptivité de l'app. urin. à l'inv. microb.* (*Acad. des sciences*, 29 avril). — ALBARRAN, *Périnéphrites de cause rénale* (*Soc. biol.*, juin).

1890. GUYON, *Note sur l'anat. et la phys. pathol. de la rét. d'urine* (*Acad. des sciences*). — GUYON et ALBARRAN, *Anat. et phys. pathol. de la rét. d'urine* (*Arch. de méd. expér.*). — TUFFIER et ALBARRAN, *Bact. des abcès urin.* (*Ann. gén.-urin.*). — A. KRÖGIUS, *Urobacill. liquef. sept.* (*Soc. biol.*, juillet). — S. SCHNITZLER, *Zur Bact. der ac. Cyst.* (*Centr. f. Bakt.*). — THORKILD ROVSING, *Die Blasenentzundungen, ihre Aetiologie, Pathogenese und Behandlung.* Traduit du danois. Berlin.

1891. GUYON et ALBARRAN, *Gangrène urin. d'origine microbienne* (*Congrès franç. Chir.*). — A. MORELLE, *Étude bact. sur les cyst.* (Louvain, *La Cellule*, t. VII, 2e fasc.). — HORTELOUP, *Trait. des abc. urin.* (*Ann. gén.-urin.*, octobre). — ACHARD et RENAULT, *Sur les rap. du bact. coli et du bact. pyog. des infect. urin.* (*Soc. biol.*, 22 décembre). — REBLAUB, *A prop. de l'ident. du bact. coli et du bact. pyog.* (*Soc. biol.*, 29 décembre). — CHARRIN, *Sur la bact. urin.* (*Soc. biol.*, 29 décembre). — BAZY, *Cyst. par inf. descend.* (*Congr. franç. de chir.*, *Soc. de chir.*, *Ann. gén.-urin.*).

1892. A. KRÖGIUS, *Rôles du bact. coli dans l'infect. urin.* (*Arch. méd. expér.*, janvier). — ACHARD et HARTMANN, *Sur un cas de fièvre urétrale* (*Soc. biol.*, 16 janvier). — REBLAUB, *Étiol. et pathog. des cyst. non tub. chez la femme.* Thèse Paris. — HALLÉ, *De l'infect. urin.* (*Ann. gén.-urin.*, février). — GUYON, *Rapport sur la pathogénie des accidents infectieux chez les urinaires* (*Congrès franç. de chir.*). — ENRIQUEZ, *Contr. à l'étude bact. des néphrites infectieuses.* Thèse Paris.

DENYS, professeur à l'Un. de Louvain, *Étude sur les infections urinaires* (*Bull. Acad. R. de Belgique* et *Journal des conn. méd.*, mars 1892). — A. KRÖGIUS, *Rech. bactér. sur l'infection urineuse.* Helsingfors, 1892. — BAZY, *Cystites exp. par inject. veineuse du colibacille* (*Soc. de biologie*, 12 mars).

1893. EM. REYMOND, *Cystites consèc. à une inf. de la vessie à travers les parois* (*Ann. gén.-urin.*). — EM. REYMOND, *Cyst. surv. chez mal. n'ayant pas été sondés* (*Ann. gén.-urin.*). — MAX. MELCHIOR, *On cyst. og urininfection. Klinik exp. og bact. studier.* Copenhague, 1893. — BAZY, *Cyst. par inf. desc.* (*Ann. gén.-urin.*).

1894. A. KRÖGIUS, *Sur la bactériurie* (*Ann. gén.-urin.*).

DIX-NEUVIÈME LEÇON

ACCIDENTS GÉNÉRAUX DE L'INFECTION URINAIRE

FIÈVRE URINEUSE

La fièvre chez les animaux est la manifestation la plus habituelle de l'infection. — L'infection urineuse peut cependant évoluer sans fièvre tout en déterminant des phénomènes généraux. — Les troubles digestifs sont l'une de ses principales manifestations, ils ont surtout de l'importance dans les formes chroniques de l'infection. — De même que l'intoxication, ils s'observent dans l'état aseptique. — La contraction de la pupille n'est pas constante chez les urinaires infectés ou intoxiqués. — La fièvre comme les diverses manifestations générales et locales de l'infection doit souvent être combattue par l'intervention chirurgicale.

I. Étude clinique et description des accès de fièvre urineuse. — Il y a plusieurs types de fièvre urineuse, mais la fièvre urineuse est une. — On l'observe sous trois aspects cliniques qu'il faut différencier. — Forme aiguë, deux types. — Forme chronique. — *Premier type de la forme aiguë :* Accès franc, intense, à évolution rapide et régulière, généralement unique. — Trois stades proportionnels : frisson, chaleur, sueur. — Importance du stade de sueur : sa grande abondance est favorable. — Le pronostic est bon lorsque les trois stades sont complets et proportionnels. — *Complications :* Délire, troubles digestifs, troubles de la circulation, répétition des accès. — *Deuxième type de la forme aiguë :* Les stades des accès ne sont pas proportionnels, chacun d'eux est inégalement prolongé, le frisson est souvent intense, la sueur peu abondante ; la défervescence est imparfaite ou passagère, le plus souvent il n'y a que des rémissions et l'état fébrile est constant. — Les complications sont de même ordre que dans le premier type, mais elles sont plus constantes, plus durables et plus graves. — On observe fréquemment : le muguet ; rarement les éruptions cutanées, les phlegmons, les abcès, les arthrites. — Ces complications s'observent aussi dans la forme chronique et sont propres à ces deux formes. — Elles sont rarement observées dans l'une et dans l'autre. — Elles sont restées très rares, mais n'ont pas disparu, ni même diminué de façon appréciable, depuis l'antisepsie. — *Durée et terminaisons des deux types de la forme aiguë.* — Les accès du premier type ne durent souvent que quelques heures et peuvent se renouveler avec leurs trois stades dans les mêmes conditions d'évolution franche et rapide. — La durée et le nombre des accès est indéterminé dans le second type. — La terminaison est toujours favorable dans le premier type, la mort survient souvent dans le second ; elle a lieu en hyperthermie ou en hypothermie. — La guérison est cependant fréquente. — On l'obtient malgré de très hautes températures et de très longues durées. — *Forme chronique ou lente.* — Elle est caractérisée par un état fébrile léger mais permanent. — Elle peut succéder au second type de la forme aiguë ou s'établir d'emblée. — Elle présente parfois d'assez grandes oscillations. — Formes larvées de l'état chronique, que, seul, le thermomètre fait reconnaître. — Prétendues formes intermittentes réputées paludéennes. — L'association de l'intoxication et de l'infection limite les oscillations à un faible degré et détermine la mort en hypothermie. — Malgré la gravité de la forme chronique l'intervention chirurgicale, quand elle est bien indiquée, peut déterminer la guérison.

FIÈVRE URINEUSE. — La fièvre est la manifestation la plus saisissante et la plus habituelle des accidents généraux auxquels sont exposés les malades porteurs de lésions infectieuses de l'un des points de l'appareil urinaire.

L'infection urinaire peut cependant devenir générale et complètement évoluer, sans manifestations fébriles. L'infection locale ne détermine pas la fièvre ; alors même qu'elle s'attaque au rein, il peut y avoir apyrexie. La fièvre est, en effet, la conséquence de l'infection du sang et non de l'infection d'un organe. Certains malades sont non seulement exempts de toute élévation de température, mais incapables d'en produire, malgré l'infection générale la plus prononcée. J'ai beaucoup insisté sur ces faits dans la première édition de mes *Leçons* ; j'ai montré, dès lors, l'importance sémiologique d'autres accidents qui, eux aussi, témoignent de l'infection de l'organisme[1].

Ce sont les troubles digestifs. Ils accompagnent l'infection dans toutes ses manifestations ; vous les constaterez dans ses premières phases et les retrouverez surtout dans les périodes les plus avancées ainsi que dans les formes graves des périodes aiguës. Ils ont si bien leur place parmi les symptômes qui dénoncent l'infection urinaire et la caractérisent cliniquement, que nous les verrons s'accentuer dans ses formes les plus dangereuses.

Nous n'aborderons l'étude des troubles digestifs qu'après avoir exposé dans tous ses détails l'importante question de la fièvre urineuse. Nous nous demanderons, à ce moment, quelle est la part que prend l'intoxication urineuse dans la production des troubles digestifs et quelle est celle de l'infection. Les deux espèces de l'empoisonnement urinaire peuvent, en effet, troubler le fonctionnement de l'appareil digestif.

Dans la cachexie urinaire que développent les accidents qui évoluent sous la forme chronique et aseptique, comme il arrive dans les rétentions incomplètes avec distension ancienne, de

[1] ALBARRAN (*Le rein des urinaires*, Th. de Paris, 1889) a trouvé dans le sang des microorganismes, alors qu'aucune élévation de température n'avait été constatée. Les données que la clinique m'avait permis d'établir sont ainsi confirmées.

même que dans la cachexie urinaire que présentent les malades dans la forme chronique et lente de la fièvre urineuse, les symptômes digestifs dominent la scène morbide. Ils n'ont pas, à beaucoup près, la même importance dans la forme aiguë ; on note parfois des vomissements répétés, presque incoercibles, comme dans la forme digestive de l'urémie.

Ce ne sont pas les seuls témoignages de l'association et de l'action combinée de l'intoxication et de l'infection. Nous aurons soin, chemin faisant, de les signaler.

A titre d'exemple nous mettons dès maintenant sous vos yeux un tableau résumant les recherches que j'ai prié mes internes, MM. Baudron et Genouville, de faire sur l'état de la pupille. La contraction est, vous en avez le souvenir, le premier phénomène de l'urémie expérimentale, elle s'observe dans l'urémie clinique. Ainsi que vous pouvez vous en assurer, elle n'est constante ni chez les infectés non fébriles, ni chez les infectés fébriles ; mais elle se rencontre chez les premiers dans la moitié des cas, et 55 p. 100 des seconds la présentent. On la constate en assez forte proportion, 40 p. 100, chez les urinaires non infectés. En dehors de l'infection, elle ne pourrait être due qu'à l'intoxication ? Nous devons, cependant, dire que ces sujets ne présentaient pas d'autres symptômes permettant d'affirmer l'urémie.

A. — *Urinaires infectés non fébriles.*

46 malades ont été examinés..	Pupilles contractées.	23 = 50 p. 100
	— dilatées....	23 = 50 —

B. — *Urinaires infectés fébriles.*

21 malades.	9 actuellement fébriles..	Pupilles contractées.	5 = 55 —
		— dilatées....	4 = 45 —
	12 ayant été fébriles.....	Pupilles contractées.	3 = 25 —
		— dilatées....	9 = 75 —

C. — *Urinaires infectés non fébriles ne vidant pas leur vessie.*

(Il en existait 27 sur les 46 urinaires infectés non fébriles.)

27 malades..........................	Pupilles contractées.	13 = 48 —
	— dilatées.....	15 = 52 —

D. — *Urinaires non infectés.*

20 malades ont été examinés....	Pupilles normales...	8 = 40 —
	— contractées.	7 = 35 —
	— dilatées	3 = 15 —
	— inégales....	2 = 10 —

Mais, ainsi que nous vous l'avons dit en abordant l'étude de l'empoisonnement urineux : chez les urinaires la prépondérance des phénomènes infectieux est affirmée par l'observation clinique. Dans cette partie de la chirurgie, nous n'avons pas seulement, lorsque nous opérons, à éviter la suppuration et la fièvre. Notre rôle est moins simple.

Avant même que l'action chirurgicale ne soit engagée, nous nous trouvons trop fréquemment en leur présence. *Nous intervenons alors que l'infection est faite*, *et*, très *souvent*, *pour la combattre*, *nous nous attaquons à ses formes les plus graves.* L'étude clinique minutieuse de sa manifestation principale, de la fièvre urineuse, nous est, vous le voyez, indispensable.

Après en avoir fait la description, nous rechercherons attentivement, à l'aide des faits : — si la fièvre se montre toujours sous la même forme chez les urinaires ; — nous analyserons patiemment nos observations pour y trouver les conditions cliniques au milieu desquelles naît et se développe ce symptôme ; — nous comparerons la fièvre des urinaires avec la fièvre des malades qui, en dehors de toute lésion des appareils d'excrétion, c'est-à-dire de la vessie et de l'urètre, ont une affection des reins. — Nous comparerons notre symptôme fièvre, ou mieux nos accès fébriles, avec ceux de certaines maladies infectieuses. — Nous chercherons, enfin, à tirer de cette longue étude des règles de traitement applicables à la fièvre urineuse et des indications qui puissent servir de guide à l'intervention chirurgicale, si souvent troublée et rendue parfois très aléatoire, par cette grande complication des maladies des voies urinaires.

Notre sujet sera donc divisé en six paragraphes principaux :

I. Étude clinique et description des accès de fièvre urineuse ;

II. Étude clinique des conditions dans lesquelles se produisent les accès de fièvre urineuse ;

III. Parallèle du symptôme fièvre chez les urinaires avec ce même symptôme étudié dans les maladies aiguës des reins ; parallèle des accès urineux et des accès infectieux d'autre nature ;

IV. Exposé historique des théories proposées pour expliquer la fièvre urineuse ;

V. Traitement de la fièvre urineuse ;

VI. Influence des complications fébriles sur les indications chirurgicales.

I. — ÉTUDE CLINIQUE ET DESCRIPTION DES ACCÈS DE FIÈVRE URINEUSE.

Il se passe peu de jours sans que vous ayez l'occasion de constater l'existence d'accidents fébriles chez nos malades. Nous avons l'habitude, vous le savez, de les noter avec soin dans tous les cas et de consigner sur un tableau graphique les relevés quotidiens fournis par la température du matin et du soir.

Il suffit de jeter un simple coup d'œil sur ces tableaux pour s'assurer que la fièvre urineuse ne se présente pas à l'observation sous une seule et unique forme. Nous pourrions dire, s'il n'existait entre ces formes un lien absolument étroit de parenté, qu'il y a *des fièvres urineuses* et non une fièvre urineuse.

Tantôt, en effet, vous voyez se détacher sur le tracé un seul accès de fièvre dont le sommet fort élevé fixe de suite votre attention ; tantôt, au contraire, vous voyez, rapprochée sur une même feuille, une succession d'accès que séparent des intervalles plus ou moins grands, plus ou moins complets de défervescence. A côté de ces tracés, où un chiffre élevé de température est momentanément atteint, où se lit, en un mot, la constatation écrite de l'existence de grands *accès*, vous voyez sur d'autres tracés une ligne à peu près uniforme, avec de petites élévations thermométriques irrégulièrement disséminées, mais vous n'apercevez nulle part, s'élançant vers le haut du tableau, le fastigium d'un grand accès.

Il ne peut donc y avoir de doute pour tout observateur attentif : la fièvre urineuse ne se montre pas sous une seule forme, sa physionomie clinique n'est pas toujours la même.

L'observation permet de reconnaître que la fièvre urineuse se présente à l'observation sous deux aspects faciles à différencier. Nous décrirons donc deux formes de fièvre urineuse :

1° La forme aiguë ;

2° La forme lente ou chronique.

La *forme aiguë* présente elle-même deux types distincts :

Tantôt, et c'est le cas le plus fréquent, la fièvre paraît brusquement et disparaît complètement dans un temps très court ;

après un ou deux accès, à allure plus ou moins vive, à forme plus ou moins grave, mais à marche franche, la défervescence est réellement accomplie.

Tantôt, au contraire, la fièvre est continue ou à peu près, la défervescence est souvent très prononcée mais imparfaite; les accès, incomplets dans leur évolution, sont fréquents et répétés. On pourrait, à vrai dire, subdiviser ce groupe suivant que les accès n'existent que sous forme d'exacerbation d'un état fébrile permanent, ou qu'au contraire ils sont séparés les uns des autres par un calme à peu près complet. Mais ce serait multiplier les divisions sans aucun intérêt. La clinique nous montre parfois chez le même malade, et cela à quelques jours d'intervalle seulement, d'abord le type continu à exacerbations, puis, au bout de vingt-quatre ou quarante-huit heures d'un calme plus ou moins profond, une série d'accès successifs, précipités et presque subintrants.

Ce qu'il faut retenir, c'est que, dans ces deux types, la forme aiguë est toujours caractérisée par de grands accès.

La *forme chronique* ou *lente* de la fièvre urineuse est, par contre, comme son nom l'indique, un état fébrile peu intense mais permanent, sans arrêt, sans interruption, comme aussi sans grandes modifications d'un jour à l'autre. Cette forme peut succéder à la forme aiguë; elle peut aussi ne constituer qu'un état plus ou moins transitoire, qui ne demande qu'une occasion pour passer à un des types aigus que nous vous avons signalés, ou pour aboutir à la forme la plus grave des accidents apyrétiques, c'est-à-dire à l'urémie.

En résumé, la fièvre urineuse se montre sous trois aspects cliniques et qu'il convient d'étudier isolément :

Accès franc et intense, à évolution rapide et régulière, généralement unique (*premier type de la forme aiguë*);

Accès prolongés ou répétés, souvent intenses, avec ou sans rémissions (*deuxième type de la forme aiguë*);

Fièvre continue plus ou moins marquée, à durée indéterminée, avec ou sans accès intercurrents (*forme chronique ou lente*).

Premier type de la forme aiguë. — Le malade couché au numéro 22 de la salle des hommes vous présente un exemple des plus nets de l'accès urineux franc. Opéré le jeudi d'urétrotomie interne, gardant la sonde à demeure jusqu'au vendredi soir, il était pris brusquement, samedi matin, vers les sept heures, au moment de son réveil, d'un léger frisson suivi bientôt d'une chaleur vive. Au moment de la visite, c'est-à-dire trois heures après le début de la fièvre, vous avez pu le voir couvert d'une sueur abondante. Comme je vous l'annonçai de suite à son lit, cet accès fut sans aucune conséquence. Voici, d'ailleurs, le relevé thermométrique (fig. 12) : vendredi soir, 36°,8 ; samedi, ascension brusque, d'un seul bond, de 37°,4 à 40°. Dès le dimanche matin, existe une défervescence considérable (38°) qui est complète dans la journée. Ainsi, vingt-quatre heures ont suffi pour voir l'accès naître, grandir et s'éteindre entièrement.

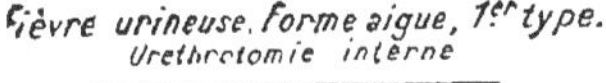

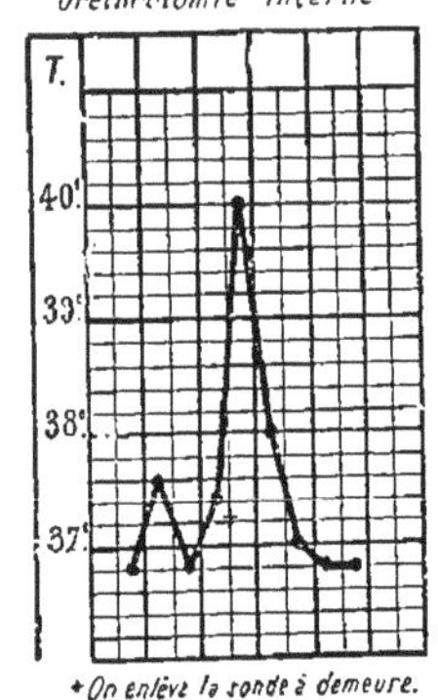

Fig. 12.

Vous rencontrerez souvent des faits de ce genre. A la suite de très légers prodromes, tels que malaise presque imperceptible, ou réveil un peu pénible, plus souvent encore sans aucun signe avant-coureur appréciable, éclate tout à coup un frisson initial, que vont régulièrement suivre deux stades : l'un de chaleur, l'autre de sueur. Immédiatement et pendant le frisson lui-même, la température centrale présente une élévation considérable, 40°, 41° ; en vingt-quatre heures au plus, en quelques heures dans certains cas, la défervescence est complète, le thermomètre descend définitivement au-dessous de 37°. Tout est rentré dans l'ordre et il ne reste plus qu'une lassitude, qu'une sensation de courbature à peine marquées chez quelques sujets, assez nettes chez d'autres.

Cette description rapide vous permet de saisir la physionomie de l'accès dont il nous faut maintenant étudier en détail les trois stades et les complications possibles.

Frisson. — Le frisson ouvre la scène. On ne le voit jamais manquer dans l'accès franc. Mais, si son existence est constante, sa durée et son intensité offrent, par contre, des différences nombreuses d'un sujet à un autre. Tantôt éphémère, il se montre à peine pendant quelques instants ; tantôt, au contraire, il persiste et se prolonge une demi-heure, une heure, et même, ainsi qu'on l'observe quelquefois, deux et trois heures. Il est presque toujours intense et il peut être des plus violents, s'accompagner de claquement de dents, de tremblement généralisé, qui ébranle le lit du malade et terrifie les assistants. On observe même de la cyanose de la face, du refroidissement des extrémités ; on voit, en un mot, le malade revêtir l'aspect du rigor le plus prononcé. Rappelez-vous, par exemple, l'état du numéro 18, lundi matin, à l'heure de notre visite : agitation, anxiété extrême, facies grippé, traits tirés, œil excavé, respiration pénible, extrémités froides, claquement des dents, frémissement général des membres. Rien ne manquait pour rendre le frisson et son cortège aussi effrayants que possible. Les cas extrêmes ne constituent heureusement que l'exception. Vous n'observerez, par contre, dans certains cas, qu'un sentiment de malaise plus ou moins prononcé, que cette horripilation connue sous le nom de chair de poule, que des frissons partiels se montrant en quelque sorte membre par membre.

Si nous insistons sur ces caractères divers du froid initial, c'est que la connaissance de ce premier stade vous permet, jusqu'à un certain point, de prévoir la marche ultérieure de l'accès. Plus le frisson est marqué, plus l'accès sera grave, et surtout plus sa durée sera longue.

Stade de chaleur. — Peu à peu la sensation du froid diminue et alterne avec des bouffées de chaleur : le stade de chaleur commence. Le facies est rouge et animé, les yeux sont brillants, la peau est sèche, aride, ardente, mais la respiration, devenue moins pénible, se fait d'une façon plus ample. L'anxiété et l'angoisse du malade ont légèrement diminué sans disparaître complètement, ainsi que le prouve son agitation perpétuelle à la recherche d'un peu de fraîcheur. Comme le frisson, la chaleur ardente peut n'avoir qu'une très courte durée, qu'une faible intensité, passer presque inaperçue, ou, au contraire, se montrer nettement avec les caractères que nous venons d'esquisser.

Son rôle est d'ailleurs essentiellement transitoire, elle prépare le troisième stade ou stade de sueur, auquel elle fait place sans ligne de démarcation précise.

Stade de sueur. — La peau s'humecte peu à peu, devient moite en même temps que le calme renaît et que le malade accuse un sentiment de bien-être et de détente générale. Bientôt la *sueur* s'exagère, elle devient profuse; elle est assez abondante pour ruisseler de toutes parts, pénétrer le linge, les draps, les couvertures et même les matelas.

Ne croyez pas que nous fassions allusion à des cas rares ou que nous tracions une description exagérée. Nous donnons simplement l'exacte indication de l'un des caractères de l'accès urineux, Les sueurs profuses qui le terminent font partie intégrante de l'accès franc. On peut dire en toute vérité qu'elles sont un symptôme naturel et nécessaire; c'est un véritable phénomène critique, leur abondance est de très bon augure. Elles laissent après elles un sentiment de fatigue souvent assez prononcé, mais elles ont du moins mis un terme absolu à tous les grands accidents, et surtout à cette angoisse extrême des premiers moments.

Pour que l'accès soit sans gravité, pour qu'il reste unique, « il faut que les trois stades soient complets et proportionnels» . S'il en est autrement, soyez assurés que la crise n'est pas finie. La défervescence ne sera pas complète, ou, si elle paraît franche, elle ne sera que de courte durée; craignez d'avoir affaire non plus à l'accès franc unique, mais au deuxième type de la forme aiguë. C'est surtout lorsque le stade de froid s'est fait remarquer par une longueur ou une intensité tout à fait disproportionnée avec la chaleur et les sueurs que vous devez porter ce pronostic réservé. Plus le frisson aura été manifeste, plus les sueurs devront être profuses, pour ne pas dire excessives, avant que l'accès soit jugé.

Complications de l'accès franc. — Tel est l'accès urineux franc dans sa forme la plus simple. Mais il peut aussi présenter certaines complications. C'est ainsi que vous rencontrerez parfois des troubles divers : nerveux, digestifs, de la respiration, de la circulation.

Le *délire* mérite d'être placé au premier rang de ces accidents, moins toutefois par sa fréquence, que par les craintes qu'il inspire aussi bien aux personnes qui entourent le malade qu'au médecin lui-même, lorsqu'il n'est pas familiarisé avec ce symptôme morbide. Tantôt vague (sorte de *subdelirium*), tantôt plus ou moins violent, le délire n'apparaît pas également pendant tous les stades. C'est presque exclusivement pendant le frisson qu'on le voit commencer, plus rarement il débute pendant la période de chaleur, et presque jamais pendant la sueur. Quelle est sa cause? Faut-il le rattacher à l'intoxication ou à l'infection? Faut-il l'attribuer en partie à l'effroi du malade pris tout à coup d'un accès fébrile intense? Peut-être l'une et l'autre de ces hypothèses sont-elles vraies. Quoi qu'il en soit, et c'est là le fait vraiment important, ces délires ne sont pas graves et ils sont rares. Le pronostic n'est en rien modifié, pourvu que les stades évoluent d'une façon régulière et que le délire aille, lui aussi, s'atténuant et disparaisse avec l'accès.

Les *troubles digestifs* sont constants ou à peu près, et, à ce titre, nous aurions pu les décrire avec l'accès. Quelques-uns, toutefois, constituent une véritable complication. Nous avons préféré les réunir dans une description générale qui permette d'en mieux saisir les degrés successifs, depuis l'état pâteux de la bouche jusqu'aux fuliginosités; depuis la nausée à peine appréciable jusqu'aux vomissements incoercibles; depuis quelques selles liquides jusqu'à la diarrhée abondante et à la diarrhée tenace et rebelle.

Toujours vous trouvez, et pendant les jours qui suivent, la langue large et recouverte d'un enduit pultacé. Elle peut d'ailleurs, tout en conservant ce caractère saburral, être plus ou moins sèche. Ce dernier point surtout mérite toute votre attention. L'accès sera d'autant plus sérieux, le pronostic d'autant plus réservé que la langue sera moins humide; lorsque le symptôme sécheresse est très accusé, il permet de prévoir une défervescence difficile ou même incomplète, c'est-à-dire l'imminence du deuxième type aigu.

Si vous recherchez l'état de la salive, vous la trouvez généralement acide et même très acide. Cette altération du liquide salivaire n'est pas, comme vous le savez, spéciale à la fièvre urineuse; on l'observe dans bien d'autres affections, soit locales, soit générales. Elle n'est pas moins importante à connaître, car cette acidité nous sert de guide pour établir certaines indications; l'acidité buccale nous donne aussi la clef d'une complication fréquente chez les malades atteints de fièvre urinaire, c'est-à-dire « du muguet ». Nous aurons à y revenir plus loin, car c'est surtout dans le second type de la forme aiguë et dans la forme chronique qu'on voit se développer cette stomatite parasitaire. Mais nous tenons à vous signaler, dès à présent, et sa cause immédiate et aussi *son peu d'importance* dans les cas qui nous occupent. Le muguet, chez un urinaire, n'a pas la gravité pronostique que vous êtes habitués à lui voir attribuer chez d'autres malades.

La bouche est pâteuse et amère, il existe quelques nausées suivies presque toujours de vomissements tantôt bilieux, tantôt alimentaires, parfois simplement glaireux. On n'en compte qu'un ou deux en général. Chez certains malades, cependant, ces vomissements semblent constituer une véritable crise : ils sont alors fréquents, répétés et se prolongent pendant trente-six, quarante-huit heures et plus, après la défervescence même la plus complète.

Non moins que l'estomac, l'intestin est, lui aussi, le siège d'un travail d'élimination, travail révélé par une diarrhée abondante et fétide; elle peut, comme les vomissements, n'être que passagère ou persister plus ou moins longtemps, ainsi que vous avez pu l'observer chez notre numéro 6.

Bien qu'atteint d'une façon moins évidente, l'*appareil respiratoire* est plus ou moins profondément troublé. L'oppression signalée à propos des symptômes peut être portée jusqu'à la dyspnée. Ici se place une remarque intéressante : ce n'est pas seulement du manque d'air que se plaignent les malades, mais bien d'une pesanteur sternale; il leur semble qu'ils ne peuvent soulever leur thorax. C'est la dyspnée des urémiques, car ce symptôme ne s'accompagne pas de phénomènes stéthoscopiques capables de l'expliquer.

Du côté de la *circulation*, il y a aussi des modifications, et nous n'entendons pas seulement parler ici de l'accélération du pouls (qui, du reste, soit dit en passant, n'est que rarement excessive), mais bien de certains phénomènes particuliers observés chez un grand nombre de malades.

A plusieurs reprises, nous avons attiré votre attention sur les numéros 18 et 23 de la salle des hommes; nous vous avons invités à tâter le pouls, à ausculter le cœur, et vous avez pu constater avec nous une très grande irrégularité dans le rythme cardiaque, sans qu'il existe cependant aucun bruit anormal au niveau des orifices. Ces deux malades sont, il est vrai, atteints du deuxième type de la forme aiguë. Nous vous les avons principalement signalés parce que, chez eux, le trouble circulatoire présente une très grande intensité. Mais vous observerez très habituellement des irrégularités et des intermittences du pouls dans les accès les plus francs du premier type.

Le degré et le nombre des irrégularités paraissent être en rapport avec l'intensité même de l'empoisonnement urineux.

Vous les verrez diminuer avec l'accès, mais la plupart du temps elles persistent encore après la défervescence et peuvent être observées pendant plusieurs jours. L'irrégularité du pouls peut même être constatée avant l'accès chez des malades mal disposés, mal en train, qui cependant n'ont pas de fièvre. Ce symptôme a, dans ces circonstances, une véritable valeur et peut être considéré comme l'indice de l'imminence d'un empoisonnement urineux aigu, c'est-à-dire la fièvre à grand accès. Nous avons pu nous assurer plusieurs fois, et dernièrement encore chez l'un de nos confrères, que nous opérions de la pierre par la lithotritie et que nous avons souvent revu depuis, que les irrégularités du pouls si nettement constatées par lui-même pendant l'accès, n'existent pas dans la santé normale. Elles n'avaient pas préexisté à la maladie urineuse et n'ont pas persisté après la guérison[1].

Chez les cardiaques, l'accès de fièvre est l'occasion de l'apparition des irrégularités ou détermine leur exagération. Nous avons opéré dernièrement un malade atteint de lésion mitrale qui n'avait aucune irrégularité et qui en présenta à un haut degré *avant* et *pendant* deux accès successifs. Après la cessation des accès, le pouls est revenu à sa régularité habituelle. Chez ce malade, que nous avons observé avec notre ami, le professeur Potain, l'irrégularité du pouls annonça deux ou trois jours à l'avance les accès fébriles.

Ces faits ne sont pas sans analogie avec ce qui s'observe dans certains cas d'empoisonnement. Ils témoignent évidemment d'une brusque rupture de l'équilibre cardiaque contemporaine de l'accès de fièvre. Faut-il en chercher l'explication dans un excès de tonicité et de résistance des capillaires directement provoqué par l'influence excitante d'un sang mal dépuré? Nous

[1] Le malade n° 18 quittait le service un mois après cette leçon, parfaitement guéri de ses accidents urineux. Le pouls avait repris sa régularité ordinaire.

serions tenté d'admettre cette explication, puisqu'il ne s'agit que d'un phénomène transitoire en rapport évident avec l'accès de fièvre.

Nous savons, il est vrai, que l'hypertrophie cardiaque complique souvent la néphrite interstitielle. Mais cette lésion n'est en aucune façon solidaire de l'accès de fièvre. Lorsqu'elle existe, l'auscultation en fournit le témoignage ; elle fait constater, d'une manière persistante, une modification de la circulation cardiaque. Le bruit de galop[1], découvert par le professeur Potain, est le signe précieux qui se lie à l'hypertrophie cardiaque de la néphrite interstitielle. Grâce à ce signe, le clinicien peut être mis sur la voie du diagnostic de l'affection rénale et la reconnaître lorsque aucun autre symptôme n'attire encore l'attention de ce côté.

En terminant cet exposé des complications de l'accès franc, il est bon de vous rappeler ce que nous avons eu déjà l'occasion de vous dire pour chacune d'elles : leur durée est passagère, leur pronostic peu grave, et, si elles survivent à la fièvre, ce n'est que pour un temps plus ou moins court.

Répétition des accès. — La répétition des accès francs réparés par une défervescence absolue peut, comme nous l'avons dit en le définissant, s'observer parfois dans le premier type de la forme aiguë. Ces accès renouvelés, bien isolés, sont accompagnés de frissons d'une intensité comparable à celle du frisson initial, ils se terminent franchement et promptement. Ils ont donc les caractères de notre premier type. Considérez-les néanmoins comme une complication et craignez qu'ils ne soient le prélude de l'établissement du second type.

[1] On entend à la région précordiale, au lieu du tic-tac normal, un triple bruit qui présente un rythme particulier. Les deux bruits normaux continuent à se faire entendre avec leurs caractères distinctifs, et souvent sans changement appréciable dans leur intensité et dans leur timbre ; mais le bruit systolique est immédiatement précédé par un bruit surajouté. La succession, sans intervalle appréciable, de ces deux bruits sourds, suivis après le petit silence par le second bruit normal plus clair, reproduit assez exactement le rythme du galop du cheval ; c'est ce qui a servi à le désigner.

Le bruit surajouté peut présenter des modifications portant soit sur le moment où il se produit (s'éloignant plus ou moins du premier bruit), soit sur son intensité (tantôt indistinct et traîné, tantôt des plus nets).

C'est dans les cas simples, où les bruits normaux ont conservé toute leur netteté et où aucun bruit de souffle ne vient compliquer la situation, que le bruit de galop présente son type le plus parfait. (EXCHAQUET, *D'un phénomène stéthoscopique propre à certaines formes d'hypertrophie simple du cœur.* Thèse de Paris, 1875.)

Deuxième type de la forme aiguë. — L'accès urineux franc, dont la disparition est rapide, complète et définitive, laisse le malade franchement apyrétique ; il est bien portant, il souffre seulement d'un malaise vague, d'une céphalalgie légère et de quelques troubles digestifs. Tout autre se montre le deuxième type de la fièvre urineuse aiguë, caractérisé, comme nous vous l'avons dit, soit par des accès à peu près isolés, mais répétés à courts intervalles, avec ou sans nouveaux frissons, soit par un état fébrile constant avec exacerbations plus ou moins fréquentes. « Cette seconde variété est, de beaucoup, la plus fréquente ».

Le tracé thermométrique que nous mettons sous vos yeux (fig. 13) vous donne un exemple de ces cas nombreux où l'état

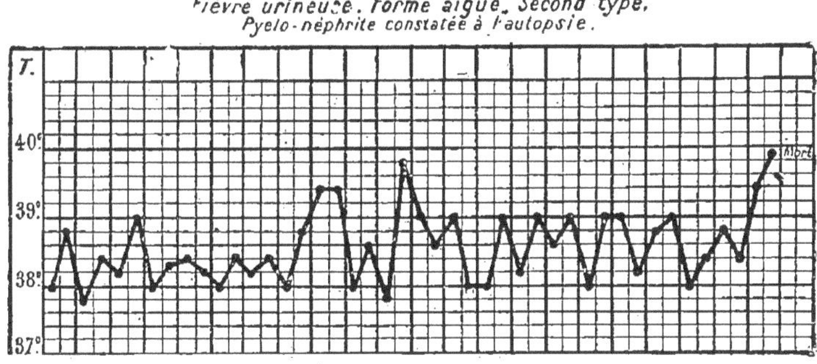

Fig. 13.

fébrile est constant. C'est celui d'une malade dont nous vous avons montré les pièces pathologiques dans une de nos dernières leçons, et qui a succombé à une cystite avec pyélo-néphrite aiguë. Depuis le jour de l'entrée jusqu'à celui de la mort, la température est restée élevée ; jamais elle ne s'est montrée inférieure à 38°. A part cette élévation constante, le tracé est, à première vue, des plus variés : tantôt une exacerbation, tantôt une défervescence commençante; si l'on regarde avec plus de soin, il est facile de reconnaître que chaque grande poussée d'augment n'est, en réalité, qu'un accès greffé sur un état fébrile persistant et que la malade succombe au cours d'un accès intense à évolution rapide. Nous avons choisi ce tracé parmi beaucoup d'autres, parce qu'il représente un cas de fièvre urineuse chez la femme. Cela nous donne, une fois pour toutes, l'occasion de vous dire qu'il n'y a, au point de vue de l'empoisonnement urineux, aucune différence entre la femme et l'homme. Chez la femme, vous rencontrerez la même physionomie clinique dans l'évolution du symptôme fièvre, la même impressionnabilité du sujet, la même facilité et la même intensité dans la production des accès.

Mais laissons ces faits particuliers pour aborder la description générale du second type de la forme aiguë, description qui peut, à vrai dire, se résumer en deux mots : « défervescence incomplète, stades mal proportionnés ».

Le frisson est intense et de longue durée. Il prédomine d'une façon manifeste. Le stade de chaleur se fait attendre. Le ma-

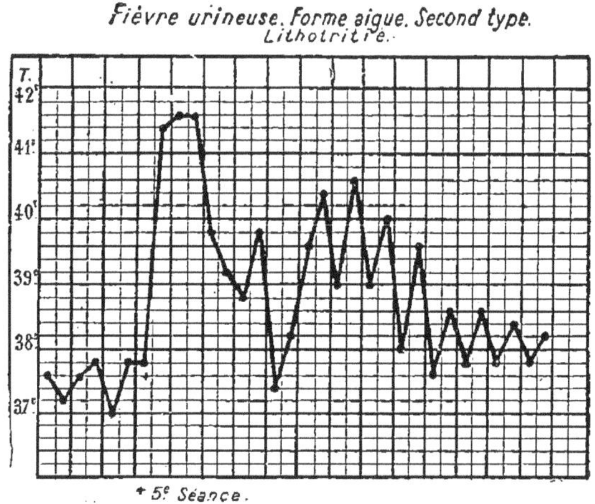

Fig. 14.

lade, qu'il soit abandonné aux simples efforts de l'organisme ou entouré de tous les soins nécessaires, ne se réchauffe que difficilement et d'une façon imparfaite. Quant à la sueur, c'est à peine si elle se montre ; parfois même, elle se limite à certains points du corps et reste partielle ; le malade, que l'on a grand'peine à réchauffer, reste brûlant et agité.

Il est trop facile de saisir les différences qui distinguent du type franc un pareil accès pour que nous insistions beaucoup. Nous désirons cependant attirer votre attention sur une des particularités du symptôme fièvre.

Vous voyez par la lecture des tableaux, que l'élévation de température n'offre pas dans les grands accès du second type de caractère particulier. Le fastigium n'est pas plus élevé que dans les accès simples du premier type. Il s'arrête à 40°, oscille entre 40° et 41°. Vous le voyez, il est vrai, à 41°,6 dans ce tracé (fig. 14), emprunté à l'excellente thèse[1] d'un de nos internes, M. Malherbe, actuellement directeur de l'École de Médecine de Nantes. Ce chiffre est le plus élevé de tous ceux qu'il nous a été permis de constater dans les grands accès de fièvre. Le malade en question, qui était soumis à la lithotritie, n'en guérit pas moins. Cela ne veut pas dire qu'une semblable élévation de température ne soit pas un symptôme de haute gravité; mais ce que nous tenons à affirmer, c'est que vous ne sauriez baser d'une façon absolue votre pronostic sur la seule donnée thermométrique. Car, nous le répétons, dans les grands accès du second type, c'est-à-dire dans la forme grave de la fièvre urineuse : l'élévation exagérée de la température ne s'observe pas plus fréquemment que dans les accès du premier type.

Complications. — Les complications que le deuxième type va bientôt entraîner à sa suite se font, au contraire, remarquer par leur constance, par leur durée et par leur caractère grave. Il s'agit des accidents déjà signalés à propos du premier type, ils sont de même nature, mais plus habituels et plus nettement accusés.

C'est encore l'appareil digestif qui mérite le plus de fixer l'attention. La *langue* devient rapidement rouge et sèche. La rougeur est vive; la salive est épaisse et rare; souvent ce n'est qu'à grand'peine que vous parviendrez à humecter un papier de tournesol qui vous révèle son extrême acidité. Si les phénomènes s'aggravent, la langue n'est plus seulement rouge et sèche, elle se couvre de fuliginosités, devient noirâtre, écailleuse et pour ainsi dire cornée. Cet état particulièrement grave ne se montre qu'après quelques jours de durée. Il n'en est pas de même de la rougeur et de la sécheresse, qui souvent s'établissent du jour au lendemain.

Muguet. — Le muguet apparaît avec la même rapidité. On l'observe sur la langue, sur la face interne des joues, mais surtout sur le voile du palais et sur le pharynx. La couche du muguet qui recouvre le voile du palais et le pharynx est si com-

[1] Albert MALHERBE, *La fièvre dans les maladies des voies urinaires.* Paris, 1872.

plète qu'elle s'enlève par plaques. On croirait avoir sous les yeux une pharyngite exsudative. Si l'on examine la bouche tout entière le jour même de l'accès, on constate non seulement la rougeur de la langue, mais la rougeur souvent très prononcée du voile du palais et du pharynx. Bon nombre de malades se plaignent, dès le premier jour, du mal de gorge; il en est même qui se consolent de leur état en attribuant à un refroidissement et à une simple angine les accidents auxquels ils sont en proie. La constatation de ces phénomènes est, à tous les points de vue, importante. Elle l'est pour le pronostic et fournit l'occasion de remplir les indications locales qu'exigent ces lésions; pour le dire en passant, ce sont les gargarismes, les lavages ou collutoires alcalins qui conviennent le mieux.

La prompte apparition de ce cortège de symptômes buccaux et pharyngiens a une réelle valeur sémiologique. Il est, en effet, habituel que, dans ces circonstances, l'état fébrile persiste, que le deuxième type s'établisse. La rapidité d'apparition et l'intensité des symptômes locaux peuvent faire prévoir ce que sera la durée de l'état général. Nous n'avons pas dit quelle sera sa gravité.

L'état de la langue a une grande valeur sémiologique; mais le muguet, au point de vue du pronostic, reste dans ces cas ce qu'il est toujours dans les affections des voies urinaires, c'est-à-dire presque indifférent. Le muguet n'est jamais chez nos malades l'indication d'un danger imminent, c'est seulement l'indice d'un état sérieux, indice qui ne permet en rien de préjuger du degré de la maladie.

Vomissements et diarrhée. — Les vomissements et la diarrhée s'observent aussi et révèlent également un caractère particulier de durée et d'intensité. Ces troubles de l'appareil digestif ne se montrent pas dans tous les cas d'une façon régulière. Ils cessent et reprennent avec plus ou moins de force. Ils peuvent être tellement fréquents qu'ils donnent à la fièvre urineuse un caractère particulier en prenant rang de symptôme dominant. Ce sont ces cas que l'on a désignés sous l'épithète de cholériformes. Il ne s'agit pas cependant d'un type particulier, mais seulement de la prédominance et de l'exagération d'un accident habituel à la maladie.

Phénomènes nerveux. — Les phénomènes nerveux ne diffèrent

pas sensiblement de ceux que nous vous avons indiqués à propos des accès francs. On a, il est vrai, noté des accidents cérébraux à forme soporeuse, que nous avons observés parmi les symptômes terminaux d'accidents urinaires graves, tels que ceux que provoque, par exemple, la rétention d'urine. Mais nous sommes souvent, dans ces cas, bien loin des grands accès, et nous ne croyons pas, si nous nous en fions à notre observation, que les accidents auxquels nous faisons allusion soient une complication fréquente des accès urineux.

Troubles de la respiration et de la circulation. — Les troubles de la respiration et de la circulation méritent, au contraire, de retenir votre attention. On ne constate pas, au cours des accès, des lésions cardiaques. Lorsqu'elles sont notées, elles étaient préexistantes ; l'accès ne détermine du côté du cœur aucun accident aigu, comme il arrive pour d'autres infections. Mais les troubles cardio-pulmonaires, dont l'expression symptomatique se trouve dans la constatation des irrégularités de la circulation, dans l'oppression souvent très prononcée dont se plaignent les malades, peuvent être le témoignage de véritables lésions de l'appareil de la respiration. Il est assez fréquent, au cours des accès aigus du second type, de constater des complications pulmonaires. La congestion des bases avec râles abondants et pénétration fort imparfaite de l'air dans les vésicules, ou même de véritables pneumonies sont observées ; on doit donc en prévoir et en craindre la production et surveiller en conséquence l'état fonctionnel de la poitrine. Leur apparition a une très grande valeur pour le pronostic ; c'est un indice certain de gravité. Vous y attacherez d'autant plus d'importance que vous constaterez en même temps la rougeur et la sécheresse de la langue. La fièvre urineuse a souvent, nous vous le disions, une très longue durée et se termine néanmoins d'une manière favorable. L'état « de l'appareil pulmonaire et digestif » est le critérium qui permet, dans les cas où les accès se répètent, d'établir un pronostic.

Pour terminer cette revue des complications viscérales, nous avons à vous parler des symptômes observés du côté des reins.

Troubles des fonctions rénales. — Les reins peuvent témoigner directement de leur état morbide par les troubles de leur sécrétion et par la douleur spontanée ou provoquée. Nous avons déjà montré (t. I, XVIIe leçon) que la quantité d'urine sécrétée diminuait très sensiblement sous l'influence de la fièvre. Mais nous vous avons fait observer que cette diminution dans la sécrétion ne préexistait pas à la fièvre, et que, presque aussitôt après la cessation des accès, la quantité habituelle d'urine était de nouveau sécrétée. Il faut ajouter que dans beaucoup de cas, la quantité antérieure d'urine était notablement augmentée et qu'elle revient à son chiffre anormal après l'accès.

L'analyse des urines ne nous a rien appris. Elles ne deviennent jamais albumineuses sous l'influence de l'accès; leurs éléments constituants ne sont proportionnellement modifiés que parce que la quantité d'eau diminue; il n'y a ni sang ni tubuli. Des recherches fréquemment renouvelées nous permettent d'être très affirmatif à cet égard. Nous opposerons volontiers à la constatation des symptômes urineux tirés de l'odeur des sécrétions, de l'odeur de la respiration, la très juste réflexion de M. Malherbe : les malades sentent l'urine parce que pendant l'accès ils pissent au lit, ou du moins laissent toujours échapper dans leur linge ou dans leurs draps une certaine quantité d'urine. Il est un certain nombre d'entre eux qui ont, en effet, des envies fréquentes et vives, n'aboutissant qu'à l'expulsion de quelques gouttes d'urine; le plus grand nombre n'a pas, il est vrai, d'envies fréquentes; mais les uns et les autres, obligés d'uriner sous leurs draps, ne sauraient se préserver des souillures.

Nous avons chez presque tous nos malades soigneusement recherché la « douleur rénale » des deux côtés. La douleur spontanée est rare, mais cependant très accusée dans quelques cas; le malade vous en prévient sans être interrogé. La douleur provoquée est loin d'être constante; on la rencontre à peine dans un tiers des cas. Telle est, du moins, l'impression qui nous est restée de ces faits. Nous ne saurions donner un chiffre précis, faute d'avoir à ce sujet fait un relevé statistique, mais nous avons tout lieu de croire que la proportion d'un tiers ou de moitié des cas est l'expression vraie, et plutôt exagérée, de l'observation clinique.

La *douleur rénale* n'a donc pas l'importance qui lui a été, bien à tort, si longtemps attribuée; ce n'est pas non plus par des modifications appréciables de la qualité ou de la quantité des urines, que nous pouvons être renseignés sur la genèse ou sur la gravité des accès urineux. Nous le verrons cependant, la fonction des reins est mise en cause dans l'infection, et il dépend beaucoup de l'état de leur tissu, que ses effets se manifestent et que ses conséquences s'affirment.

Éruptions cutanées, phlegmons, abcès, arthrites. — D'autres complications nous restent encore à examiner. Elles sont beaucoup moins fréquentes que les précédentes; mais, par contre, elles sont l'apanage presque exclusif du deuxième type de la forme aiguë. C'est dire qu'elles ne se montrent guère qu'à l'occasion de grands accès répétés, on les a cependant observées quelquefois aussi dans la forme chronique. Elles ont pour siège la peau, le tissu cellulaire sous-cutané, le plein des membres, les articulations. Elles ont pour caractères : des *éruptions*, des *indurations phlegmoneuses* circonscrites et douloureuses, des *douleurs* vives sans gonflement ni œdème, des *suppurations* dans le tissu cellulaire des membres, dans l'épaisseur des muscles, dans les articulations et enfin dans la parotide.

Elles ont pu, au premier abord, paraître extraordinaires. Voir le genou suppurer après un cathétérisme était assez inattendu. On comprend donc que ces faits aient pu longtemps passer inaperçus. Lorsque mon illustre maître Velpeau et, après lui, Civiale ont signalé leur étroite solidarité avec la fièvre urineuse, l'attention fut vivement frappée. Depuis, les faits se sont multipliés, parce qu'on les a presque tous recueillis et publiés; mais en réalité ils sont extrêmement rares [1].

Nous n'avons pas, pour notre part, observé d'*éruptions* consécutives à la fièvre urineuse si ce n'est, et bien exceptionnellement, l'herpès des lèvres. Civiale a signalé une éruption qui devient rapidement pustuleuse. Il l'attribue à la diaphorèse abondante; s'il en était ainsi, elle serait presque constamment rencontrée. Nous sommes plutôt disposé à y voir une manifestation de même ordre que celles qui ont le tissu cellulaire et la profondeur des membres pour théâtre [2].

[1] Il est utile de remarquer que je n'ai pas rencontré des accidents plus fréquemment à l'époque où je ne faisais pas d'antisepsie, que depuis. Les malades urinaires sont presque toujours infectés de longue date lorsqu'ils sont conduits au chirurgien; dans ces conditions, il est facile de comprendre que l'antisepsie ne puisse toujours les mettre à l'abri d'infections secondaires. (Note de la quatrième édition.)

[2] J'ai observé, en 1892 et en 1894, chez deux malades amenés dans mes salles en état d'infection grave, une éruption « purpura » généralisée.

Les *indurations phlegmoneuses du tissu cellulaire sous-cutané* s'observent assez fréquemment. Le malade se plaint de souffrir dans une région déterminée, et l'examen fait reconnaître un point ou des points indurés, irrégulièrement circonscrits. La peau est peu colorée, les limites de l'induration sont indécises. Nous les avons surtout rencontrées aux membres supérieurs, une fois même au niveau de la branche horizontale de la mâchoire, sans qu'il fût possible d'accuser la parotide. Il est rare qu'elles suppurent; c'est donc par résolution qu'elles disparaissent ordinairement. Ce n'est pas seulement chez les urinaires qu'elles ont été observées; pendant que nous dirigions le service de la Maternité, nous les avions vues chez quelques accouchées, atteintes d'accidents puerpéraux graves. Ces accouchées avaient, d'ailleurs, guéri, et chez elles également la suppuration avait été exceptionnelle.

Les douleurs vives qui se montrent dans le *plein des membres* se rencontrent également dans un certain nombre de cas. Ces douleurs sont vives, souvent très pénibles, quelquefois très intenses : le poids des couvertures est difficile à supporter, la pression est douloureuse. Il n'y a cependant ni empâtement, ni rougeur. Les malades disent qu'ils ont des rhumatismes. Ces douleurs sont d'ailleurs observées également au niveau des articulations. Contrairement à ce que nous venons de dire pour les petites indurations du tissu cellulaire qui affctent surtout les membres supérieurs, c'est aux membres inférieurs que nous avons rencontré ces douleurs, ordinairement au niveau du mollet. Nous avons vu, chez un malade, les deux membres se prendre successivement. Ces douleurs peuvent se montrer dans des cas de gravité extrême, qui se terminent rapidement par la mort ; mais elles s'observent tout aussi bien dans des cas de gravité moyenne suivis de guérison très complète. Nous avons observé cette complication chez deux opérés de lithotritie, dont l'état général et local ne laisse actuellement rien à désirer.

Les faits que nous venons de signaler ont été peu étudiés ; les suppurations du plein des membres, des muscles et des articulations ont, au contraire, été souvent décrites. Il est naturel qu'elles aient plus attiré l'attention.

M. Malherbe a donné, d'après Marx, l'énumération par ordre

de fréquence des régions où les abcès du tissu cellulaire, des muscles et des articulations ont été observés. Pour les premiers (tissu cellulaire et muscles), ce sont : les muscles de la jambe, de la cuisse, de la région fessière, de l'hypogastre, de l'avant-bras, du bras, de la région précordiale. On trouve un cas de phlegmon de la fosse iliaque et un autre d'abcès rétro-pharyngien.

Pour les jointures on a noté : le genou, l'épaule, le cou-de-pied. Dans un cas, Velpeau dut ouvrir les deux articulations tibio-tarsiennes qui étaient pleines de pus. Le malade guérit néanmoins, mais il eut, bien entendu, une double ankylose.

La terminaison fâcheuse n'est pas constante; en effet, la résolution peut être obtenue.

Sur 26 faits de cette nature, Civiale a obtenu 11 guérisons définitives. Dans 2 cas, on a ignoré le sort des malades qui avaient quitté l'hôpital en mauvais état. Dans 13 cas, la mort est survenue.

Nous n'avons jamais rencontré, pour notre part, de phlegmasie articulaire[1]. Nous n'avons observé que trois abcès du tissu cellulaire et un seul abcès sous-musculaire; les quatre malades ont guéri. Les trois abcès du tissu cellulaire occupaient : l'un, la paroi abdominale antérieure, le pus était fétide; l'autre, la face antérieure de la cuisse (obs. X du Mémoire de Malherbe); le troisième, observé en 1893, occupait aussi la face antérieure et supérieure de la cuisse; la suppuration se fit longtemps attendre et fut très abondante; la guérison fut rapide. Le seul malade chez lequel nous avons observé un abcès profond a été observé en 1876. L'abcès occupait la fosse iliaque externe; il était sous le grand fessier. Le malade était un lithrotritié. Il a facilement guéri par l'incision et le drainage[2].

[1] Depuis 1881, je n'ai observé qu'un seul cas d'arthrite suppurée du genou chez un urinaire. Depuis 1885, c'est-à-dire depuis la publication de la seconde édition, je n'en ai plus rencontré. J'ai cependant observé un bien grand nombre d'infections urinaires avant l'ère antiseptique. Je viens d'en observer un second (février 1902) : le malade a succombé. Le pus contenait des staphylocoques et des streptocoques.

[2] Nous n'avons observé qu'un nouveau cas de suppuration intramusculaire dans la fosse sous-épineuse. Il s'agissait d'un jeune étudiant en droit qui s'était cathétérisé lui-même et s'était blessé le canal. Ce malade, que nous avons soigné avec notre ancien interne et distingué collègue, M. Kirmisson, est mort rapidement. — Je viens d'observer, en 1894 et en 1895, deux nouveaux cas d'abcès chez deux prostatiques infectés avant leur entrée. Chez le premier, qui est l'un de ceux qui eurent une éruption de purpura généralisé, les abcès se formèrent à droite et

De ces phlegmons et suppurations divers nous devons rapprocher les parotidites, tout en vous faisant remarquer qu'elles n'empruntent aucun caractère particulier à leur origine urineuse. Elles apparaissent dans les mêmes conditions que celles que vous avez coutume de rencontrer dans les maladies graves. C'est donc un symptôme des plus alarmants et qui, le plus souvent, ne se montre que dans les dernières périodes de la maladie.

Les diverses manifestations que nous venons de passer en revue peuvent-elles servir à caractériser une forme particulière de la fièvre urineuse, forme pyohémique? Nous ne pouvons accepter une semblable distinction.

Les suppurations ou les menaces de suppuration dans l'épaisseur des membres, dans les parois du tronc et dans le tissu cellulaire ne sont que l'une des complications de la fièvre urineuse et, en particulier, du second type de la forme aiguë. Elles témoignent d'une association microbienne, mais elles ne sauraient caractériser une forme particulière d'infection urineuse. Il y a chez les urinaires, même chez ceux qui ne sont pas soumis à des opérations, quelques cas d'infection purulente franche. La pyohémie diffère absolument par ses manifestations et sa terminaison, des infections urineuses compliquées de suppurations.

La fièvre urineuse est une, malgré la différence de ses formes.

Aussi, ne nous avez-vous pas entendu donner place à une forme pernicieuse, souvent invoquée cependant pour expliquer les accidents urineux rapidement mortels. Il est, en effet, des malades qui succombent pendant un accès urineux, soit sous l'influence de l'exagération de l'un des stades, soit par le fait de complications. Mais ces accès foudroyants sont rares. Souvent il arrive, dans ceux que l'on observe, de constater que ce qui peut le mieux expliquer la rapidité de la terminaison funeste et faire comprendre son caractère pernicieux, c'est « l'intensité des lésions ». Que ces lésions soient spontanées, préexistantes à un acte chirurgical régulier, comme il arrive chez des urinaires à lésions multiples, anciennes et déjà fort avancées dans leur évolution; qu'elles soient, au contraire,

à gauche dans les bourses séreuses rétro-olécrâniennes. Ce malade mourut. Chez le second, qui a très bien guéri, la collection se fit dans l'épaisseur du deltoïde. Dans les deux cas l'on constata, dans le pus, des staphylocoques et des streptocoques. Ces mêmes organismes existaient en grand nombre dans les urines, ainsi que le colibacille. (Note de la troisième édition.)

dues à un traumatisme accidentel ou chirurgical trop intense, leur influence est manifeste.

Durée, terminaison. — Quelle est la durée, quelle est la terminaison de la fièvre urineuse dans les deux types aigus que nous venons d'étudier? Pour répondre à cette double question, nous avons dépouillé avec soin nos observations.

Pour le premier type, la durée est à peu près constante. Sur 32 cas, nous voyons l'accès se terminer : quinze fois dans les vingt-quatre heures, onze fois dans les deux jours, et six fois seulement se prolonger jusqu'au troisième. Encore faut-il ajouter que, des 15 cas portés comme durant une journée, 7 sont, en réalité, terminés dans un temps plus court : les uns en dix-huit heures, les autres en douze heures, quelques-uns même en six heures comme le tracé (fig. 15) vous en montre un exemple remarquable.

Vous le voyez, on observe des accès francs de très courte durée, quelle qu'en soit d'ailleurs l'intensité. Nous pouvons même ajouter que les accès les plus violents sont parfois les plus éphémères.

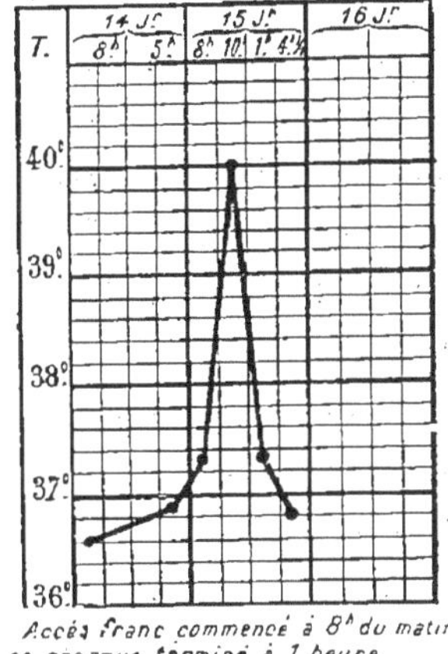

Fig. 15.

Pour le deuxième type, la durée est très variable. On ne saurait déduire une moyenne réelle et sérieuse de la comparaison des observations : c'est cinq, huit, quinze, vingt jours et bien davantage. Il est exceptionnel de la voir dépasser ce temps.

La mort est assez fréquente dans le second type de la forme aiguë, tandis qu'elle est rare et même absolument exceptionnelle dans le premier. Dans le second type, la guérison s'observe malgré la très longue prolongation des accès.

Si la terminaison de la fièvre urineuse aiguë doit être favorable, la défervescence se montre ; mais ici encore s'observent des différences fondamentales entre les deux types (fig. 16). Tandis que, dans le premier, elle est rapide, ne mettant que quelques heures, deux jours au plus, pour ramener la température à la normale ; dans le second, au contraire, la défervescence est lente et progressive. Ce n'est qu'après des oscillations qui peuvent durer plusieurs jours que vous verrez une défervescence véritable. Le matin, la température est presque arrivée au degré normal ; le soir, vous constatez une ascension de 1 à 2 degré, de 1 degré, de quelques dixièmes de degré.

La persistance de cette défervescence incomplète, de cet état

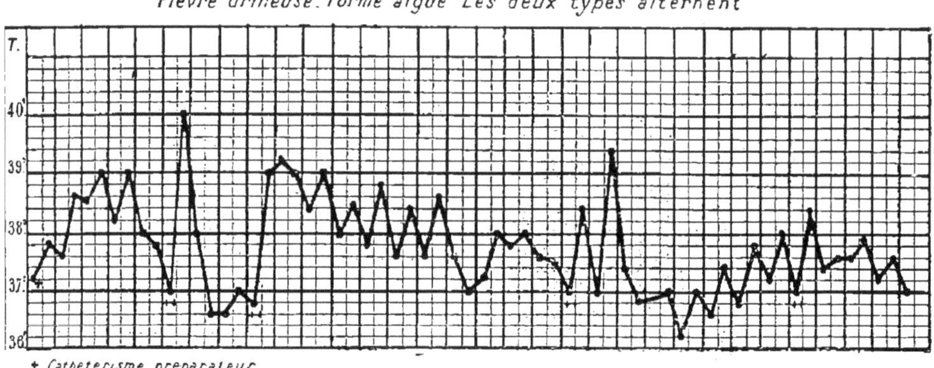

Fig. 16.

fébrile, léger mais permanent, caractérise la forme chronique, qui, vous le savez, peut être la conséquence de la forme aiguë.

La défervescence n'est, d'ailleurs, tout à fait *sincère*, s'il est possible d'employer cette expression, que lorsque la température est non seulement revenue au chiffre initial et normal, que nous représenterons, par exemple, par le chiffre 37°, mais lorsqu'elle s'est abaissée et qu'elle est restée abaissée de deux à trois dixièmes au-dessous pendant quelques jours. Vous verrez, en effet, en lisant les tableaux de température, que, dans tous les cas où l'accès ne doit pas se reproduire, le tracé se maintient entre 36° et 37°, et très près de 37° en général, avec de très petites oscillations vespérines de un ou deux dixièmes de degré, et cela pendant un, deux, trois, quatre et cinq jours. Le tracé (fig. 17) vous montre une première défervescence à 38°, bientôt suivie d'un second accès avec une défervescence au-dessous de 37°, qui fut définitive après d'insignifiantes oscillations.

Vous voyez, au contraire, sur le tracé (fig. 16), des défervescences le plus souvent imparfaites, bientôt suivies d'accès intenses sous la première influence provocatrice ; il s'agissait, dans ce cas, de séances répétées de lithotritie. Le malade guérit cependant, mais eut pendant le cours de son traitement une succession d'accès ; ils furent en quelque sorte mixtes, mais se rapportent en définitive beaucoup plus au second type de la forme aiguë qu'à son premier type si franc dans l'accès, si sincère dans la défervescence.

La température, dans les cas mortels, n'est pas constante. Vous voyez que quelques malades meurent en plein accès de chaleur morbide après une ascension continue et progressive (fig. 18) ; d'autres, au contraire, après une défervescence qui fait tomber le thermomètre à 37° et même un peu au-dessous (fig. 21).

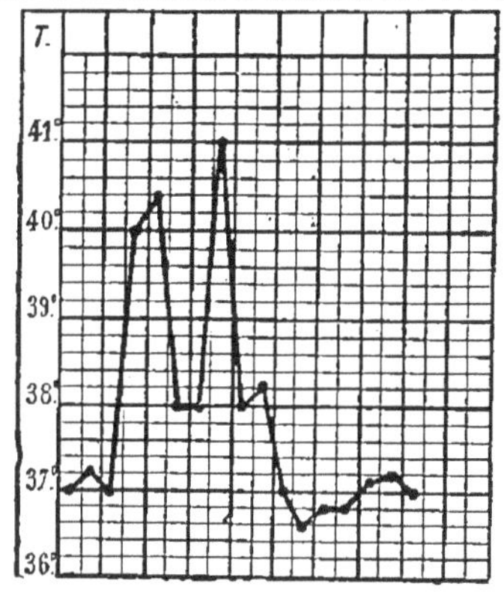

Fig. 17.

Au point de vue du *pronostic*, la température fournit des éléments de jugement d'une incontestable valeur. Ils n'ont cependant rien d'absolu.

La constatation la plus exacte de la température d'un premier accès, quel que soit d'ailleurs son chiffre, ne saurait permettre d'établir hâtivement le pronostic.

La lecture attentive d'un grand nombre de tableaux vous mettra en garde contre toute tendance aux jugements prématurés. Les spécimens que nous plaçons sous vos yeux peuvent servir à la démonstration de ce premier point.

Nous vous rappellerons tout d'abord qu'un accès intense à température élevée (fig. 12) peut rester unique et constituer une de ces manifestations violentes du premier type de la forme aiguë pendant lesquelles le malade passe souvent, en quelques heures, de l'apyrexie complète à une élévation rapide de chaleur bientôt suivie d'une franche défervescence. Cela suffit pour prouver que ce n'est pas sur le chiffre élevé de la température d'un premier accès que peut être basé le pronostic.

La faible élévation de température d'un premier accès ne peut pas davantage servir de guide au point de vue pronostique. Le tracé (fig. 18), qui appartient à un calculeux porteur de lésions fort anciennes et qui mourut à la suite d'un simple cathétérisme explorateur, vous montre des accès initiaux ne donnant tout d'abord que quelques dixièmes dans l'élévation de la chaleur animale.

Dans ce même tracé, vous constatez l'élévation croissante de la température et bientôt de brusques ascensions, qui ont une valeur pronostique tout autre que les élévations initiales rapides, dont nous vous parlions tout à l'heure. Ces élévations initiales rapides et franches sont, le plus souvent, suivies, à bref délai, d'une défervescence complète. L'élévation lente, oscillante, mais continue, de la température, conduit habituellement à un état fébrile, chaque jour plus éloigné de la défervescence vraie.

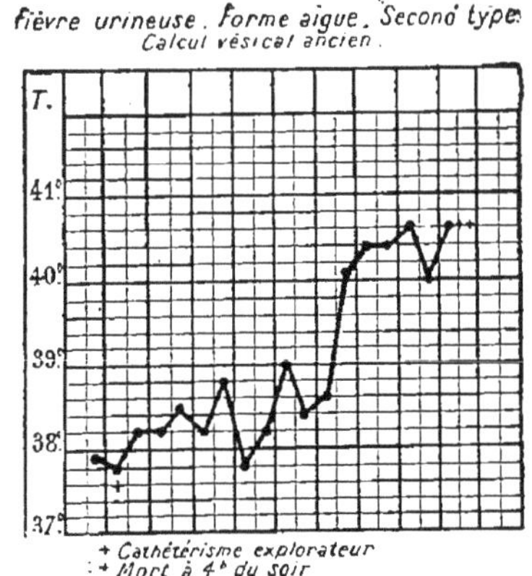

Fig. 18.

On peut établir en fait qu'un malade, dont la température s'accroît chaque jour, même de quelques dixièmes, est sous l'influence de menaces qui ne tarderont pas à se réaliser. Ces menaces sont encore plus graves si la température, après avoir, pendant quelques jours, fourni une progression faible, mais continue, s'élève brusquement, et plus encore si elle se maintient à un chiffre élevé. La menace est alors accomplie, car le danger est des plus proches.

Aussi, en pareille circonstance, avez-vous le devoir d'intervenir si l'intervention est possible. C'est ce que nous avons fait, par exemple, dans le cas cité par M. Martinet[1].

Le tracé suivant (fig. 19) vous montre les résultats d'une urétrotomie pratiquée également au cours d'un état fébrile du deuxième type. Au moment où nous opérâmes, la température n'était, il est vrai, qu'à 36°,6, mais nous avions déjà observé ces rémissions du matin suivies d'ascensions atteignant, le soir, 9 degrés et plus. Aucune élévation thermométrique ne suivit

[1] MARTINET, *Étude clinique sur l'urétrotomie interne*, thèse 1876, obs. I. Voy. leçon XX. *Des indications chirurgicales créées par la présence de la fièvre.*

l'opération ; bien plus, la température ne dépassa pas, ce jour-là, 38° et, le lendemain, elle oscillait autour de 37°. Le retrait de la sonde à demeure fut l'occasion d'un accès prolongé

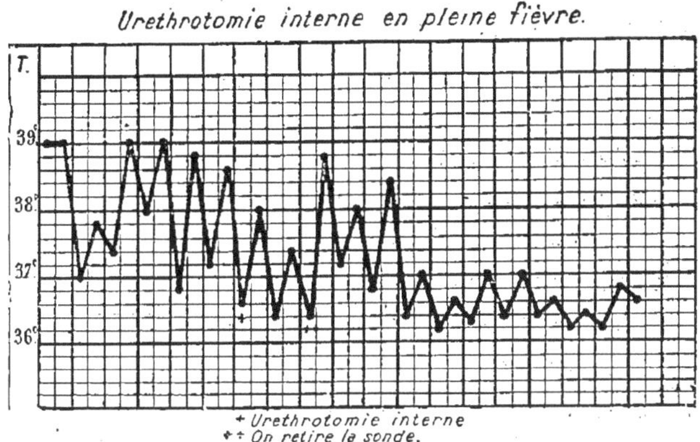

Fig. 19.

et assez intense, sans que, cependant, la colonne de mercure s'élevât aussi haut que les jours précédents. Ce fut, d'ailleurs, le dernier accès, et, à partir du dixième jour qui suivit l'opération, toute trace de fièvre avait complètement disparu.

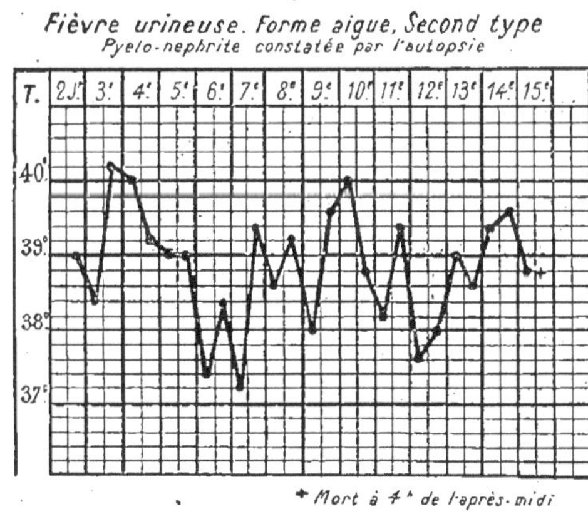

Fig. 20.

L'intervention chirurgicale, quand elle est possible et bien indiquée, a, dans ces cas, la puissance de modifier le pronostic et d'éloigner la menace indiquée par l'ascension progressive, d'abord lente, puis rapide de la température, et surtout par son maintien sans défervescence à un degré élevé. Seule, en effet, elle permet la lutte directe contre l'infection.

L'élément durée, qui toujours doit être pris en si grande considération dans l'appréciation d'un phénomène morbide, quel qu'il soit, mérite à lui seul de fixer toute l'attention du clinicien au point de vue du pronostic du second type de la forme aiguë de la fièvre urineuse. Le tracé ci-joint (fig. 20), qui nous a été fourni par un malade atteint de rétention d'urine incomplète avec pyélonéphrite, que l'autopsie a permis de constater, vous en donne la preuve. Chez ce malade, qui, dès son entrée, avait une température de 39°, et qui depuis longtemps souffrait de la vessie, nous eûmes tout d'abord, après le premier cathétérisme, une ascension à 40° suivie d'une défervescence assez complète pour nous laisser supposer qu'il bénéficierait de l'intervention. Mais bientôt de petits accès quotidiens vinrent nous démontrer que l'évacuation de la vessie ne pourrait soustraire le malade aux effets de l'empoisonnement urineux entretenu par des lésions rénales avancées dans leur évolution. Ce malade mourut sans ascensions brusques, mais avec une température qui se maintint pendant huit jours entre 38 et 40°, après avoir fourni un premier accès de 40° et un deuxième suivi d'une défervescence régulière de 37° et 2 dixièmes. La mort ne fut pas empêchée par l'intervention chirurgicale, et, peut-être, fut-elle hâtée. C'est malheureusement ce que l'on observe chez les sujets porteurs de vieilles lésions de l'appareil urinaire, et, en particulier, chez ceux qui sont atteints de rétention d'urine chronique incomplète ; c'est à quoi nous sommes également exposés chez les calculeux qui ont trop longtemps gardé leur pierre dans la vessie infectée.

Nous avons à peine besoin d'ajouter que la diminution progressive et régulière de la température dans les accès vous servira d'indice pour formuler un pronostic favorable. La durée de l'état fébrile n'est d'ailleurs pas toujours, tant s'en faut, l'indice d'une gravité extrême. Nous vous citerons bientôt l'observation d'un malade qui guérit après une succession d'accès ayant duré plus d'un mois, et nous avons observé à différentes reprises des faits analogues et même de plus longue durée.

Forme chronique ou lente. — L'étude du deuxième type de la forme aiguë de la fièvre urineuse nous conduit naturellement à celle de la forme lente. Au lieu d'un ou deux accès francs, propres au premier type, souvent très violents, mais rapides dans leur évolution, nous avons vu se produire, en nombre indéterminé, des accès répétés, violents, méritant aussi la dénomination de grands accès. Ces accès, séparés par des défervescences incomplètes, mais très nettement accusées, présentent un type clinique comparable à celui des fièvres continues rémittentes.

Que les grands accès disparaissent sans que la défervescence s'opère complètement, et nous serons en présence d'un état fébrile léger, mais permanent, qui caractérise la forme chronique ou lente.

Cette forme lente de la fièvre urineuse peut succéder à la forme aiguë, ou du moins au deuxième type de cette forme

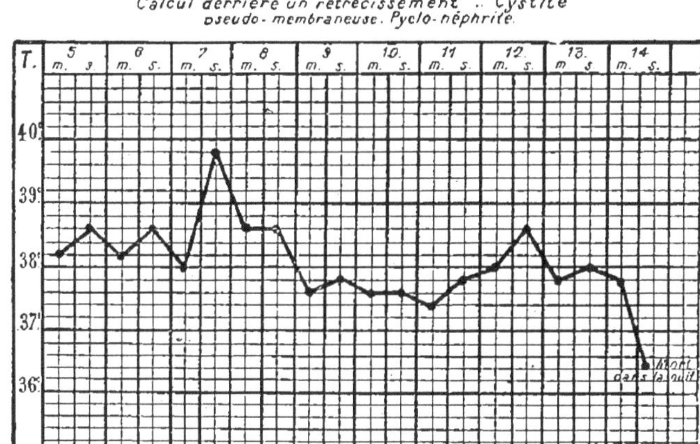

Fig. 21.

aiguë, en être la conséquence directe et s'y substituer; mais elle est souvent spontanée, s'établit d'emblée et peut même passer à peu près inaperçue jusqu'au jour où se manifeste un grand accès. On voit alors se détacher tout à coup du tracé uniforme et à petites oscillations, qui représente la forme chronique, un ou plusieurs grands accès (fig. 21).

Assez souvent spontanés, les accès sont cependant le plus souvent provoqués. Ils peuvent rester uniques, et la fièvre reprend son type lentement continu; ou bien, ils se succèdent et constituent alors le second type de la forme aiguë, qui évolue jusqu'à la mort du malade.

C'est souvent ainsi que se termine la forme lente, accélérée dans sa marche fatale par une transformation de son type ou par un retour à l'état aigu. Cette transformation ou ce retour ne sont cependant pas nécessaires pour déterminer la terminaison fatale. La continuité de l'état fébrile y suffit. « On observe, dit Perrève en parlant de ces malades, de petites fièvres capables de miner les constitutions les plus robustes. »

La forme lente a été, en effet, depuis longtemps indiquée ; Civiale l'a étudiée chez les calculeux, et, comme nous venons de le dire, Perrève la signale chez les rétrécis. Elle a nécessairement été vue par tous les auteurs qui ont écrit sur le sujet que nous étudions ; M. Malherbe en a donné une bonne description, tout en la désignant, à tort, suivant nous, sous la dénomination de fièvre continue rémittente.

La fièvre à grands accès a plus particulièrement joui du privilège de servir aux descriptions et de provoquer des discus-

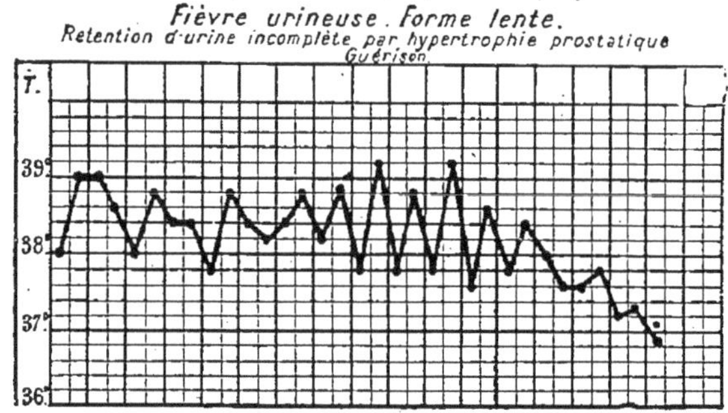

Fig. 22.

sions ; mais l'une et l'autre forme méritent l'attention du clinicien. La fièvre lente doit particulièrement la retenir, elle est le témoignage d'une élimination imparfaite du poison urineux qu'expliquent les lésions étendues des reins.

Il doit être en garde contre la manifestation non bruyante de la fièvre urineuse. Ce ne sont pas, en effet, les grandes, les violentes manifestations de l'empoisonnement urineux qui sont le plus à redouter. La forme lente est plus funeste dans ses résultats que la forme aiguë ; sa marche souvent insidieuse prépare au praticien les plus pénibles surprises ; parmi elles figure « la production de grands accès qui mettent la vie en danger et qui surviennent spontanément ou sous l'influence des moindres causes ».

La remarque suivante, faite par M. Malherbe, est fort exacte. « Quand on applique le thermomètre dans un service de voies urinaires, on est tout surpris de trouver, dans le rectum de certains malades, 38°,5 ou 39° alors qu'on les croyait parfaitement apyrétiques. Ces malades sont très étonnés quand on leur dit qu'ils ont de la fièvre, tant font défaut les phénomènes subjectifs. »

Le thermomètre peut, en effet, révéler explicitement l'état fébrile et le montrer d'une manière absolument inattendue.

Ces révélations ne paraîtront cependant surprenantes que si l'on ne s'est attaché qu'à la seule étude du symptôme fièvre et surtout si l'on a pris l'habitude, peu clinique, d'en attendre une bruyante manifestation, c'est-à-dire un accès, pour en reconnaître l'existence.

Si l'on admet, au contraire, que la fièvre n'est que l'une

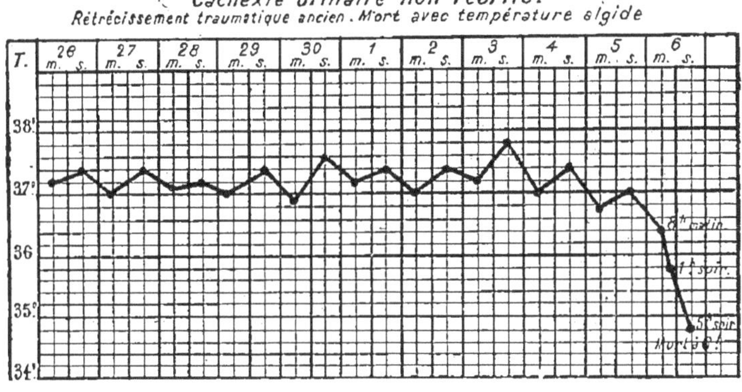

Fig. 23.

des expressions symptomatiques de l'empoisonnement urineux, et que cet empoisonnement peut exister, non pas à l'état d'ébauche, mais comme fait absolument accompli et souvent définitif, sans que le symptôme fièvre se soit révélé par un seul accès, on prendra l'habitude de rechercher ce symptôme prévu, et « de ne rien faire qui puisse le provoquer », lorsque se montrent les autres manifestations de l'empoisonnement urineux. On le recherchera avec le thermomètre qui seul pourra le mettre en évidence, mais on ne sera pas surpris de le rencontrer à l'état amoindri et quelquefois latent (fig. 23), qui souvent caractérise la forme chronique, pendant toute la durée de son évolution.

On ne pourrait être surpris de constater le symptôme fièvre, que si l'on demeurait attaché à cette idée fausse, que les *accès de fièvre* constituent le symptôme nécessaire de l'empoisonnement urineux. La clinique oblige à reconnaître que l'empoisonnement urineux peut évoluer *sans accès*, avec un état fébrile continu à petites oscillations que le thermomètre révèle, et *même sans fièvre*.

L'empoisonnement urineux peut, en effet, s'accomplir sans manifestation fébrile. Aussi l'absence de fièvre ne permet-elle pas d'atténuer la valeur sémiologique des symptômes urineux apyrétiques et de pronostiquer favorablement, parce que l'on n'a pas constaté l'élévation de la colonne de mercure. Voyez, par exemple, le tracé de la figure 23 ; il provient d'un malade, jeune, d'une quarantaine d'années, atteint d'une cachexie urinaire extrême, avec distension ancienne de la vessie et pyélonéphrite ; ces lésions étaient la conséquence d'un rétrécissement traumatique fort ancien, compliqué de fracture du pubis. La température est normale ; elle ne s'élève même pas à la suite d'une tentative d'urétrotomie interne faite quatre jours avant la mort, qui survint en état algide. Non seulement ces malades n'ont pas de fièvre, mais ils sont incapables d'en faire ; « ils sont à la fois intoxiqués et infectés ». Leur âge, vous le voyez, importe peu ; « il n'en est pas de même de celui de leurs lésions ».

Nous avons décrit avec soin, à propos de la forme aiguë de la fièvre urineuse, les complications si constantes qui l'accompagnent ; elles ont pour théâtre principal et pour siège habituel le tube digestif. A la forme aiguë de la fièvre nous avons vu se joindre des troubles aigus de l'appareil digestif. Mais, quelle que fût leur acuité, ils ont toujours gardé, excepté dans quelques cas extrêmes, le rôle modeste de complication. Ils ne se sont pas élevés à l'autorité du symptôme dominant ; elle est alors exclusivement réservée au symptôme fièvre, qui se montre dans toute son expansion.

Dans la forme lente les rôles sont intervertis.

Nous avons vu, dans la forme aiguë, les *troubles digestifs* succéder à l'accès et persister après la défervescence. Nous avons fait remarquer que cette persistance des troubles digestifs pouvait être de mauvais augure au point de vue du renouvellement des accès. Vous savez aussi que les troubles digestifs peuvent précéder les accès dans leur manifestation première et être rangés au nombre des prodromes de leur apparition. Ces troubles digestifs à manifestations torpides, lentes, « mais continues », sont bien plus encore l'apanage de la forme chronique de la fièvre urineuse. Cela permet de penser, étant données l'ancienneté et l'importance des lésions rénales, en pareille situation, que l'intoxication est le facteur principal des troubles digestifs.

Nous vous disions que, dans la forme chronique, les rôles étaient intervertis. C'est qu'en effet les *troubles digestifs* et l'*état général* qu'ils provoquent, en s'aggravant, dominent absolument la scène morbide. Ce sont eux que le malade accuse, ce sont eux que le praticien prend pour objectif de son observation et de sa médication. Observation et médication absolument louables, si elles ne retiennent pas uniquement l'attention, et si, après avoir interrogé et soigné le tube digestif, « on interroge et l'on soigne les voies urinaires ».

L'appétit diminue, il disparaît ; les digestions simplement pénibles deviennent laborieuses. Nous avons observé des malades qui ne pouvaient commencer à manger sans avoir presque immédiatement le visage rouge, brûlant, tandis que le reste du corps et les extrémités en particulier étaient fraîches ou froides. La langue est saburrale, chargée d'un enduit épais, jaunâtre, surtout prononcé le matin, mais ne disparaissant pas complètement dans la journée. La bouche est pâteuse, souvent sèche ; il y a plus d'appétence pour les boissons que pour les aliments ; le malade s'amaigrit peu à peu et jaunit.

Il n'a pas d'ictère ; l'examen des conjonctives, l'inspection attentive de la face intérieure de la langue ne témoignent d'aucune teinte subictérique, mais le malade jaunit. Cette teinte peut s'observer sur toute la surface cutanée; elle est surtout apparente à la face. On la voit, en particulier, dans les plis du visage. Cette teinte a une véritable importance sémiologique ; elle doit engager à faire un examen complet du malade, particulièrement au point de vue des troubles de la miction, et aussi à employer le thermomètre.

L'amaigrissement peut devenir très manifeste ; c'est alors que s'accentuent tous les symptômes qui témoignent d'un trouble digestif profond, que la langue se sèche, que la sécrétion salivaire disparaît, pour ainsi dire, que le muguet se montre de temps en temps et que se déroule cet état grave dont nous vous parlerons plus en détail en étudiant les troubles digestifs des urinaires.

Chercher la fièvre dans de semblables conditions, ce n'est plus faire preuve de sagacité clinique. Tous les témoignages d'un état grave s'accumulent et il est habituel, en pareille circonstance, surtout chez un urinaire, de se demander quelle part peut y prendre l'élément fébrile.

Mais on ne constatera pas toujours, tant s'en faut, l'élévation thermométrique, lors même que se trouveront ainsi accumulés les autres témoignages de l'empoisonnement urineux. Certains malades restent non seulement apyrétiques jusqu'à la fin, mais encore meurent avec un abaissement de température. Cet abaissement est absolu lorsqu'ils sont demeurés apyrétiques (fig. 22), il est relatif lorsqu'ils ont été sous l'influence de la fièvre lente, c'est-à-dire de la forme clinique que nous étudions actuellement.

Un état général grave, que caractérisent surtout des troubles digestifs plus ou moins profonds, mais constants, sera donc la raison déterminante qui devra vous engager à rechercher et à étudier le symptôme fièvre.

En réalité, l'état fébrile n'est pas, tant s'en faut, toujours larvé, dans la forme lente de la fièvre urineuse. De petites transpirations nocturnes contrastant avec la sécheresse habituelle de la peau, une céphalalgie gravative, accusée surtout le matin au réveil, l'agitation nocturne, le sentiment de chaleur éprouvé par le malade vous amènent tout naturellement à la constatation de la fièvre. Vous y êtes plus naturellement conduit, dans d'autres circonstances, par l'explosion d'un ou de plusieurs accès. Mais il ne faudrait pas supposer que l'état imparfait de la santé qui sépare ces accès fébriles fût un état apyrétique. L'observation thermométrique, et surtout l'observation du soir, vous montreront des élévations de température (fig. 24).

Ce serait même le moyen de séparer nettement la fièvre urineuse, dite intermittente, de la fièvre paludéenne. On a souvent cherché à assimiler la fièvre urineuse à la fièvre intermittente. Vous savez déjà que la forme aiguë ne nous offre que des accès soit uniques, soit deux ou trois fois répétés, sans intermittences régulières, ou des accès intermittents entés sur une continuité évidente de la fièvre.

Dans ces cas du second type de la forme aiguë, les intervalles sont courts et réguliers. Dans la forme chronique, vous pourrez observer de temps en temps un accès détaché avec ses trois stades et qui met le malade au lit pendant vingt-quatre heures ; le sujet est censé, après l'accès, reprendre la santé, mais, en réalité, il reste jaune, dyspeptique et amaigri. Néanmoins, pour peu qu'il y ait quelque raison de le faire, il accuse sans hésiter la fièvre intermittente. Les accès sont, en effet, semblables, mais l'évolution de l'état morbide est fort différent.

Les médecins et les chirurgiens ont rencontré de ces pseudo-paludéens ; « ils n'ont de paludique qu'une vessie qui a besoin d'être mise à sec ».

Vous trouverez ces cas chez les rétrécis et chez les prosta-

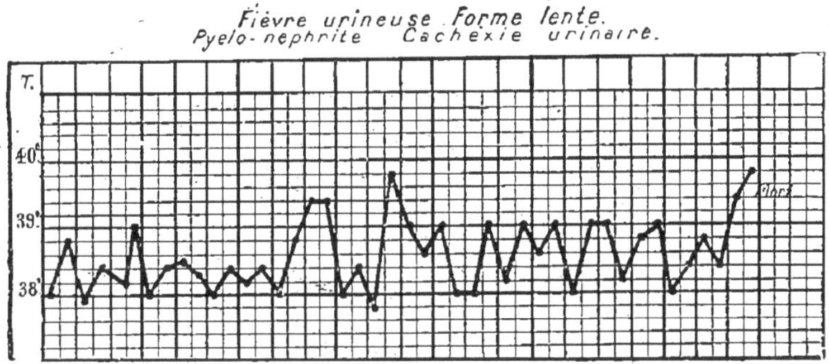

Fig. 24.

tiques. Nous ne vous en citerons qu'un exemple remarquable observé, en 1868, chez un rétréci. Il s'agissait d'un ancien soldat d'Afrique, alors concierge de l'un de nos célèbres collègues des hôpitaux. Il avait des accès de fièvre qu'il diagnostiquait de son chef : accès de fièvre d'Afrique. Mais cet état, qui durait depuis tantôt dix-huit mois, s'aggravait journellement, et le malade, maigre et jaune, suffisait difficilement aux labeurs de sa profession. Interrogé à plusieurs reprises par notre collègue, il finit enfin par avouer des troubles de la miction ; il les avait jusqu'alors dissimulés, afin de n'avoir pas à confesser leur origine blennorragique. Notre collègue ne douta pas un instant de la liaison à établir entre ces troubles de la miction et les accès de fièvre et nous adressa le malade à l'hôpital Necker. Il était rétréci, et, de telle sorte, qu'il fut impossible de franchir la stricture. Il fallut pratiquer l'urétrotomie externe sans conducteur. Le malade guérit parfaitement de l'opération. Il n'a eu depuis aucun accès de fièvre, il entretient la dilatation du canal et n'a plus de troubles digestifs.

L'état fébrile de la forme lente ne se lie donc pas toujours à des lésions assez avancées dans leur évolution pour que le retour à la santé soit impossible. Il peut tenir, comme dans le cas précédent, comme pour ceux auxquels nous avons fait allusion, en parlant des prostatiques, à une des conséquences de ces lésions, c'est-à-dire à la stagnation de l'urine infectée dans la vessie.

Ce n'est pas seulement la constatation du symptôme fièvre, c'est l'ensemble des symptômes de l'empoisonnement urineux qui vous permettra de supputer les chances favorables de l'intervention. Des diminutions momentanées dans la température, telles que vous en observez souvent dans la fièvre lente, et même une apyrexie complète, mais également momentanée, ne devront pas enlever à votre pronostic la gravité qu'il comporte. Toutefois ce symptôme fièvre ajoute un élément des plus importants à ceux qui nous servent à prévoir les résultats de l'exploration ou de l'opération.

Nous cesserions cependant d'être d'accord avec les faits, si nous ne reconnaissions que la fièvre urineuse lente peut se présenter sous une forme très atténuée comme degré thermométrique et comme symp ômes généraux, et que, dans ces conditions, le pronostic est moins défavorable. Mais il serait hasardeux de se prononcer d'une façon catégorique sur la terminaison et la durée des accidents.

La durée et la terminaison de la fièvre urineuse à forme lente restent, en effet, indéterminées. Vous pouvez la voir prendre fin après quelques semaines ou continuer plusieurs mois. Les malades qu'elle atteint sont sans cesse sous le coup d'une explosion spontanée ou provoquée d'accidents aigus. La terminaison fatale vous sera certainement attribuée, si vous n'avez su les prévoir et n'avez pas cherché à les prévenir. Ces sujets doivent être « préparés à l'exploration et aux opérations ». C'est la règle établie par l'expérience des faits.

VINGTIÈME LEÇON

ACCIDENTS GÉNÉRAUX DE L'INFECTION URINAIRE

ÉTUDE CLINIQUE DES CONDITIONS DANS LESQUELLES SE PRODUISENT LES ACCÈS DE FIÈVRE URINEUSE

L'observation pure et simple du malade, faite aussi complètement que possible, permet d'expliquer les notions fournies par l'expérimentation et d'utiliser ses enseignements. — « L'étude clinique de l'infection » fournit les éléments nécessaires à l'entière compréhension de la genèse des accidents infectieux. — Elle aide à les « prévenir » et apprend à les combattre en nous faisant connaître : « le terrain sur lequel nous sommes appelés à les voir évoluer. » — L'exacte notion des conditions dans lesquelles se produisent les accès de fièvre permet d'indiquer le mécanisme de leur production et de faire la part qui revient à chacun des états morbides et à chacun des organes urinaires dans ses manifestations. — La fièvre urineuse est spontanée ou provoquée.

A. Fièvre spontanée. — Les affections aiguës qui atteignent les organes urinaires quand ils sont exempts de lésions anciennes, et cependant infectés, ne sont pas, en général, accompagnées de fièvre urineuse spontanée. — *Affections aiguës.* États fébriles qui ne se rattachent pas à l'infection urineuse. — Apyrexie des cystites aiguës. — Conditions mixtes dans lesquelles s'observe la fièvre dans les épididymites suite de cathétérisme, dans les abcès urineux, dans les infiltrations d'urine. — *Affections chroniques.* Fréquence de la fièvre spontanée. — Fièvre des rétrécis et des prostatiques. — Longue période d'immunité chez les rétrécis. — Elle leur est assurée par le muscle vésical qui reste suffisant et permet l'évacuation totale de la vessie. — Période d'immunité beaucoup moins longue chez les prostatiques. — L'évacuation incomplète ou impossible d'une urine infectée détermine la fièvre. — L'évacuation artificielle de la vessie la fait cesser et l'empêche de se reproduire quand elle est suffisamment renouvelée. — Chez les calculeux primitifs les organes urinaires ne sont point infectés et la rétention est rare ; la plupart sont exempts de fièvre. — Les calculeux secondaires toujours infectés, et les calculeux primitifs accidentellement infectés, ont de la fièvre quand leur vessie ne se vide pas. — L'évolution des néoplasmes est aseptique et ne s'accompagne pas de fièvre. — La cystite chronique est très souvent fébrile quand la vessie se vide mal.

B. Fièvre provoquée. — L'intervention opératoire sous toutes ses formes peut la produire. — Le cathétérisme en est la cause la plus habituelle. — Les traumatismes les plus légers peuvent la provoquer quand les lésions sont anciennes. — *Dilatation de l'urètre.* La dilatation dispose à la fièvre lorsque l'urètre est mis en tension ou lorsqu'il est blessé. — Le passage de l'urine pendant la miction en est la cause déterminante. — La fièvre est surtout à craindre quand la vessie est infectée et se vide imparfaitement. — *Urétrotomie interne.* La fièvre est due à la pénétration de l'urine dans la plaie opératoire qui lui permet de s'introduire dans les veines. — Gravité de cet accident. — La sonde à demeure, placée et maintenue dans de bonnes conditions, en préserve. — *Fièvre provoquée par le cathétérisme évacuateur*. Sa grande fréquence est due aux lésions de l'urètre; elle ne se produit dans ces conditions : que lorsque le malade peut uriner sans sonde. — On ne l'observe pas, malgré les fausses routes les plus profondes, chez les rétentionnistes complets. — Elle est le plus souvent, chez eux, la conséquence d'évacuations insuffisantes, de contaminations septiques, de nettoyages imparfaits de la vessie. — *Fièvre provoquée par la lithotritie*. Son excessive fréquence dans la lithotritie à séances répétées avec expulsion spontanée des fragments. — C'est à cette expulsion et aux blessures de l'urètre qu'étaient dus la plupart des accès. — Grande diminution des accès de fièvre depuis que la lithotritie est suivie d'évacuation immédiate et complète des fragments. — Cette modification dans les suites opératoires a été obtenue avant que l'on fît usage de l'antisepsie. — La lithotritie est actuellement pratiquée sans accidents fébriles. — *Influence des manœuvres opératoires*. La bonne technique et l'exécution régulière des manœuvres sont l'une des conditions essentielles qui préservent de la fièvre. L'histoire de la lithotritie et celle de l'urétrotomie le démontrent. — Importance très grande des lésions de l'urètre. — Importance moindre des lésions de la vessie. — Le rôle du rein sera étudié dans la leçon suivante.

La nature de la fièvre urineuse, les formes sous lesquelles on l'observe nous sont maintenant connues; nous ne saurions aller plus loin sans nous enquérir « des causes prochaines qui en déterminent l'apparition ».

C'est à l'étude clinique des conditions dans lesquelles se produisent les accès de fièvre, que nous allons demander les documents qui nous font encore défaut. Elle seule peut nous fournir les éléments de cette importante recherche. Nous savons pourquoi les urinaires sont sous l'imminence de la fièvre, nous allons apprendre comment ils en sont atteints. Les résultats de l'observation, rapprochés de ceux de l'expérimentation, vont en effet nous permettre d'étudier le mécanisme de la production des accès de fièvre, et de faire la part qui revient « à chacun des états morbides et à chacun des organes urinaires », dans cette grande manifestation de l'infection.

Examinons donc les conditions qui entourent l'apparition de la fièvre urineuse, et notons les circonstances qui en favorisent la production. Faisons cet examen aussi complet qu'il est nécessaire. Relevons avec soin ce qui appartient au malade, à la maladie et à l'intervention; tenons aussi bien compte de la nature et de la complexité de l'état morbide, que de la nature, des difficultés, des complications ou des accidents de l'acte opératoire.

Placés sur le terrain de la pratique, nous passerons ainsi en revue ce qu'elle met chaque jour sous nos yeux.

L'observation pure et simple du malade faite aussi complètement que possible, permet d'appliquer les notions fournies par l'expérimentation et d'utiliser ses précieux enseignements. « L'étude clinique de l'infection, » fournit les éléments nécessaires à l'entière compréhension de la genèse des accidents infectieux; elle aide à les prévenir et apprend à les combattre: en nous faisant connaître le terrain sur lequel nous sommes appelés à les voir évoluer.

La fièvre urineuse se montre soit d'une manière entièrement spontanée, en dehors de toute intervention chirurgicale récente ou ancienne; soit, et c'est le fait le plus ordinaire, chez les malades soumis à des manœuvres opératoires, à des explorations, ou même au simple cathétérisme. Elle est donc : « spontanée ou provoquée ». Il nous faut, par conséquent, étudier la fièvre dans les affections diverses des voies urinaires, et dans la série des opérations petites ou grandes qu'on a coutume d'y pratiquer.

A. Fièvre spontanée. — Lorsqu'on parcourt le cercle des maladies urinaires, on est aussitôt frappé par les faits suivants :

« Les lésions franchement aiguës, qui atteignent les organes urinaires quand ils sont encore exempts de lésions anciennes, et cependant infectés, ne s'accompagnent pas, en général, de fièvre urineuse spontanée. »

Nous n'envisagerons, pour le moment, que l'appareil urinaire inférieur; nous verrons dans les leçons suivantes comment le rein se comporte à cet égard. Quel que soit l'organe atteint, qu'il s'agisse de l'urètre, de la prostate ou de la vessie, les affections à apparition rapide, à évolution franchement aiguë, ne sont pas accompagnées de fièvre. Nous parlons, bien entendu, de la fièvre urineuse, la seule qui doive nous occuper ici. Il est de toute évidence que vous pouvez, au cours d'une urétrite, d'une cystite, d'un phlegmon ou d'un abcès de la prostate, etc., rencontrer un état fébrile plus ou moins prononcé; mais il est banal et absolument analogue à celui que donnerait un panaris, une bronchite, ou un phlegmon de la cuisse.

Affections aiguës. — Pour fixer nettement vos idées sur ce point, nous mettons sous vos yeux le tracé thermométrique provenant de notre ancien numéro 15 atteint de *prostatite suppurée* (fig. 25). Vous pouvez vous convaincre qu'il n'offre aucun caractère particulier. Ni la température ni les autres symptômes concomitants ne se rapprochent, même de loin, de l'une ou l'autre forme de la fièvre urineuse. Quant à l'apyrexie habituelle de la chaudepisse, c'est un fait trop connu pour qu'il soit utile d'insister.

Nous préférons attirer de suite votre attention sur le jeune homme couché au numéro 7. Il est entré dans nos salles pour une cystite blennorragique aiguë des plus intenses, qui, soit dit en passant, a été rapidement améliorée et guérie par les instillations de nitrate d'argent. Matin et soir, on a pris avec soin sa température, mais sans constater jamais la moindre exacerbation. Il en est toujours ainsi, et cette absence de fièvre spontanée est la règle dans toutes les cystites aiguës.

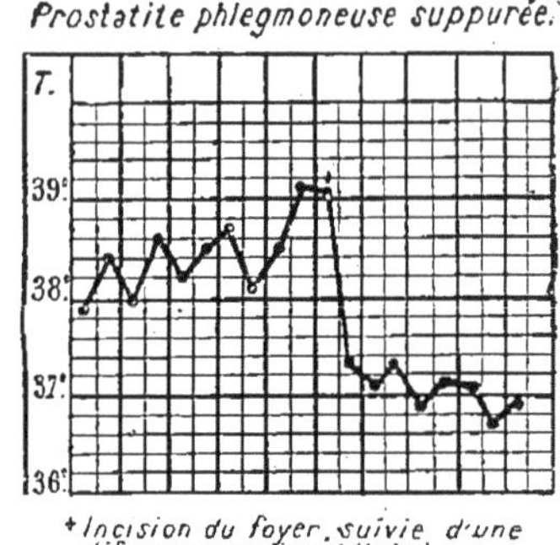

Fig. 25.

L'apyrexie des *cystites aiguës* est démontrée d'une façon plus saisissante encore chez les calculeux au cours de la lithotritie. Rien n'est plus ordinaire chez eux que cette forme de cystite, et il est peu de cystites plus douloureuses et souvent plus violentes. Rien de plus rare dans ces conditions que la fièvre sous l'influence de l'inflammation du réservoir vésical. M. Malherbe avait déjà signalé ce fait en étudiant, dans notre service, la fièvre considérée dans chaque maladie des voies urinaires en particulier [1].

Tout ce que nous avons vu depuis ne fait que confirmer les résultats acquis dès cette époque. Les tracés fournis par les malades atteints de cette complication démontrent que la plupart sont tout à fait apyrétiques; chez d'autres, la température s'élève de quelques dixièmes de degré au moment où survient la cystite.

Au point de vue de cette question de la fièvre dans la cystite, il faut établir une distinction absolue basée sur « l'état antérieur de la vessie ».

On doit, en effet, rapprocher de ces phlegmasies à marche rapide qui évoluent dans une vessie relativement saine la *réten-*

[1] Malherbe, *loc. cit.*

tion d'urine subite, telle que vous l'observez souvent dans nos salles. Quand cet accident est brusque et frappe une vessie encore habituée à se vider, il entraîne tout ce cortège pénible d'efforts et d'angoisses que vous connaissez; mais, ici encore, l'accès urineux fait presque toujours défaut. Il fait plus souvent défaut dans les rétentions des rétrécis que dans les rétentions des prostatiques; chez les uns et les autres, il peut même ne pas se manifester, ou n'apparaît que tardivement, malgré que la vessie soit infectée. Nous parlons, remarquez-le bien, de rétention subite, de rétention récente, car nous aurons tout à l'heure à vous exposer des faits absolument différents, à propos de la rétention vésicale chronique complète ou incomplète. De même que pour les cystites, y compris celle des calculeux, nous parlons des cas « où la vessie se vide et n'est pas depuis longtemps malade ».

Si, dans les affections précédentes, la fièvre n'est pas observée, il n'en est pas de même dans certains cas d'affections cependant aiguës : *épididymites*, *abcès urineux* et *infiltrations d'urine*.

Vous pouvez voir encore aujourd'hui, au numéro 16 de la salle des hommes, un malade qui, il y a six semaines, présenta, tout à la fois, et une épididymite suppurée des plus graves et tous les symptômes du second type de la fièvre urineuse aiguë. Il s'agissait d'un calculeux, et d'un calculeux fatigué au moment où il est entré dans nos salles; la cause première de tout le mal a été le passage d'une bougie, fait dans le but de préparer le canal. Accidents urineux fébriles et accidents épididymaires ont éclaté simultanément. Nous sommes donc en droit de voir dans ce cas une double complication du cathétérisme. Vous rencontrerez souvent des cas analogues; mais l'épididymite du cathétérisme, alors même qu'elle ne suppure pas, s'accompagne souvent d'une fièvre intense et durable. Elle est donc fébrile par elle-même.

Les mêmes considérations s'appliquent à l'*abcès urineux*. Tantôt il se révèle par l'état fébrile propre à toute suppuration localisée, tantôt il coïncide avec des accidents urineux. Il y a là aussi une question de terrain; tout dépend des lésions déjà existantes.

L'abcès urineux, de même que l'infiltration, s'observe surtout chez les vieux urinaires et, par conséquent, dans des conditions complexes; il faut, en particulier, tenir compte de « la rétention d'urine ». Les malades se présentent le plus souvent à l'hôpital alors que l'abcès est déjà formé ou que le travail phlegmoneux est entièrement établi. Les symptômes antérieurs, recueillis par l'interrogation, se rapportent à la douleur locale et aux difficultés de la miction, mais il est rarement fait mention d'un grand frisson initial ; vous trouverez cependant ce grand frisson du début lorsque l'abcès a été la conséquence d'une manœuvre chirurgicale. L'élévation de température observée, lorsque la collection est formée ou en voie de formation, n'a rien qui rappelle les tracés de la fièvre urineuse ; elle est moins intense, et, d'ailleurs, l'incision provoque la défervescence, comme pour les abcès simplement phlegmoneux. Dans l'une de nos observations, nous voyons un grand frisson survenir deux jours après l'incision insuffisante d'un abcès ; l'incision est agrandie, et la fièvre tombe. Après l'incision, la défervescence complète est, en effet, la règle, et cependant l'urine s'écoule à travers la plaie.

Malgré cette condition qui leur est particulière, les abcès urineux, lorsque le pus cesse d'y stagner, se comportent comme tous les abcès chauds. Il y a cependant une différence. Elle est en faveur des abcès urineux, les phénomènes de la réparation s'y font d'une façon particulièrement active. Nous vous avons bien souvent fait constater, dans ces cas et dans les cas d'abcès d'infiltration, la rapidité avec laquelle se détergeaient les parois de l'incision. En trois ou quatre jours, les plaies sont couvertes de bourgeons nombreux, pressés, d'un rouge franc, d'une vitalité remarquable.

Aussi avons-nous toujours enseigné qu'il fallait absolument établir une distinction entre « les effets du passage de l'urine sur les plaies et ceux de sa stagnation au contact des tissus divisés, ou de sa pénétration dans leurs interstices ». La stagnation et la pénétration déterminent des accidents locaux et généraux ; « le contact est absolument inoffensif, même avec de mauvaises urines ». On serait tenté de le croire favorable et de ranger l'urine au nombre des topiques qui favorisent la cicatrisation des plaies ! L'extrême vitalité de la région périnéale, que l'on ne saurait mieux comparer qu'à celle de la face, permettrait de supposer que c'est grâce à cette condition, que la réparation de ses tissus n'est pas influencée par le contact des urines normales ou microbiennes. Mais nous verrons, en étudiant la physiologie pathologique de la vessie, que ces mêmes contacts ne s'opposent nullement aux réunions primitives des plaies de cet organe.

L'*infiltration d'urine* semble, au premier abord, nous offrir un terrain d'observation favorable. L'invasion subite du tissu cellulaire par l'urine paraît réaliser de véritables conditions expérimentales pour l'étude des effets de l'absorption directe. Il s'en faut de beaucoup, cependant, qu'elle tienne tout ce qu'elle semble promettre, vous pouvez en juger facilement par les remarques suivantes.

Dans les cas pathologiques, dans ceux où les urines sont infectées depuis longtemps, nous nous trouvons en présence de vieux urinaires, mais nous ne voyons pas les malades dès le début; l'infiltration est faite lorsqu'ils viennent à l'hôpital. L'infiltration n'est donc pas immédiatement observée. Les altérations locales, la gangrène et la suppuration du tissu cellulaire, qui succèdent alors si rapidement à la pénétration de l'urine septique dans l'interstice des tissus, rendent encore plus complexes les conditions dans lesquelles le symptôme fièvre est étudié [1].

Dans les cas traumatiques, les conditions de l'observation sont toutes différentes, les urines peuvent être aseptiques. Examinons de près ce qui se passe alors.

Après la chute à califourchon, qui détermine, comme on le sait, la rupture de l'urètre au niveau du bulbe, nous n'avons pas observé de fièvre dans les premières vingt-quatre heures. Le périnée est cependant tendu, soulevé, et paraît infiltré, mais il ne s'agit pas d'une infiltration d'urine. En effet, lorsqu'on incise largement pour rechercher le bout postérieur de l'urètre et placer une sonde dans de bonnes conditions, ce n'est pas de l'urine, mais des caillots sanguins que l'on trouve dans le foyer.

[1] Pendant qu'il était interne dans mon service, M. le Dr J. Cottet a fait une série de très intéressantes recherches sur le rôle des microbes anaérobies dans l'infection urinaire. Ses premières recherches, faites sur des infiltrations d'urine et des abcès urineux, sont consignées dans sa thèse inaugurale : *Recherches bactériologiques sur les suppurations péri-urétrales*, th. de Paris, 1899. Les germes isolés par J. Cottet appartiennent à diverses espèces et sont strictement anaérobies; il a montré leur fréquence dans les suppurations où ils peuvent être seuls ou associés à leurs microbes habituels, tout en étant souvent les plus nombreux. La présence des microorganismes anaérobies explique la fétidité du pus, la gangrène, la production de gaz dans les tissus. Ils peuvent être des agents d'infection par voie sanguine; le rôle des microbes anaérobies dans l'infection urinaire, pour avoir été longtemps méconnu, n'en est pas moins important. (J. Albarran et J. Cottet, *Des infections urinaires anaérobies, XIIIe Congrès international de médecine*, Paris, 1900.)

On voit couler du sang, mais on ne voit pas couler d'urine, le blessé n'a pas pissé dans sa plaie. Lorsque l'on se rend un compte exact des conditions créées par le traumatisme, on comprend, d'ailleurs, que le bout postérieur puisse s'opposer à la sortie du liquide contenu dans la vessie. Son orifice est non seulement contus, recroquevillé, revenu sur lui-même, mais, fait important, il est situé immédiatement en avant de la portion membraneuse, c'est-à-dire du véritable sphincter de la vessie. On conçoit donc aisément que la contraction de la portion

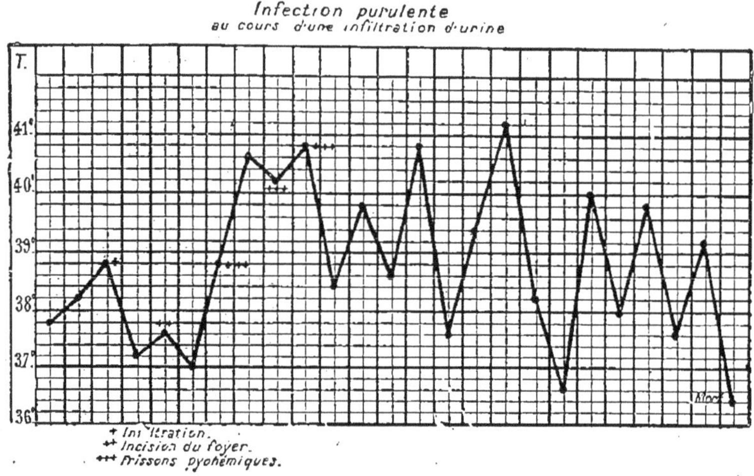

Fig. 26.

musculeuse, sans doute excitée par la lésion voisine, puisse longtemps résister aux efforts de la vessie et s'opposer à l'entrée de l'urine dans le foyer traumatique. Il n'y a pas, dans ces cas, d'infiltration d'urine immédiate.

Nous ne voyons pas l'infiltration succéder à nos opérations. Dans le seul cas où nous l'avons constatée après l'urétrotomie interne, le malade avait déjà eu de nombreux accès fébriles avant que l'infiltration ne se déclarât, les urines étaient pathologiques. Le fait est consigné dans le mémoire de M. Malherbe (Obs. III). L'opération eut lieu le 2 mars 1872, l'incision du foyer fut faite le 28; ce jour comme le précédent, grands accès urineux, puis défervescence incomplète après l'incision, et reprise des accès jusqu'à la mort qui eut lieu le 11 avril.

L'infiltration d'urine est souvent le point de départ d'accidents septicémiques et surtout pyohémiques. Voici, par exemple, l'observation d'un cas d'infiltration terminé par la mort, qu'il nous a été donné de suivre complètement (fig. 26). Au moment de l'infiltration, la température s'élève à 38°,8 et retombe, dès le lendemain, à 37°,2. L'incision est faite en pleine défervescence. Le lendemain, grand frisson, puis répétition des frissons et des accès jusqu'à la mort. Ce malade a succombé à l'infection purulente.

L'incision assure la défervescence définitive toutes les fois que les urines sont complètement évacuées, qu'il n'y a pas de stagnation dans les foyers, ou de complications capables d'entretenir la fièvre. Or, nous le répétons, les lésions anciennes de l'appareil urinaire, la septicémie ou l'infection purulente peuvent, en pareil cas, être les causes de la fièvre; il est difficile, on le voit, d'établir la part qu'il convient de faire à l'absorption de l'urine par le tissu cellulaire. Lorsqu'elle se fait par cette voie, les phénomènes qui se produisent diffèrent beaucoup, d'ailleurs, de ceux qui sont observés quand l'urine est directement introduite dans les veines. L'expérimentation le démontre (p. 11, t. II).

Pour apprécier l'influence de l'infiltration d'urine sur la production de la fièvre urineuse, il faut donc, à la fois, tenir compte des conditions complexes dans lesquelles nous l'observons et de la façon dont peut s'effectuer l'absorption d'une urine septique dans le tissu cellulaire.

Lésions chroniques. — Les lésions chroniques de l'appareil urinaire se présentent, au point de vue de la fièvre, dans des conditions très différentes de celles que nous offrent les lésions aiguës. Elles donnent très souvent l'occasion d'observer la fièvre urineuse spontanée.

Les rétrécissements, les hypertrophies de la prostate, les calculs de la vessie ne sont cependant pas, par eux-mêmes, des affections fébriles. Mais les lésions de l'appareil urinaire développées sous l'influence de l'affection primitive et son infection, d'une part, l'intervention chirurgicale, d'autre part, deviennent très fréquemment l'occasion d'accès de fièvre.

Le but de l'observation est d'indiquer les conditions qui préparent l'apparition spontanée de la fièvre, et de signaler celles qui doivent la faire redouter surtout lorsque l'intervention la provoque. L'étude des rétrécis et des prostatiques fournit, à cet égard, d'importants résultats.

Chez les *rétrécis*, la période d'immunité fébrile est habituellement fort longue malgré l'infection de la vessie. Elle est longue, parce que le sujet est jeune et surtout parce que la musculature de la vessie est, en général, très augmentée. Grâce à une hypertrophie compensatrice de bon aloi, cet organe suffit longtemps à ses fonctions; même à travers un canal fort étroit l'urine est complètement expulsée. C'est si bien à la puissance musculaire de la vessie qu'est due la longue préservation, que les rétrécis devenus vieux en bénéficient encore; ils sont moins prostatiques que d'autres. A quelque chose malheur peut être bon.

Quand il y a à cet égard des exceptions, on les rencontre chez les malades qui, sous des influences quelquefois difficiles à déterminer, sont arrivés très promptement à l'impossibilité de vider entièrement leur vessie.

Le plus souvent, il s'agira de sujets chez lesquels le rétrécissement s'est rapidement constitué; la vitesse de son évolution a surpris la vessie avant qu'elle ne se soit mise en état de résistance. Le muscle vésical a été forcé. Nous avons cité dans notre première édition l'observation d'un jeune homme de vingt et un ans chez lequel s'étaient montrés plusieurs accès spontanés; de nouveaux accès furent provoqués par l'introduction de petites bougies et par toutes les tentatives de dilatation. Nous avons fait l'urétrotomie interne qui a été l'occasion d'un seul accès; le malade a guéri et n'a plus de fièvre. Chez ce jeune homme, dont le rétrécissement était beaucoup plus tôt que de coutume arrivé à une très grande étroitesse (puisque la seule chaudepisse dont il ait été atteint datait de deux années seulement), nous avons constaté, de la façon la plus positive, avant l'urétrotomie et au moment même où nous l'avons pratiquée, que la vessie ne se vidait pas; elle était par cela même en état de réceptivité et s'était infectée spontanément.

Ce fait, tout exceptionnel qu'il soit au point de vue de la précocité d'un rétrécissement serré, a cependant une grande valeur. Il met encore mieux en lumière que les observations des vieux rétrécis, l'influence de la rétention d'urine sur la production du symptôme fièvre. Il ne s'agissait pas, en effet, de rétention aiguë ; ce malade n'avait jamais eu de rétention d'urine complète, il urinait péniblement, mais il évacuait son trop-plein et n'avait jamais songé à recourir au cathétérisme.

Dans les cas habituellement observés, ce n'est qu'à la longue et après plusieurs années que la vessie, enfin vaincue dans sa contractilité, arrive à ne plus se vider ou même à se laisser peu à peu distendre. C'est alors que les malades, jusque-là bien portants, voient apparaître des troubles digestifs, ou que se produisent des accès de fièvre spontanés ; c'est alors aussi qu'ils peuvent d'emblée être atteints de la forme lente de la fièvre urineuse avec ou sans accès détachés. Ils sont à la fois intoxiqués et infectés.

Chez les *prostatiques*, la période d'immunité est beaucoup moins longue ; mais elle peut quelquefois se chiffrer par années. Toujours est-il que leur muscle vésical résiste moins aux efforts que l'hypertrophie de la prostate rend nécessaires ; une insuffisance plus ou moins prononcée prépare la rétention avec ou sans distension. Tout est prêt pour l'apparition des symptômes de l'infection urineuse et, en particulier, de celui dont nous nous occupons actuellement : de la fièvre sous la forme aiguë ou sous la forme lente. Le muscle vésical, obligé de lutter contre l'obstacle que lui oppose l'hypertrophie de la prostate, n'est pas immédiatement vaincu. Il met en jeu les forces qui lui restent et utilise celles que lui fournit l'hypertrophie compensatrice, dont le bénéfice n'est pas refusé aux prostatiques ; mais il les dépense sans parvenir à vider la vessie, il les épuise, et, s'il n'est pas complètement suppléé par le cathétérisme, arrive à l'insuffisance secondaire.

Ces données ont une importance trop réelle pour que nous ne retenions pas votre attention en vous montrant des exemples fournis par les malades de nos salles.

Le malade couché au numéro 5 est porteur d'un rétrécissement déjà ancien. C'est la seconde fois qu'il vient nous trouver, c'est la seconde fois que nous le soumettons à la dilatation. Jamais cependant, ni au dehors de l'hôpital, ni pendant son séjour dans nos salles, il n'a présenté soit le plus petit frisson, soit le plus léger trouble digestif, ce que nous expliquent parfaitement l'aspect de ses urines qui sont limpides, et l'absence de toute saillie anormale de la vessie, soit du côté du rectum, soit à l'hypogastre. La vessie se vide et n'est pas infectée.

Voyez, au contraire, au lit en face, au 22, ce malade que nous avons opéré d'urétrotomie interne, il y a quelques jours. Lorsqu'il a été reçu, il présentait, bien qu'il n'eût jamais été sondé, tous les symptômes propres à la forme lente de la fièvre urineuse. En le signalant à ce moment à votre attention, nous vous faisions remarquer qu'il vidait mal sa vessie et que ses urines étaient purulentes. On sentait par la palpation le globe vésical fortement tendu au-dessus du pubis, il remontait presque jusqu'à l'ombilic. Aujourd'hui, grâce à l'urétrotomie, la miction a repris son cours naturel, et les divers phénomènes morbides ont presque entièrement disparu.

Plus net encore est l'exemple fourni par le numéro 15. Au moment de son entrée, ce malade présentait une cachexie urineuse des plus évidentes, dont il nous fut facile de reconnaître la cause. La vessie remontait jusqu'à l'ombilic, bien que le sujet prétendît pisser d'une façon normale ; l'exploration urétrale nous révélait un rétrécissement de la portion bulbeuse, rétrécissement facile à franchir d'ailleurs par une bougie n° 7. Nous avons entrepris la dilatation, qui fut bien supportée, grâce à des précautions que nous aurons à étudier ailleurs, mais que nous vous signalons de suite, à savoir : séances éloignées, simple passage de la bougie sans séjour, absence de toute violence et de toute précipitation, usage des instillations au nitrate d'argent à chaque séance. Aujourd'hui la bougie n° 13 peut être introduite; la vessie ne dépasse plus le pubis que de trois travers de doigt environ. Or, ce matin même, vous avez entendu ce malade vous dire qu'il va de mieux en mieux, et que son appétit commence à renaître. En d'autres termes, vous voyez l'état général s'améliorer au fur et à mesure que la stagnation tend à disparaître.

Vous rencontrerez des faits semblables chez les prostatiques. Comparez, par exemple, les numéros 10 et 24 ; tous deux sont porteurs de prostates énormes et leur vessie est infectée, mais, tandis que l'un doit à un cathétérisme quotidien et suffisamment renouvelé l'évacuation de ses urines, l'autre, au contraire, nous arrive avec une distension vésicale manifeste. Telle est la raison d'être de l'apyrexie absolue du premier et de l'état fébricitant incontestable du second.

Ajoutons, pour en finir avec les lésions du canal, que tout ce qui viendra gêner d'une façon même passagère le cours des urines, et, par suite, augmenter la retenue du liquide urinaire et la tension de la vessie, aura pour conséquence : l'apparition de la fièvre, si elle n'existait déjà, et son exagération sous forme d'accès intercurrent, si elle avait déjà pris droit de domicile. Ainsi doivent s'expliquer, pensons-nous, ces faits relativement assez fréquents, où l'on voit un frisson plus ou moins violent, suivre à courte échéance un excès de quelque nature qu'il soit, ou même une simple fatigue. En parlant de la physiologie de la rétention d'urine, nous vous avons dit que la tension de la vessie détermine un état congestif habituel chez tous les rétentionnistes. Cet état congestif s'aggrave aisément sous les influences que nous vous signalons; il ne se limite pas au réservoir de l'urine, il réagit sur l'organe sécréteur, c'est-à-dire sur le rein.

Ces considérations permettent de prévoir l'influence de la *cystite chronique* sur la production de la fièvre. Ici encore le rôle principal appartient à la rétention partielle d'une urine septique. Si vous vous rappelez que dans la cystite chronique il y a presque toujours retenue partielle, et que cette stagnation d'urine nécessairement infectée quelque minime qu'elle soit, joue un rôle dans la production des lésions qui caractérisent l'état chronique, dans leur entretien et dans leur aggravation, vous comprendrez pourquo : la « cystite chronique » est presque fatalement accompagnée, un jour donné, de fièvre urineuse.

N'oubliez donc jamais, quand vous serez en face d'un rétrécissement ou d'une hypertrophie prostatique, de palper la vessie. Quand il est possible, recherchez à l'aide de la sonde, si elle se vide ou non. Vous aurez ainsi la clef des phénomènes difficiles à interpréter sans cette notion. Vous pourrez, de plus, déterminer en connaissance de cause le mode de traitement.

Rappelez-vous aussi que ces états morbides capables, si l'on n'intervient pas, d'engendrer par eux-mêmes la fièvre, sont aussi ceux qui favorisent l'apparition des accès les plus formidables et les plus graves, pour la plus légère tentative chirurgicale. Cela ne doit pas empêcher d'intervenir. Si l'indication est précise vous opérerez; vous aurez toute chance d'agir très utilement, vous guérirez si vous prenez, après avoir opéré, les soins qui préviennent de nouveaux accès.

Les *calculeux* semblent, au point de vue des manifestations fébriles, posséder une sorte d'immunité. Nous le remarquions déjà dans notre première édition, lorsque nous disions que ces malades, tant qu'ils sont abandonnés à eux-mêmes, n'ont jamais ni frisson marqué ni malaise accentué. Ils sont de très bonne foi et se sont bien observés, lorsqu'ils déclarent n'avoir jamais eu de fièvre.

Les pierres, lorsqu'elles sont *primitives*, « se développent dans des organes sains et nullement infectés ». Leur origine n'est point microbienne, elles s'accroissent d'une façon complètement aseptique et ne déterminent d'autres lésions que celles qui résultent des excitations qu'elles provoquent, ou des chocs qu'elles font subir. Ces hyperémies légères et peu durables, ces traumatismes superficiels restent sans écho sur l'état général, malgré leur répétition. Ils n'influencent même que fort peu l'état local dans le plus grand nombre de cas. Comme tous les traumatismes de la vessie, ils n'ont pas une action décisive sur la mise en état de réceptivité; de plus, par le fait même de l'excitation du muscle vésical, la rétention, même partielle, s'observe rarement chez les porteurs de calculs primitifs.

Les calculs *secondaires* nés et formés dans des organes malades, atteints de lésions chroniques suppurantes et nécessairement microbiennes, ne déterminent pas non plus, par eux-mêmes, d'accidents fébriles, mais tout est préparé pour qu'ils éclatent. L'état infectieux de la vessie ou des reins a l'influence la plus directe sur la formation de ces calculs. Vous rencontrerez néanmoins des calculeux de cette espèce, cruellement souffrants, quelquefois depuis longtemps, et n'ayant pas de fièvre. Il n'en est plus de même lorsque interviennent les causes qui la provoquent habituellement, c'est-à-dire l'évacuation et le nettoyage imparfaits d'une vessie infectée, les blessures de l'urètre, les refroidissements, les excès et toute cause de mise en état de congestion ; très souvent il suffit d'une simple exploration.

Les calculeux primitifs et les calculeux secondaires peuvent cependant se présenter à vous dans des conditions qui rendent aléatoire tout acte chirurgical. Ces conditions dangereuses existent lorsqu'ils ont supporté trop longtemps leur pierre et subi à un trop haut degré : l'intoxication ou l'infection urinaire. Le tracé que voici (fig. 27) est celui d'un calculeux primitif, dont l'appareil urinaire avait, depuis longtemps, été infecté et qui portait sa pierre depuis plusieurs années, qui mourut peu de jours après une exploration facile et simple. Aussi bien dans la vessie que dans les reins, il présentait des lésions étendues et profondes.

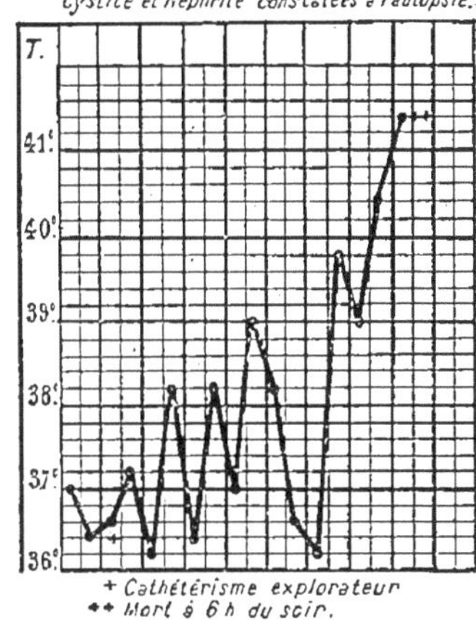

Fig. 27.

Chez les calculeux comme chez tous vos autres malades, c'est donc surtout de l'état de l'appareil urinaire et de la manière dont « il fonctionne » que vous aurez à vous inquiéter ; c'est lui qu'il vous faudra apprécier, c'est de lui que vous viendront les indications précises. L'âge du calcul, son volume, sa nature, bien qu'ils soient à considérer, n'ont, au point de vue qui nous occupe, qu'une importance relative. Pour savoir quels sont les calculeux que vous devrez considérer comme suspects, examinez avec soin l'appareil urinaire, les urines, les phénomènes digestifs, tenez compte du facies toujours si caractéristique dans l'infection et dans l'intoxication urineuses chroniques, et ne négligez pas le thermomètre. Grâce à cet ensemble de renseignements, je pouvais, il y a quelques semaines, prévoir, chez notre numéro 25, les accidents qui se sont montrés, vous prévenir que nous étions en présence d'un cas mauvais pour la lithotritie dont les séances ne seraient pas supportées. L'événement a malheureusement justifié mes craintes ; la taille, si le malade qui voulait le broiement s'y décide, reste sa seule chance de salut, mais elle aussi est incertaine. Chez les calculeux uriques qui ont trop longtemps gardé leur pierre. qui ont eu de nombreux accès de colique néphrétique, les phénomènes de l'intoxication doivent être recherchés avec un soin particulier.

Les *néoplasmes* ne déterminent pas non plus de fièvre. Dans l'appareil urinaire, comme partout ailleurs, le cancer et ses variétés sont apyrétiques. Cela pouvait se prévoir, car ces productions évoluent sans déterminer l'infection de la vessie. Ce qui est plus inattendu, c'est que la tuberculose urinaire progresse, elle aussi et pendant longtemps, sans élévation de température. Alors même qu'elle est rénale, il en est ainsi. Ce sont les lésions secondaires que ces affections provoquent, qui permettent à la fièvre de se manifester. Il est possible que nous ayons alors affaire à la fièvre urineuse ou à la fièvre des suppurations.

En résumé, pour que la fièvre apparaisse *spontanément*, il ne suffit ni d'une infection locale, ni d'excitations vives, ni de traumatismes, ni d'une inflammation intense. Alors même que la vessie est suppurante et microbienne, comme dans les cystites aiguës, la fièvre est rare. Rare encore dans des rétentions aiguës surprenant des vessies déjà infectées, mais peu profondément atteintes, elle est extrêmement commune dans les cystites accompagnées de rétentions chroniques. Cela montre bien l'influence des lésions depuis longtemps acquises. — Dans ces conditions, ce qui permet le mieux à la fièvre de s'établir en dehors de toute intervention, c'est « l'évacuation imparfaite et déjà ancienne de la vessie ».

A l'influence des vieilles lésions, s'ajoute celle d'une urine infectée dont la virulence s'accroît, par le fait même de son séjour prolongé dans un milieu de culture favorable. Il en résulte que ces états morbides, qui rendent possible et fréquente l'apparition spontanée de la fièvre, sont aussi ceux qui, pour la plus légère tentative chirurgicale, fournissent les accès les plus graves. Une exploration, le passage d'une bougie suffisent. Un refroidissement, un excès aboutissent parfois à des conséquences sinon aussi sérieuses, du moins fort analogues. L'urétrotomie interne, les cathétérismes évacuateurs, la sonde à demeure peuvent, par contre, ne pas être suivis de fièvre et assurer la guérison.

B. Fièvre provoquée. — Si, comme nous venons de le voir, la fièvre urineuse se montre spontanément, il faut reconnaître cependant que, dans la grande majorité des cas, on la voit éclater à la suite d'une intervention chirurgicale. Toutes les manœuvres opératoires n'y exposent pas également, soit parce qu'elles diffèrent par le *modus faciendi*, soit surtout parce que, s'adressant à des lésions différentes, elles se font, en réalité, sur des terrains divers. Ceux que préparent les lésions et l'infection ancienne de l'appareil urinaire, lui permettent de se produire sous l'influence des traumatismes les plus légers.

Les chiffres que nous allons vous exposer proviennent de relevés faits dans notre service. Il s'agit donc de malades que nous avons pu suivre pas à pas. Ils offrent, par là même, une valeur que nous tenons à vous signaler.

Dilatation. — Sur 250 cas de dilatation, la fièvre est indiquée 40 fois, soit dans un sixième. Chaque fois nous la voyons apparaître le jour même de la séance et six ou sept heures environ après le passage de la bougie. Il s'agit, en général, d'un accès aigu franc, et qui reste unique dans la majorité des cas. Parfois, cependant, comme chez un de nos anciens malades couché au numéro 1, les accès se répètent, prennent la forme aiguë grave (deuxième type). L'on se trouve conduit alors à pratiquer le plus tôt possible l'urétrotomie, qui seule, en pareil cas, peut mettre un terme rapide aux manifestations urineuses en faisant cesser de suite la stagnation de l'urine infectée.

Ce qu'il faut dire, ce qu'il importe de savoir pour la pratique, c'est que vous pouvez, nous n'hésitons pas à vous l'affirmer, provoquer « à votre gré » la fièvre urineuse ; nous ne pouvons ajouter que vous serez toujours maîtres de l'empêcher de se produire. Il est des cas où elle apparaît alors même que l'on a pris toutes les précautions opératoires désirables et malgré l'antisepsie la plus exacte. Cependant, lorsque l'on connaît bien les conditions qui la provoquent, on apprend à éviter de la produire. Les faits autorisent à déclarer : que leur exacte détermination permet d'opérer sans qu'elle survienne et qu'il est possible d'en empêcher le retour, quand on prend soin de s'opposer à la reproduction des causes qui en amènent le retour.

Toutes les fois que vous serez obligés de mettre de la force pour introduire une bougie, toutes les fois que vous fatiguerez le canal par des séances trop rapprochées, par des instruments trop gros, dans presque tous ces cas, disons-nous, il y aura de la fièvre ; il y en aura d'autant plus que votre chirurgie aura été plus « mécanique ». J'emploie à dessein cette expression. C'est surtout chez les malades en imminence de fièvre, comme le numéro 15 dont nous vous parlions il y a un instant, que le moindre manque de mesure sera de suite marqué par une poussée de fièvre urineuse, c'est-à-dire par de grands accès.

Ce sont, bien entendu, des malades infectés à l'avance, c'est pourquoi l'antisepsie ne couvre pas toutes les fautes opératoires. Dans la chirurgie que nous pratiquons, on s'aperçoit à tous les pas, que, pour éviter les accidents et ne pas courir de dangers, il faut être à la fois : rigoureusement propre, scrupuleusement attentif, très au courant de tous les détails de « la bonne technique » et très convaincu « qu'il ne suffit pas de bien opérer, mais qu'il faut très attentivement soigner ».

La fièvre ne se lie pas seulement au passage de la bougie, elle se montre quelquefois aussi dans des rétrécissements infranchissables. C'est ainsi que vous avez pu, à plusieurs reprises, constater son apparition chez notre numéro 22, alors que nous ne faisions encore que chercher notre route et dilater l'entrée du rétrécissement. On ne saurait invoquer, en pareil cas, ni l'éraillure de la muqueuse vésicale, ni même la déchirure, quelque légère qu'elle soit, de l'urètre comme porte d'entrée des accidents urineux. Pour que cette hypothèse fût soutenable, il faudrait que la solution de continuité fût baignée par l'urine et permît sa résorption ou sa pénétration ; il ne saurait en être ainsi, puisque le bec de l'instrument est forcément resté en amont du rétrécissement. Il nous semble plus naturel d'admettre que les contacts répétés de la bougie ont amené un état de phlogose et de congestion, dont la conséquence naturelle a été une exagération dans la difficulté de la miction et, par suite, une petite poussée de rétention d'urine. Cette congestion peut, d'ailleurs, atteindre la vessie et les reins. La vessie, déjà mal vidée, se vide encore plus incomplètement; les organes congestionnés se congestionnent encore plus, leur réceptivité s'accroît et, dès lors, la fièvre se montre. Peu à peu les voies d'excrétion reprennent leur calibre ordinaire, et tout rentre dans l'ordre, jusqu'au jour où la même cause éveillera le même effet.

C'est d'ailleurs par un mécanisme identique que vous verrez quelquefois se produire les accès de fièvre consécutifs aux petites bougies à demeure, qui, cependant, nous rendent de si grands services dans le traitement des rétrécissements. L'effet habituel et salutaire de ces petites bougies est de favoriser la miction; elles la facilitent même merveilleusement dans la majorité des cas. Vous verrez certains sujets uriner très péniblement avec la bougie; ceux-là auront de la fièvre, et vous serez obligés de les urétrotomiser. Vous observerez ces accidents lorsque vous mettrez à demeure une bougie entrée à frottement; vous les éviterez si elle joue très facilement dans l'urètre.

Nous avons surtout accusé l'action mécanique des instruments, pour expliquer la production de la fièvre pendant la dilatation, et, dans l'abus de l'action mécanique, nous comptons aussi le séjour des bougies qui « entrent à frottement ». En règle, et nous vous le dirons à propos de la sonde à demeure, on ne doit laisser séjourner dans le canal que les instruments qui s'y meuvent « très librement ». La bonne adaptation réciproque est la question principale, celle du calibre de l'instrument est par conséquent relative.

Faut-il accuser certaines sensibilités spéciales dont la catégorie des impressionnables vous montre de nombreux spécimens? On a trop affirmé que la sensibilité du canal pouvait être une cause déterminante des accès de fièvre, et les auteurs de ces affirmations ont trop d'autorité, pour que nous contestions l'influence de cette cause. Nous y sommes d'autant moins disposé, d'ailleurs, que chez certains malades particulièrement sensibles, un abus de l'action mécanique des instruments a certainement beaucoup plus de chances de déterminer une réaction que chez tout autre. Nous devons avouer, cependant, que nous ne croyons pas à une susceptibilité spéciale, en quelque sorte *sui generis*. Nous avons pratiqué l'urétrotomie à des malades impressionnables à l'excès, qui nous déclaraient à l'avance qu'ils ne sauraient garder la sonde sans accidents, même une heure. Ils l'ont supportée vingt-quatre heures et n'ont pas eu d'accès urineux après l'opération. Il s'agit de la bien placer et de veiller à son régulier fonctionnement.

Urétrotomie interne. — A côté de la dilatation se place naturellement l'urétrotomie interne. D'une façon générale, nous trouvons la fièvre signalée dans un tiers des cas que nous avons analysés; les chiffres sur lesquels nous nous appuyons méritent considération. Il ne s'agit pas de moins de trois cents opérations consignées sur notre registre spécial de l'hôpital Necker[1]; chez tous nos malades, le symptôme fièvre a été recherché avec le soin le plus scrupuleux. Dans cette proportion d'un fébricitant sur trois opérés, nous avons rangé tous les cas de fièvre sans distinction aucune. Vous pouvez vous assurer, par un simple coup d'œil jeté sur les tracés que nous vous faisons passer, qu'on peut observer une fièvre fort légère avec une petite élévation quotidienne qui dure un jour ou deux, ou bien l'accès urineux véritable, avec son ascension brusque et sa défervescence rapide. Cette distinction est nécessaire pour bien juger des résultats de l'urétrotomie interne. Toutefois, nous avons mieux aimé pécher par excès que par le défaut contraire.

Cette remarque une fois faite, nous n'aurons plus en vue désormais que la fièvre urineuse proprement dite. Elle se présente à nous avec un type constant, c'est l'accès aigu, franc, dans toute sa netteté : frisson subit, chaleur ardente, sueurs profuses, rétablissement complet du malade. Le tout en vingt-quatre, trente-six heures au plus, et souvent moins, comme nous avons eu occasion de vous le signaler à propos de la symptomatologie.

S'il est important de savoir la fréquence et le type de la fièvre chez les urétrotomisés, il ne l'est pas moins de rechercher à quel moment elle se montre et quelles sont les conditions qui

[1] C'est la première série de mes urétrotomies.

semblent la favoriser. Dépouillant à cet égard les soixante-quinze observations où la fièvre est nettement urineuse, nous la rencontrons :

1 fois sur 10 : le premier jour;
3 — 10 : le deuxième jour au soir;
5 — 10 : dans le courant du troisième, et plus particulièrement le matin :
1 — 10 : enfin, elle est plus ou moins tardive et ne semble pas avoir de rapport direct avec l'opération pratiquée.

Pour bien comprendre la valeur de ces chiffres, il est nécessaire de vous rappeler quelle est notre pratique ordinaire. Aussitôt que le canal est incisé, nous plaçons une sonde à demeure et nous la laissons en place vingt-quatre ou trente-six heures; elle n'est pas fermée et l'écoulement de l'urine se fait d'une façon continue. Or, vous venez de constater que le plus grand nombre des accès fébriles éclate à la fin du second jour et surtout dans le courant du troisième, plus particulièrement dans la nuit du second au troisième jour. La fièvre se montre donc dans les douze à dix-huit heures qui suivent l'enlèvement de la sonde à demeure.

Les accidents fébriles observés pendant que la sonde est en place ne représentent qu'un dixième des cas; c'est alors surtout, c'est-à-dire dans les premières vingt-quatre heures, que le tracé thermométrique vous montrera la petite élévation que je vous ai signalée. Une fois sur dix encore, la fièvre s'est montrée tardivement, quatre à cinq jours après l'opération; dans ces cas, il est presque toujours possible de relever une imprudence du malade qui, se sentant bien et se croyant indemne de tout accident, abandonne toute espèce de précaution. Ces accès tardifs sont bien des accès urineux, ils n'ont pas plus de gravité que les accès plus rapprochés de l'opération et appartiennent, presque tous, au premier type de la forme aiguë (fig. 28).

Nous vous avons donné le résultat du dépouillement de l'ensemble de nos observations. L'examen d'un groupe d'opérés donne les mêmes résultats. Dans son mémoire couronné par la Société de chirurgie, un de nos internes, le Dr Martinet, a étudié et suivi scrupuleusement trente malades. L'apyrexie a été complète vingt fois. L'accès de fièvre n'a jamais été noté le premier jour; neuf fois il a été observé du second au troisième jour, une fois seulement le quatrième.

L'influence de la sonde à demeure sur le moment où se produisent des accès fébriles et sur leur fréquence relative est encore mise en lumière par la pratique du professeur Gosselin. L'éminent chirurgien de la Charité[1] a, sur 35 opérations, observé 18 fois la fièvre; la proportion est donc de plus de moitié et diffère très sensiblement de la nôtre. Mais, tandis que nous mettons invariablement la sonde à demeure dans tous les cas, sur ces 35 opérations, 14 fois on n'a pas mis de sonde à demeure. Or, sur ces 14 opérés, 10 ont eu des frissons et de la fièvre. Chez 2 malades, la fièvre a été très modérée et ne s'est montrée que le second jour; les 8 autres ont eu leur accès le jour même de l'opération, et cet accès a été intense.

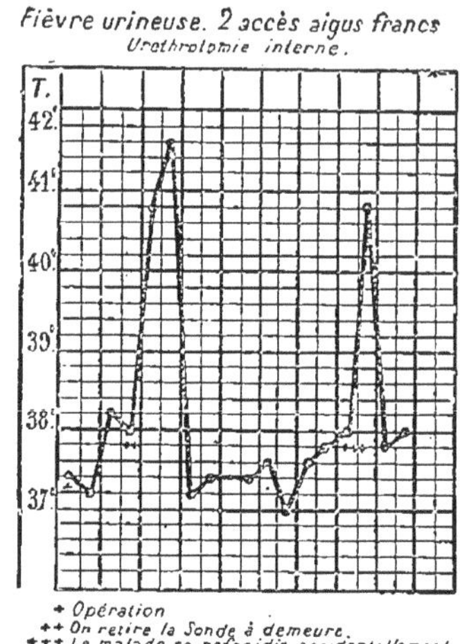

Fig. 28.

Rien n'est plus démonstratif que ces résultats; ils portent par eux-mêmes un enseignement clinique des plus importants. Si nous les rapprochons des nôtres, ils leur servent de contre-épreuve et témoignent, comme l'avaient fait nos observations, de l'influence évidente de la sonde à demeure, qui est, en définitive, « antifébrile ».

Nous n'avons pas encore de conclusions à poser. Il nous reste d'autres faits à produire, et ces faits relatifs à la lithotritie donnent des enseignements non moins précis.

Avant de les aborder, nous devons arrêter votre attention sur un point particulier afférent à la question que nous étudions. Nous voulons parler de « l'influence de la qualité acide ou alcaline » du liquide urinaire sur la production de la fièvre. Il est naturel que nous en parlions actuellement. Cette influence a surtout attiré l'attention à propos de l'urétrotomie, et notre savant maître, le professeur Gosselin, attribuait à la réaction que

[1] GOSSELIN, *Clinique de la Charité*, 2e édition, t. II, p. 217.

présente le liquide urinaire, au moment de l'opération, un rôle considérable au point de vue de la production de la fièvre.

Si nous demandons à la clinique de nous éclairer à ce sujet, nous arrivons à un résultat en apparence contradictoire. Nous avons nombre de fois pratiqué l'urétrotomie et même la lithotritie à des malades dont les urines étaient absolument alcalines, et même ammoniacales au moment de l'opération. Ces malades ont été souvent indemnes de tout accident fébrile. Vous en avez un très remarquable exemple au numéro 1 de la salle Saint-Vincent : chez cet homme déjà âgé que nous avons urétrotomisé, malgré l'état franchement ammoniacal de ses urines, leur acidité a reparu sous l'influence de l'évacuation régulière de la vessie. L'état ammoniacal des urines ne pose donc pas de contre-indication à l'opération, souvent il oblige le chirurgien à agir. Je vous en ai dit les raisons en faisant l'étude des conditions dans lesquelles se fait la fermentation ammoniacale des urines (t. I, p. 612).

Mais la constatation de l'état acide ne peut pas autoriser à pronostiquer favorablement au point de vue de la fièvre. J'ai de tout temps observé le contraire.

La bactériologie confirme et explique les résultats de l'observation. Il est démontré aujourd'hui que les organismes les plus pathogènes tels que la bactérie pyogène, ou colibacille, se développent de préférence dans les urines acides.

Revenons encore à l'urétrotomie pour ajouter que ce n'est pas seulement l'introduction immédiate d'une sonde à demeure qui nous aide à préserver les malades de la fièvre. Une grande partie des accidents si graves, qui ont été autrefois signalés et qui avaient discrédité la pratique de l'urétrotomie interne, étaient dus à l'introduction forcée d'une trop grosse sonde. Les suites de l'opération sont devenues simples et ses résultats très favorables avant l'antisepsie. Il en a été ainsi dès que l'expérience m'eut démontré que la sonde à demeure devait entrer sans frottement et ne jamais distendre. La mise en tension du canal favorise presque autant la production de la fièvre que ses blessures.

L'influence de ces dernières est chaque jour rendue évidente. Nous vous montrons, par exemple, le tracé thermométrique d'un prostatique régulièrement sondé d'habitude par nous ou par nos internes. Quatre fois nous avons autorisé le malade à se sonder lui-même; il l'a fait maladroitement et quatre fois ses essais ont été suivis d'une poussée fébrile des plus manifestes. Il est donc facile de prouver que la manière dont la sonde est employée peut avoir une influence décisive sur la production des accès de fièvre.

Mais, n'anticipons pas sur l'exposé des faits et cherchons, tout d'abord, quelle est la fréquence de la fièvre urineuse chez les malades qui vident artificiellement leur vessie.

Cathétérisme évacuateur. — Sur soixante malades soumis au cathétérisme évacuateur et dont nous avons consulté les observations, nous n'avons trouvé la fièvre signalée que chez vingt d'entre eux. Ce chiffre est certainement inférieur à la vérité. Il faut admettre ou que nous sommes en face d'une série exceptionnellement heureuse, ou que, les accidents ayant été peu marqués, on a cru pouvoir en négliger la mention dans l'observation. En ne parlant que d'après l'impression laissée par la pratique journalière, nous croyons pouvoir vous dire : que, dans la moitié des cas au moins, vous observerez, un jour ou l'autre, un accès fébrile plus ou moins accentué, mais appartenant presque toujours au même type aigu[1].

Quoi qu'il en soit, voyons comment se décomposent les vingt cas de fièvre dont nous avons la description complète. Seize fois elle succède au cathétérisme, mais, tandis que, chez douze de ces malades, elle finit par cesser après une ou plusieurs apparitions, chez quatre autres elle prend droit de domicile et se répète d'une façon tellement constante qu'il faut renoncer à l'intervention chirurgicale ou, du moins, la modifier. Deux fois elle coïncide avec l'établissement d'une sonde à demeure. Deux autres fois par contre, et ces faits sont des plus instructifs, la fièvre, qui existait quand les malades sont entrés à l'hôpital, disparut pendant le traitement pour reparaître le jour où l'on a cessé, chez l'un l'usage de la sonde à demeure, chez l'autre le cathétérisme régulièrement pratiqué matin et soir.

[1] Il est nécessaire de rappeler qu'il s'agit d'observations faites avant la période antiseptique.

La conclusion est des plus naturelles. Il est certain que l'intervention chirurgicale a ses dangers, mais elle a aussi des avantages incontestables ; elle éveille parfois la fièvre, mais souvent elle seule permet de la faire cesser.

L'histoire du numéro 18 vous renseigne d'une façon catégorique. Il vint nous trouver, vous vous le rappelez, pour une cystite chronique avec rétention incomplète. Nous le soumettons au cathétérisme évacuateur régulièrement pratiqué matin et soir. Tout alla bien d'abord, mais peu à peu le canal s'irrite, le passage de la sonde devient plus difficile et plus laborieux, quelques accès fébriles survenaient, mais légers. Un soir, le malade n'est pas sondé; aussitôt éclatent, par le fait de la rétention urinaire, des accidents très violents. Pour pouvoir tout à la fois assurer l'écoulement de l'urine et éviter l'irritation du canal, nous nous décidons à mettre la sonde à demeure. Grâce à ce traitement, le calme revint peu à peu. Aujourd'hui, ce malade, que nous avions pu considérer un moment comme à peu près perdu, est en pleine convalescence, et tout nous porte à penser que la guérison sera complète. Ajoutons que la vessie a recouvré sa contractilité normale et qu'elle se vide spontanément. Le malade se sonde encore régulièrement une fois par jour par mesure de précaution.

Vous voyez, par cet exemple dont vous avez été témoins, ce que peut la sonde à demeure, vous constatez aussi la valeur du cathétérisme évacuateur, lorsqu'il est conduit avec méthode et que l'on sait éviter les traumatismes de l'urètre. Nous vous le répétons, la douceur est de règle absolue, toute violence doit être proscrite car elle est très dangereuse. Ce sont là des recommandations qu'il faut adresser plus encore aux malades qu'à ceux qui les soignent.

Nous irions, cependant, bien au delà de la vérité clinique si, après vous avoir montré l'avantage et la nécessité des manœuvres douces et attentives, nous ne vous avertissions que le cathétérisme le plus méthodique, accompli dans les meilleures conditions, que l'observation la plus rigoureuse des principes qui doivent présider à l'introduction et au séjour d'une sonde laissée à demeure, n'assurent pas nécessairement le succès. En dépit d'espérances qui semblaient justifiées, vous verrez un certain nombre de complications, et, en particulier la fièvre urineuse venir traverser la cure et compromettre le résultat final [1].

Dangereuse aussi est l'évacuation brusque et complète de toute l'urine renfermée dans une vessie distendue depuis longtemps. Nous avons insisté, en étudiant la rétention d'urine avec distension, sur les phénomènes congestifs que détermine l'évacuation rapide et totale. Tout indique que, sous leur influence, la fonction rénale est sérieusement troublée, et l'on comprend dès lors la production facile et la continuation de la fièvre quand elle est infectée. Nous avons actuellement à constater le fait et non à vous en fournir l'explication. Mais c'est une occasion nouvelle de vous rappeler cet important précepte thérapeutique : une vessie très distendue ou depuis longtemps distendue, ne doit être vidée que lentement et graduellement.

Telle est la conduite que nous tenions récemment près du malade couché au numéro 6 et qui nous a permis d'obtenir un résultat plus favorable que nous ne pouvions l'espérer tout d'abord.

Lithotritie. — La lithotritie [2] est, de toutes les opérations, celle qui éveillait le plus sûrement la fièvre. Nous la trouvons presque toujours notée dans nos observations anciennes. Nous n'avons presque pas souvenance d'un opéré qui n'ait pas eu, soit à une séance, soit à une autre, une poussée fébrile intense. De toutes les séances, la première et la seconde sont, sans

[1] Je laisse à dessein dans le texte cette phrase écrite autrefois. Aujourd'hui, après avoir étudié avec précision l'emploi de la sonde à demeure, il m'est permis de dire que le drainage urétro-vésical met fin à l'état fébrile d'une façon rapide et certaine. M. le Dr F. Legueu avait publié à ce sujet une note dans les *Annales génito-urinaires* (t. XI, 1893, p. 37). Depuis, j'ai étudié la question avec M. le Dr E. Michon et publié dans les *Annales* un mémoire que j'ai reproduit dans le troisième volume de la troisième édition de ces leçons. J'ai enfin publié avec le Dr Pierre Duval une étude sur le même sujet dans la *Presse médicale* (F. Guyon, *La sonde à demeure dans le traitement de l'infection urinaire, des hémorragies prostatiques et urétrales.* Paris, 1900, I, 221-224).

[2] Il s'agit de la lithotritie ancienne à séances répétées. Les fragments étaient abandonnés dans la vessie et leur expulsion devait se faire spontanément; l'antisepsie n'était pas alors en usage. Ces opérations défectueuses et qui cependant donnaient des résultats très supérieurs à ceux de la taille périnéale, alors seule pratiquée, m'ont permis de faire un grand nombre de constatations très utilisables pour l'étude de la fièvre urineuse et que nous n'avons plus l'occasion de renouveler. Elles sont consignées dans mes deux premières éditions et j'ai cru devoir les reproduire dans celle-ci; elles sont, pour ainsi dire, expérimentales. (Note de la troisième édition.)

contredit, celles qui sont le plus souvent suivies d'accidents urineux. Ils deviennent, au contraire, d'autant plus rares et d'autant moins marqués que le traitement est plus avancé.

Dans la majorité des cas, ces accès sont francs et se jugent facilement. Il y a, cependant, quelques exceptions malheureuses indépendantes de l'opération et de l'opérateur; il faut apprendre

Fièvre urineuse. Accès décroissants.
Calculeux traité par la lithotritie.

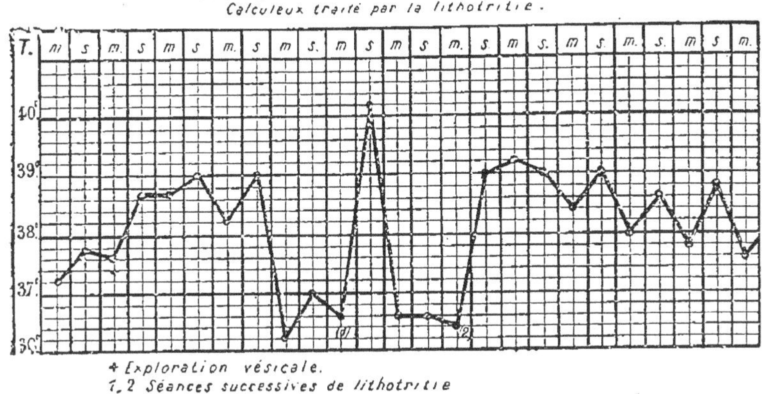

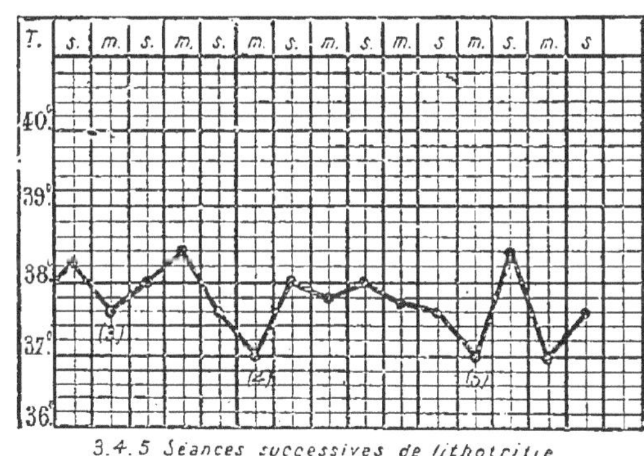

Fig. 29.

à les prévoir; on y parvient quand l'on tient compte de chacune des conditions dans lesquelles l'action s'engage. Nous espérons que l'un des meilleurs résultats de l'étude que nous poursuivons, sera de vous faire apprécier « la nature du terrain sur lequel vous êtes appelés à combattre la maladie ». Cela est aussi important que de connaître l'ennemi.

L'intensité de la fièvre est dans un rapport presque absolu avec le degré du traumatisme. Plus la séance est laborieuse, plus elle est prolongée, et plus l'accès sera fort. Le chirurgien peut presque toujours prévoir, au moment où il retire l'instrument, s'il y aura fièvre et quelle sera sa violence.

Le tracé thermométrique que nous mettons sous vos yeux (fig. 29) vous permettra de suivre la progression décroissante de la fièvre avec le nombre des séances ; il s'agit du calculeux couché au numéro 10 et à qui nous accordions, ce matin, sa sortie. Au moment de son entrée, la température était à 37°. Une simple exploration suffit pour la faire monter à 38°,6. Le calme se rétablit vite, mais la première séance s'accuse par une élévation rapide à 40°,2. La fièvre tombe de nouveau, pour reparaître après chaque broiement, mais elle est de moins en moins prononcée. C'est ainsi que nous voyons le thermomètre marquer successivement 39°, 38°,2, puis 38° seulement au fur et à mesure que les séances se répètent.

Les accès vont s'atténuant comme le traumatisme lui-même. Il est bien évident que la première séance est plus fatigante qu'une simple exploration et plus fatigante aussi que les opérations ultérieures. La pierre est plus difficile à saisir; les manœuvres, moins simples ; les fragments sont plus nombreux, plus volumineux et surtout plus anguleux. Ainsi s'explique l'apparition presque constante de la fièvre au début du traitement.

Dans la lithotritie à séances répétées, il faut tenir compte du traumatisme de l'opération, mais aussi et surtout, de celui que produisent les fragments. Leur engagement dans le canal et leur expulsion, lorsqu'elle est pénible et laborieuse, suffisent pour provoquer un accès fébrile ; cet accès est presque toujours supérieur en intensité à celui qui suit la séance.

Vous avez pu en avoir la preuve chez deux de nos malades actuellement en cours de traitement. L'un et l'autre, malgré nos recommandations, ont uriné debout et poussé avec force; les fragments dont ils voulaient se débarrasser se sont précipités dans le canal et s'y sont arrêtés avant d'être projetés au dehors. Il y a eu un véritable traumatisme de l'urètre; ce traumatisme peut aussi bien se produire alors que les fragments engagés ne sont pas expulsés. Vous aurez fréquemment l'occasion d'observer des faits semblables; vous y trouverez l'explication de ces accès détachés et soudains, qui souvent surviennent entre deux séances parfaitement apyrétiques.

Lorsqu'il s'agit du traumatisme opératoire, le temps écoulé

entre le moment de l'opération et l'apparition du frisson est réglé d'une façon presque mathématique : il varie de sept à dix heures environ. Si la séance a lieu, comme nous avons coutume de la pratiquer ici, vers les dix heures du matin, la fièvre se montrera vers les cinq heures. Si elle a lieu plus tôt, l'accident sera pour l'après-midi ou, quelquefois, dans la nuit qui suit la séance. Il est tout à fait exceptionnel de ne constater son apparition qu'après vingt-quatre heures. Ce qui est plus rare encore, ce sont les accès fébriles saisissant le malade aussitôt la lithotritie achevée. Nous n'avons pas observé de faits de ce genre. Ceux qui ont été cités paraissent être la conséquence de manœuvres malheureuses.

Lorsqu'il s'agit de *l'engagement d'un fragment*, les phénomènes morbides ont une évolution très rapide. Le numéro 6, lithotritié de l'avant-veille, se levait hier matin, à sept heures, pour uriner; il fut pris, tout à coup, d'une douleur vive au col de la vessie, pissa un peu de sang et ne parvint qu'après de longs et pénibles efforts à expulser une petite pierre du volume d'un pois environ, mais rugueuse et à arêtes presque tranchantes. Au moment de la visite, à neuf heures et demie, soit deux heures après ce petit accident, nous le trouvons déjà baigné de sueur, c'est-à-dire arrivé au dernier stade de son accès.

Nous avons trop souvent observé des faits semblables pour qu'il puisse y avoir dans notre esprit le moindre doute sur la relation de la cause à l'effet.

La différence dans la rapidité de la production de l'accès occasionné par la séance, et de ceux qui sont dus à des expulsions brutales de fragments trop gros ou trop irréguliers, mérite de fixer l'attention.

Le traumatisme est, en effet, très différent dans les deux cas. Avec une séance heureuse, méthodiquement conduite, le traumatisme existe sans doute, mais à un faible degré; il est urétral et vésical; il s'écoule un certain nombre d'heures entre la cause et l'effet, entre l'opération et l'accès.

Dans l'expulsion brusque d'un fragment, le traumatisme est surtout urétral; il est limité, mais brutalement produit par la force même qu'acquiert le jet d'urine, il s'ajoute à celui de l'opération et il a beaucoup plus d'importance. Le jet, retenu par le corps étranger qui lui barre le passage, est chassé sous pression.

L'urètre est à la fois blessé et mis en tension. La pénétration de l'urine s'effectue largement, et la fièvre succède presque immédiatement à l'accident.

Ces faits si démonstratifs s'ajoutent à tous ceux que l'urétrotomie nous a fournis; ils mettent hors de doute l'influence exercée par les plaies de l'urètre, sur la production de la fièvre. Ils éclairent particulièrement le mécanisme de leur action. C'est, en effet, parce que dans l'urètre la « mise en tension » peut facilement être réalisée, que la pénétration de l'urine dans le sang s'effectue; c'est parce qu'elle se fait « amplement » que ses effets sont si complets et si rapides. Dans de semblables conditions, la dose du produit septique qui se mélange au sang et l'adultère est nécessairement élevée. La pression est forte, et la route ouverte par la blessure des vacuoles de la couche spongieuse de l'urètre est à la fois large et directe. Il est donc facile de comprendre la violence des accidents, et l'on conçoit qu'ils puissent, en quelque sorte, être instantanés.

Dans l'urétrotomie interne, l'élargissement obtenu par la section de la partie épaisse du canal ne supprime pas toute résistance. Les parois peuvent s'écarter, mais elles ne sont pas assouplies. Aussi, quand on interroge avec soin, apprend-on presque toujours que la miction qui a précédé la fièvre a été douloureuse et parfois accompagnée de saignement.

Malgré que l'urètre soit habité, et qu'à l'état physiologique, comme à l'état pathologique, il donne asile à des hôtes suspects, sinon toujours dangereux, ses blessures restent inoffensives, tant qu'un courant d'urine infectée, chassée dans des conditions particulières, ne vient pas en quelque sorte les mettre en valeur. Les prostatiques infectés, qui n'urinent plus spontanément, ne se sondent si longtemps avec des instruments malpropres, sans avoir de fièvre, qu'à cause de cela. Les fausses routes les plus graves ne déterminent pas d'élévation de température quand la rétention est absolue. Les éléments générateurs des accès sont cependant en présence, mais ne prennent pas contact. Tant que les blessures du canal, cependant bien autrement profondes que celles de l'urétrotomie et habituellement multiples, ne sont pas pénétrées par une urine septique, l'apyrexie est la règle.

S'il nous fallait ajouter une contre-épreuve à toutes les

preuves que nous possédons déjà, pour faire « la part de l'urètre » dans la production de la fièvre, celle-ci serait bien de nature à déterminer les conditions prochaines du phénomène.

Toujours est-il, qu'en poursuivant la comparaison entre l'urétrotomie interne et la lithotritie ancienne, au point de vue de leur influence sur la production de la fièvre, nous voyons que, dans l'une comme dans l'autre, c'est bien au traumatisme qu'il faut rapporter l'éclosion des accès. S'ils sont à la fois plus fréquents et plus tardifs dans les cas où le traumatisme opératoire est seul en cause, comme il arrivait autrefois aux malades soumis, le matin, à une séance, à laquelle répondait dans l'après-midi un écho fébrile, c'est, d'une part, qu'il s'agissait surtout alors d'absorption graduellement accomplie à petites doses par la vessie légèrement blessée, et d'absorption urétrale, probablement effectuée dans de petites proportions par des passages de fragments, effectués sans encombre. Les accès de fièvre étaient plus fréquents à la suite de la lithotritie parce qu'on ne faisait rien pour les prévenir; la sonde à demeure les rendait plus rares et ajournait leur apparition dans l'urétrotomie en protégeant la plaie. Nous vous en avons donné la preuve.

Au point de vue de la production des accès fébriles, toutes conditions égales d'ailleurs par le fait de l'état infectieux des urines, les traumatismes de la vessie ne peuvent être comparés à ceux de l'urètre. « Sa part » n'est pas, tant s'en faut, la même.

Ce n'est pas seulement parce qu'une urine microbienne séjourne dans une cavité, ou traverse un conduit capable d'absorber, que la fièvre doit inévitablement paraître. Alors même que leur revêtement épithélial est entamé par le traumatisme. cela n'est pas suffisant, nous venons de le voir, pour l'urètre blessé. Il faut que la « mise en tension forte » de la colonne liquide rende sa pénétration effective, en fournissant une dose suffisante. Aussi, dans l'état normal, malgré les mictions les plus répétées, malgré les contacts sans cesse renouvelés des urines les plus microbiennes, ne voyons-nous pas survenir la fièvre par le fait du passage de l'urine. Sa stagnation, qui est pourtant habituelle dans l'urètre des rétrécis, ne suffit même pas. Et, pourtant, qui doute du pouvoir absorbant de la muqueuse urétrale? Elle s'exerce fort activement dans l'état le plus physiologique.

Pour ne plus parler que du traumatisme, il faut donc tenir compte de sa localisation, aussi bien que des conditions dans lesquelles s'effectuent les mictions, pour apprécier son rôle dans la production de la fièvre. Tout démontre l'importance particulière des blessures du canal; tout démontre aussi que, malgré que le poison de l'infection soit à la fois contenu et élaboré dans la vessie, les blessures de ce réservoir de produits septiques ne peuvent, à beaucoup près, être mises sur le même rang que celles de l'urètre. S'il fallait ajouter d'autres preuves à celles que nous venons de fournir, nous les trouverions en bien grand nombre dans tout ce qui résulte des opérations que l'incision hypogastrique permet de pratiquer dans le corps de la vessie. Ablations de tumeurs avec ou sans résection, incisions, cautérisations, curettages, ne sont pas suivis de fièvre. Et l'on ne peut objecter que l'on a opéré avec l'antisepsie, car les urines, malgré tout ce que l'on a pu faire pendant l'opération, restent microbiennes si elles étaient infectées auparavant, ce qui le plus souvent arrive.

La question du traumatisme, telle que nous l'examinons, peut encore être envisagée autrement. Nous devons le faire pour que l'enseignement des faits soit complètement interprété.

On ne saurait douter que « l'intensité et la répétition du traumatisme » n'interviennent pour favoriser la production de la fièvre, et par conséquent qu'il n'ait une action propre. Le champ de l'absorption est agrandi quand les plaies sont nombreuses et profondes ; mais nous venons de voir combien peu d'influence avaient les grandes blessures de la vessie. Ce qu'il faut considérer, c'est qu'à la suite d'une opération trop prolongée, et surtout après une opération péniblement ou irrégulièrement conduite, la force de résistance de l'économie est amoindrie.

La question de l'infection se pose toujours dans les mêmes termes.

Pour qu'elle se réalise, il faut, d'une part, des agents infectieux assez nombreux et suffisamment actifs ; par conséquent, une dose assez forte et une qualité virulente assez prononcée, pour triompher des résistances de l'organisme. Il faut, d'autre part, tant nous avons en nous de ressources pour la lutte, que l'organisme soit devenu, ou qu'il ait été rendu défaillant.

La durée des opérations peut ainsi agir, mais c'est surtout « l'intensité » des traumatismes que nous devons redouter. Tout le démontre.

C'est reconnaître que « les fautes du chirurgien » entrent en compte. Nous l'avons déjà fait remarquer en parlant de l'influence des cathétérismes conduits avec peu de mesure. Alors, même quand elles sont légères, nos fautes peuvent conduire à de sérieux résultats. A plus forte raison lorsqu'elles sont graves.

Au point de vue de l'influence de la durée, la lithotritie moderne fournit des renseignements d'un intérêt tout particulier. On sait que, depuis la révolution introduite par Bigelow dans la pratique de cette opération, le broiement est poussé en une seule séance à ses dernières limites et que l'évacuation immédiate de tous les fragments est la règle. L'opérateur doit par cela même accepter sans restriction la nécessité de la durée, il ne peut la limiter de parti pris. Que s'est-il passé au point de vue de la fièvre?

Je ne puis mieux faire que de vous dire les résultats de ma pratique. Pour qu'ils aient toute leur valeur et nous permettent de ne discuter que la question du traumatisme, je ne me servirai que des relevés faits *avant que j'aie appliqué l'antisepsie à la lithotritie.*

Ces opérations, faites par le même chirurgien, ont donné dans une première série d'opérations publiées dans la thèse de mon élève le Dr Desnos[1] : 10 p. 100 de cas fébriles ; sur 226 cas, la fièvre n'a été constatée que 26 fois. Dans une seconde série publiée par un autre de mes élèves, mon collègue le Dr Kirmisson[2], la proportion s'abaisse à 5,7 p. 100 ; sur 70 cas la fièvre ne fut observée que 4 fois. Si nous comparons ces résultats à ceux que l'un de mes internes les plus regrettés, Henriet[3], avait consignés dans sa thèse, nous voyons qu'à l'époque où je pratiquais la lithotritie à séances courtes et répétées, en abandonnant les fragments dans la vessie, 24 fois sur 73 les malades avaient de la fièvre ; elle se montrait donc dans la proportion de 33 p. 100.

[1] Desnos, *Étude sur la lithotritie à séances prolongées*. Thèse de Paris, 1882.

[2] Kirmisson, *Des modifications modernes de la lithotritie*. Thèse d'agrégation, Paris, 1883.

[3] Henriet, *Étude sur le traitement des affections calculeuses chez l'homme par la lithotritie*. Thèse de Paris, 1877.

Il est facile de se rendre compte de l'influence du traumatisme et de celui des fragments en particulier, puisque nous voyons la fièvre tomber de 33 à 10 p. 100, dès la première série de mes opérations à séances prolongées. On apprécie peut-être mieux encore quel peut être son rôle, quand on voit dans une seconde série la fièvre réduite à la proportion de 5,7 p. 100. Rien n'avait été modifié dans ma manière de faire ; j'avais simplement acquis un peu plus d'expérience, je pratiquais mieux et avec plus de soin le broiement total et l'extraction complète. La seule explication plausible de ces résultats, qui se traduisent par une décroissance constante de la morbidité, c'est la limitation du traumatisme et, en particulier, du traumatisme dû au passage des fragments. Qu'il me soit permis de rappeler que mes opérations de lithotritie sont depuis plusieurs années devenues apyrétiques. Le broiement de la pierre ne provoque l'élévation de la température ni chez les sujets aseptiques, ni chez les infectés, lorsque les manœuvres ont été bien conduites et que l'on a recours à la sonde à demeure après l'opération.

Il est si vrai, que c'est bien à la réduction à son moindre degré, du traumatisme de l'urètre et de la vessie par l'extraction immédiate et complète des fragments, que les succès obtenus par la mise en œuvre des préceptes de Bigelow ont été dus, que ces tentatives de broiements prolongés, faites antérieurement avec des évacuations imparfaites, avaient été désastreuses. Le chirurgien de Boston opérait cependant comme les opérateurs auxquels je fais allusion, et comme je l'ai fait moi-même au début, « sans antisepsie ». C'est pourquoi la méthode de Civiale a été si longtemps suivie; l'on réduisait le traumatisme à son minimum en ne faisant que de très courtes séances et, partant, peu de fragments. La lithotritie a pu, de la sorte, offrir les garanties qui lui ont permis, grâce à l'habileté et à la persévérance de cet éminent spécialiste, de conquérir sa place dans la pratique. La règle du peu de durée était alors absolue, car il importait de faire peu de fragments.

Nous n'allons pas insister plus longtemps, mais il était nécessaire d'emprunter à l'histoire si démonstrative de la lithotritie ancienne et moderne les éléments capables de nous permettre de juger, en connaissance de cause : l'influence des blessures de l'urètre et de la vessie, sur la production de la fièvre.

C'est, en effet, dans son action sur l'appareil urinaire inférieur que le traumatisme a besoin d'être étudié à ce point de vue. Il ressort clairement, de l'ensemble des faits, que c'est avant tout: les plaies de l'urètre qui entrent en compte, celles de la vessie n'ayant, nous l'avons vu, qu'une médiocre influence, bien que sa muqueuse soit, de ce fait, mise en état d'absorber.

Ce n'est pas anticiper sur ce que nous allons dire de la « part du rein » dans la production de la fièvre, que d'ajouter, dès à présent, que nous n'aurons rien à attribuer aux traumatismes de cet organe. Mais nous serons préparés à comprendre son rôle en faisant, dès à présent, une remarque que nous imposent les faits relatifs aux accidents fébriles de la lithotritie ancienne.

Malgré leur répétition et le peu d'intervalle qui les séparait, les accès de fièvre provoqués par les séances et le passage réitéré des fragments, conservaient dans la plupart des cas les caractères du premier type de la forme aiguë. Cela revient à dire que l'élimination du poison urineux se faisait rapidement et assez complètement à chaque accès. Cette résistance à des attaques aussi renouvelées témoigne en faveur des organes exempts de lésions anciennes. Les calculeux uriques dont la vessie est restée aseptique et qui n'ont pas trop longtemps porté leurs pierres, sont dans ces conditions. A défaut d'autres preuves, les observations de lithotritie à séances répétées faites sous antisepsie le démontrent.

Ces faits équivalent à une série d'expériences ; leurs résultats toujours concordants fournissent les preuves et les contre-épreuves les plus instructives. Ils sont de ceux qui peuvent le mieux servir à l'étude clinique de cette partie si importante de l'infection urinaire qui a pour objectif : de déterminer la part qu'il convient de faire aux organes mis au contact des organismes pathogènes.

Manœuvres instrumentales. — Les constatations que nous venons de faire montrent toute l'importance du *modus faciendi* opératoire, de « la bonne technique ». Ce sont, en effet, les manœuvres instrumentales, qui, le plus souvent, déterminent les accidents fébriles; « la façon dont elles seront conduites a la plus incontestable influence sur leur apparition ».

Admettre que le traumatisme est l'agent en quelque sorte

nécessaire et que l'habileté du chirurgien, les précautions que lui suggère l'expérience, pourront toujours fournir des garanties contre les conséquences des opérations, ne serait cependant pas l'exacte vérité. Il suffit de se reporter à ce que nous a appris l'étude de la fièvre spontanée pour ne pas demeurer sous cette impression. Il ne faut mettre hors de doute ni l'influence de l'altération des organes et des troubles de leurs fonctions, ni celle de la virulence plus ou moins grande des urines. Les accidents ou les insuccès de la pratique la plus rationnelle dans ses indications, la plus sage et la plus modérée dans son application, ne sauraient souvent reconnaître d'autres explications.

Le côté le plus difficile dans la chirurgie des voies urinaires est de prévoir les conséquences de l'intervention. Il nous est trop rarement donné de préserver nos malades de l'infection. Ils en ont déjà subi les atteintes. Nous devons apprendre à les préserver de ses accidents et à les combattre. L'observation tout entière nous est pour cela indispensable. Le chirurgien doit avoir l'habitude de s'appuyer à la fois sur un examen clinique approfondi, et sur une étude complète de l'urine, analysée dans les conditions que nous avons indiquées. Fort de ces données, il obéira alors aux indications, ou se soumettra aux contre-indications avec la même fermeté et la même décision.

Pour que cette question des « conditions cliniques dans lesquelles se produisent les accès de fièvre » et, par contre, « l'infection urinaire », soit résolue, pour qu'il soit possible de discuter et pour être autorisé à conclure, d'autres éléments sont encore nécessaires.

S'il nous a été possible de nous prononcer dès maintenant pour le traumatisme, si nous avons montré quel était son rôle dans le genèse des accès, si nous connaissons l'influence de son siège et de son degré, nous ne sommes pas encore à même d'apprécier pourquoi les accès provoqués ont une gravité plus grande que celle que permet de présumer le plus ou moins d'intensité du traumatisme, ni pourquoi les élévations de la température sont éphémères ou durables, habituelles ou rares.

Nous connaissons la part de l'urètre, mais nous manquons encore de renseignements suffisants sur le rôle de la vessie, et nous avons tout à apprendre sur celui du rein. Nous allons continuer notre enquête. Nous chercherons, tout d'abord, à appréciser quelle est « la part du rein » dans l'infection urinaire. Pour cet organe, de même que pour la vessie, nous verrons que les causes qui la déterminent ne se réduisent pas, comme dans l'urètre, au seul traumatisme.

Si les notions que nous venons de réunir ne sont pas suffisantes pour aborder tous les problèmes du mécanisme de l'infection, elles donnent à la pratique une orientation bien déterminée. Ménager et protéger l'urètre, vider et purifier la vessie, telle est la formule qui s'en dégage avec toute sa simplicité et toute son importance.

VINGT ET UNIÈME LEÇON

ACCIDENTS GÉNÉRAUX DE L'INFECTION URINAIRE

La fièvre et les lésions rénales. — Parallèle des divers types de la fièvre urineuse avec la fièvre des néphrites et avec celle des accès infectieux.

Les lésions rénales jouent un rôle important aussi bien pour la production de la fièvre urineuse que dans son évolution, mais on ne peut admettre, comme on le faisait autrefois, qu'elles en soient la cause directe. — La théorie rénale n'explique pas les différentes formes de la fièvre urineuse, celles des types de la forme aiguë, par exemple. — Il est nécessaire de déterminer : *quelle est la part du rein dans la fièvre urineuse.* — Le rein ne possède pas de pouvoir thermogène propre. — Les lésions rénales aseptiques ne sont pas accompagnées de fièvre. — Les lésions rénales septiques, au contraire, sont accompagnées de fièvre. — Dans les néphrites médicales, la fièvre occupe peu de place. — Les élévations de température qui accompagnent ou signalent le début de certaines néphrites, ainsi que celles qui surviennent au cours de leur évolution sont le fait de l'infection. — Ce sont les grands symptômes de l'urémie qui occupent la scène morbide; on constate la tendance progressive à la destruction de l'organe et aux altérations de la fonction ; l'insuffisance de la dépuration est graduelle et parfois très rapide. — Dans les néphrites chirurgicales, au contraire, les symptômes de l'infection dominent la situation et la caractérisent jusqu'à la fin. L'intoxication ne se montre que très tardivement. — Le rein des vieux urinaires n'est pas toujours manifestement insuffisant vis-à-vis de l'élimination des agents toxiques, il l'est d'une façon évidente pour les produits de l'infection. — Les vieux urinaires sont facilement atteints de fièvre spontanée. — Les plus légers traumatismes déterminent chez eux des accidents inquiétants qui se renouvellent fréquemment. — L'intoxication favorise l'apparition des accidents fébriles et leur donne une gravité particulière. — Dans un très grand nombre de cas, les reins peuvent, même quand ils ont été sérieusement touchés, suffire encore à leurs fonctions de dépuration ; la santé se maintient à l'état normal tant que de nouvelles poussées d'infection ne surviennent pas. — Elles sont le plus souvent provoquées. — Leurs retours offensifs peuvent être prévus et par conséquent prévenus. — La fièvre peut parfois survenir, évoluer et déterminer rapidement la mort, sans que l'autopsie fasse constater de lésions rénales. — La mort survient alors sous la seule influence du poison urinaire. — Ces cas sont rarement observés. — *Le parallèle des accès infectieux et des accès urineux* montre leur similitude. — L'évolution des accidents différencie les divers états infectieux. — Le poison urineux est en général complètement éliminé et ne détermine que très rarement de suppurations interstitielles. — Il peut en être ainsi alors même que des accès de fièvre se sont succédé pendant plusieurs semaines. — *Indications thérapeutiques.* — Le rôle du rein dans la fièvre permet de les préciser. — Il en règle l'évolution et il en modère les manifestations, suivant le degré de son pouvoir éliminateur. — Il faut donc le secourir en diminuant son travail d'élimination, et en empêchant un surcroît d'efforts par de nouvelles introductions de produits septiques. — Les opérations qui assurent l'évacuation de la vessie remplissent ces indications, mais les cathétérismes suffisamment renouvelés, le cathétérisme permanent suffisent dans un grand nombre de cas. — Alors même qu'une intervention est pratiquée, le cathétérisme est nécessaire pour en assurer les résultats. — L'intervention chirurgicale ainsi comprise a des indications très nombreuses et peut être encore utile à des périodes fort avancées de l'infection urinaire.

La théorie rénale a longtemps dominé la pathogénie de la fièvre urineuse. Pour le plus grand nombre, l'idée de lésion rénale était inséparable de celle de fièvre ; l'apparition de cet accident ne pouvait en être que la conséquence. Il était admis qu'il n'y avait de fièvre que lorsque le rein était atteint. Le bien-fondé de cette conception était généralement accepté.

La clinique complètement interrogée ne justifiait cependant pas semblable manière de voir. L'étude des formes de la fièvre urineuse, celle des types de la forme aiguë, en particulier, s'y opposaient ; aussi, me suis-je attaché à combattre la théorie rénale dans ce qu'elle avait d'exclusif.

J'ai exposé dans la première édition de ces leçons les idées que l'interprétation des résultats de l'observation me conduisait à défendre ; je me suis appuyé sur l'ensemble des faits fournis par l'étude du symptôme fièvre dans les néphrites et dans quelques maladies infectieuses.

Le parallèle que nous allons reprendre me servit à montrer : que tout au moins pour le premier type de la forme aiguë : l'accès urineux ne pouvait être comparé qu'à ceux des maladies infectieuses. La discussion des théories m'amenait, dès cette époque, à conclure que : malgré l'évidente influence des lésions rénales sur l'apparition et l'évolution des accidents fébriles, l'intoxication urineuse jouait dans tous les cas son rôle et, *qu'il n'y avait pas de fièvre sans intoxication*. Il ne pouvait alors être question de l'infection urinaire qui n'était pas encore connue.

Aussi longtemps que la véritable nature du poison urineux fut ignorée, la discussion resta ouverte ; il n'en pouvait être autrement. Elle est maintenant close, et il est définitivement établi : que la fièvre urineuse est due à l'infection du sang.

L'infection locale, l'infection d'un organe, fût-il le rein, ne peut par conséquent servir à en expliquer la production. Il ne saurait néanmoins s'ensuivre que les lésions rénales soient sans influence, et qu'il ne faille pas compter largement avec elles. Aussi bien pour la production de la fièvre, que dans son évolution, et la gravité de ses manifestations, elles jouent nécessairement un rôle fort important. Cette manière de voir, qui n'a rien de contradictoire avec nos connaissances actuelles, est, aujourd'hui comme autrefois, celle qu'il convient de défendre. L'exposé des théories le prouvera. Mais nous devons tout d'abord chercher : « quelle est la part du rein? »

Influence des lésions rénales dans la production de la fièvre. — Cet organe qui ne peut donner la fièvre, quel que soit son état anatomique, en favorise à ce point l'éclosion, et en régit avec une telle évidence les manifestations, que rien de ce qui pourra nous permettre d'apprécier son action ne peut être négligé. Bien que notre objectif ne soit plus le même, le parallèle que nous avons tenté naguère reste un des éléments essentiels de l'étude que nous avons à poursuivre.

Une première question se présente. Le rein possède-t-il un pouvoir thermogène propre? La clinique et l'expérimentation vont nous répondre de la façon la plus précise.

Les *lésions rénales aseptiques* ne sont pas accompagnées de fièvre. On ne saurait en être surpris, quand il s'agit de contusions, de ruptures ou de plaies, voire de néoplasmes. A moins que des cathétérismes, ou toute autre cause de contamination n'interviennent, les traumatismes du rein les plus graves, les tumeurs les plus volumineuses ne provoquent pas l'élévation de la température. Il semblerait que l'excitation que causent parfois les calculs, les petits traumatismes qu'ils déterminent sous l'influence des mouvements ou des secousses, et dont les hématuries témoignent; les douleurs vives qu'ils déterminent dans certains cas *in situ*, les accès de colique néphrétique et surtout les rétentions rénales, pussent différemment agir. On sait cependant que, malgré l'état douloureux le plus vif, le plus répété ou le plus prolongé, la tension intrarénale la plus accusée, l'apyrexie est toujours complète « quand il n'y a pas d'infection ». De tels exemples ne sont pas faits pour que l'on puisse accorder au rein la faculté fébrigène. Ceux que fournit la congestion ne sont pas moins positifs; ils déposent dans le même sens. Nous y allons insister quelque peu, car la congestion des reins a été sans cesse invoquée par les partisans de la théorie rénale.

Le type de la congestion rénale est réalisé cliniquement par le rein cardiaque; expérimentalement, la stase glomérulaire analogue à celle que l'on observe chez les malades auxquels nous faisons allusion, a été reproduite par Overbeck à l'aide de la ligature des veines rénales. Dans l'un et l'autre cas la congestion évolue sans fièvre. Les pathologistes qui décrivent une congestion aiguë disent bien qu'elle s'accompagne d'une élévation de température; mais cette prétendue congestion aiguë n'est sans doute qu'une néphrite aiguë à prédominance congestive et de nature infectieuse. Nous reviendrons sur cette interprétation en parlant tout à l'heure de la fièvre dans les néphrites. Les recherches sur la physiologie pathologique de la rétention d'urine, qui me sont communes avec M. Albarran, nous ont permis de prouver expérimentalement que la congestion rénale ne s'accompagnait pas de fièvre. Les faits que nous avons recueillis, et dont il a déjà été question (t. I, p. 91), sont particulièrement démonstratifs. La congestion rénale est double, elle est des plus intenses; elle est produite dans des conditions très identiques à celles où nous l'observons chez les urinaires. Malgré le volume anormal des reins et les lésions qu'ils subissent par le fait de la congestion, nous n'avons jamais observé d'élévation de température quand les urines étaient aseptiques. Seule l'infection joue alors un rôle, et il est permis de conclure : que la congestion rénale n'est elle-même à aucun degré fébrile.

Les *lésions rénales septiques* peuvent, au contraire, être accompagnées de fièvre. Les rétentions brusques que déterminent les condurus de l'uretère, ou l'enclavement d'un calcul dans ce conduit, au cours d'une colique néphrétique, sont l'occasion d'accès de fièvre intenses et répétés, quand ces accidents se produisent chez des sujets dont l'urine est infectée. La surface interne de l'appareil excréteur du rein a un pouvoir absorbant considérable; en pareil cas son tissu propre n'est pas en cause. L'exposé des conditions dans lesquelles nous observons la fièvre quand le rein est lésé, va nous démontrer, mieux encore peut-être que l'étude des lésions aseptiques, que cet organe ne possède pas un pouvoir thermogène particulier. Nos malades nous en fourniront la preuve, mais il est instructif de ne pas envisager la question en s'en tenant seulement aux urinaires.

Lorsque l'on jette un coup d'œil sur la symptomatologie des *néphrites médicales* qui apparaissent, on le sait, en dehors de toute lésion des voies d'excrétion, on voit combien la fièvre y occupe peu de place. Sans nous préoccuper, comme on le faisait autrefois, des localisations anatomiques et des distinctions d'espèces que l'on a longtemps maintenues entre ces néphrites, en se basant sur la différence de processus considérés à tort comme caractéristiques, constatons simplement qu'au point de vue auquel nous nous plaçons, il n'y a pas lieu de chercher à établir de dissemblances entre les symptômes de néphrites parenchymateuses et ceux des néphrites interstitielles. Les unes et les autres peuvent évoluer d'une façon aiguë, ou être d'emblée subaiguës ou chroniques; la répartition des lésions n'influe pas, autant qu'on l'avait admis, sur les formes cliniques. Ce ne sont point des personnalités pathologiques aussi distinctes qu'on l'a cru longtemps.

La néphrite *a frigore* est le type des néphrites aiguës. Quand elle est intense, le malade a des frissons prononcés suivis de fièvre vive; les symptômes fébriles du début font souvent défaut, ou du moins les frissons et la fièvre sont insignifiants.

Il en est de même dans la néphrite scarlatineuse qui, de toutes les inflammations toxi-infectieuses du rein, est, à juste titre, réputée la plus grave. Il est, d'ailleurs, remarquable que les néphrites qui se développent dans le cours de la diphtérie, des oreillons, de la pneumonie, de l'érysipèle, ne donnent habituellement lieu à aucun symptôme appréciable; à quelques exeptions près, elles ne se révèlent que par l'albuminurie [1].

Ces remarques méritent d'autant plus d'attirer notre attention qu'il est actuellement admis, par les pathologistes les plus autorisés, que les maladies toxi-infectieuses occupent la première place dans la pathogénie des néphrites aiguës.

Il est donc très vraisemblable que l'élévation de température, qui accompagne ou signale le début de certaines néphrites médicales, est le fait de l'infection et non de la lésion rénale;

[1] DIEULAFOY, *loc. cit.*, p. 21.

l'on peut se permettre de penser que, dans la néphrite *a frigore* elle-même, l'élément infectieux ne fait pas défaut. Toujours est-il que, dans les néphrites les plus intenses, telles que celles qui parfois éclatent à propos de la scarlatine, lorsque à la phase aiguë fébrile fait suite une phase latente, l'aggravation progressive des lésions, qui aboutit à la sclérose et à la dégénérescence des reins, s'accomplit sans réaction aucune.

Dans les néphrites chroniques il ne saurait être douteux que la fièvre, quand on l'observe, n'est pas le fait de l'évolution de la lésion rénale. Chez les malades qui en sont atteints, la fièvre est due à une infection secondaire greffée sur le rein, mais elle résulte le plus souvent d'une infection viscérale (pleurésie, broncho-pneumonie, par exemple), ou bien d'une infection superficielle développée sur une peau œdématiée ou fissurée, qui peut s'étendre au tissu cellulaire sous-cutané. Cliniquement, lorsque la fièvre apparaît chez un néphrétique chronique, il est de règle de chercher la complication infectieuse. Si nous considérons que la maladie de Bright est le plus souvent chronique d'emblée[1], et que l'on doit comprendre sous ce vocable l'ensemble des néphrites subaiguës et chroniques, c'est-à-dire le plus grand nombre des cas observés en médecine, nous reconnaîtrons que l'on est bien dans la vérité en disant : « que la fièvre y occupe peu de place ».

Lorsqu'elle se montre dans certains cas graves à débuts brusques et franchement aigus, elle revêt des allures analogues à celles que nous offre le deuxième type de notre forme aiguë. Frisson initial unique et parfois violent (Rayer), température à 39°,5, 40° et même 40°,5 (Wunderlich). Le pouls est petit, fréquent ; la peau, d'abord sèche, se couvre plus tard de sueurs profuses ; il y a des nausées, des vomissements, la langue se sèche, devient fuligineuse. Le complexus symptomatique est, vous le voyez, à peu près le même.

Mais, dans ces néphrites médicales, aussi bien dans la néphrite *a frigore* que dans la néphrite scarlatineuse, ce qui occupe bientôt la scène morbide lorsqu'elles s'aggravent ou se doivent terminer par la mort, ce sont les grands symptômes de l'urémie. On voit en quelques jours ou en quelques semaines, défiler

[1] DIEULAFOY, *loc. cit.*, p. 50.

tout son cortège. Ainsi s'affirme cette tendance à la destruction de l'organe, cette tendance à l'abolition de la fonction, à l'insuffisance graduelle et parfois rapide de la dépuration, que l'on constate invariablement dans les néphrites médicales. De symptômes fébriles, dans ces conditions, il ne saurait guère être question, car nous sommes encore une fois en face de l'urémie.

L'urémie, cependant, nous avons eu soin de le remarquer (t. II, p. 24), peut parfois être accompagnée d'un appareil fébrile. Nous n'avons pas à y revenir, et, sans entrer à ce sujet dans de plus amples détails, nous vous ferons seulement remarquer que : c'est bien dans l'urémie que réside la cause de l'hyperthermie. Ce ne sont pas les lésions du rein qui la provoquent, ce sont les substances hyperthermisantes contenues normalement dans l'urine dont l'influence devient prépondérante, substances que : le rein peut contenir à l'état normal, ainsi que le démontrent les expériences du professeur Lépine [1]. Les élévations de la température ne sont que des épisodes. Quel qu'en soit l'intérêt, ils ne modifient en aucune façon les résultats généraux de l'observation qui établissent : que l'urémie est le plus ordinairement apyrétique.

C'est donc dans les néphrites aiguës seulement que la fièvre s'observe de façon habituelle; mais souvent elle n'y apparaît qu'avec discrétion, son absence est la règle dans les néphrites subaiguës et chroniques. L'urémie est leur aboutissant commun. Dans toutes leurs formes et à toutes les périodes de leur évolution, ce sont en effet les phénomènes de l'intoxication qui apparaissent; pour peu que les lésions s'accentuent, c'est le fond de leur symptomatologie. L'observation le montre avec une irrésistible évidence.

En face d'une inflammation du rein, le médecin doit avant tout savoir reconnaître les symptômes qui trahissent l'urémie et les bien interpréter.

Il n'en est pas de même dans les *néphrites chirurgicales*.

Malgré que les reins de nos malades soient, eux aussi, atteints de lésions étendues et diffuses, que tous leurs éléments constitutifs aient leur part, et que, dans beaucoup de cas, les deux côtés soient en cause, nous n'avons à tenir compte de

[1] R. Lépine, *Sur une auto-intoxication d'origine rénale avec élévation de la température et dyspnée* (*Revue de médecine*, 1889, p. 154).

l'intoxication que d'une façon relative. L'intoxication ne domine pas la situation et ne saurait la caractériser. Nous avons surtout affaire à l'infection.

Le rein chirurgical est beaucoup moins troublé dans ses fonctions que le rein médical. Nous n'observons pas chez nos malades cette tendance à la destruction de l'organe et à l'abolition graduelle et rapide de la fonction que nous venons de signaler dans les néphrites médicales.

Les lésions qui mettent le rein chirurgical en état d'insuffisance ne se constituent qu'à la longue, et n'ont pas une marche fatalement progressive. Elles sont déjà fort anciennes lorsque se montrent les symptômes de l'insuffisance de la dépuration. Ils se manifestent sous la forme digestive, qui souvent domine la situation dans l'empoisonnement urineux chronique; ils évoluent avec ou sans fièvre. Nous voyons aussi s'accentuer les phénomènes digestifs dans les rétentions chroniques incomplètes avec distension. Mais dans ces cas, le fonctionnement des reins n'est empêché que par la tension intrarénale; les phénomènes digestifs les plus graves prennent fin avec la rétention et ne reparaissent plus.

Néanmoins, si le rein urinaire demeure plus apte à remplir vis-à-vis de l'organisme son rôle épurateur que le rein brightique, il n'en est pas moins insuffisant. S'il ne l'est pas manifestement vis-à-vis de l'élimination des agents toxiques, « il l'est d'une façon évidente pour les produits de l'infection ».

Ce sont les vieux urinaires, c'est-à-dire les malades dont les organes sont depuis longtemps lésés, qui sont facilement atteints de fièvre en dehors de l'intervention. La fièvre, nous l'avons vu, peut alors s'établir spontanément; ses accès sont plus durables, plus graves et plus répétés. Ce sont les sujets qui subissent à un plus haut degré l'influence des traumatismes; chez eux la cause la plus légère détermine les accidents les plus inquiétants.

Leur organisme est devenu plus impressionnable par le fait de l'intoxication; l'élimination des produits infectieux n'étant que fort imparfaitement accomplie par leurs reins malades, l'infection, alors même qu'elle se fait à petites doses, comme il arrive, par exemple, quand l'absorption ne s'exerce que par la muqueuse vésicale, a des allures sévères. La fièvre s'établit suivant le second type de la forme aiguë ou de la forme chronique. Cette prise de possession de l'organisme peut n'être que prolongée ; souvent elle est définitive et ne cesse qu'avec la vie. Bien que ce soit sous une forme différente, la diminution de l'aptitude des reins à bien éliminer se fait donc sentir chez nos malades ; pour peu que l'infection s'établisse ou s'aggrave, elle influe très sérieusement sur leur destinée.

De la comparaison que l'étude des faits nous a permis d'établir, il ne résulte pas moins, ainsi que nous vous l'avons fait remarquer, que la fonction des reins est bien plus sûrement et plus rapidement compromise chez les néphrétiques médicaux que chez les néphrétiques chirurgicaux. Elle l'est aussi plus irrémédiablement.

Les différences d'évolution qu'offrent ces deux genres de néphrite sont trop remarquables pour ne pas retenir l'attention.

Les lésions qui atteignent les reins de ces deux catégories de malades paraissent de même nature ; les unes et les autres sont filles de l'infection. Mais les processus anatomiques des néphrites médicales ne semblent influencés par elle qu'à leur origine. La lésion, une fois faite, a bientôt son autonomie. Elle a reçu de son générateur une impulsion décisive. Elle évoluera désormais sans son intermédiaire, elle accomplira sans nouvel appoint son œuvre morbide ; il suffit parfois pour cela que les reins aient été simplement effleurés.

Nos malades demeurent toujours, au contraire, sous l'influence très directe de l'infection ; leur sort dépend, avant tout, de son renouvellement soit par voie urétérale, soit par voie circulatoire, ou d'une exaltation de virulence des produits microbiens. C'est ainsi que les accidents succèdent aux accidents et que les lésions s'ajoutent aux lésions. S'ils ne sont plus soumis aux atteintes de l'infection, les reins des urinaires peuvent, alors même qu'ils avaient été sérieusement touchés, suffire à leurs fonctions. Ils y suffisent aussi longtemps que n'interviennent pas de contaminations nouvelles. L'invasion primitive et les lésions qui en résultent ne font plus sentir leurs effets, aucun phénomène morbide appréciable ne trahit ni l'intoxication, ni l'infection ; les apparences de la santé normale sont ainsi conservées pendant de très longues années. L'arrêt des accidents est réel. La trêve est complète, les retours offensifs qui la viendraient dénoncer peuvent être prévus, et, par conséquent, prévenus. Il est en notre pouvoir de faire qu'il en soit ainsi.

Il est vraiment difficile d'admettre que des différences aussi profondes, dans l'évolution des lésions des néphrites médicales et des néphrites chirurgicales, soient simplement sous la dépendance du mécanisme de l'infection. Sans doute de grandes différences existent, à ce point de vue, entre l'infection ascendante à laquelle sont surtout exposés nos sujets, et l'infection par la voie sanguine qui est la seule possible dans les cas médicaux. Mais les urinaires, eux aussi, ont largement à compter avec l'infection circulatoire. On ne peut donc pas ne pas supposer que le poison de l'infection urinaire a des qualités particulières. On s'expliquerait ainsi pourquoi les effets qu'il détermine diffèrent autant de ceux qui aboutissent à la constitution des néphrites infectieuses. D'autres considérations, que nous aurons à développer tout à l'heure, vont nous amener à poser de nouveau, au nom de la clinique, cette question de la nature et des effets du poison urinaire.

Nous avons auparavant à terminer notre enquête sur l'influence qu'exercent les lésions rénales septiques sur la production de la fièvre.

L'on est tous les jours étonné, dans une clinique comme la nôtre, où abondent les malades atteints de lésions rénales infectieuses, de constater l'absence de tout phénomène local et général. Pour ne parler que du symptôme que nous étudions, c'est-à-dire de la fièvre dans ses rapports avec les lésions rénales, vous verrez que les pyélitiques sont, la plupart du temps, complètement apyrétiques. Alors même que leurs reins suppurent assez abondamment pour qu'ils méritent d'être appelés « pisseurs de pus », alors que la régulière abondance de la pyurie et la polyurie trouble témoignent, de la façon la plus positive, de lésions graves et le plus souvent doubles, nos malades n'ont pas de fièvre; ils jouissent même d'un appétit régulier, ils ont souvent toutes les apparences de la santé. Le tissu rénal est, il est vrai, relativement indemne. A défaut d'autres preuves, les faits que je signale l'établiraient; ce sont les bassinets, c'est l'appareil excréteur tout entier qui suppurent.

On constate même l'absence de toute température anormale quand le rein qui suppure est en état de rétention. La rétention rénale est cependant septique ; le pus des pyonéphroses n'est pas de ceux qui ne contiennent pas d'organismes pathogènes. Ils n'ont fait défaut dans aucun de nos examens, et cependant la fièvre ne s'observe pas toujours. Il ne suffit pas, pour que la température monte, que le pus remplisse le rein, il faut une tension rapidement établie.

J'ai analysé, dans un de nos entretiens cliniques, vingt-six cas observés dans nos salles; nous n'avons constaté la fièvre que dans la moitié seulement, c'est-à-dire chez treize malades[1]. Ce n'est pas tout. Ce même état apyrétique est constaté chez les tuberculeux urinaires devenus pyélitiques. Dans cette catégorie, comme chez les pyélitiques non tuberculeux, la fièvre n'est déterminée par l'état du rein que sous l'influence de la rétention ou de recrudescences aiguës ; le tissu rénal est cependant lésé, mais ses lésions sont souvent localisées.

L'intervention, les refroidissements, les excès, un surmenage, sont les causes déterminantes ordinaires des épisodes fébriles.

Rien n'est mieux fait, du reste, pour démontrer que la fièvre urineuse peut être entièrement indépendante de toute lésion rénale, que les cas analogues à ceux que M. Albarran a rapportés dans sa thèse. Un malade meurt en douze heures à la suite d'une urétrotomie interne sans sonde à demeure avec 41° de température. La bactérie pyogène, cause de la mort, existait à l'état de pureté dans l'urètre et la vessie ; on la retrouvait dans le sang et dans les organes, mais il n'y avait aucune lésion rénale. Ce même auteur a publié huit observations de néphrites suppurées étudiées chez des malades morts après une longue période d'apyrexie, sans la moindre élévation de température[2]. Ce ne sont donc pas seulement les observations cliniques, ce sont encore les observations anatomo-pathologiques, qui nous permettent d'établir : que les lésions rénales les plus anciennes et les plus complexes peuvent évoluer sans fièvre. Les partisans les plus déclarés de la théorie rénale avaient été obligés de reconnaître qu'il est des cas où, malgré

[1] F. Guyon, *Quelques remarques sur les pyonéphroses* (*Annales génito-urinaires*, p. 9, 1895).

[2] Albarran, *Le rein des urinaires*, p. 89. Paris, 1889.

VERNIS, 57 ans, cocher, entré le 27 Novembre 1883, Salle S.t Vincent, Lit

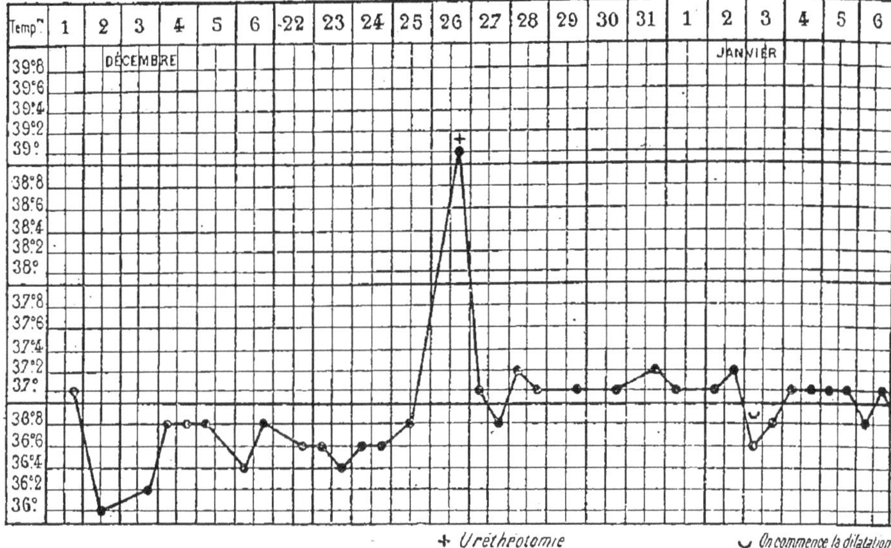

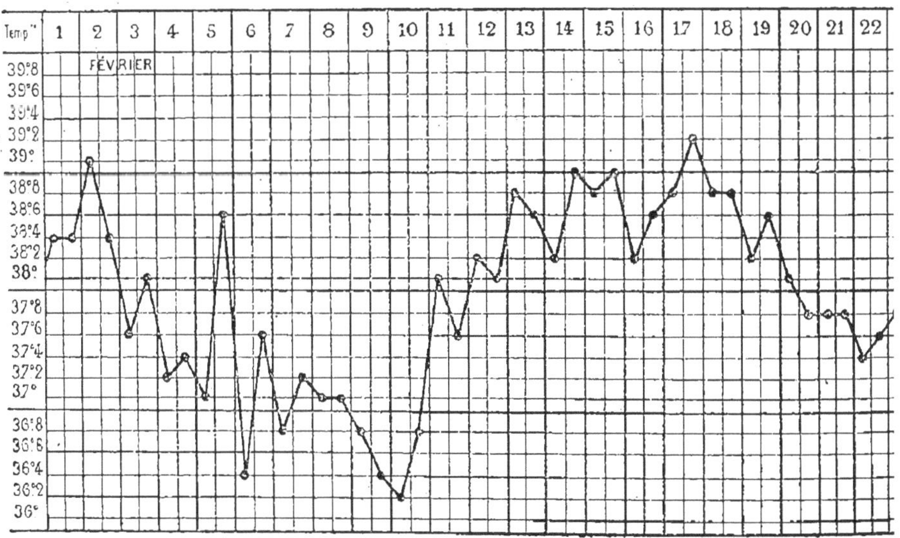

Fig. 33. — Tracé de fièvre

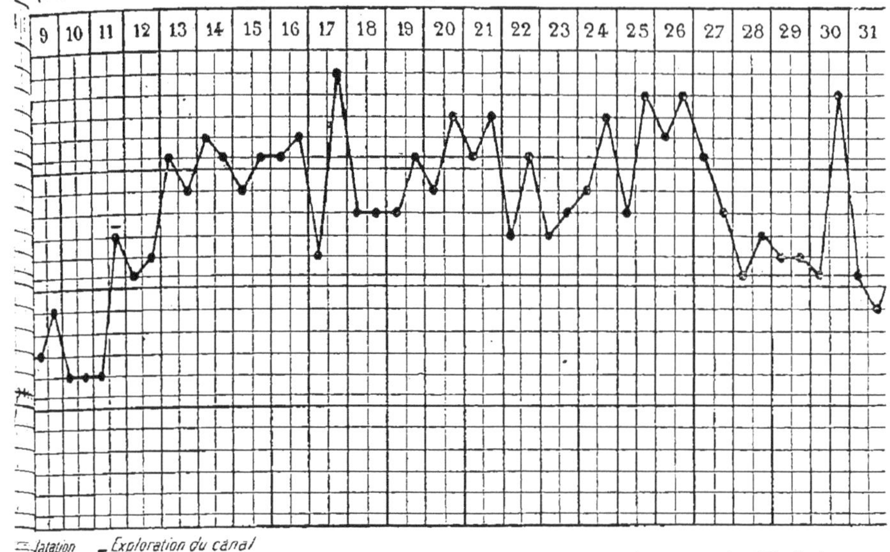

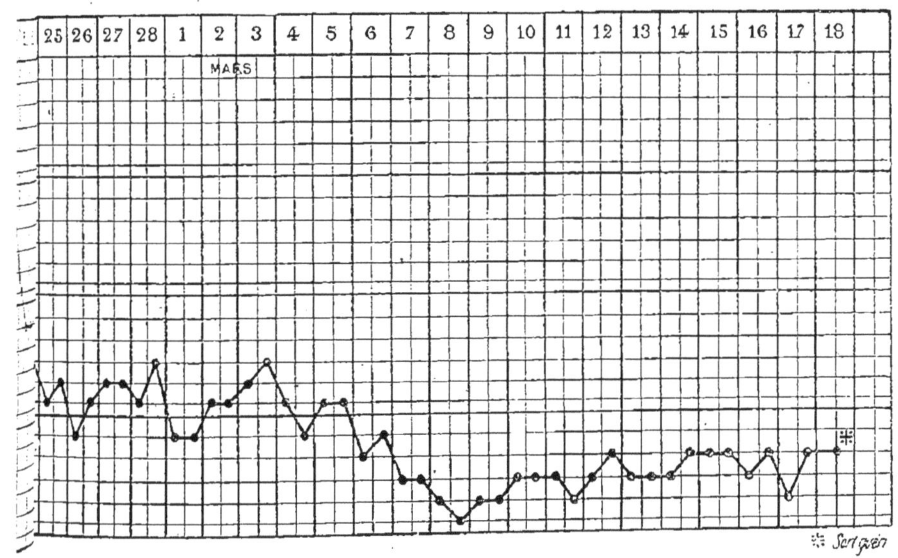

…se prolongée (Voy. p. 143).

que les accidents fébriles déterminent la mort, l'examen des reins est négatif. M. Malherbe a publié deux faits de ce genre (Obs. XXVII et XXVIII), et il ajoute après les avoir discutés : « Nous disons donc que le rein *est presque toujours malade* chez ceux qui succombent à une fièvre urémique de quelque durée[1]. »

Les reins, vous le voyez, n'ont pas de pouvoir thermogène ; les lésions qui les atteignent, alors même qu'elles sont septi-

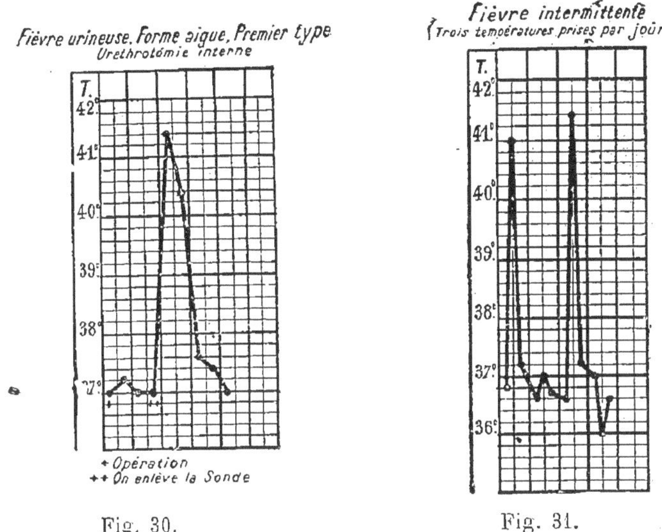

Fig. 30. Fig. 31.

ques, ne sauraient le leur conférer. Non seulement, comme nous venons de l'établir, ces lésions acquièrent un haut degré de gravité, sans provoquer l'élévation dans la température, mais il est des cas où la fièvre urineuse peut complètement évoluer, où la mort survient, sans qu'une autopsie, faite avec toutes les ressources de la technique moderne, puisse découvrir de lésions du rein.

La théorie rénale est par conséquent incapable d'expliquer la production de la fièvre urineuse.

Parallèle des accès urineux et des accès infectieux. — L'observation clinique m'avait, d'ailleurs, conduit à reconnaître que rien, dans l'étude des néphrites, ne permettait de

[1] A. Malherbe, *De la fièvre dans les maladies des voies urinaires*, p. 65. Paris, 1872.

retrouver l'accès franc du premier type de la forme aiguë.

Si l'intervention du rein ne pouvait pas être mise en doute, lorsque les accès se répétaient sous la forme que revêt le second type aigu, rien n'autorisait à accepter que la théorie rénale pût rendre compte de ces accès si éphémères et si intenses, de ces accès que nous sommes si fréquemment appelés à observer. L'hypothèse de la lésion du rein me paraissait d'autant moins soutenable que, dans les accès, la violence de la fièvre est toujours très grande, la défervescence rapide et complète. Quelle est, disais-je, la lésion viscérale qui se manifeste aussi brusquement, qui prend avec autant de force possession de l'économie, pour abandonner du matin au soir, du jour au lendemain, son terrain morbide et y laisser presque immédiatement revenir la santé ?

C'est pourquoi, continuant le parallèle que j'avais entrepris, je montrais que le type si particulier de nos accès aigus, que l'on n'observe pas dans les néphrites, se retrouvait dans d'autres états morbides complètement étrangers à l'appareil urinaire. J'étais arrivé ainsi, par la clinique, à me trouver placé en face de « l'infection ».

Les trois stades successifs que nous vous avons décrits, disais-je à mes auditeurs, ont dû déjà éveiller dans votre esprit, l'idée d'une ressemblance avec les accidents intermittents. Si telle a été votre pensée, nous n'hésitons pas à vous dire qu'elle était juste. Oui, l'*intoxication paludéenne* nous présente la même physionomie clinique et le même tracé thermométrique. La similitude est telle que vous ne pourriez distinguer des deux tracés que voici (fig. 30 et 31) quel est celui qui appartient à un de nos malades, et quel est celui que nous avons emprunté à un service de médecine. Même ascension subite, même température très élevée, atteignant et dépassant 41° ; même défervescence rapide se faisant complètement en quelques heures, et jugée par une sueur abondante profuse ; même retour à l'état normal, une fois l'accès terminé. L'accès de fièvre intermittente comparé à un grand accès de fièvre urineuse fournit donc les analogies, disons mieux, les ressemblances les plus saisissantes. Cependant, le poison morbide est tout autre ; mais dans l'accès, dans la lutte, l'organisme réagit de la même manière.

En dehors des similitudes de l'accès, bien des dissemblances séparent la fièvre urineuse de la fièvre intermittente.

L'accès paludéen ne peut être provoqué comme l'accès urineux; s'il paraît quelquefois succéder à des traumatismes ou à des opérations, c'est dans de tout autres conditions que celles qui déterminent l'accès urineux. La marche ultérieure des accidents va d'ailleurs différencier absolument la fièvre intermittente de la fièvre urineuse. Si les accès de celle-ci se répètent, ils ne reviendront pas à ces intervalles fixes, réguliers, prévus, qui caractérisent les types divers de la fièvre paludéenne; ils ne seront pas toujours séparés par une défervescence complète. Par contre, si l'accès urineux ne se renouvelle pas, la maladie est terminée; le cycle morbide a été tout entier parcouru dans la durée d'un seul accès, le poison morbide est complètement éliminé, le sang n'en garde pas en réserve. Il n'en est pas de même pour le poison paludéen, à moins que le sulfate de quinine ne neutralise définitivement ses effets. Il y parvient rarement, mais il est incapable de le faire, même momentanément, pour le poison urineux.

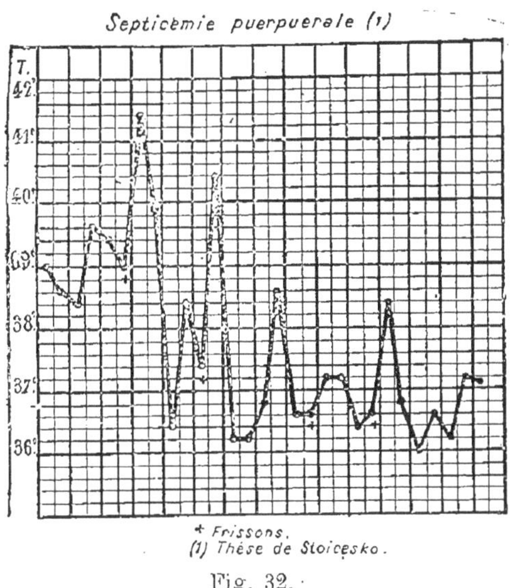

Fig. 32.

Les accès fébriles des *septicémies* présentent aussi des analogies évidentes avec les accès urineux (fig. 32). Mais nous voulons surtout attirer votre attention sur les tracés de la *pyohémie* (fig. 26). Comparez-les aux tracés du second type de la forme aiguë de la fièvre urineuse, vous y retrouvez cette succession d'accès, souvent quotidiens, d'autres fois séparés par des intervalles apyrétiques, ou imparfaitement apyrétiques évoluant entre les mêmes lignes de température. Vous retrouvez encore les frissons multiples et les accès mal équilibrés dans leurs trois stades. Vous constatez, enfin, ces sueurs faciles qui se montrent en dehors des accès, qui obligent le malade à se faire changer de linge toutes les nuits et, quelquefois, à plusieurs reprises. Mais, de même que dans la fièvre intermittente, la ressemblance des deux empoisonnements s'arrête avec l'étude isolée de la fièvre.

L'évolution morbide de l'infection urineuse et de l'infection purulente envisagées dans l'ensemble de leurs manifestations est bientôt facile à différencier. Ce sont les complications qui les distinguent. Vous ne rencontrerez guère dans la pyohémie cette réunion si remarquable, si manifeste de troubles et de lésions dont l'appareil digestif est le siège principal dans la fièvre urineuse. Différents symptômes, qui traduisent les lésions des organes secondairement atteints, l'ictère, la dyspnée, les râles pulmonaires, vous montreront bientôt à quelles localisations aboutira l'empoisonnement pyohémique. Vous ne verrez pas, surtout, la pyohémie s'arrêter dans sa marche après un plus ou moins grand nombre d'accès et même après des suppurations localisées, aussi graves que celles que nous vous avons signalées. Rien n'est plus exceptionnel dans ce genre d'infection, cela est presque la règle chez nos malades.

Il n'est pas besoin, pour conclure, de pousser plus loin ce parallèle et de l'étendre à d'autres affections du même genre. « L'accès urineux a tous les caractères des accès fébriles qui se montrent dans les fièvres infectieuses. »

Les maladies infectieuses diffèrent dans leur marche, dans leur évolution, dans leurs terminaisons, mais elles ont toutes un point de ressemblance qui leur sert de lien commun, qui montre leur parenté pathologique : c'est l'accès fébrile. L'accès qui est, en général, le premier et en tout cas le plus éclatant témoignage de l'irruption, dans le torrent circulatoire, d'un poison morbide. C'est la lutte de l'économie tout entière, le cri de détresse de l'organisme brusquement menacé dans sa vitalité, et cependant capable de donner, dans une réaction complète, la mesure de sa résistance non encore affaiblie par les lésions secondaires, que déterminera plus tard un principe infectieux incomplètement éliminé ou incessamment renouvelé.

Le renouvellement incessant de l'élément toxique, ses qualités et ses doses, son imparfaite élimination dominent, en effet, le pronostic des accidents de l'empoisonnement urineux; l'on peut par cela même prévoir le rôle des absorptions qui se font dans les divers points de la surface interne des voies urinaires et celui des éliminations dont le rein assume presque entièrement la charge. Nous y insisterons en toute occasion ; les choses de cette importance supportent les redites. Dès à présent, nous retenons votre attention sur les conditions particulières dans lesquelles s'accomplit l'élimination du poison urineux. Nous joindrons les notions fort intéressantes que nous donne, à cet égard, la clinique à celle que l'observation nous fournit sur le rôle joué par les reins dans la fièvre urineuse, et nous ne terminerons pas cette leçon, sans donner un aperçu des indications thérapeutiques qui se déduisent de l'enseignement de ces faits.

Indications thérapeutiques. — Nous vous avons montré, tout à l'heure, les ressemblances de l'accès pyohémique et des groupes d'accès de cette septicémie, avec l'accès et le groupement des accès urineux successifs, qui caractérisent le second type de la forme aiguë de la fièvre urineuse. Nous vous avons dit que c'était l'étude de la maladie et non l'étude d'un symptôme, quelle que fût son importance, qui vous permettrait de les différencier.

La fièvre urineuse offre, en effet, au clinicien dans son second type aigu, tous les symptômes de la fièvre qui précède et accompagne les suppurations. Et, cependant, l'étude la plus attentive et la plus répétée des faits permet d'affirmer, maintenant comme autrefois, que la formation de ces abcès, que l'on a appelés métastatiques, est une des conséquences les plus rares de l'empoisonnement urineux.

Sans doute, vous observerez, comme nous l'avons dit, des suppurations qui se localisent dans les articulations, dans les muscles ou dans le tissu cellulaire, mais ce sera toujours, cela a été de tout temps, l'exception, la grande exception. Dans nos salles, où s'observent journellement des accès urineux du second type aigu, des mois entiers, souvent même des années s'écoulent, sans que nous puissions vous montrer ces résultats de l'empoisonnement urineux ; il en était ainsi avant l'antisepsie, il en est de même aujourd'hui. Aussi, convient-il de rechercher avec soin si, lorsqu'il y a abcès métastatique, il ne se joint pas au poison urineux un autre agent septique, s'il n'y a pas, en un mot, une association microbienne particulière qui corresponde à ces cas. Ce que nous a appris l'étude bactériologique de l'infection urineuse permet de le croire.

Toujours est-il que, chez des sujets que certains accidents devraient pourtant prédisposer aux suppurations, vous verrez se succéder, pendant plusieurs semaines, des accès fébriles sans qu'aucun foyer se constitue : c'est, par exemple, ce que vous avez observé chez un jeune homme taillé par mon très distingué collègue et ami, M. Ch. Monod, alors qu'il me suppléait à la fin de l'année 1882. Une rupture de la vessie s'était produite sous l'influence de la distension opératoire. Le liquide infiltré dans le tissu cellulaire sous-péritonéal était une solution d'acide borique. Il n'y eut pas d'accident immédiat malgré l'infection préexistante de la vessie ; mais, à quelques jours de là, lorsque je repris le service, je vis s'établir un état fébrile avec température élevée et les accès se succéder « pendant trois semaines ». Cependant, à aucun moment je ne pus surprendre la plus petite tuméfaction du tissu cellulaire périvésical, et le malade guérit complètement sans la moindre suppuration.

J'ai choisi ce fait en raison des circonstances qui appelaient, pour ainsi dire, la formation d'un abcès dans un point déterminé ; mais ce n'était pas sous l'influence de l'accident opératoire que la fièvre était née. Une réinfection et une nouvelle poussée de lésions rénales en furent les causes essentielles ; comme de coutume, l'évolution de l'affection fut celle des accès urineux de la seconde forme du type aigu, c'est-à-dire une succession, en quelque sorte continue, d'intoxications et d'éliminations imparfaites qui prolongèrent la maladie. Elles ne laissèrent après elles aucune trace.

Je tiens à mettre sous vos yeux un tracé (fig. 33, p. 136 et 137) que j'ai fait recueillir par M. Tuffier, alors interne du service, chez un malade observé en 1884. Cet homme entre à l'hôpital le 27 novembre, pour un énorme abcès urineux consécutif à une fausse route ; après avoir été soigné de son abcès, il subit l'urétrotomie interne le 26 décembre ; il n'y eut, tout d'abord, d'autres manifestations fébriles qu'un accès éphémère du premier type aigu, le jour de l'urétrotomie. Mais, alors que la dilatation consécutive, commencée le 8 janvier, était poursuivie, il survint, sous l'influence de l'une des séances, le 11 janvier, un état fébrile qui se prolongea d'une façon presque continue jusqu'au 24 février, c'est-à-dire « pendant quarante-trois jours ». Il s'agissait bien d'une infection nouvelle effectuée par voie urétrale, ayant déterminé une néphrite descendante et non d'un nouvel abcès, car jamais, à aucun moment, il n'y eut l'apparence d'un état phlegmoneux dans l'ancien foyer ou dans un point quelconque. Le malade sortit complètement guéri, le 18 mars.

En aurait-il été ainsi dans toute autre infection et, en particulier, dans la pyohémie? Auriez-vous vu alors, après cette prolongation des accès fébriles pendant trois semaines dans un cas, pendant six semaines dans l'autre, la guérison survenir, la santé succéder immédiatement, pour ainsi dire sans transition, à la maladie? Ces faits où l'évolution des accidents fébriles est aussi longue sont rares; mais ce que vous voyez à tout instant, ce sont des accès qui se reproduisent pendant huit et quinze jours, sans plus de maléfice.

Il est donc de toute évidence que l'empoisonnement urineux cesse dès que l'élimination est accomplie et ne se reproduit que si l'intoxication se renouvelle; il cesse alors définitivement, même quand le rein est lésé et que la vessie reste infectée. L'équilibre se maintiendra tant qu'une provocation nouvelle ne viendra pas ajouter quelque chose à ce degré de lésion, l'infection locale; la santé restera normale et vous n'observerez pas « la tendance à la destruction de l'organe et à l'abolition graduelle de la fonction ». Les accès de fièvre peuvent se répéter coup sur coup trois, quatre, cinq et six fois, comme il arrivait constamment dans la lithotritie ancienne, sans que la situation du malade soit compromise.

L'intérêt de ces faits ne se limite pas à la constatation de résultats cliniques d'une haute importance. Les observations montrent les différences qui séparent l'infection urineuse des autres infections, et nous amènent à penser que le poison urineux a « des qualités particulières », en vérité fort remarquables.

Ce toxique, qui n'empoisonne que temporairement, dont les coups renouvelés ne laissent pas de traces dans les divers tissus, « qui se prête pendant si longtemps à l'élimination », ne peut avoir, à moins d'une exaltation de sa virulence ordinaire une très haute puissance vénéneuse. Il ne peut et ne doit menacer l'économie tout entière, mettre en péril les jours du malade, que dans des conditions particulières que réalisent ou les lésions préexistantes à l'opération, ou l'opération elle-même. Il en est en effet ainsi, à moins que le pouvoir microbien ne vienne à s'exercer dans des conditions exceptionnelles « de virulence ou de dose » qui lui confèrent une force irrésistible.

Nous savons, aujourd'hui, que l'infection urinaire a pour agent essentiel un organisme qui n'est autre que le colibacille. Les questions importantes que la clinique nous a conduit à poser prennent par cela même un intérêt tout spécial, car leur solution devient possible. L'étude des qualités propres ou acquises des bactéries et du pouvoir des substances bactériennes, de même que celle des doses auxquelles elles agissent, résoudront bien des problèmes. C'est ainsi que seront complétées les notions qui nous manquent encore, pour apprécier dans ses détails l'action du colibacille sur les éléments de nos tissus et sur l'organisme.

Il ne pourra résulter de ces recherches qu'une démonstration nouvelle de l'accord qui s'établit toujours entre l'expérimentation et l'observation, quand on met en présence des faits recueillis avec méthode, et bien interprétés. En l'état actuel, les résultats récents des recherches modernes viennent à l'appui des conclusions anciennes, que l'observation nous avait conduit à formuler à propos de la fermentation ammoniacale ; elles leur donnent la force que confère l'autorité de la science. Ce qui a pu, au premier abord, paraître contradictoire, ne l'est plus ; bientôt il deviendra inutile de montrer ces concordances. A mesure que progresse la physiologie microbienne, les acquisitions de l'observation sont remises en valeur et leur importance devient plus grande ; les résultats de « l'étude clinique de l'infection » s'adaptent à ceux de son « étude scientifique », et les complètent.

De tout ce que nous avons dit dans cette leçon, il résulte que les lésions rénales ne sont pas la cause directe de la fièvre et qu'elle doit être attribuée non à l'infection du rein, mais à l'infection du sang. La théorie rénale, déjà en partie dépossédée par la clinique, au grand profit de la pratique, de la domination trop absolue qu'elle exerçait, l'est plus complètement encore par l'expérimentation. Mais, s'il est démontré que la lésion rénale ne fait pas la fièvre, il est manifeste qu'elle en favorise à un haut degré l'apparition, qu'elle influe de la façon la plus marquée et la plus décisive sur son évolution.

En restreignant l'élimination du poison urineux, elle aide à la constitution de « la dose morbide » et souvent détermine celle de « la dose mortelle ». Elle fait qu'il se trouve, à un moment donné, dans le sang, une proportion d'éléments infectants capables d'annihiler toutes les résistances de l'organisme. Du rein infecté sortent d'ailleurs des produits septiques; la poussée de néphrite peut ainsi non seulement contribuer à l'adultération du sang, mais compromettre le rein du côté opposé. Il est enfin difficile de ne pas admettre que les néphrites aiguës, qu'elles soient ascendantes ou descendantes, ne contribuent quelque peu par elles-mêmes à la fièvre.

La part du rein reste donc grande. S'il ne faut plus considérer cet organe comme le « producteur » de la fièvre urineuse, l'on doit, du moins, reconnaître qu'il en est le « régulateur ».

Les indications thérapeutiques les plus nettes découlent de l'ensemble de ces notions. Il est, en effet, facile de conclure que notre devoir est de « venir au secours du rein » et de comprendre que le droit d'agir nous est, en quelque sorte, accordé à toutes les périodes des accidents infectieux. Leur gravité pourra parfois justifier l'abstention, elle doit dans la plupart des cas hâter nos décisions.

Encore bien qu'il se prête pendant aussi longtemps à l'élimination, le poison urineux ne peut pas ne pas diminuer ou compromettre les fonctions du rein. Il faut donc, au cours des accidents et lorsqu'ils ont pris fin, empêcher l'introduction dans la circulation de nouvelles doses de l'agent infectieux, et faire en sorte que les conditions qui exaltent sa virulence ne puissent s'établir, ni se renouveler.

Bientôt la physiologie pathologique de la vessie dont nous allons faire l'étude, précisera les indications auxquelles nous devons obéir; pour aider le rein à lutter contre l'infection, elle nous montrera que notre action, bien qu'elle soit habituellement indirecte, a les chances les plus sérieuses d'être efficace. Elle nous donnera, en effet, les raisons du pouvoir si grand du drainage et des nettoyages de sa cavité. Elle mettra hors de conteste l'influence décisive dans nombre de cas des cathétérismes « suffisamment renouvelés » et celle de l'évacuation permanente que réalise la sonde à demeure bien placée et bien surveillée. Elle rendra tout aussi évidente l'importance des secours de l'intervention sanglante, et nous invitera à y recourir quand il est nécessaire d'assurer ainsi l'évacuation des urines. Elle nous aidera à plus complètement définir les conditions dans lesquelles s'exercera notre action.

Nos opérations ne comportent pas toujours les prompts et brillants succès qu'assure si habituellement l'usage préventif de l'asepsie et de l'antisepsie, mais elles nous permettent d'obtenir de très heureux résultats. Nous n'avons pas seulement à préserver nos opérés de l'infection, qui le plus souvent a déjà pris possession de l'appareil urinaire ; il faut prévoir ses manifestations nouvelles, savoir les prévenir et être toujours prêts à les combattre. Il ne suffit pas d'agir contre ses accidents actuels, il faut encore empêcher leurs retours offensifs. Telles sont les règles de la conduite à tenir dans les cas qui nous occupent.

C'est pourquoi le cathétérisme évacuateur est une de nos armes les plus nécessaires. Alors qu'il est le seul agent du traitement ou son indispensable auxiliaire comme après la lithotritie, la taille, l'urétrotomie, la prostatectomie, par exemple, nous avons besoin de tous ses services. Des soins minutieux et ordinairement prolongés, sont le complément de nos interventions alors qu'elles sont pratiquées au cours de l'infection. Ils s'y ajoutent, et ensemble ils assurent ses bons résultats. Nous avons donc besoin de connaître, dans tous leurs détails, chacune des ressources du cathétérisme évacuateur ; la pratique de la chirurgie urinaire nous oblige à attacher aux menus faits de son emploi une extrême importance.

Ainsi envisagées, les indications de l'intervention chirurgicale chez les sujets infectés sont précises et nombreuses ; elles étaient autrefois posées de façon très différente.

En présence d'accidents dont la cause prochaine ainsi que le mécanisme étaient mal définis et la nature inconnue, les chirurgiens limitaient leur action afin d'éviter le danger. Les lésions rénales étaient d'un commun accord considérées comme une contre-indication formelle, la fièvre nous faisait le plus souvent hésiter. Nous trouvons aujourd'hui dans leur constatation des motifs d'agir; nous empêchons le rein de succomber en écartant par l'intervention les dangers du moment et en nous opposant à leur retour, par la continuité d'une action vigilante.

Aussi bien pour le cathétérisme que pour les opérations proprement dites, la fièvre est souvent une indication. Vous nous voyez quotidiennement obtenir par l'urétrotomie et la sonde à demeure la cessation rapide d'accès qui se prolongent ou se renouvellent de façon alarmante. L'indication d'intervenir est alors très positive, et j'ai depuis longtemps coutume d'y obéir. Il ne peut pas y avoir hésitation lorsqu'il s'agit de la sonde à demeure. Nous devons admettre qu'il en est de même pour l'urétrotomie, j'ajouterais pour la cystostomie et pour la litrotritie, si les faits les plus positifs ne nous avaient appris que lorsque la sonde peut être introduite dans de bonnes conditions, le drainage qu'elle effectue est toujours efficace pour peu que les lésions du rein lui permettent de reprendre ses fonctions éliminatrices au degré nécessaire. L'indication première est d'y recourir.

Il est difficile d'apprécier à l'avance la valeur fonctionnelle des reins, aussi, vos interventions pourront-elles être malheureuses dans certains cas. Mais dans beaucoup d'autres, elles vous feront obtenir des améliorations qui prolongent la vie ou conduisent à la guérison. Les tentatives « de sauvetage » sont donc justifiées lorsqu'un examen approfondi de la situation ne démontre pas l'inutilité de l'intervention.

Les notions cliniques sur lesquelles je ne cesse d'attirer et de retenir votre attention vous aideront à prévoir les chances qui vous restent. Tenez compte avant d'agir de ce que vous révèle la nature et la durée des accidents. Leur évolution a une grande importance, la répétition aussi bien que la date de leurs premières apparitions fait présumer « l'âge des lésions du rein » ; c'est un des facteurs importants de votre pronostic. Nous n'observons pas chez nos malades la tendance prochaine à l'abolition des fonctions de cet organe, nous devons donc craindre, lorsque nous constatons leur amoindrissement, que la destruction du tissu rénal ne soit très avancée. Les symptômes de l'intoxication pèseront de façon bien plus grande sur vos décisions que ceux de l'infection ; ceux-ci peuvent être conjurés dans leurs formes les plus graves, ceux-là peuvent nous commander l'abstention,

Dans le complexus morbide des états graves, il n'est pas aisé de faire la part de l'infection et celle de l'intoxication. Parmi les phénomènes pathologiques qui pourront le plus sûrement servir à une bonne appréciation de la résistance du rein, chez les urinaires, je vous rappelle l'augmentation de la quantité des urines ; nous avons déjà étudié ce symptôme (t. I, p. 677), et j'ai insisté sur la valeur sémiologique de la polyurie.

La constatation de la polyurie limpide aussi bien que de la polyurie trouble, doit toujours être prise en considération. Lorsqu'elle est « persistante » et abondante, elle impose, quelle que soit sa forme, une extrême réserve dans le pronostic. Sa persistance et son haut degré sont, en effet, de sûrs indices d'une altération fonctionnelle et anatomique du rein. J'aurai très prochainement à vous entretenir des troubles digestifs chez les urinaires, je le ferai longuement. Leur persistance et leur degré doivent aussi vous faire douter de la solidité du pouvoir des reins. Les troubles digestifs, quand ils sont intenses et persistants, sont d'ailleurs presque toujours associés à une augmentation de la quantité des urines. La polyurie trouble et les grandes polyuries limpides persistantes, s'observent, en effet, dans les états graves que nous analyserons en étudiant les troubles digestifs.

VINGT-DEUXIÈME LEÇON

ACCIDENTS GÉNÉRAUX DE L'INFECTION URINAIRE

EXPOSÉ HISTORIQUE DES THÉORIES PROPOSÉES POUR EXPLIQUER LA FIÈVRE URINEUSE

A. Période prébactériologique. — Théorie de la phlébite. — Théorie nerveuse. — Théorie de l'absorption urineuse. — Théorie rénale. — Velpeau. — Civiale. — Chassaignac. — Reybard. — Bonnet (de Lyon). — Perrève. — Perdrigeon. — Verneuil. — Bron. — Philips. — Mauvais. — Claude Bernard et Barreswill. — Maisonneuve. — De Saint-Germain. — Sédillot. — Dolbeau. — Reliquet. — Ségalas et Martineau. — Demarquay. — Kuss. — Susini. — Alling. — Muron. — Malherbe. — Gosselin. — Girard,

B. Période bactériologique. — Elle commence, en 1859, avec la célèbre démonstration de Pasteur sur l'intervention nécessaire des ferments organisés dans la transformation de l'urée. — La bactériologie urinaire a presque uniquement pour objet l'étude de l'ammoniurie jusqu'en 1885. — Cependant la découverte de plusieurs espèces nouvelles et la détermination de propriétés autres que celle de la production de l'état ammoniacal conduisent à la recherche du pouvoir pathogène des organismes rencontrés dans l'urine. — Ces recherches sont particulièrement poursuivies de 1885 à 1887, sans que l'on reconnaisse à aucun microbe une action pathogène spéciale. — En 1887, Clado distingue parmi les microbes contenus dans la vessie une bactérie capable de déterminer une septicémie expérimentale et lui donne le nom de bactérie septique de la vessie. — En 1888, Albarran et Hallé, en s'appuyant sur l'examen bactériologique systématique d'un grand nombre de malades et sur de nombreuses expériences, élucident la question de l'infection urinaire. — Ils montrent que les accidents locaux et généraux qui la caractérisent, sont presque toujours dus à un même microorganisme qu'ils étudient sous le nom de : Bactérie pyogène. — Son rôle est capital ; malgré qu'il soit prépondérant, ils font voir que d'autres microbes peuvent déterminer des accidents. — Albarran, en 1889, insiste sur l'influence des associations microbiennes. — J. Cottet, en 1899, fait des recherches sur le rôle des microbes anaérobies et l'étude dans les abcès urineux et l'infiltration d'urine. — Albarran et J. Cottet, en 1900, démontrent leur participation aux accidents généraux de l'infection urinaire. — L'identité de la bactérie septique et de la bactérie pyogène est reconnue dès l'abord. — En 1891, il est démontré par Morelle, Achard et Renault, Krogius, Reblaub, que cet organisme n'est autre que le colibacille. — L'exactitude des résultats obtenus par Albarran et Hallé est dès lors confirmée de toutes parts, et la doctrine de l'infection urinaire, telle que l'ont conçue ces auteurs, est maintenant constituée. — L'étude de la virulence et celle des variations de la réceptivité, l'influence des doses, demandent encore des recherches. — Les progrès de « l'étude scientifique » de l'infection ont de plus en plus affirmé l'importance de son « étude clinique ». — L'observation des malades et la physiologie pathologique permettent de déterminer exactement les conditions dans lesquelles l'infection de l'appareil urinaire peut se produire et se développer. — Ces conditions ne sont autres que celles de la réceptivité. — Elles paraissent aussi gouverner la virulence.

A. Période prébactériologique. — Nous ne saurions vous exposer les théories diverses proposées pour expliquer la fièvre urineuse sous ses différentes formes, sans retracer, du moins à grands traits, l'historique même de la question. Vous serez ainsi mieux en mesure de comprendre comment ces théories ont pris naissance et sur quels faits elles s'appuient. Bien que la plupart de celles qui ont été successivement proposées avant la période bactériologique, n'aient d'autre intérêt que celui des choses qui n'appartiennent plus qu'à l'histoire, il est cependant instructif d'envisager l'évolution tout entière de la question qui nous occupe. C'est le moyen de savoir jusqu'où pouvaient conduire l'observation clinique, l'anatomie et la physiologie normales et pathologiques ; de nous rendre compte de la part importante qui doit nécessairement leur être conservée et de ce qui revient à la bactériologie. Vous aurez la satisfaction de constater, à toutes les périodes, le rôle prépondérant de la science française.

Cet historique est, d'ailleurs, assez court. S'il est incontestable que l'infection urineuse a dû être de tous les temps, il est non moins certain aussi que, faute d'une observation méthodique et rigoureuse, on s'égara dans des analogies lointaines. Ses symptômes sont restés méconnus ou ont été mal interprétés jusqu'à une époque tout à fait rapprochée de nous.

Ce furent tout d'abord les accidents urineux les plus bruyants, tels que les grands accès fébriles[1], tels encore que les suppurations articulaires, qui attirèrent l'attention des observateurs. Velpeau fut le premier, en 1833[2], à signaler l'existence des abcès des articles. « Une forme d'arthrite à noter, dit mon illustre maître, est celle qu'on observe quelquefois à la suite du cathétérisme ou des opérations qu'on pratique sur l'urètre. L'un des malades qui me l'ont offerte, tourmenté depuis longtemps par une coarctation urétrale, était pris d'un violent accès de fièvre à chaque tentative que je faisais pour lui passer une

[1] Bricheteau, *Des fièvres intermittentes pernicieuses chez les vieillards* (*Arch. gén. de méd.*, 1847).

[2] Velpeau, *Dictionnaire* en 30 vol., article Articulation. Paris, 1833.

bougie. Le soir d'un de ces essais, le tremblement et la fièvre furent accompagnés de très vives douleurs à l'articulation tibio-tarsienne gauche, la suppuration fut rapide... »

Vers la même époque, Civiale[1] publiait de son côté d'importantes observations ayant trait à des complications plus ou moins graves, apparues chez les urinaires en voie de traitement.

Le premier pas était fait, l'élan était donné, et bientôt les faits connus furent assez nombreux pour qu'on dût songer non plus à une simple coïncidence morbide, mais à un véritable rapport de cause à effet. Ce fut Velpeau encore qui, le premier, affirma le lien pathologique dont nous parlons et tenta d'en pénétrer la nature ; c'est en 1840 que le chirurgien de la Charité[2], après avoir consacré plusieurs pages aux faits dont il a été témoin, aborde leur pathogénie dans les lignes suivantes, que je vous ai déjà citées : « L'urine est un des liquides les plus dangereux de l'économie et qui produit les ravages les plus affreux quand il est sorti de ses canaux naturels. Serait-il donc étonnant que quelques-uns de ses principes, forcés, on ne sait comment, de rentrer dans le torrent de la circulation, par suite de l'opération du cathétérisme pratiqué dans certaines conditions peu ou mal connues, ne devinssent la cause de tous ces phénomènes? Je n'insisterai pas plus longtemps sur ce point, car il serait trop facile de s'égarer dans le champ des hypothèses. »

Malgré cette réserve finale, les lignes précédentes n'en renferment pas moins la conception de l'infection urineuse dans son sens le plus vaste. Elles portaient la question pathogénique sur le terrain où elle se maintient encore aujourd'hui, rajeunie, éclairée, développée par les recherches récentes qui l'ont élucidée. Il s'en faut, toutefois, que Velpeau ait été immédiatement suivi dans cette voie.

Plus d'un chirurgien oublia qu'il s'agissait d'urinaires et ne voulut voir, chez ces malades à accidents éminemment spéciaux, que des blessés ou des opérés ordinaires, à complications non moins ordinaires.

[1] CIVIALE, *Traité des maladies des organes génito-urinaires*, 1re édition, 1837-1841.
[2] VELPEAU, *Leçons orales de Clinique chirurgicale*, 1840, 3e vol., p. 324 et suivantes.

C'est ainsi qu'on invoqua la phlébite et qu'on voulut la considérer comme cause unique de tous les symptômes pyohémiques, fébriles ou autres, observés chez les urinaires. L'anatomie même de la région justifiait pleinement, d'après Chassaignac, cette manière de voir; les tissus spongieux urétraux et péri-urétraux étaient, pour lui, une porte d'entrée toute naturelle à l'inflammation du système vasculaire.

Il est vrai que Civiale, dès 1840, s'élevait vivement contre « cette théorie exclusive de la phlébite, qui peut certainement exister, mais à laquelle on ne saurait rattacher tous les faits ». Toutefois, il ne proposait aucune explication personnelle et « s'abstenait volontairement de catégoriser les faits[1] ».

Après le système circulatoire, ce fut le système nerveux qu'on incrimina. Frappés de la prostration du malade, Reybard[2] d'abord, et plus tard Bonnet (de Lyon)[3], rapprochèrent la fièvre urineuse de cet état désigné par les Anglais sous le nom de *shock* et qu'on voit apparaître à la suite des grands traumatismes. Pour ces auteurs, la fièvre urineuse est « une dépression considérable des forces avec réfrigération extrême et rapide », ou bien encore « une défaillance nerveuse avec impuissance générale ». La cause première est la douleur perçue par l'urètre.

C'est dans un ordre d'idées analogue que Perrève[4] écrivait que le canal, péniblement impressionné par le passage de l'instrument, transmet cette impression à la vessie qui, liée par les filets du grand sympathique avec les autres viscères, réagit sur eux et amène ainsi un trouble général de l'économie qui se traduit par les accès fébriles. Il est vrai que, cherchant à expliquer la fièvre spontanée, il s'exprime d'une façon toute différente et qu'il est curieux de reproduire. « Les accès ne commencent à paraître qu'au temps où les urines ont acquis une odeur putride, et les sueurs une odeur très forte, le plus souvent urineuse. De ce rapprochement ne résulte pas évidemment que les accès dont il s'agit sont produits par l'absorption des miasmes putrides, dont sont nécessairement imprégnées

[1] Civiale, *Traité des maladies des voies urinaires*, 2e édit., 1850, t. III.

[2] Reybard, *Traité pratique des rétrécissements du canal de l'urètre*, 1853, p. 401.

[3] Bonnet (de Lyon), *Leçons orales*, citées par Bron (*Gaz. méd. de Lyon*, 1868, p. 437).

[4] Perrève, *Traité des rétrécissements organiques de l'urètre*, 1847, p. 189 et 72.

les urines qui ont croupi dans la vessie. Ces miasmes, portés dans la circulation et charriés à tous les organes de l'économie, ne sont-ils pas bien capables d'en troubler l'harmonie ? »

Tel était l'état de la science au point de vue qui nous occupe; c'est-à-dire au point de vue de la nature et de la pathogénie de la fièvre urineuse, quand parut, en 1853, la thèse de M. Perdrigeon[1], écrite sous l'inspiration de Velpeau.

Ce travail replaçait la question sur son véritable terrain. Non seulement l'auteur classe avec soin en trois groupes distincts les complications apparues chez des urinaires, non seulement il donne de ces faits une description soigneuse et exacte, mais encore, et c'est là surtout ce qui nous intéresse, il affirme nettement le trait d'union qui rattache l'accident à l'affection préexistante. Pour lui, « l'introduction d'une certaine quantité d'urine dans le sang est la cause qui donne lieu aux accidents fébriles déterminés par le cathétérisme ». Pour lui, les urinaires sont des malades spéciaux, à complications spéciales. Quant à la voie même d'entrée du poison urineux, « sera-ce par absorption d'urine toute formée au moyen des vaisseaux lymphatiques ou veineux (de la vessie, de l'urètre, peut-être même du rein); sera-ce par défaut d'élimination des principes qui doivent composer l'urine, principes qui sont toujours contenus dans le sang et que les glandes rénales sont chargées d'en extraire incessamment » ? L'élève de Velpeau, vous le voyez, ne fait que poser la question, mais il le fait dans des termes qui méritaient d'être rappelés, car ils renferment l'énoncé des deux théories que nous verrons bientôt s'accentuer sous les noms de théorie de l'absorption et de théorie rénale.

Toutefois, la question s'égare encore pendant quelques années, comme le prouve la thèse d'Icard en 1858[2], thèse qui n'est qu'un long plaidoyer en faveur de la phlébite des veines urétro-prostatiques, comme étiologie générale du mal.

La question du rôle de la néphrite avait été cependant affirmée par le professeur Verneuil[3], dès l'année 1856, à propos d'un malade ayant succombé rapidement au cathétérisme;

[1] PERDRIGEON, *Des accidents fébriles à forme intermittente qui surviennent à la suite du cathétérisme de l'urètre*. Thèse de Paris, 1853, p. 37.

[2] ICARD, *Des rétrécissements de l'urètre*. Thèse de Paris, 1858.

[3] VERNEUIL, *Mon. des hôp.*, 1856, p. 946.

mais elle n'avait pas encore suffisamment retenu l'attention. M. Bron[1] étudie longuement, en 1858, les manifestations fébriles qui apparaissent à la suite du cathétérisme. Sans le suivre dans l'exposé clinique, nous n'envisagerons que la partie théorique.

Après avoir établi comme prémisse que la fièvre n'est pas le fait du cathétérisme seul, mais qu'il faut, pour qu'elle survienne, certaines conditions individuelles, qu'il ne précise pas, d'ailleurs, il discute les deux opinions émises par M. Perdrigeon. Se basant sur les faits cliniques qui montrent la fièvre urineuse, même après les cathétérismes les plus faciles et les moins accidentés, il rejette sans hésiter l'absorption directe de l'urine toute formée. La non-épuration du sang lui semble plus admissible. Elle serait la conséquence de « l'état nerveux dans lequel les malades se trouvent après le cathétérisme, état nerveux qui arrêterait les sécrétions, la sécrétion urinaire comme les autres ». Cette explication ne lui paraît, toutefois, qu'une pure théorie. Pour lui, « la fièvre urétrale proprement dite, celle dont les accès franchement dessinés vont en diminuant d'intensité et disparaissent d'eux-mêmes le plus souvent », est « une réaction de l'organisme contre la prostration des forces, déterminée par une douleur particulière, ou, pour parler d'une manière plus générale, par une irritation du tissu anormal cicatriciel, irritation produite par le contact de la bougie ». Nous sommes ramenés ainsi, à peu de chose près, aux idées émises par Perrève. Toutefois, si la donnée pathogénique est des plus vagues, il convient d'ajouter qu'elle conduisit son auteur à établir un traitement prophylactique très rationnel : cathétérismes dilatateurs de courte durée, cathétérismes éloignés les uns des autres, et usage de sondes dont le calibre soit, autant que possible, en rapport avec celui du canal.

Un an plus tard, en 1860. Civiale[2] consacre un long chapitre à ce qu'il appelle la *fièvre urétro-vésicale*. Ses qualités remarquables de clinicien le portent bien moins à présenter des considérations purement théoriques, qu'à tirer des conclusions de l'observation attentive des faits et des circonstances

[1] Bron, *Gaz. méd. de Lyon*, 1858, p. 343, 370, 392, 436.

[2] Civiale, *Traité pratique sur les maladies des organes génito-urinaires*, 3e édition, t. III, p. 533.

qui les entourent. C'est ainsi qu'il établit, tout d'abord, une grande division entre la fièvre urineuse, suite d'opération, et celle qui se montre en dehors de toute intervention. La première aurait surtout l'urètre pour point de départ ; c'est le contact des instruments contre les parois du canal qui la provoquerait dans le plus grand nombre des cas. Quant à la fièvre préexistante à toute manœuvre chirurgicale, elle peut être due à la néphrite et « même n'avoir pas d'autre source » ; mais bien plus souvent, par cela même qu'elle existe chez des sujets atteints de stagnation urinaire, elle mérite le nom de fièvre vésicale, « c'est sur ce liquide en stagnation et plus ou moins altéré que l'absorption paraît s'exercer, non d'une manière brusque, spontanée, mais avec lenteur et persévérance, et c'est seulement à la longue que s'établit l'état morbide général ».

Ces lignes sont précieuses à retenir, car Civiale a eu le double et incontestable mérite de décrire et d'expliquer une forme de la fièvre urineuse, passée à peu près inaperçue avant lui.

Cependant, un certain nombre d'autopsies, publiées de côté et d'autre, étaient venues définitivement démontrer que les reins étaient souvent plus ou moins profondément atteints chez les sujets succombant aux affections urinaires. Aussi voyons-nous Philips[1] et Mauvais[2] tendre tous deux à incriminer le filtre rénal et à attribuer les accidents urineux à une modification de ses fonctions sécrétantes. Ils ne présentent, toutefois, cette explication qu'à titre d'hypothèse, hypothèse qu'ils appuient bien moins, d'ailleurs, sur la clinique que sur les expériences de Claude Bernard et Barreswill.

Dès 1847, en effet, la science était en possession, grâce à ces habiles expérimentateurs, de données précises sur le rôle épurateur rempli par le rein, et sur les accidents graves qui se montrent lorsque ses fonctions physiologiques viennent à être abolies. Publiés d'abord sous forme de mémoires isolés, ces travaux furent résumés plus tard par Claude Bernard[3].

Après avoir confirmé par des recherches précises que l'urée est un produit formé primitivement dans le sang, et que sa pro-

[1] PHILIPS, *Traité des maladies des voies urinaires*, 1860, p. 640.

[2] MAUVAIS, *Des accidents fébriles qui se rattachent au cathétérisme et à certaines opérations pratiquées sur l'urètre*. Thèse de Paris, 1860, p. 21.

[3] Claude BERNARD, *Leçons sur les liquides de l'organisme*. Paris, 1859.

portion y augmente sensiblement lorsque les reins sont supprimés, les auteurs que nous avons cités entreprirent de rechercher quelles sont, après la néphrotomie, les voies d'élimination de l'urée. C'est au cours de ces tentatives qu'ils constatèrent tantôt la terminaison rapidement mortelle par accès convulsifs, tantôt un état morbide plus prolongé, mais marqué alors par des troubles digestifs profonds consistant en vomissements répétés, en diarrhée profuse et en perte absolue de l'appétit. Ces troubles digestifs, ces vomissements, cette diarrhée, Claude Bernard et Barreswill s'attachèrent à en déterminer la cause immédiate en examinant le tube digestif des animaux, au double point de vue anatomique et chimique. Les lésions anatomiques consistaient en arborescences, elles étaient incontestables, mais essentiellement variables d'un sujet à un autre. Les modifications subies par les sécrétions gastriques et intestinales révélées par l'analyse chimique se montrèrent, au contraire, avec une persistance absolue.

« Après l'ablation des reins, les sécrétions intestinales, et particulièrement la sécrétion gastrique, augmentent considérablement en quantité et changent de type, c'est-à-dire qu'au lieu de rester intermittentes et de ne se former que dans le moment du travail digestif, ces sécrétions se produisent comme le faisait l'urine, d'une manière continue, aussi bien pendant le jeûne que pendant la digestion.

« Indépendamment de cette augmentation dans la quantité des sécrétions gastriques, il intervient encore après l'ablation des reins, dans ces mêmes sécrétions, un élément chimique de plus, qui est l'ammoniaque sous forme de combinaison saline.

« Cette production de sels ammoniacaux dans le suc gastrique devient évidente au bout de quelques heures après la néphrotomie, et, malgré cette modification, le suc gastrique, resté acide, ne paraît pas perdre sensiblement ses propriétés digestives.

« Cette élimination en quantité considérable de liquides ammoniacaux par l'intestin persiste tant que l'animal est vivace.

« Il paraît légitime d'admettre que les sécrétions intestinales, pendant qu'elles existent, suppléent l'excrétion urinaire tant par leur abondance que par la nature des produits nouveaux dont elles se chargent.

« Cette décomposition de l'urée en sels ammoniacaux dans le tube gastro-intestinal n'est, en réalité, qu'accidentelle » et tient « aux fonctions mêmes de l'intestin, qui consistent à détruire, à l'aide de phénomènes analogues aux fermentations, les matières organiques végétales ou animales. »

Telles sont les conclusions formulées par Claude Bernard et Barreswill[1]. Elles sont précieuses pour nous qui, comme vous le savez, considérons les troubles digestifs, chez les urinaires, même en dehors de toute fièvre, comme une des modalités les plus importantes de l'empoisonnement urineux. Elles s'ajoutent aux raisons cliniques qui déjà nous ont fait dire que l'intoxication a un rôle important dans leur production.

Claude Bernard a cherché, par d'autres expériences, la cause véritable des accidents graves qu'on voit apparaître à la suite des néphrites profondes[2]. Ce n'est, pour lui, ni l'accumulation de l'urée dans le sang, ni la présence, au sein de ce liquide, du carbonate d'ammoniaque qui doivent être incriminées; car les expériences établies dans le but de confirmer ces vues théoriques en ont montré le peu de fondement. Il faut plutôt en rechercher la raison d'être dans une fonte putride spéciale du parenchyme rénal analogue à celle qui s'observe après la section des nerfs qui se rendent au rein. « Dans les observations pathologiques des maladies du rein, des désordres graves ont été notés du côté du système nerveux : convulsions, etc... Ces désordres arrivent toujours alors que l'affection rénale est très avancée, que le rein, malade depuis longtemps, vient à se désorganiser, qu'il se ramollit et tend à se résoudre dans une fonte putride. Or, je vous ai déjà dit que, lorsqu'on enlève un rein à un animal, cet animal vit; que si, au lieu de lui enlever un rein, on détruit simplement les nerfs qui se rendent à ce rein, l'animal meurt constamment... Sans troubler directement la circulation générale, on a perverti complètement les phénomènes de nutrition rénale, au point qu'avec une rapidité incroyable le rein se décompose, et qu'une substance putride se trouve entraînée dans le torrent circulatoire et détermine un empoisonnement... Ici, les tissus et les vaisseaux ont été respectés; seuls les nerfs

[1] Claude BERNARD, *Leçons sur les liquides de l'organisme.* Paris, 1859, p. 31 et suivantes.

[2] Claude BERNARD, *loc. cit.*, p. 45.

ont été détruits, et une maladie putride en a été la conséquence. Supposez qu'au lieu de la section une paralysie spontanée ait été produite, une affection nerveuse deviendra donc le point de départ d'une maladie septique. »

L'année 1861 vit paraître les thèses de De Saint-Germain et Marx et un mémoire du professeur Sédillot. La théorie de l'absorption urineuse et la théorie rénale sont discutées avec talent dans ces travaux importants et dans ceux qui les suivirent. Désormais, ces deux théories retiendront seules l'attention.

Le travail de De Saint-Germain[1] n'est, à vrai dire, que le reflet et l'énoncé des opinions professées par son maître, Maisonneuve; mais, à ce titre même, il acquiert une valeur incontestable. De l'examen attentif des circonstances qui précèdent l'apparition de la fièvre et des accidents urineux chez les opérés, il conclut, sans hésitation aucune, à « l'absorption » de l'urine à travers la muqueuse urétrale plus ou moins dilacérée par le passage des instruments. Les principales raisons qui militent en faveur de cette manière de voir sont, d'après Maisonneuve, que le frisson de la fièvre urétrale ne survient jamais avant que le malade ait uriné, qu'il se montre, le plus souvent, peu de temps après l'expulsion de l'urine; d'autre part, que, dans le cas de fistules urinaires, on peut, sans danger, pratiquer toutes sortes de manœuvres dans la portion antérieure du canal, tant que l'urine n'a pas repris son cours normal. Quant aux variétés d'intensité présentées par les accidents urineux, elles seraient proportionnelles, partie à la « quantité » de poison absorbé, c'est-à-dire à l'étendue même de la plaie urétrale, et partie à la « qualité » du liquide résorbé.

A ces conclusions, Marx[2] opposa les arguments suivants : d'une part, les autopsies ont été nombre de fois absolument négatives quant à ces éraillures urétro-vésicales invoquées par Maisonneuve et de Saint-Germain; par contre, il est fréquent de rencontrer chez les urinaires, morts d'accidents urineux, des lésions rénales plus ou moins avancées; d'autre part, tandis qu'on injecterait vainement dans les veines périprosta-

[1] De Saint-Germain, *De la fièvre urétrale*. Thèse de Paris, 1861, p. 37.

[2] Marx, *Accidents fébriles à forme intermittente et des phlegmasies à siège spécial qui suivent les opérations pratiquées sur le canal de l'urètre*. Thèse de Paris, 1861.

tiques d'un chien de l'urine, soit saine, soit même légèrement altérée (Marx), sans observer aucun symptôme morbide, les signes consécutifs à la néphrotomie expérimentale ne sauraient être mis en doute depuis les recherches de Claude Bernard : « Donc, lésion constante du rein dans les cas qui nous occupent, lésion qui sera ou une lésion organique parfaitement constatable, ou une lésion de la fonction sécrétoire qui paraît des plus probables », et qui se produirait sans doute par le mécanisme invoqué à titre d'hypothèse par Bron, c'est-à-dire ébranlement général du système nerveux retentissant sur le rein pour en arrêter les sécrétions. Ajoutons que Marx avait le grand mérite de présenter un travail très complet et très détaillé sur les diverses formes cliniques aiguës des accidents urineux. Reprenant les idées déjà émises par Philips, il insiste longuement sur ces cas foudroyants qu'on a caractérisés de pernicieux.

En 1861, Sédillot[1] considère « l'absorption de l'urine » comme la seule et véritable origine des complications, dont la gravité est en rapport avec : *la quantité et les propriétés plus ou moins virulentes du liquide*. Il appuie sa manière de voir sur les résultats cliniques, observés après l'urétrotomie interne, suivant qu'on a mis ou non une sonde à demeure, et aussi sur des expériences directes, entreprises sur des animaux. Il montre que l'injection de l'urine dans le sang détermine la mort rapide, *si le liquide injecté est en grande quantité ou de qualité toxique, tandis que la guérison est possible dans les cas contraires*. Ces premières données, Sédillot[2] les compléta en 1868, en ajoutant : que la fièvre urineuse éphémère, suite de cathétérisme, a sa raison d'être dans une cicatrisation rapide des éraillures, et, pour les lésions plus profondes, dans une infiltration sanguine avec coagulation dans les mailles du tissu cellulaire.

En 1864, l'opinion avancée par Marx trouva un défenseur convaincu dans Dolbeau[3]. Notre regretté collègue se déclara le partisan de la théorie rénale qu'il développa avec talent. Pour lui, la fièvre urineuse est la conséquence d'une « congestion momentanée ou persistante » des organes sécréteurs de l'urine.

[1] Sédillot, *Note sur les accidents graves observés à la suite du cathétérisme et des autres opérations sur l'urètre* (*C. R. de l'Acad. des sciences*, 1861) et *Contribution à la chirurgie*. Paris, 1868, t. II, p. 327.

[2] Sédillot, *Contribution à la chirurgie*, t. II, p. 327.

[3] Dolbeau, *Traité de la pierre dans la vessie*, 1864, p. 166.

Si les reins sont normaux en dehors de la congestion, la fièvre cessera; si les reins sont déjà altérés au moment de la congestion, celle-ci devient une complication grave, et l'on assiste à une intoxication par l'urée accumulée dans le sang. La diarrhée, les phlegmasies spéciales, les abcès sont le résultat des efforts que fait l'organisme pour se débarrasser de cette trop grande quantité d'urée accumulée dans le liquide sanguin.

Cependant, dès l'année suivante (1865), la théorie de l'absorption urineuse était de nouveau invoquée par Reliquet[1], comme cause des accidents fébriles consécutifs à l'urétrotomie interne, sans sonde à demeure. C'est la répétition des arguments présentés déjà par son maître Maisonneuve, et par de Saint-Germain et Sédillot.

Tandis que cette série d'affirmations et de négations se succédaient, un certain nombre de recherches physiologiques se produisaient et tendaient à éclairer la question. Déjà nous avons eu à vous signaler les néphrectomies et les sections nerveuses pratiquées par Claude Bernard (1847-1859); déjà nous avons parlé des injections intraveineuses d'urine faites par Sédillot (1861); il nous reste à examiner les diverses tentatives entreprises dans le but d'apprécier le pouvoir absorbant possible des voies urinaires et particulièrement de la vessie, en dehors de toute lésion traumatique. On ne se contente plus de nier toute absorption vésicale sur la foi de Bérard[2], ou de l'accepter sans conteste, selon l'opinion émise, en 1824, par Ségalas père[3]; on veut raisonner sur des faits.

C'est ainsi qu'en 1862 E. Ségalas fils[4] concluait, d'expériences faites en collaboration avec Martineau, au pouvoir absorbant de la muqueuse vésicale. Une solution de strychnine avait été injectée dans la vessie de lapins, et les animaux avaient succombé à des phénomènes non douteux d'empoisonnement.

Les résultats obtenus par Demarquay[5], en 1867, furent

[1] RELIQUET, *De l'urétrotomie interne*. Thèse de Paris, 1865, p. 40 et suiv.
[2] BÉRARD, *Cours de physiologie*, t. II, p. 630.
[3] SÉGALAS, *Journal de Magendie*, 1824, t. IV, p. 185.
[4] E. SÉGALAS, *Des difficultés et des accidents de la litholritie*. Thèse de Paris, 1862, p. 43.
[5] DEMARQUAY, *Union médicale*, 27e année. — Voy. aussi DEMARQUAY, *De l'absorption par les plaies* (*Mém. de l'Acad. de méd.*, Paris, 1867-1868, t. XXVIII).

beaucoup moins affirmatifs. Il s'agissait d'une série de malades atteints de rétrécissement de l'urètre, dans la vessie desquels on injectait une solution d'iodure de potassium. Tantôt l'absorption eut lieu; tantôt, au contraire, elle fit complètement défaut.

Préciser le pourquoi de ces différences, déterminer nettement les conditions nécessaires à une juste interprétation des faits, tel fut le grand mérite de l'école de Strasbourg, et, en particulier, de Kuss et Susini. Depuis longtemps déjà, le professeur Kuss [1] avait montré, dans ses cours, que la muqueuse vésicale est dépourvue de tout pouvoir absorbant, lorsqu'on l'examine à l'état sain et parfait, et peu d'heures après la mort, tandis que, plus tard, ou bien lorsqu'on l'a froissée, éraillée, elle ne s'oppose plus aux phénomènes d'endosmose. Ces faits furent repris, en 1867, par M. Susini [2]. Les résultats, que nous trouvons consignés dans son travail, sont plus intéressants, car ils ont été obtenus sur des animaux vivants et non sur des vessies détachées du cadavre. Comme son maître Kuss, il affirme qu'à l'état sain et normal, sur l'animal vivant et aussitôt après sa mort, l'épithélium vésical intact offre une barrière absolument infranchissable et constitue, en un mot, une couche isolante, parfaite, entre le contenu et l'intérieur. Comme lui aussi, il admet que cette barrière est fragile, que cette couche isolante est facile à érailler, et qu'alors, les échanges par exosmose s'exécutent librement. Voici, d'ailleurs, l'expérience aussi simple que précise sur laquelle il s'appuie. L'animal étant chloroformé, on remplit la la vessie d'une solution de ferrocyanure de potassium à 5 p. 100, en prenant les précautions les plus minutieuses pour que l'extrémité de la sonde ne frotte pas contre la paroi vésicale. Les choses étant dans cet état, on touchait la face externe du réservoir avec une solution concentrée de perchlorure de fer. Aucune réaction n'avait lieu; nulle part on n'apercevait la teinte bleue caractéristique, donnée par le contact de ces deux corps. Toutes choses étant égales, d'ailleurs, il suffisait de pincer fortement la paroi vésicale, entre les doigts, de manière à faire frotter, l'une contre l'autre, les faces épithéliales, ou mieux encore de gratter doucement la face interne de la vessie, avec

[1] KUSS et DUVAL, *Cours de physiologie*, 7e édition. Paris, 1883.

[2] SUSINI, *De l'imperméabilité de l'épithélium vésical*. Thèse de Strasbourg, 1867.

l'extrémité d'un mandrin métallique, pour voir aussitôt, suivant les cas, soit des taches, soit des lignes bleues se former. Les conclusions sont faciles : tant que l'épithélium est sain, vivant, non éraillé, l'absorption à travers la paroi vésicale est nulle, tandis qu'à la suite d'éraillures, de frottements, de desquamation en un mot, quelque petite qu'elle soit d'ailleurs, les propriétés normales se trouvent abolies et font place à un état de perméabilité d'autant plus marquée que la lésion épithéliale sera plus étendue. Aussi, est-ce en vain que M. Susini injectait dans sa propre vessie, soit des solutions iodurées, soit des solutions belladonées ; jamais il n'en ressentit les plus petits effets physiologiques, malgré sa susceptibilité très prononcée à l'action de ces deux médicaments.

Un de mes internes les plus regrettés, Alling [1], a repris cette question de l'absorption par les voies urinaires, mais à un point de vue plus général et plus clinique. Ce n'est plus la vessie seulement, mais la muqueuse urétro-vésicale qu'il a en vue. Son travail, fort bien conçu, est appuyé sur des expériences dont la technique est irréprochable ; il se divise en deux parties. Dans une première, il confirme par de nouvelles démonstrations ce qui a été dit avant lui : « La vessie saine n'absorbe pas d'une façon appréciable les substances médicamenteuses ou toxiques ; la vessie enflammée les absorbe d'une façon très notable. » Dans une seconde, il se croit en droit de conclure, d'expériences pratiquées sur l'animal et sur lui-même, que « la muqueuse urétrale possède, même à l'état normal, un pouvoir absorbant manifeste ».

Les résultats discordants que nous avons signalés semblaient dès lors expliqués; la constatation si précise des différences qui existent entre le pouvoir absorbant de la muqueuse vésicale saine et malade, d'une part, de la muqueuse urétrale, d'autre part, les faisait comprendre ; pendant de longues années la question parut jugée. Cependant des expériences contradictoires sont encore une fois venues prouver qu'il est facile, lorsque l'on expérimente le pouvoir absorbant de la vessie, « de ne pas se placer dans des conditions identiques ».

[1] ALLING, *De l'emploi thérapeutique des injections de chlorhydrate de morphine dans la vessie* (*Bull. thérap.*, 30 décembre 1868), et *De l'absorption par la muqueuse urétro-vésicale*. Thèse inaugurale, Paris, 1871.

La physiologie pathologique de la vessie fournit, par contre, des faits observés dans des conditions bien déterminées, et par cela même concordants. C'est par eux que nous devrons nous renseigner. Nous les rapprocherons, lorsque nous en aurons poursuivi l'étude, des faits positifs de même ordre, que l'observation clinique permet de recueillir. Les uns et les autres sont démonstratifs.

Les comparaisons qui seront établies et les contrôles que nous pourrons exercer, nous autoriseront alors à conclure et nous dirons quelle est « la part de la vessie » dans la production de l'infection urinaire. Nous utiliserons aussi ces notions pour apprécier les faits expérimentaux; ceux-ci ne peuvent, à notre avis, suffire pour juger la question controversée du pouvoir absorbant de la vessie.

A côté des recherches que nous venons de signaler, il convient de placer, bien que plusieurs années les séparent, les travaux de Muron[1], un de mes anciens internes, trop tôt enlevé à la science, qui, à deux reprises différentes, en 1870 et en 1873, insista sur les caractères plus particulièrement nuisibles, selon lui, de telle ou telle urine, suivant qu'elle est ou non chargée de matières extractives.

Pendant cette période de recherches expérimentales, nous ne trouvons qu'un travail clinique, c'est celui de Roser, sur la fièvre urétrale[2]. La fièvre ne se montre que lorsqu'il y a rétrécissement; c'est dans une lésion de ce rétrécissement, soit par la bougie, soit même par le passage de l'urine, que la maladie puise sa source. La fièvre urétrale, nettement distincte de la pyohémie, de la septicémie, de l'urémie, reconnaît pour cause une action réflexe, propre à l'urètre, retentissant sur le système nerveux et particulièrement sur le système vaso-moteur; la morphine aurait le pouvoir de s'opposer à l'apparition de l'accès.

A partir de 1871, nous rencontrons une série non interrompue de travaux importants. C'est, tout d'abord, une nouvelle

[1] Muron, *Gaz. méd. de Paris*, 1873, p. 330.

[2] Roser, *Archiv der Heilkunde*, chap. XVII, p. 246, 1867.

Sans accepter les opinions de Roser en ce qui concerne la pathogénie des accès urineux, et avant même de les connaître, nous avons été plusieurs fois amené à pratiquer des injections sous-cutanées de un centigramme de morphine, pendant le stade de frisson de la fièvre urineuse. Nous avons ainsi très rapidement arrêté l'angoisse extrême à laquelle les malades étaient en proie. Nous n'avons cependant pas empêché la température de s'élever.

publication de Reliquet[1]. Cet auteur s'appuie sur les expériences de Kuss et de M. Susini, sur l'autorité de MM. Maisonneuve et Sédillot, et aussi sur les faits de sa pratique; il admet que « tous les accidents de l'intoxication urineuse sont dus à la pénétration de l'urine dans le sang, soit par une plaie, soit par l'absorption au travers du chorion dénudé des muqueuses vésicales ou urétrales ».

Puis, en 1872, un de mes internes, M. Malherbe[2] (de Nantes), insistait longuement sur la pathogénie de ces accidents fébriles et se déclarait le champion décidé de la théorie rénale qu'il exposa avec beaucoup de talent. Les lésions du parenchyme rénal constamment observées dans les autopsies consignées dans les registres de notre service, la disproportion entre les accès urineux et la facilité relative de telle ou telle séance de lithotritie ou de cathétérisme, la similitude plus ou moins prononcée des accidents urineux et des accidents dits urémiques, telles sont, en résumé, les considérations qu'il fait valoir. Elles lui semblent suffisantes pour dire que la fièvre naît sous l'influence du rein, altéré d'une façon palpable, ou, tout au moins, troublé dans ses fonctions.

Quelques mois plus tard, le professeur Gosselin[3] publiait une leçon des plus instructives sur la pathogénie de la fièvre urineuse. Se basant sur les faits cliniques, et particulièrement sur les résultats observés par lui, à la suite de l'urétrotomie interne, suivant qu'il y avait ou non sonde à demeure, il n'hésite pas à affirmer que l'absorption directe par la muqueuse urétrale éraillée ou déchirée est un fait acquis à la science. Il ne s'explique pas, il est vrai, à cette époque, sur les causes qui produisent ici un accès faible, là, au contraire, une fièvre intense; mais, plus tard, nous le voyons reprendre cette question, et, dans une note présentée à l'Institut en 1874[4], il insiste sur la gravité toute spéciale de l'urine ammoniacale. Est-ce à dire qu'il nie et repousse complètement le rôle du rein? Nullement; il lui

[1] Reliquet, *Traité des opérations des voies urinaires*, 1871, p. 7.

[2] Malherbe, *La fièvre dans les maladies des voies urinaires*. Thèse de Paris, 1872.

[3] Gosselin, *Clinique chirurgicale de la Charité*, 1re édit., 1873, et 3e édit., 1879, t. II, p. 441, 465 et 501.

[4] Gosselin, *C. R. de l'Acad. des sciences*, 1874, t. LXXVIII, p. 42. — Gosselin et A. Robin, *L'urine ammoniacale et la fièvre urineuse* (*Arch. gén. de méd.*, 1874, t. L, p. 530).

paraît, il est vrai, plus vague, moins précis et, dans tous les cas, plus rare ; toutefois, en 1873, comme il l'avait déjà fait en 1867 [1], il admet, pour certains cas, une *urémie chirurgicale* due aux altérations rénales.

Enfin, en 1873, paraissait la thèse de M Girard [2], élève de Demarquay, et qui, lui aussi, ne se déclare partisan quand même d'aucune théorie. Il admet volontiers l'absorption pour les cas rapides et bénins, tandis que les accidents dits pernicieux, ainsi que la forme chronique de la fièvre, seraient plutôt le propre de l'urémie.

Arrivé au terme de cette revue des diverses théories proposées avant la période bactériologique pour expliquer la fièvre urineuse et les accidents urineux, nous pouvons la résumer en quelques mots. Toutes les opinions que nous avons eu à vous exposer peuvent, en effet, se grouper autour des quatre grands chefs suivants :

I. *Théorie de la phlébite ;*

II. *Théorie nerveuse* (oppression des forces, défaillance de l'organisme) ;

III. *Théorie de l'absorption urineuse*, avec les variétés de : absorption par plaie, absorption par la muqueuse urinaire malade ou éraillée ; absorption d'urine saine, absorption d'urine altérée ;

IV. *Théorie rénale*, c'est-à-dire non-épuration du sang, soit parce que le rein est désorganisé par une néphrite déjà ancienne, soit parce que, sous une influence réflexe, il est tout à coup le siège de modifications congestives passagères.

B. Période bactériologique. — Nous avons dit (t. I, p. 571 et suiv.) comment, sous l'influence du célèbre mémoire de Pasteur sur la génération spontanée (1859), les études bactériologiques de l'urine et des organes urinaires firent leur entrée dans la science. Nous avons vu que, malgré la démonstration clinique de l'influence des germes sur l'état des urines donnée par l'observation de Traube (1864), confirmée par celles de Niemeyer, et la constatation dans les organes urinaires de

[1] Gosselin, *Lettre de M. Sédillot* (*Tribune médicale*, 1867, p. 351).

[2] Girard, *Résorption urineuse et urémie dans les maladies des voies urinaires*. Thèse de Paris, 1873.

microbes qui, après avoir remonté dans les reins, y déterminent des abcès bactériens, le rôle des organismes fut fort longtemps discuté. Cette constatation fut faite par Klebs, dès 1868[1]; elle fut renouvelée par Waldeyer et Virchow, en 1870, et par Lancereaux[2], qui, en 1876, énonce très explicitement la théorie de la néphrite parasitaire ascendante, car il admet que ce sont les vibrioniens de l'urine qui, de proche en proche, envahissent les uretères, les bassinets, les calices, la substance rénale, et produisent les abcès des reins. La doctrine de l'infection urinaire, si nettement formulée par Pasteur, en 1874 et 1876 (Voy. t. I, p. 622 et 626), resta néanmoins méconnue.

J'ai cherché à vous montrer comment l'insuffisance d'observations cliniques, capables de faire comprendre que « l'action des microbes est subordonnée à certaines conditions d'où elle dépend », et d'expériences pouvant aider à les bien déterminer, devait fatalement donner prise à des controverses. C'est ainsi que l'opposition, qui toujours accueille les découvertes qui obligent à ne plus vivre dans les idées jusqu'alors acceptées, fut si longtemps alimentée.

Il faut reconnaître, d'ailleurs, que, pendant la période bactériologique initiale qui s'étend de 1859 à 1887, les conditions précises de technique, seules capables de donner les garanties nécessaires, faisaient encore défaut ou n'avaient pas encore été appliquées à l'examen des urines. Des résultats ainsi obtenus devaient conduire à une véritable divergence dans les idées, ou même à la contradiction.

Le premier travail entrepris avec toute la rigueur qu'exigent les recherches bactériologiques ne date que de 1885; c'est celui de Leube et Graser, que nous avons déjà cité. Dans ce mémoire, qui n'a d'autre objectif que la transformation de l'urée en carbonate d'ammoniaque, les auteurs découvrent dans l'urine devenue ammoniacale trente variétés d'organismes différents; ils ne constatent que chez quatre le pouvoir de transformer l'urée. L'on peut dire que ces recherches considérables, qui aboutissaient à cette conclusion importante : « la décomposition de l'urine n'est pas produite par une seule variété de bactérie, mais elle est toujours produite par une bactérie », marquent

[1] KLEBS, *Handbuch der pathol. Anat.*, vol. I, p. 665.
[2] LANCEREAUX, *Néphrite suppurative*, art. REIN, *Dict. encyclop.*, p. 193.

la fin de la période initiale de la bactériologie urinaire.

Toujours est-il qu'à partir de cette époque la question de l'ammoniurie est de plus en plus délaissée. L'on s'occupe de constater la présence de microorganismes dans les lésions des organes urinaires, sans cependant en faire toujours l'étude complète.

Cornil et Babès[1] trouvent dans la néphrite suppurée ascendante les microcoques, c'est-à-dire les agents essentiels de la suppuration. Cornil et Doyen[2], puis Cornil[3], signalent encore des microcoques dans une néphrite ascendante. Letzerich voit des cylindres bactériens dans les néphrites chroniques, et Piccini[4] des microcoques disséminés dans un rein atteint de néphrite ascendante. Doyen[5] reconnaît dans les abcès des reins la présence du streptocoque pyogène joint à des bacilles liquéfiant la gélatine, et dans les urines pathologiques l'*aureus*, l'*albus*, le streptocoque pyogène. La constatation de ces microbes pyogènes dans les urines en fermentation est de nature, dit-il, à jeter un jour nouveau sur la pathogénie des néphrites chirurgicales. Bumm, dont nous avons déjà signalé le travail (t. I, p. 629), trouve dans huit cas de cystite puerpérale un diplocoque. Kraske[6] signale le *Staphylococcus pyogenes aureus* dans les néphrites infectieuses. Lustgarten[7] et Mannaberg[8] trouvent un streptocoque dans des cas aigus de mal de Bright. Limbeck[9], dans un travail sur le microcoque de l'urée, insiste sur son polymorphisme suivant les milieux de culture[10].

[1] Cornil et Babès, *Les bactéries*, 1885.
[2] Cornil et Doyen, *Bull. Soc. anat.*, 1885.
[3] Cornil, *Journal des conn. méd.*, 1885, p. 241.
[4] Piccini, *Contribut. al. stud. d. nephrite microbiche* (*Il Morgagni*, 1886, p. 209).
[5] Doyen, *Congrès franç. de chirurgie*, 1886, p. 172.
[6] Kraske, *Arch. f. klin. Chir.*, 1887, p. 701.
[7] Lustgarten et Mannaberg, *Vierteljahresschr. f. Derm. und Syph.*, 1887, p. 905.
[8] Mannaberg, *Centralbl. für klin. Med.*, 1888, p. 537.
[9] Limbeck, *Zur Biologie der Microc. ureæ* (*Prag. med. Woch.*, 1887, nos 23-26).
[10] Avant 1885, divers auteurs avaient encore constaté la présence d'organismes dans les reins ou l'urine.

Schuller (*Localbehandlung des chron. Blasencatarrhs*, 1877) constate la présence de bactéries dans l'urine de chiens expérimentalement rétrécis.

Nykamp (*Virchow's Jahresberichte*, 1879, p. 291), dans trois cas de néphrite suppurée consécutive à la cystite, voit des amas de bactéries dans les tubes des reins.

Aufrecht (*Pathologische Mittheilungen*, 1881) voit des microcoques dans les tubes urinifères dans une néphrite ascendante.

Steven (*Glasc. med. Journ*, 1882) voit des microcoques dans les tubes urinifères dans un cas de néphrite infectieuse ascendante.

Nous arrivons aux travaux qui eurent sur la constitution de la doctrine de l'infection urinaire une influence décisive. Le premier en date est la thèse de mon élève, S. Clado[1]. Étudiant dans mon service les différents microbes qui se développent dans la cavité vésicale de malades atteints d'affection des voies urinaires, et en particulier de cystite, il remarqua un bâtonnet qui, inoculé dans le tissu cellulaire ou le péritoine de la souris, produit la mort à bref délai. C'est cet organisme que M. Clado a étudié dans sa thèse, sous le nom de *bactérie septique de la vessie*. Le bâtonnet, que l'auteur croyait découvrir et qu'il considérait comme n'ayant jamais été vu par aucun observateur, avait déjà, nous le savons, été décrit par M. Bouchard[2] dans son cours de la Faculté (1879-80). Ce savant avait découvert « une bactérie en bâtonnet qui fait apparaître aussi l'ammoniaque dans les urines » ; il donnait la première description morphologique de l'organisme si fréquemment rencontré dans les urines depuis l'important travail que M. Clado lui a consacré. Après avoir fait l'étude de la culture et établi la morphologie de la bactérie septique, M. Clado rend compte du résultat de son inoculation dans les tissus de la souris, du cobaye et du lapin. Ses propriétés biologiques sont telles qu'elle détermine la mort. Celle-ci n'est pas due à la bactérie elle-même, qui ne pullule pas dans le sang ni dans les organes, bien qu'elle se trouve en abondance dans le rein, lorsque l'animal meurt peu de temps après l'inoculation, mais de l'action exercée par les produits septiques qu'elle sécrète.

Ce travail eut le mérite de distinguer, parmi les microbes de l'urine, une bactérie capable de produire une septicémie expérimentale. Il n'élucidait pas la question de l'infection urineuse. « Je ne m'occuperai pas ici, dit l'auteur (après s'être demandé si l'organisme qu'il avait isolé et étudié produit une septicémie, ou une affection d'une nature particulière), de la cystite de l'homme et n'essayerai pas de tirer des conclusions à lui applicables, d'après les phénomènes observés chez les animaux. »

Lorsque M. N. Hallé[3] fit, le 20 octobre 1887, sa première publication sur la bactériologie de la fièvre urineuse, il se

[1] S.-G. Clado, *Étude sur une bactérie septique de la vessie*. Thèse de Paris, 1887.
[2] Bouchard, *Maladies par ralentissement de la nutrition*, p. 250.
[3] N. Hallé, *Recherches bactériologiques sur un cas de fièvre urineuse*, p. 60.

garda aussi de conclure, car il n'avait encore étudié d'autre cas que celui qui en faisait l'objet, mais il aborda nettement la question de l'infection urineuse chez l'homme. La généralisation à toute l'économie, sang et viscères, d'un même organisme découvert en grande abondance dans les urines pendant la vie, l'éclosion brusque des accidents mortels à la suite d'un cathétérisme traumatique et hémorragique, le conduisaient à penser à une infection généralisée à tout l'organisme; infection née du foyer infectieux localisé, formé par le milieu vésical, où cultivait le microbe. Cet agent pathogène, retrouvé à l'état de culture pure dans tous les points atteints et dans les abcès miliaires des reins, — où l'état normal des uretères indiquait qu'il n'avait pu être porté que par la circulation, — ne devait-il pas avoir des qualités pathogènes spéciales, capables d'expliquer les diverses manifestations de l'infection urinaire?

En discutant ce travail, M. Clado[1] soutint — ce que M. Hallé ne croyait pas alors — que cet organisme n'était autre que la bactérie qu'il avait étudiée dans sa thèse; mais elle n'était pas, selon lui, l'agent de l'infection urinaire. Deux fois en effet, sur le vivant, par la ponction de la rate, et une fois à l'autopsie, il avait trouvé une bactérie liquéfiante chez des malades ayant présenté tous les phénomènes de l'infection urinaire. Cet organisme différait manifestement de la bactérie septique, et les inoculations sur les animaux ne lui avaient fourni aucun résultat positif.

Les recherches faites l'année suivante dans mon service par MM. Hallé et Albarran[2] allaient résoudre la question de l'infection urineuse. Je pus en communiquer les résultats à l'Académie de médecine, le 21 août 1888, en donnant lecture d'une note résumant les principaux points d'une étude laborieusement poursuivie. Les examens bactériologiques portaient sur une cinquantaine de malades présentant les diverses manifestations locales ou générales de l'infection urineuse. Ils avaient permis de reconnaître : que le microbe le plus souvent rencontré était « celui-là même » qu'avait vu M. Hallé dans sa première observation et que M. Clado avait décrit sous le nom de *bactérie*

[1] S. Clado, *Bactériologie de la fièvre urineuse* (*Soc. anat.*, p. 633, octobre 1887).
[2] Albarran et Hallé, *Note sur une bactérie pyogène et sur son rôle dans l'infection urineuse* (*Bull. de l'Acad. de méd.*, p. 310, 21 août 1888).

septique. Nous savons que cet organisme est maintenant identifié avec le colibacille. Sa présence avait été constatée aussi bien dans les urines purulentes (presque toujours *acides*) que dans les reins et les abcès urineux. Enfin, chez les malades morts d'accidents urineux le « même microorganisme » avait été retrouvé dans le sang et les divers parenchymes ; des expériences sur les animaux, faites en grand nombre, confirmaient l'importance particulière de son rôle dans l'infection urinaire.

N'ayant pu identifier sûrement leur bactérie avec aucune des espèces pathogènes antérieurement décrites dans le pus, les auteurs s'étaient bornés à la désigner sous le nom de *bactérie pyogène*, qui marquait bien sa propriété essentielle, propriété que M. Clado n'accordait pas à sa bactérie septique.

Le « poison urineux » était donc mis en évidence par les recherches de MM. Albarran et Hallé. Nous connaissions dès lors l'organisme pathogène capable de produire chez les animaux « toutes les lésions anatomiques et tous les accidents » observés chez nos malades.

C'est en raison de l'importance et du haut intérêt de ces résultats, que les recherches de MM. Albarran et Hallé font, suivant la juste remarque de Krogius [1], époque dans l'histoire de l'infection urinaire. Elles ont déterminé l'avènement de cette doctrine, et les travaux ultérieurs n'ont fait qu'affirmer de plus en plus toute leur portée.

Nous avons déjà (t. II, p. 28) fourni des chiffres qui démontrent l'influence spéciale de la bactérie pyogène dans toutes les infections urinaires dont elle domine la pathogénie. Nous ne les reproduirons pas, mais nous insisterons sur ceux qu'a publiés Max Melchior [2]. Ils ont un intérêt particulier. Cet auteur a poursuivi ses recherches dans les mêmes conditions et dans le même pays que son compatriote Rovsing. Les résultats auxquels était arrivé cet habile expérimentateur avaient un moment semblé de nature à infirmer ceux de MM. Hallé et Albarran. C'est dans le même hôpital (hôpital Frédéric), en examinant sans choisir tous les cas fournis par les quatre services de cet établissement, qu'il a procédé. Sur 36 cas il a

[1] Krogius, *loc. cit.*, p. 12.

[2] Max Melchior, *On cystitis og. urininfection*. Copenhague, 1893, et traduction française, p. 119, 1895.

trouvé en tout neuf espèces différentes ainsi distribuées :

Bacterium coli commune, 24 fois, dont 17 en culture pure;

Streptococcus pyogènes, 5 fois, dont 3 fois en culture pure;

Proteus Hauser, 4 fois, dont 1 en culture pure;

Bacille de la tuberculose, 3 fois, dont 2 en culture pure;

Diplococcus ureæ (espèce nouvelle), 3 fois, dont 2 en culture pure;

Staphylococcus ureæ liquefaciens, 3 fois, dont 1 en culture pure;

Streptobacillus anthracoïdes (espèce nouvelle), 3 fois en culture pure;

Gonocoque de Neisser, 1 fois, dont 1 fois en culture pure;

Bacille typhique, 1 fois, dont 1 fois en culture pure.

Ainsi qu'on le voit, dans 28 cas, l'urine contenait une culture pure; 5 fois il s'y trouvait deux espèces, et dans 2 cas trois espèces étaient associées. Il n'y avait donc le plus souvent qu'une seule espèce, et le plus habituellement le *coli commune*. Rovsing n'avait jamais trouvé de bactéries dans l'urine infectée, en dehors des bacilles tuberculeux et toujours des micro-coques.

La concordance avec les résultats obtenus en France dans mon service de l'hôpital Necker, en Belgique par Denys et Morelle, en Finlande par Krogius, à Munich par Barlow, à Strasbourg par Schmidt et Aschoff, par Renault et Achard, par Reblaud [1] à Paris, est donc parfaite. Mais entre les résultats de M. Melchior et ceux obtenus dans le même pays et dans le même hôpital par Rovsing, la différence est extrême. Krogius [2], à l'analyse duquel nous empruntons cette réflexion, pense qu'il faut expliquer semblables divergences par ce fait que la plupart des cystites étudiées par Rovsing étaient ammoniacales (26 sur 29), tandis que dans les cas de Melchior il n'y avait que 9 cystites ammoniacales sur 27 acides. Cela prouverait une fois de plus le peu d'importance de l'ammoniurie dans l'infection urinaire.

Remarquons, d'ailleurs, que dans ces énumérations de mi-

[1] Avant Melchior, et en même temps que Morelle, M. Reblaub a démontré, dans son importante thèse, soutenue en février 1892, l'origine microbienne de toutes les cystites (*Des cystites non tuberculeuses chez la femme, étiologie et pathogénie*).

[2] Krogius, *Analyse bibliogr.* (*Ann. génito-urin.*, p. 368, 1893).

crobes pathogènes ne figure pas le microcoque de l'urée et qu'on ne le voit indiqué dans aucun des travaux parus depuis 1885. Les expériences de MM. Lépine et Roux (t. I, p. 629), qui datent de cette époque et qui ont eu le mérite de démontrer rigoureusement l'ascension microbienne urétérale, leur avaient cependant permis de suivre cet organisme jusque dans les cellules épithéliales du rein et de le reproduire en culture pure par l'ensemencement d'un fragment de cet organe.

Dans son très intéressant mémoire sur l'*infection urinaire*[1], Krogius, résumant le résultat de ses recherches sur 22 malades, rapporte à cinq espèces différentes les microorganismes qu'il a rencontrés :

1° Un *bacille non liquéfiant*, trouvé 16 fois dans les urines pathologiques, dont *quatorze fois à l'état de pureté*, 1 fois associé au microcoque liquéfiant cité ci-dessous et 1 autre fois au bacille de Koch ; 2 fois dans les abcès miliaires des reins ; 1 fois dans la rate, 1 fois associé au bacille liquéfiant dans un abcès prévésical ;

2° Un *bacille liquéfiant*, trouvé chez un malade, à l'état de pureté, dans l'urine, dans les reins, dans le sang, dans la rate, dans un abcès urineux ; chez un autre malade, à l'état de pureté, dans le sang, et joint au bacille non liquéfiant dans le pus d'un abcès prévésical ;

3° Le *Staphylococcus pyogenes aureus*, trouvé 2 fois à l'état de pureté dans l'urine ;

4° Le *gonocoque de Neisser*, trouvé 2 fois dans les urines, dont 1 fois à l'état de pureté, l'autre fois joint au microcoque liquéfiant ;

5° Un *microcoque liquéfiant* (*Staphylococcus ureæ liquefaciens*, Lundström), trouvé 2 fois associé au précédent, dans les urines.

Ainsi que nous le montrent les tableaux de Melchior et de Krogius, les microbes autres que le colibacille, qui peuvent jouer un rôle dans l'infection urinaire, ne se rencontrent qu'exceptionnellement. Notons, en particulier, que l'*Urobacillus de Krogius* n'a été trouvé que 2 fois par cet auteur, dont 1 fois seulement à l'état de pureté ; probablement 3 fois

[1] Ali Krogius, *loc. cit.*, p. 51.

par Albarran, mais associé à d'autres microbes; 4 fois par Melchior, dont 1 fois seulement en culture pure. La virulence particulière de ce bacille, qui n'est autre, on le sait, que le *Proteus d'Hauser*, rend particulièrement intéressante la constatation de sa rareté. Schnitzler seul, examinant 26 cystites, dont 25 *ammoniacales*, l'a trouvé dans la majorité des cas; mais il dit lui-même, pour expliquer ce fait anormal, qu'il a surtout examiné des femmes opérées pour cancer de l'utérus. L'on voit donc que la découverte de Krogius n'a en rien modifié l'importance de la bactérie pyogène dans l'infection urinaire.

D'autres microbes que cette bactérie peuvent évidemment jouer un rôle dans l'infection urinaire et même influencer ses symptômes. MM. Albarran et Hallé avaient déjà montré le rôle des associations microbiennes dans la genèse des lésions rénales. Mais eux aussi avaient noté que, le plus souvent, les urines pathologiques sont acides et renferment une culture pure d'une seule et même espèce de microbes. C'est la bactérie pyogène qui se soustrait le plus aux associations; elle agit surtout par elle-même.

Tout en accordant à cet organisme un rôle prépondérant dans les accidents infectieux des urinaires, ces auteurs admettent donc que d'autres microbes sont capables de déterminer des accidents; c'est ainsi qu'ils ont vu chez le lapin deux néphrites expérimentales déterminées par des microcoques, et que, chez l'homme, ils ont observé un cas d'infection générale d'origine prostatique due au streptocoque. J. Cottet a publié dans sa thèse inaugurale une observation où un germe anaérobie, le *Bacillus penduliformis* de Jean Hallé, fut constaté dans un abcès sous-cutané du genou à l'exclusion du colibacille, avec lequel il se trouvait dans le foyer périnéal primitif, chez un malade qui avait succombé à une infiltration d'urine.

La thèse inaugurale de M. Albarran contient un grand nombre d'observations confirmatives de celles qu'il avait faites avec M. Hallé. Il a établi en étudiant dans ce travail l'infection rénale et l'infection générale, que chez les urinaires : il faut distinguer les infections simples, produites par un seul microbe, et les infections combinées, déterminées par des associations microbiennes. La bactérie pyogène seule ou associée tient néanmoins le principal rôle. Mais des micrococques, le streptocoque pyogène, puis le bacille liquéfiant, qu'il rencontre trois fois, ont aussi leur part.

Au point de vue bactériologique, on peut, on le voit, admettre que, dans l'infection urinaire, c'est à une même espèce microbienne que l'on a surtout affaire. Il est donc légitime de conclure à l'unité, et en quelque sorte à la spécificité de l'infection urineuse, au moins dans ses manifestations principales. La clinique, lorsque nous avons autrefois étudié dans ces leçons la fièvre urineuse, nous avait conduit à cette conclusion. Alors que l'on constate l'association microbienne, comme il arrive par exemple pour les abcès qui se produisent dans les muscles ou les articulations, — abcès qui guérissent dans une si forte proportion et qui sont si rares, — il semble même que la marche des accidents pyohémiques soit influencée par le bacille urinaire.

En résumé, après avoir été, pendant de longues années, consacrée à l'étude de l'ammoniurie, ce qui l'empêcha d'entrer dans la clinique, la bactériologie urinaire a eu surtout en vue la recherche d'espèces nouvelles, la détermination de leurs qualités physiques et de leurs propriétés biologiques. Le pouvoir pathogène de plusieurs d'entre elles fut mis en évidence, mais on ne put tout d'abord attribuer à aucune une action particulière capable d'expliquer ce que l'observation nous mettait sous les yeux, sans nous le faire comprendre. Ce n'est que dans une troisième et dernière phase que cette démonstration nécessaire a, enfin, permis à l'étude bactériologique des urines de prendre définitivement place dans la clinique. A dater de ce moment il lui a été possible d'occuper le rang élevé que lui méritent : l'exacte interprétation de la nature d'un grand nombre des lésions de l'appareil urinaire et l'explication des accidents auxquels nos malades sont si fréquemment exposés.

L'étude de l'infection urinaire n'a pas seulement contribué à ces grands progrès. Son origine, le plus souvent externe, sa marche ascendante en font le type des lésions infectieuses des appareils glandulaires. C'est par les mêmes méthodes et avec les mêmes procédés d'investigation, que les recherches, primitivement faites dans l'appareil urinaire, ont été répétées pour l'appareil génital de la femme, l'appareil biliaire, les bronches, les glandes salivaires. Nous avons déjà eu l'occasion de le dire[1], et nous ne désirons pas insister. Mais l'historique de la question suggère une remarque de même ordre.

On sait que les preuves accumulées par MM. Albarran et Hallé, pour démontrer l'action prépondérante, dans l'infection urinaire, de la bactérie qu'ils dénommaient pyogène, afin d'indiquer la propriété essentielle qu'ils lui avaient reconnue, sans pour cela préjuger sa véritable nature, n'entraînèrent pas tout d'abord la conviction. Comme il arrive, lorsque l'importance des résultats annoncés le comporte, on discuta, et des doutes s'élevèrent. L'on reconnaît aujourd'hui leur vérité, et c'est surtout depuis que l'identité de la bactérie pyogène avec le colibacille nous a été révélée par les travaux de Morelle, d'Achard et Renaud, de Krogius et de Reblaub, que l'accord a été vraiment réalisé.

Nous croyons donc intéressant de rappeler qu'à l'époque où le rôle de la bactérie pyogène dans l'infection urinaire était établi sur des bases irréfutables (1888), le colibacille n'était pas encore connu comme agent pathogène chez l'homme. Il en résulte que, pour trouver la première mention du rôle pathogène général de ce microbe, il faut remonter aux recherches d'Albarran. Dès 1888, cet auteur signale en effet son existence dans un phlegmon du ligament large, dans une pleurésie purulente et dans une fièvre puerpérale étudiée avec un de mes anciens élèves, M. F. Widal. « Ces trois observations démontrent, dit-il, que le rôle pyogène et infectieux de la bactérie est général, et qu'elle peut exercer tous ses effets pathogènes chez l'homme, en dehors de la participation de l'appareil urinaire. » On ne peut être plus explicite.

La participation de l'appareil urinaire est néanmoins l'une des conditions qui favorisent le mieux l'exercice du rôle pyogène et infectieux du colibacille chez l'homme. Alors qu'il a séjourné dans la vessie et qu'il a pu cultiver dans l'urine, sa puissance se développe et bientôt s'affirme par des effets pathogènes, qui ne sont autres que ceux dont la clinique nous avait appris l'existence sans nous en révéler la nature et sans nous en montrer la genèse. Grâce à la constitution de la doctrine scientifique de l'infection urinaire, la théorie de « la pénétration d'un

[1] F. Guyon, *Pathogénie des accidents infectieux chez les urinaires*, Congrès français de chirurgie, 1892.

liquide nuisible » dans la circulation est enfin arrivée au point où l'observation sentait qu'elle devait parvenir. La bactériologie l'y a définitivement conduite. Elle l'a dégagée des incertitudes où la maintenait l'ensemble de vérités et d'erreurs dues à une soumission trop grande et trop prolongée au pouvoir personnel de l'urine normale, en démontrant : que *le liquide nuisible était l'urine septique*, l'urine qui contient les microbes et leurs produits solubles.

Il ne saurait plus y avoir de doute : la fièvre urineuse est bien un accident infectieux.

Nous venons d'avoir sous les yeux les preuves sur lesquelles s'appuie cette affirmation. Elles sont décisives et rendent maintenant inutile la discussion des théories anciennes. Les idées vraies de l'absorption de l'urine et de la non-épuration du sang gardent seules toute leur valeur. Nous ne saurions, en dehors d'elles, comprendre le « mécanisme de l'infection ». A cet égard, la conception de Velpeau n'a pas cessé d'être d'accord avec l'ensemble des faits qui, successivement, se sont dégagés de l'observation et de l'expérimentation. Aujourd'hui que nous sommes en possession de la notion pathogénique qui nous faisait défaut et qui seule pouvait conduire à la vérité, tout n'est pas dit encore.

Rien n'est moins constant que la virulence du microbe et que l'état de réceptivité du malade. Ces deux points dominants de la pathogénie des accidents infectieux généraux et locaux des urinaires réclament encore des recherches. Nous avons besoin d'être éclairés sur les conditions qui gouvernent la virulence; nous ne connaissons pas encore toutes celles d'où dépendent les variations de la réceptivité; nous ne nous rendons pas suffisamment compte de l'influence manifeste des doses, dont témoigne de façon positive la comparaison des effets déterminés par l'absorption sous pression qui s'effectue dans l'urètre blessé, et celle qui se fait dans la vessie malade.

A mesure que se développent les heureuses conséquences de l'étude scientifique de l'infection urinaire, nous voyons de plus en plus s'affirmer l'importance des enseignements de la clinique. Nous comprenons de mieux en mieux que : « dans l'analyse expérimentale des phénomènes pathologiques, l'observation médicale ne doive jamais être perdue de vue et qu'elle reste la base constante ou le terrain commun de toutes les études et de toutes les explications [1] ».

L'observation des malades fait connaître les conditions dans lesquelles l'infection de l'appareil urinaire peut se produire et se développer ; elle permet avec la physiologie pathologique de les déterminer exactement. Ces conditions ne sont autres que celles de la réceptivité. Elles fournissent les principales indications du traitement, conduisent à intervenir utilement dans les manifestations les plus graves de l'infection et dominent, dans la pratique, les questions soulevées par l'étude expérimentale des propriétés des différentes espèces de germes pathogènes. Les modifications apportées par les opérations, au terrain sur lequel évolue l'infection, atténuent rapidement sa virulence. Alors même que l'appareil urinaire reste habité par des organismes nombreux et divers, comme il arrive presque toujours, nous voyons disparaître toute manifestation de leur pouvoir infectieux. Il ne se produit pas de nouveaux accidents, tant que ne reparaissent pas les conditions qui en avaient déterminé l'éclosion. Celles qui favorisent la réceptivité semblent aussi gouverner la virulence, il appartient à l'expérimentation de le démontrer.

Les progrès définitifs ne se font pas sans son concours. Mais ce que nous lui devons, ne peut faire perdre un seul instant de vue l'observation pure et simple du malade ; elle est le point de départ de ses recherches et reste leur indispensable appui.

[1] Cl. Bernard, *Introduction à l'étude de la médecine expérimentale*, p. 343.

VINGT-TROISIÈME LEÇON

ACCIDENTS GÉNÉRAUX DE L'INFECTION URINAIRE

TRAITEMENT DE LA FIÈVRE URINEUSE

Le traitement de la fièvre urineuse est préventif et curatif. — TRAITEMENT CHIRURGICAL PRÉVENTIF. — En dehors de l'asepsie et de l'antisepsie, des précautions préventives sont nécessaires avant, pendant et après l'opération. — *Avant l'opération.* — Utilité du repos dans certains cas avant d'explorer la vessie. — Nécessité de traiter la cystite pour diminuer la sensibilité de la vessie et atténuer son infection. — Cette préparation de la vessie est la garantie de sa bonne exploration. — On fait des explorations non douloureuses et inoffensives lorsque l'on évite de lutter au moindre degré contre les organes. — Les difficultés ne doivent pas être vaincues par la force. — *Pendant l'opération.* — La bonne technique est une condition préservatrice qui s'ajoute aux garanties de la préparation de la vessie, à celles de l'asepsie et de l'antisepsie. Grande influence de l'opérateur. — Il doit avoir pour principe de « limiter le traumatisme ». — Les manœuvres faites sans précipitation peuvent être calculées de façon à ne rien livrer au hasard. — Ainsi conduites, elles n'ont que la durée nécessaire à l'exécution complète et régulière de l'opération. — La mesure de sa durée est chirurgicale et non chronométrique. — La pratique de la lithotritie démontre la nécessité de l'interprétation purement chirurgicale de la règle du peu de durée. — En évitant la douleur pendant les opérations, on fait aussi œuvre prophylactique contre les accidents de l'infection. — La manière d'opérer a, là encore, une grande importance. — Les manœuvres bien conduites sont facilement acceptées par les organes et très peu senties. — *Après l'opération.* — La sonde à demeure est souvent indispensable. — Nécessité d'éviter les refroidissements. — TRAITEMENT MÉDICAL PRÉVENTIF. — Utilité des boissons abondantes, des évacuants. — Utilité douteuse du sulfate de quinine et des médications antiseptiques. — TRAITEMENT CURATIF. a. *Médical.* — Provocation de sueurs abondantes par des infusions chaudes aromatiques additionnées d'alcool. — Efficacité de ces moyens. — Révulsions au niveau des reins et de la région thoracique à l'aide des ventouses sèches. — Indication des laxatifs après l'accès. — b. *Chirurgical.* — Le traitement chirurgical vient au secours du rein pour lui permettre de continuer à éliminer et l'empêcher de recevoir des doses trop fortes ou trop répétées de substances septiques. — Il peut modifier les conditions sous l'influence desquelles l'accès urineux s'est montré ou supprimer ses causes. — Son indication principale est de faire cesser la rétention d'une urine septique. — Il peut être nécessaire, pour la satisfaire, de pratiquer des opérations sanglantes, telles que la néphrostomie, la cystostomie, l'urétrotomie. — Le cathétérisme suffit dans la plupart des cas. — Il est toujours nécessaire d'y recourir après l'opération, quand elle a pour but d'assurer l'évacuation de la vessie. — Grande importance de la protection de l'urètre.

Nous avons poursuivi, dans les leçons relatives à la fièvre et dans toutes celles qui composent cet ouvrage, l'étude des conditions qui favorisent l'apparition et le développement de l'empoisonnement urineux ; nous avons cherché à apprendre à diagnostiquer, à démasquer ces conditions ennemies du chirurgien, afin d'en prévenir les manifestations.

Les indications thérapeutiques que nous avons à remplir ne sont donc pas seulement curatives, elles sont aussi préventives, et celles-ci devront très particulièrement retenir notre attention.

Le traitement préventif, de même que le traitement curatif, est médical et chirurgical, mais « surtout chirurgical ». Nous en avons déjà dit les raisons à propos des généralités sur l'infection urineuse (t. I, p. 45).

Traitement chirurgical préventif. — Nous savons que, si la fièvre urineuse est assez souvent spontanée, elle est surtout provoquée ; il est démontré que l'intervention chirurgicale est l'agent habituel de cette provocation. Elle peut, sous toutes ses formes, déterminer la fièvre. La plus importante comme la plus simple, peuvent être l'occasion d'accidents qui mettent la santé ou la vie en péril. Le cathétérisme se place, à cet égard, au même rang qu'une grande opération. Toute manœuvre chirurgicale peut, en effet, être suivie d'infection, « lorsqu'elle n'est pas aseptique », et alors même qu'elle est antiseptique, « quand le sujet est déjà infecté ».

Si notre premier devoir est d'agir de telle sorte que nous ne puissions introduire des microbes dans l'appareil urinaire, il faut aussi que nous ne fassions rien qui puisse en favoriser l'action s'ils y pénétraient malgré nos soins, ou, si déjà ils étaient présents à notre insu ou de façon évidente, ce qui arrive très fréquemment.

La présence des microbes est la condition de l'infection ; mais les accidents qu'ils déterminent sont subordonnés à la réceptivité, c'est-à-dire à l'état des organes et de l'organisme. Le défaut dans la résistance pour celui-ci, les lésions déjà acquises et anciennes, les injures récentes du traumatisme pour ceux-là, ont l'influence la plus décisive. Aussi, « l'attention et le soin avec lesquels le malade aura été préparé à l'opération, la manière dont vous aborderez les organes urinaires et dont vous opérerez », peuvent-ils favoriser les accidents de l'infection, et en atténuer ou bien en empêcher la production. Pour pratiquer avec succès la chirurgie urinaire, il faut apprendre à combiner son action de telle sorte, qu'elle puisse s'exercer sans péril sur des organes où l'infection est et reste à demeure ; nous avons à en déjouer les atteintes aussi bien avant et après l'opération, que pendant le cours de son exécution.

Vous aurez donc à prendre un ensemble de mesures chirurgicales préservatrices; elles contribuent très efficacement à mettre à l'abri des accidents infectieux lorsqu'elles sont appliquées avec méthode et avec suite. Comme les précautions antiseptiques proprement dites, elles doivent être employées aussi bien avant, que pendant l'opération ; et lorsque l'acte opératoire est accompli elles ne sauraient cesser d'être soigneusement observées. Devant étudier l'antisepsie du cathétérisme et des différentes interventions dans d'autres leçons, nous ne donnerons maintenant que les détails relatifs aux mesures chirurgicales préventives.

Avant l'opération. — Les précautions à prendre varient suivant les conditions dans lesquelles vous allez agir ; vous n'aurez pas en face d'un rétréci, par exemple, les mêmes exigences que pour un calculeux; vous ne mettrez pas sur la même ligne l'exploration de l'urètre et celle de la vessie. Mais quelle que soit l'intervention, tenez avant tout grand compte : « de l'ancienneté des lésions et de tout phénomène d'infection ou d'intoxication ».

D'une façon générale, il faut que les organes soient *reposés* avant d'être soumis au contact des instruments.

Les malades, lorsqu'ils se décident à venir consulter, ont souvent hésité. La résolution qui les conduit devant vous a été rarement spontanée ; ce n'est qu'à la longue qu'on a enfin cédé aux sollicitations de la maladie et des personnes, — amis ou médecin, — qui mettent enfin en présence le malade et le chirurgien.

Presque tous les hommes redoutent à l'extrême le cathétérisme, cette crainte et les hésitations qui en sont la conséquence transforment la timidité en résolution. Le malade, qui, depuis des mois, éludait les propositions de cathétérisme, demande à être immédiatement sondé, et c'est sur l'heure que le plus timoré veut être soumis à l'exploration. Nous n'avons pas à rechercher la nature du sentiment qui lui fait désirer ce qu'il a tant redouté, mais je dois vous prémunir contre des instances que vous ne pourrez toujours écouter favorablement.

Vous aurez plus d'une fois le devoir d'exiger un délai, de faire reposer votre malade, qui n'a pas cessé de travailler et de se fatiguer, qui souvent s'est assez longuement déplacé pour venir vous voir, qui a fait un voyage peut-être fatigant, qui veut immédiatement reprendre le chemin de fer, qui revient des eaux. Cette dernière condition est particulièrement fâcheuse et se joint au voyage, pour que la fatigue des organes développe leur impressionnabilité morbide.

Les questions que vous poserez vous feront rapidement prévoir si vous avez affaire à une maladie de l'urètre, de la prostate ou de la vessie, si votre exploration s'adressera au réservoir ou au canal. Dans ce dernier cas, à moins d'impressionnabilité particulière ou d'un état général suspect, il vous est loisible de procéder sur-le-champ à l'exploration. Mais, s'il s'agit de vider la vessie ou de l'explorer, le repos préalable des organes est souvent exigible. C'est après une nuit, ou bien un ou deux jours passés à la chambre dans un demi-repos ou dans un repos complet, « suivant les circonstances », que vous pourrez procéder à l'exploration. Vous la ferez alors, si elles l'exigent, chez le malade et non dans votre cabinet.

Il est facile de prévoir que vos conseils pourront ne pas être acceptés sans discussion. Tout embarras cessera lorsque vous aurez montré que c'est la crainte de la fièvre qui justifie vos exigences. Si cependant vous n'arriviez pas à convaincre, si le malade ne voulait rien entendre et persistait dans sa résolution d'obtenir une solution immédiate, vous n'avez plus qu'un devoir à remplir : refusez catégoriquement d'obéir à une impatience qui vous ferait agir dans des conditions que vous jugez défavorables.

Il ne suffit pas toujours que les organes soient reposés, il faut parfois aussi *les préparer au contact des instruments*. Cette condition était autrefois imposée aux malades qui devaient subir la lithotritie. Toutes les raisons qui militent en sa faveur ont été exposées par Civiale, et la pratique du célèbre spécialiste a rencontré une adhésion presque unanime. Il ne s'agissait pas seulement de dilater le canal, mais surtout de lui donner une éducation qui lui manque et que les circonstances allaient lui rendre bien nécessaire, c'est-à-dire de l'habituer aux contacts.

Civiale recommandait de procéder très graduellement. Il se servait exclusivement des bougies en cire et débutait en portant dans le canal une de ces bougies, qu'il choisissait fine, très lisse, très molle, et qu'il retirait immédiatement. Cette opération était répétée le lendemain et les jours suivants. Si le canal était très irritable, la bougie était retirée dès que le malade commençait à souffrir, sans même chercher à la faire pénétrer profondément; elle n'arrivait quelquefois dans la vessie que du troisième au cinquième jour. Civiale recommandait encore de ne procéder qu'avec une extrême lenteur, sans mouvements saccadés à l'entrée et à la sortie et de ne la laisser jamais séjourner. A la première bougie était substituée une bougie plus volumineuse; il n'arrivait que très graduellement jusqu'à celles qui remplissent la capacité normale de l'urètre.

Les préceptes généraux posés par Civiale à propos de l'introduction des bougies, dans le but spécial qui nous occupe, sont, en réalité, ceux qui gouvernent et doivent diriger toute introduction d'instrument dans l'urètre et dans la vessie. C'est pourquoi je les rappelle quoiqu'ils ne soient plus d'usage depuis que nous avons à notre disposition l'asepsie et l'antisepsie. Elles étaient faites en dehors de leurs règles, et, cependant, leur action préservatrice était positive.

L'obéissance scrupuleuse aux sensations déterminées et aux sensations que l'on perçoit est la première et la plus nécessaire des conditions préservatrices à observer.

L'instrument qui parcourt l'urètre ou qui est promené dans la vessie est, avant tout, un agent de toucher. Il provoque la sensibilité du malade, mais il doit non moins tenir en éveil les sensations du chirurgien. Il faut avoir pour but : « de recueillir beaucoup de sensations et d'en faire très peu ressentir ».

On remplit ces deux conditions fondamentales en s'imposant pour première règle *de ne jamais faire œuvre de force, même au degré le plus minime*. La force ne doit pas être employée contre la résistance des organes, elle ne peut être opposée à leur volonté. « Ne luttez jamais avec eux. »

Ainsi, un rétrécissement de l'urètre ne devra jamais être franchi par une bougie qui exerce sur ses parois des frottements durs et ne pénétrerait que sous une impulsion dépourvue de douceur. Dans la vessie, l'instrument explorateur, de même que l'instrument lithotriteur, ne devra pas provoquer de contractions, il devra tout au moins leur obéir; il faut s'arrêter quand les contractions deviennent trop prononcées.

Dans le maniement des instruments, il y a toujours une part à faire à l'action mécanique, mais elle doit être réduite à son minimum de production. Pour arriver à connaître la mesure, « à doser », pour ainsi dire, l'action mécanique de l'instrument, il faut, avant tout, consulter les organes.

Tenez compte de leur réaction douloureuse, mais plus encore de leur résistance; qu'elle soit active comme celle d'un spasme de l'urètre ou d'une contraction vésicale, ou passive comme celle d'un rétrécissement urétral, il faut se soumettre.

La réaction douloureuse peut être le fait de l'impressionnabilité spéciale à une individualité; la résistance des organes est toujours le témoignage exact et précis d'une difficulté opératoire. Devant une sensibilité peu justifiée il y a souvent intérêt à passer outre, mais les difficultés opératoires ne veulent pas être vaincues par la force. Il faut les tourner ou les combattre par la douceur la plus patiente. C'est ainsi que l'on prévient les accidents.

Sans doute, il est des opérations qui ne peuvent se passer de la force. L'urétrotomie et la divulsion ne sauraient être exécutées sans le concours de cette puissance. Mais ce ne sont plus là des actes opératoires qui aient seulement le *toucher pour guide*. Avant de faire courir la lame de l'urétrotomie, avant de pousser le mandrin divulseur, vous avez, à l'aide du toucher, placé le conducteur qui va vous permettre d'employer dans une certaine mesure et dans des conditions déterminées, la force nécessaire à la destruction immédiate d'un obstacle. Sa disparition complète rendra d'ailleurs à la miction la liberté qui lui manquait; l'une des causes qui favorisent le plus l'apparition de la fièvre urineuse aura été supprimée.

Mais cette force que vous pouvez exercer sur l'urètre à

l'abri d'un conducteur, vous ne pourrez jamais, sans danger presque inévitable, l'exercer sur la vessie ; il est interdit de la vider brusquement ou de la distendre brutalement à l'aide d'une injection trop rapide et trop copieuse. La réponse fébrile, si l'état aseptique n'est pas absolu, suivra de près de telles provocations et sera proportionnelle à la violence de l'attaque. Je ne serai pas trivial en vous disant que la seringue veut être maniée avec les mêmes précautions que les sondes ou le lithotriteur.

Le meilleur et le plus sûr conducteur des instruments utilisés dans la pratique de la chirurgie urinaire est donc la sensation même qu'ils développent. Il faut s'appliquer à la percevoir et tenir compte plus encore : *de celle que ressent le chirurgien que de celle que le malade exprime.* L'instrument parle un langage très intelligible à celui qui se donne la peine de vouloir l'écouter et le comprendre. Il demande à avancer tout aussi nettement qu'il indique un obstacle. Il vous engage à le suivre ou vous conseille de vous arrêter.

La lenteur réfléchie dans l'action est le plus sûr moyen de recueillir « les sensations dirigeantes » ; la patience est l'agent le plus nécessaire pour triompher des obstacles ; la douceur est la seule force qui permet de mener à bonne fin les entreprises toujours délicates de la partie de la chirurgie que nous étudions.

Il faut même, au besoin, savoir mettre de côté tout amour-propre et renoncer à poursuivre une manœuvre opératoire que l'on avait annoncée et qui a déjà reçu un commencement d'exécution. Une semblable détermination fait honneur au chirurgien qui la prend, non sous l'influence d'une timidité que ne peut comporter à aucun degré l'exercice de notre art, mais en toute connaissance de cause et dans la crainte légitime de devenir nuisible, alors qu'il a pour mission d'être utile.

Le principal écueil de la chirurgie urinaire étant la provocation de l'infection urineuse et, en particulier, de sa forme la plus accentuée, de la fièvre, il était naturel de vous parler, à propos de sa prophylaxie, des principes qui vous aideront à éviter ses dangers.

Ces principes se résument en deux mots : propreté méticuleuse, attention scrupuleuse. Ce sont nos deux qualités maîtresses. Soyez en toutes circonstances rigoureusement propres et toujours extrêmement attentifs. Vous arriverez ainsi à vous bien servir de l'asepsie et de l'antisepsie et à ne négliger aucun des détails techniques qui permettent de faire la bonne chirurgie.

S'il n'est plus nécessaire de préparer les organes bien portants au contact des instruments, il est indispensable, quand ils sont malades, « de les soigner » avant d'explorer, et, à plus forte raison, avant d'opérer.

Le *traitement préalable de la cystite* est l'une des mesures préventives les plus nécessaires ; je ne puis trop vous la recommander, elle est éminemment préservatrice.

Ce n'est point seulement pour mettre à l'abri de la fièvre les malades qui se confient à votre expérience, que vous devez l'utiliser. La préparation de la vessie leur rendra les plus grands services en atténuant la virulence de son contenu et en amoindrissant sa sensibilité pathologique. J'insisterai sur ce dernier point en parlant du chloroforme. Il ne faut pas croire, en effet, que nous sommes à même, grâce à ce précieux agent, de neutraliser à notre guise cette sensibilité. Ce serait une très dangereuse erreur. Vous n'y arriverez que si vous l'avez atténuée, d'abord, par un traitement bien dirigé. Nous demeurerons dans notre sujet actuel en disant que pour faire œuvre certaine de prophylaxie : » il faut désinfecter les parois de la vessie et les modifier dans la mesure du possible ainsi que l'état septique des urines. »

L'état inflammatoire, s'il est aigu, contre-indique les lavages ; seules les instillations sont alors possibles ; s'il est subaigu, vous userez des lavages avant l'opération. Vous ferez alors, bien entendu, usage de liquide contenant en solution des antiseptiques. Vous modifierez ainsi l'état des urines. Les instillations qui permettent l'usage des doses fortes de nitrate d'argent agissent sur la paroi. Elles déterminent une desquamation épithéliale prononcée. M. Noël Hallé a représenté un lambeau épithélial de la couche superficielle vu de face où l'on aperçoit par transparence les noyaux des cellules de la couche moyenne, et un lambeau de la couche moyenne vu de face, qui ont été rendus par un malade après une instillation de nitrate d'argent (t. I, p. 346, pl. I, fig. 6 et 7).

Vous le voyez, ce n'est pas parce que vous aurez fait pénétrer de façon quelconque un liquide ou une substance antiseptique

que vous aurez utilement agi, c'est parce que vous aurez été guidé par des indications qui en règlent méthodiquement l'emploi.

Accordez votre confiance à un ensemble raisonné de moyens, ne la laissez jamais surprendre par un procédé ou par un médicament. Quelle que soit l'utilité, quel que soit le pouvoir des moyens, leur emploi n'a toute son efficacité que lorsqu'il est dirigé par la méthode.

Le traitement préventif dont nous nous sommes occupés, et qui est de règle pour toute action intravésicale importante, est moins nécessaire lorsqu'il s'agit de l'urètre. Il est cependant des cas où vous vous exposeriez à provoquer la fièvre, si vous vouliez avoir trop tôt la satisfaction de franchir un rétrécissement. Ce n'est pas l'état du canal qui vous fournira des indications. La susceptibilité particulière du sujet, ses accidents fébriles, et surtout « l'ancienneté de l'affection, la réplétion et l'infection de la vessie devront vous servir de guides ». Il faut donc vous rendre exactement compte de l'état de la vessie. Vous examinerez les urines pour savoir si elles sont toxiques, vous combinerez le toucher rectal et la palpation hypogastrique pour savoir si la vessie est vide. Dans ces cas, faites aussi reposer les malades avant d'agir, limitez vos manœuvres en ne pénétrant que jusqu'au rétrécissement et en vous contentant tout d'abord d'y appuyer légèrement, sans laisser séjourner la bougie. En agissant ainsi et en combinant, dès que vous pourrez passer, les instillations au nitrate d'argent avec la dilatation, vous éviterez les accidents fébriles même dans des cas où tout est réuni pour en favoriser l'éclosion.

Pendant l'opération. — Nous avons trop longuement insisté déjà sur les principes qui doivent vous servir de guides pour avoir besoin d'y revenir à propos de leur application. Ce n'est pas non plus le moment de vous parler des règles particulières à chaque opération, mais c'est encore l'occasion de vous répéter que « la bonne technique » est éminemment préservatrice, et que rien de ce qui en assure l'application ne doit être négligé. L'asepsie et l'antisepsie les mieux conduites ne peuvent pas tout par elles-mêmes, l'opérateur leur vient en aide. Je ne puis trop vous redire l'importance de son rôle en chirurgie urinaire, il est nécessaire de le bien comprendre. Les questions relatives aux manœuvres instrumentales ne seront à leur place que lorsque nous étudierons les opérations elles-mêmes. Bientôt, nous aurons à vous parler longuement du cathétérisme, opération applicable dans des circonstances si diverses que son étude détaillée appartient aux généralités du sujet ; ce n'est que plus tard, à propos des maladies urinaires étudiées en particulier, que nous aurons à aborder les questions relatives aux autres opérations.

Cherchons, dès à présent, comment les règles générales ont été déduites des principes. Ce sont, en effet, les nécessités particulières, qu'impose le danger de la fièvre urineuse provoquée, qui conduisent à les formuler.

Vous n'avez pas oublié qu'en principe toute manœuvre de force est exclue de la pratique de la chirurgie urinaire. Les contacts non mesurés, et, à plus forte raison, violents, que subissent les organes ont des dangers bien démontrés ; mais, alors même que la force est exclue, le contact s'exerce nécessairement. Vous avez préparé les organes malades à le supporter, mais vous ne les avez pas doués d'une tolérance telle qu'ils puissent impunément le subir à tout degré.

« Limiter le traumatisme » est le principe qui domine toute notre thérapeutique chirurgicale. L'examen des conditions qui en réalisent l'application va nous montrer à quel point il importe de calculer et de prévoir, au cours de l'acte chirurgical, les conséquences des manœuvres opératoires minimes ou grandes. Nous verrons que les prévisions se basent sur ce que nous a appris : « l'étude clinique des conditions dans lesquelles se produisent les accès de fièvre urineuse » (t. II, p. 88). Elles peuvent être établies avec certitude.

Il est une règle de chirurgie qu'il convient de rappeler ; tous l'acceptent et l'on s'y conforme d'autant plus que l'on pratique davantage. C'est la règle du « peu de durée des opérations ».

La durée des manœuvres opératoires doit être aussi courte que possible, mais, en se conformant à cette règle, le chirurgien ne doit pas perdre de vue le principe de la limitation du traumatisme. Il peut être obligé, pour agir avec sécurité, de ne pas procéder avec rapidité. Il est des lenteurs nécessaires, car il est des opérations où la rapidité n'est pas de mise, et, dans toutes les opérations, il est des circonstances où il faut l'éviter. Le ralentissement des manœuvres, quand il est indiqué, n'est en aucune façon incompatible avec le peu de durée de l'intervention. Grâce à une action méthodique et calculée, notre intervention s'opère sans difficulté sérieuse, sans incident imprévu, et, par suite, sans perte de temps. Ce sont les fautes qui prolongent les opérations. Elles sont évitées, non seulement parce que vous avez su les prévoir d'avance, mais aussi parce que, grâce à la calme et méthodique tranquillité de l'exécution, vous vous rendez, chemin faisant, un compte exact de celles que vous pourriez commettre par surprise.

Lentement veut dire : attentivement et méthodiquement. La lenteur, ou plutôt la mesure, dans l'action chirurgicale, est le plus sûr garant de sa courte durée.

Vous pourrez, en dirigeant bien vos manœuvres, en les calculant de façon à ne rien livrer au hasard, procéder sans précipitation et cependant faire en très peu de temps une très fructueuse besogne. C'est même une des conditions du succès de la lithotritie que d'arriver à cette rapidité calme et mesurée, qui permet, en un très petit nombre de minutes, avec le minimum de mouvements, de broyer un très grand nombre de fragments.

La courte durée n'est, en définitive, que le bon emploi du temps nécessaire à l'exécution régulière et complète d'une opération. Sa mesure est chirurgicale et non pas chronométrique.

La pratique de la lithotritie fait très bien comprendre la nécessité de l'interprétation purement chirurgicale de la règle du peu de durée.

La très courte durée des séances était autrefois une des obligations du traitement et l'un des meilleurs garants du succès ; le chirurgien faisait œuvre de prophylaxie véritable en se conformant à la règle alors adoptée.

Vous savez comment un chirurgien éminent, que des travaux de premier ordre, tels que son mémoire sur *le Mécanisme de la luxation de la hanche et de sa réduction par la flexion*, nous avaient fait dès longtemps connaître, est venu révolutionner les règles unanimement adoptées jusqu'à lui pour le broiement de la pierre dans la vessie. L'on ne pouvait plus complètement enfreindre qu'il ne l'a fait « la règle du peu de durée », ni prouver plus péremptoirement que la vessie supporte sans dommage les contacts les plus prolongés. La démonstration très hardie de Bigelow a été décisive; malades et opérateurs en bénéficient largement; les accidents de la lithotritie, et en particulier la fièvre urineuse, ont été très atténués par la méthode nouvelle. La guérison est devenue à la fois plus rapide et plus certaine. Et cependant le chirurgien de Boston opérait sans recourir à l'antisepsie, et, lorsque j'ai commencé à utiliser ses préceptes, je n'en faisais pas encore usage.

C'est à l'évacution immédiate des fragments que sont dus ces résultats; le chloroforme n'a fait qu'y contribuer en permettant de poursuivre « dans de bonnes conditions » la prolongation des manœuvres. La suppression des traumatismes occasionnés par les éclats de pierre abandonnés dans la vessie a fait disparaître l'une des causes les plus effectives de la production des accès urinaires. Nous avons eu la preuve du rôle toujours fâcheux et souvent très dangereux que l'observation permettait de leur attribuer (t. I, p. 113).

Dans l'ancienne lithotritie, le traumatisme des fragments s'ajoutait à celui de l'opération, et celui-là aurait été bien plus sérieux, si les fragments avaient été très multipliés par la prolongation de la séance. Il ne fallait pas qu'elle fût trop productive. La règle de la très courte durée des séances permettait en quelque sorte de doser le traumatisme post-opératoire, de réduire à leur minimum les lésions de l'opération et de prévenir celle que cause l'expulsion des fragments. En débarrassant immédiatement la vessie des éclats de la pierre, la lithotritié moderne supprime la cause principale du traumatisme. Elle limite le traumatisme malgré la très longue durée de certaines séances.

La meilleure garantie contre les accidents de la lithotritie, et contre les accès de fièvre en particulier, est donc dans le débarras immédiat de la vessie. A cette condition, la règle du peu de durée a été supprimée avec le plus grand avantage; mais sa formule n'était, vous le voyez, que l'expression cliniquement exacte, de l'application du principe qui domine toute la thérapeutique opératoire des voies urinaires: *limiter le traumatisme.*

Oubliez, quand il le faut, la règle du peu de durée dans « sa lettre », mais ne la perdez jamais de vue dans « son esprit ».

La règle du peu de durée est applicable aux explorations de la vessie; mais elles sont surtout rendues inoffensives dans leurs suites et facilement supportables au cours de leur exécution, quand elles sont conduites de façon à limiter, ou plutôt à complètement exclure le traumatisme.

On le peut avec une bonne technique quand la vessie a été bien préparée.

La règle du peu de durée ne saurait convenir à l'évacuation du réservoir distendu ; déjà nous avons eu l'occasion de vous dire qu'il était nécessaire de vider lentement la vessie dans les cas de grandes rétentions. Encore une fois vous dérogez à la règle, mais vous obéissez au principe. L'évacuation rapide, en substituant brusquement, et, pour ainsi dire, brutalement, la vacuité absolue à la distension extrême, ferait œuvre de force et deviendrait traumatisante.

Les manœuvres intra-urétrales destinées à franchir un rétrécissement ou à pénétrer entre les lobes d'une prostate hypertrophiée, peuvent être longues dans certains cas. Accordez-leur la durée s'il est nécessaire, mais prolongez-les le moins possible ; elles disposent à la fièvre. Redoutez, par-dessus tout, l'usage de la force. L'introduction forcée, ou à frottement dur, d'une bougie est l'occasion presque certaine d'un accès de fièvre ; l'on se souvient des résultats désastreux de l'application de la divulsion incomplète de Perrève.

Il y a, en effet, une différence absolue entre une opération qui, au prix d'un effort ou d'une section, rétablit d'emblée les fonctions du canal, et celle qui provoque un traumatisme sérieux sans assurer le libre écoulement de l'urine, sans mettre à l'abri de sa pénétration dans les tissus ou dans le sang.

Le contact de l'urine septique avec les plaies ou les déchirures est inoffensif ; sa pénétration est très dangereuse. Elle est favorisée au plus haut point, lorsque l'on écarte de force en les lacérant, sans les diviser franchement, les parois urétrales au niveau d'un rétrécissement. La colonne urinaire y appuiera avec force pour se faire un passage, l'effort de la vessie lui donnera une haute tension. Les opérations qui livrent à cette colonne incompressible une facile issue sont préservatrices ; elles ne sont pas suivies de fièvre. Les autres sont désastreuses. Elles permettent à la pénétration de s'effectuer à « hautes doses » et donnent aux accès intenses, aux accès dits « pernicieux », l'occasion de se produire avec leur menaçante gravité.

Aussi la forçure de l'urètre est-elle une des manœuvres les plus justement répudiées. Peu importe le temps mis à la faire.

Lorsque vous placez à demeure une fine bougie ou une grosse sonde, la question de durée est encore subordonnée à la pression exercée sur les parois de l'urètre. Peu d'heures se passeront sans que de sérieux accidents éclatent si vous êtes entré à « frottement ». Ces mêmes instruments seront supportés des journées entières et mettront fin à la rétention, ils guériront la fièvre, s'ils n'appuient pas sur les parois du canal. En me référant à cette règle, j'ai eu la satisfaction de rendre l'urétrotomie interne inoffensive et heureuse dans ses suites, bien des années avant l'antisepsie.

Examinons une dernière question, *celle de la douleur pendant les opérations.*

Y a-t-il, au point de vue de la prophylaxie des accidents urineux, intérêt à éviter la douleur au cours des interventions? Il faut répondre sans hésitation par l'affirmative. Cela ne veut pas dire que l'anesthésie soit antipyrétique ; cela ne veut pas dire non plus qu'il faille toujours y recourir. Mais cela signifie qu'il faut, dans toute intervention intra-urétrale ou intravésicale, manœuvrer de façon à ne pas faire souffrir et surtout à ne pas déterminer de contractions vésicales, afin de ne pas s'exposer « à lutter avec la vessie ».

Vous y arriverez aisément dans nombre de cas sans chloroforme ou avec très peu de chloroforme ; mais vous n'hésiterez pas, pour peu que l'état de sensibilité de la vessie en donne l'indication, à employer le chloroforme. Nous développerons avec tous les détails qu'elle comporte, l'étude de la chloroformisation chez les urinaires et nous aurons pour objectif « de déterminer les conditions dans lesquelles le chloroforme doit être donné, pour que les manœuvres soient bien acceptées par les organes, sûrement conduites par le chirurgien ». Quand on connaît ces conditions et qu'on les observe, l'anesthésie est certainement prophylactique, car le traumatisme opératoire est toujours aisément limité; elle est, de plus, presque toujours obtenue avec de faibles doses de vapeur.

Nous ne pouvions pas ne pas insister. Les « précautions opératoires » nous sont d'autant plus indispensables que la nécessité d'opérer le plus habituellement sur des organes déjà infectés, nous empêche de compter seulement : « sur les garanties de l'antisepsie ».

Après l'opération. — Les soins consécutifs à l'opération, ceux du moins qui doivent immédiatement la suivre, sont en grande partie constitués par de simples précautions d'hygiène ; la thérapeutique chirurgicale y a néanmoins une part importante.

Le cathétérisme est souvent nécessaire, la sonde à demeure est parfois indispensable. Elle donne contre l'infection les garanties de tout bon *drainage* ; elle satisfait une des indications primordiales de la chirurgie en assurant l'étanchéité d'une cavité infectée et protège le canal quand il est blessé. Nous aurons à vous dire plus tard quelles sont les conditions à observer pour qu'une sonde à demeure fonctionne régulièrement, pour qu'elle ne fatigue pas l'urètre, et pour qu'elle ne puisse pas favoriser l'infection au lieu de s'y opposer.

Au point de vue des précautions de *l'hygiène*, vous aurez avant tout à veiller à ce que vos malades ne se refroidissent pas.

Ne négligez à cet égard aucune recommandation. L'expérience nous a prouvé que, chez nos opérés infectés, un refroidissement même léger peut provoquer l'apparition d'un accès fébrile. Aussi vaut-il mieux, quand il est possible, les opérer dans leur lit. Rien n'est plus facile que de le garnir et de le disposer de telle sorte que la lithotritie et l'urétrotomie puissent y être aisément pratiquées. Mais alors même les jambes doivent être complètement enveloppées de laine et le tronc protégé par un tissu de même nature ; le tout est garni de serviettes stérilisées. Aussitôt que l'opération est terminée, le patient est soigneusement couvert et même enveloppé d'une couverture de laine si la durée de l'opération, son état ou la température y invitent ; au besoin, des boules d'eau chaudes sont disposées autour de lui. Il faut aussi, dès qu'il est possible, donner des boissons chaudes et ajouter aux premières tasses une grande cuillerée d'eau-de-vie ou de rhum. D'une façon générale, malgré la chloroformisation, les boissons chaudes sont supportées. Si elles ne l'étaient pas, on s'en tiendrait aux autres précautions indiquées.

Une autre recommandation non moins importante est l'ingestion de boissons abondantes. Nous savons trop bien l'atténuation apportée à la puissance toxique des matériaux de l'urine par leur dilution pour ne pas accorder aux conditions qui assurent cette dilution toute la confiance qu'elles méritent. Il est en général très facile de les réaliser. Le malade, déjà habitué à l'avance à absorber un supplément de boissons aqueuses, s'y prête aisément. Le premier jour, les boissons seront tièdes afin de ne pas provoquer l'abaissement de la température; on peut, en général, dès le second jour, les laisser prendre à la température de la chambre. Les infusions légèrement diurétiques, les eaux très faiblement minéralisées et l'eau elle-même, seront ultérieurement prescrites. La simplicité de cette thérapeutique n'a d'égale que son efficacité.

Ajoutons qu'après avoir évité pendant l'opération toute manœuvre capable de violenter les organes, on devra veiller à ce que le malade ne commette aucune imprudence de nature à les léser. C'est dans ce but que vous recommanderez formellement aux lithotritiés et aux urétrotomisés de garder le lit d'une façon absolue et de n'uriner que couchés sur le dos pendant les deux ou trois premiers jours qui suivent l'opération. Nous avons pu vous montrer plus d'une fois des accès n'ayant d'autre origine que la miction prématurément accomplie sans précautions.

Traitement médical préventif. — L'état des forces, les fonctions digestives, la qualité et la quantité des urines doivent être les objectifs de la médication préventive.

Ce ne sont pas seulement les forces physiques qui peuvent être amoindries et qu'il convient de relever, notamment par le régime, par les moyens appropriés; l'état moral a souvent fléchi sous l'influence de préoccupations, que les affections de l'appareil urinaire semblent avoir le fâcheux privilège de provoquer. Vous rencontrerez des malades entièrement absorbés par la pensée de l'opération qu'ils vont subir. Qu'il s'agisse d'un simple cathétérisme ou d'un acte chirurgical plus complexe, ils ne parlent que de leur opération, ne pensent qu'à leur opération. Ils supputent sans cesse les chances qu'ils peuvent avoir, et font surtout entrer en ligne de compte les chances défavorables.

Il faut que le chirurgien se préoccupe de cette situation d'esprit qui certainement contribue à mettre l'organisme en moindre résistance. C'est par la confiance qu'il sait inspirer qu'il arrivera surtout à la modifier. Mais il est utile d'avoir le concours des médications. Les bromures agissent favorablement ainsi que les grands bains tièdes plus ou moins prolongés. Ces moyens vous aident à apporter un peu de sédation au système nerveux. En pareil cas, arrivez dans le plus bref délai possible à l'opération ; vous ne la retarderez que lorsque des raisons sérieuses y obligent. Si elles existent, mieux vaut cependant prolonger l'angoisse, que de négliger des précautions bien indiquées.

Le débarras préalable du tube digestif est la règle de la plupart des opérations ; celles qui se pratiquent par l'appareil urinaire commandent plus spécialement ce préliminaire. Mais chez nos malades on ne saurait s'en tenir à cette précaution convenue. Vos futurs opérés doivent être soigneusement examinés au point de vue de leurs fonctions digestives et être, s'il le faut, soumis à une médication particulière.

Vous savez que les troubles digestifs sont bien souvent le témoignage d'une intoxication, et que l'intoxication urineuse favorise singulièrement l'infection. Il est donc des malades chez lesquels vous devrez prescrire, non pas la purgation qui, la veille ou l'avant-veille, déblaye l'intestin, mais une série de laxatifs, donnés à petites doses, l'antisepsie intestinale, l'emploi des amers, et celui des moyens qui aident aux éliminations par la surface cutanée. Les frictions et les bains en sont les meilleurs agents.

A cet égard l'analyse chimique des urines qui vous rend compte des éliminations normales, au besoin l'analyse physiologique qui vous permettrait d'apprécier leur toxicité sont utilisables. Mais il faut aussi qu'un examen histologique et bactériologique vous renseigne.

Vous ne pourrez malheureusement, si les urines sont infectées, faire fond sur une médication qui aurait pour agents les substances antiseptiques que le rein élimine. Je les ai souvent expérimentées, et après avoir longtemps réservé mon jugement, je me crois maintenant en droit de conclure à leur non-efficacité. C'est à l'antisepsie locale, à l'action intravésicale qu'il faut alors réserver votre confiance; « la préparation de la vessie sera votre sauvegarde ».

Au cas où les urines sont aseptiques, vous pouvez par contre, ainsi que déjà j'ai eu à vous le dire, les rendre impropres à servir de milieu de culture par l'administration des médicaments auxquels je fais allusion, et en particulier du salol. Mais dans ces cas, vous trouverez toutes les garanties désirables dans le judicieux et complet emploi de l'asepsie et de l'antisepsie au moment de l'opération.

Le moyen médical qui m'a toujours semblé et qui me paraît encore le plus utilisable, est l'ingestion de boissons abondantes. Je conserve l'habitude de faire boire mes futurs opérés entre leurs repas dans les jours qui précèdent l'opération. Je leur recommande des tisanes diurétiques légères, telles que les infusions de queues de cerise, la décoction de chiendent, ou des eaux à très faible minéralisation et de digestion facile, telle que l'eau d'Évian. Cette pratique sur laquelle, vous le savez, insistait le professeur Gosselin, ne repose pas seulement sur le résultat de l'observation clinique. L'expérimentation démontre que la dilution diminue le pouvoir toxique des urines; il est permis de penser qu'elle peut s'opposer dans une certaine mesure à leur action infectieuse.

Avant comme après l'opération, il faut que nos opérés urinent largement, et pour cela il faut qu'ils boivent, c'est un détail de pratique sur lequel je ne puis trop attirer votre attention.

Je terminerai ces considérations sur le traitement médical préventif de la fièvre urineuse en disant quelques mots du sulfate de quinine. Chacun sait à quel point sa réputation antifébrile est acceptée. Dans l'espèce, nous ne pouvons, en vérité, lui reconnaître cette qualité spéciale. Sans faire plus qu'il ne convient de sacrifice aux préjugés, je vous engage cependant à y recourir. Je le donne dans les jours qui précèdent l'opération à petites doses réfractées de 20 à 30 centigrammes, en général uni à l'extrait mou de quinquina ; la veille de l'opération je recommande d'en prendre $0^{gr},50$ au dîner. Ce n'est donc pas à grandes doses que j'ai l'habitude de l'administrer. C'est qu'en réalité il faut croire à ses qualités stimulantes ou névrosthéniques, pour employer le langage des anciens thérapeutistes, et non à une vertu antifébrile applicable à la prévention des accès urineux. S'il fallait ainsi envisager son action, il conviendrait de n'y pas recourir; mais, si l'on admet, comme tout y autorise, qu'on doit opposer aux infections des médications qui permettent de ne pas être, ou, d'être le moins possible disposé à les subir, l'emploi du sulfate de quinine continué quelques jours à petites doses et à doses réfractées, me paraît certainement indiqué. Le sulfate de quinine trouve, par contre, une indication très positive lorsque nous opérons au cours d'épidémies grippales, ou dans les saisons qui favorisent l'éclosion des broncho-pneumonies. Il ne faut pas oublier que nos malades, lorsqu'ils sont infectés depuis longtemps, sont disposés à la congestion pulmonaire. Les doses préventives seront plus fortes et la médication sera continuée après l'opération.

Traitement curatif. — Si, malgré nos efforts, des accidents fébriles viennent à éclater pour une cause ou pour une autre, avons-nous un traitement à leur opposer, et ce traitement est-il efficace? A cette double question nous pouvons répondre de suite par l'affirmative, tout en vous avertissant que parfois l'accès urineux résistera aux moyens même les mieux appropriés.

Qu'il soit bien entendu, avant d'aller plus loin, que nous avons spécialement en vue les accès aigus. Nous aurons plus tard, en étudiant la forme apyrétique de l'empoisonnement urineux, à vous tracer son traitement et à revenir sur certains points de la thérapeutique de la forme chronique de la fièvre urineuse.

Moyens médicaux. — L'étude attentive du malade est notre véritable guide dans le choix du traitement à établir.

L'accès franc se juge spontanément par des sueurs profuses qu'accompagnent souvent une diarrhée abondante et parfois des vomissements plus ou moins répétés. Nous n'avons qu'à nous soumettre à ces indications naturelles et à favoriser ces deux grands moyens d'élimination; il faut agir par la peau et par la muqueuse digestive, particulièrement dans sa portion intestinale.

Provoquer et favoriser la sudation, telle est la première indication à remplir. Elle s'impose au clinicien, puisque, de l'aveu de tous, des sueurs abondantes sont le gage presque certain d'une terminaison favorable. Les moyens à employer sont faciles ; vous les avez vu bien souvent mettre en pratique dans nos salles.

Dès qu'un malade est atteint de frissons, on étend sur son lit deux ou même trois couvertures de laine et un large édredon ; on place à ses pieds et sur ses côtés des boules d'eau chaude ; en même temps, on lui prépare une quantité assez considérable de thé au rhum bien chaud, soit environ un litre, un litre et demi qu'il boit en peu de temps. Dans ces conditions, le patient se réchauffe vite et l'on voit bientôt apparaître, dans la grande majorité des cas, tout au moins, une sueur profuse et souvent même extrême.

Nous avons coutume aussi de faire prendre, dès que le troisième stade commence, du sulfate de quinine que nous prescrivons de la façon suivante : 0gr,20 toutes les heures jusqu'à concurrence d'un gramme ou plus. Nous croyons à l'utilité de ce médicament, mais nous avons plus de confiance encore dans la sudation ; c'est elle qu'il faut à tout prix rechercher, et, parmi les moyens propres à la provoquer, nous croyons devoir insister particulièrement sur le thé au rhum ou à l'eau-de-vie. Nous ne prétendons pas, en le prescrivant, nous adresser à un spécifique de la fièvre urineuse, nous ne croyons pas, comme on l'a dit, que l'alcool ait une vertu particulière et spéciale. Nous ne voyons dans cet agent médicamenteux qu'un stimulant diffusible, énergique, à action rapide. Nous ne le donnons pas à doses fractionnées, mais à doses répétées et fortes (de 100 à 120 grammes pour un litre de thé). Il faut agir vite pour agir sûrement. Vous pouvez du reste remplacer le rhum par de l'eau-de-vie et le thé par telle autre infusion aromatique qu'il vous conviendra. Au besoin même, et faute de mieux, vous pourriez vous contenter d'eau simple additionnée d'alcool et suffisamment chaude et sucrée. Toutefois, le thé au rhum ou à l'eau-de-vie devra être préféré, toutes les fois que cela sera possible, comme plus agréable à prendre et surtout d'une efficacité plus constante et plus prompte.

Une fois l'accès terminé, il convient de recourir à un purgatif salin qui sera administré dès le lendemain ou le surlendemain. Ne négligez pas ce moyen, même si l'état du malade paraît entièrement satisfaisant. Il faut achever l'élimination commencée par les sueurs, sous peine de voir la fièvre se reproduire d'un moment à l'autre. Vous ne faites d'ailleurs, remarquez-le, qu'imiter la nature et favoriser ses efforts. Il est inutile de se servir de drastiques. Il vaut mieux répéter les purgatifs que provoquer une superpurgation, et la répétition est souvent nécessaire.

Peut-être vous demandez-vous pourquoi ne pas recourir, pendant l'accès même, à ce moyen de dépuration, pourquoi ne pas provoquer tout à la fois et des sueurs cutanées et des sueurs intestinales, si vous voulez nous permettre cette expression. Une telle pratique serait logique, nous le reconnaissons, mais elle aurait aussi un grave inconvénient en exposant presque fatalement le sujet à un refroidissement qu'il faut absolument éviter. Si des selles se produisent spontanément, recommandez avec soin qu'on garnisse le malade, puis qu'on laisse faire et qu'on se garde bien de le découvrir avant que l'accès ne soit complètement achevé.

Le premier purgatif ne suffit-il pas ; reste-t-il un léger état saburral, l'inappétence est-elle plus ou moins complète, donnez-en un second et prescrivez en même temps l'usage des amers et particulièrement l'extrait aqueux de quinquina.

En entendant préconiser les sudations abondantes et les purgatifs pour combattre l'accès de fièvre urineuse et ses suites, vous aurez probablement pensé que nous établissions une contradiction entre ces préceptes et ceux de la dilution des urines sur lesquels nous avons tant insisté. On ne peut, en effet, nier que, sous l'influence des transpirations et des évacuations intestinales, l'urine ne subisse un assez haut degré de concentration. Et cependant, nous ne pouvons trop le répéter, l'accès urineux se juge d'autant mieux que la sudation a été plus rapide et plus abondante ; il a d'autant moins de tendance à se reproduire que l'on aura plus complètement combattu l'état saburral qui lui succède.

Nous devons donc avant tout accueillir les résultats de l'observation et obéir à leurs enseignements ; c'est le devoir et le rôle du clinicien. Nous le devons d'autant plus que, si les conditions qui déterminent l'empoisonnement urineux nous sont connues, si sa marche et ses terminaisons, si sa nature elle-même sont bien déterminables, « son mécanisme intime » nous échappe encore.

Grâce à ces moyens, vous vous rendrez maîtres des accès fébriles et vous pourrez mener à bonne fin un traitement qui semblait devoir être interrompu d'une façon presque complète. Vous verrez souvent des accès survenus avant la lithotritie ne pas se reproduire. Rien de plus rare, à l'heure actuelle, que la fièvre après la lithotritie; mais que d'occasions m'ont été données autrefois de constater l'heureuse influence de cette médication!

Le traitement dont nous venons de vous indiquer la formule suffit, en effet, à conjurer les grands accès et convient, avant tout, au premier type de la forme aiguë. Si les accès continuent à se reproduire, et que vous vous trouviez en présence du second type de la forme aiguë, vous êtes par cela même en présence de nouvelles indications.

Dans ces conditions, l'appareil digestif fonctionne difficilement et l'appareil respiratoire est prêt à se prendre. Il y a à la fois inappétence et difficulté d'insaliver les aliments, râles ronflants et sous-crépitants disséminés ou localisés surtout aux bases. Dans quelques cas, la douleur rénale peut apparaître, la quantité des urines diminue sans s'abaisser cependant beaucoup au-dessous du litre. Vous devez, avant tout, vous préoccuper de l'alimentation qui ne peut être acceptée que sous la forme liquide. Le régime lacté est, de tous les moyens médicaux, celui auquel vous donnerez la préférence : vous en prescrirez 1 litre au moins et vous porterez la dose, s'il est possible, à 2 litres. Cependant vos malades ont besoin d'être tonifiés; aussi trouverez-vous grand avantage à ajouter au lait une certaine quantité d'eau-de-vie, soit une cuillerée à dessert par grand verre. L'extrait de quinquina, pris dans du café noir à la dose de 4 à 8 grammes dans les vingt-quatre heures, vous viendra encore efficacement en aide. Enfin, les lavements émollients ou les minoratifs, l'huile de ricin à petite dose, les eaux purgatives, l'application de sinapismes et de très nombreuses ventouses sèches sur le thorax, en avant et en arrière, compléteront l'ensemble des indications qui relèvent de l'état général.

Pour peu que la douleur rénale soit accusée, les ventouses sèches seront appliquées sur la région douloureuse que vous tiendrez constamment enveloppée d'un large cataplasme recouvert d'une toile imperméable, maintenue par une large ceinture de flanelle. Il est des cas, fort rares à la vérité, où la douleur rénale prend une grande intensité.

Les émissions sanguines locales sont alors de mise, pour peu que l'état des forces y autorise; les ventouses scarifiées permettront aisément de calculer l'action déplétive.

Avec le régime lacté, vous avez satisfait aux indications fournies par l'état de la sécrétion urinaire, mais vous devrez, pour assurer la digestion du lait et vous opposer à l'acidification des voies digestives, prescrire l'eau de Vichy à petites doses, par gorgées fréquemment prises dans l'intervalle des ingestions du lait ou immédiatement après.

Vous revenez, dès qu'il est possible, à l'alimentation ordinaire en évitant toutefois de compter sur la mastication des aliments solides, avant que la sécrétion salivaire ne se soit rétablie. Le vin coupé d'eau est utile; vos malades, nous devons le répéter, ont besoin d'être tonifiés.

Il se peut aussi qu'au cours des accès ou à leur suite vos malades soient déprimés, que le pouls faiblisse, que la sécrétion urinaire s'abaisse assez pour que sa suppression soit à craindre. Les résulsifs cutanés, les frictions, les injections sous-cutanées de caféine, les injections sous-cutanées de sérum artificiel, les inhalations d'oxygène sont alors de mise.

Le traitement médical de la fièvre urineuse n'a donc rien de spécifique; nous n'avons pas le moyen de directement agir sur le poison urineux, les essais de sérothérapie n'ont pas donné de résultat, nous ne pouvons que combattre ses effets. Il nous faut pour cela venir énergiquement au secours de l'organisme. On l'aide très efficacement en favorisant largement les éliminations, en employant avec hardiesse les stimulants, en ayant recours aux révulsifs, en veillant avec soin, après les accès, à la conservation et au relèvement des forces ainsi qu'à la mise en bon état de fonctionnement de l'appareil digestif.

Le traitement de la forme chronique vise surtout les troubles digestifs et devra nous occuper lorsque nous parlerons de cette forme de l'empoisonnement urineux.

Moyens chirurgicaux. — La fièvre urineuse, nous vous l'avons déjà fait remarquer, doit souvent être l'objet d'un traitement chirurgical. De ce traitement vous pourrez obtenir les effets les meilleurs et les plus durables. Vous dénouerez des situations périlleuses, vous pourrez même véritablement guérir, car vous aurez modifié les conditions sous l'influence desquelles l'accès urineux s'était montré, ou supprimé ses causes. C'est ainsi que vous venez « au secours du rein ». Vous lui permettez, comme nous vous l'avons dit dans la précédente leçon, de continuer à suffire à sa tâche, vous l'empêchez de succomber sous des efforts trop grands ou trop prolongés.

L'application du traitement chirurgical, comme moyen curatif de la fièvre urineuse, soulève avant tout la question « des indications et des contre-indications » créées par l'apparition du symptôme fièvre. Elles sont délicates et leur examen mérite que nous leur consacrions un chapitre spécial.

Influence des complications fébriles sur les indications chirurgicales. — Pour savoir quand la fièvre urineuse indique l'intervention et quand elle est un motif d'abstention, il est nécessaire de se rendre compte de la forme qu'elle revêt, de son degré, de la répétition, de la durée et de la gravité de ses accès, mais surtout de la nature de la situation morbide qu'elle complique.

C'est en effet la nature des lésions qu'il faut surtout considérer. L'intervention peut être de mise malgré les caractères de l'état fébrile et quelle que soit la localisation des lésions de l'appareil urinaire. Depuis le premier type de la forme aiguë jusqu'à la forme chronique, l'intervention trouve souvent place; depuis le rétrécissement de l'urètre jusqu'aux suppurations du rein, son objectif est nettement défini.

Mais il est des états morbides, de même qu'il y a des états fébriles qui ne sauraient l'admettre ; il en est par contre qui ne sauraient s'en passer. Étant donnée la nature infectieuse de la fièvre, il est facile de prévoir tout le bénéfice qu'on peut attendre d'une intervention, lorsque l'infection est locale ou même lorsqu'elle a une localisation principale ; l'on comprend aussi bien qu'elle ne saurait y remédier en dehors de ces conditions.

C'est, en effet, lorsque l'urine infectée est retenue plus ou moins complètement, ou bien lorsqu'une suppuration n'a pas pris jour à l'extérieur ou le prend insuffisamment, que les indications d'agir sont les plus certaines. Comme nous le disions tout à l'heure, c'est alors que le traitement chirurgical dénoue des situations graves, qui, en dehors de lui, resteraient sans solution possible. Que ce soit au prix d'une opération importante comme la néphrotomie ou la cystotomie, d'un acte chirurgical aussi simple que le cathétérisme, la sonde à demeure ou l'urétrotomie interne, ses résultats vont être positifs, rapides et généralement heureux.

Bien des années avant que la doctrine de l'infection urinaire soit venue confirmer cette vérité chirurgicale pratique et en expliquer les heureux effets, nous l'avions, pour notre part, acceptée dans ses applications à la chirurgie urinaire.

La croyance à l'influence absolue des lésions rénales conduisait cependant alors les chirurgiens à une abstention pour ainsi dire systématique, lorsqu'ils avaient quelques motifs d'y croire; la fièvre était pour eux le principal. La suprême sagesse consistait à rejeter et presque à stigmatiser l'action, lorsque l'on pensait avoir le droit de diagnostiquer un mauvais état des reins. On craignait d'achever de les compromettre; j'ai fait voir que l'on pouvait intervenir heureusement, alors même qu'ils paraissaient suspects. Des observations renouvelées ont permis et la comparaison et les contrôles; elles m'ont conduit à établir que, loin de toujours contre-indiquer l'intervention, la souffrance du rein devait fréquemment l'imposer. L'intervention est en effet le moyen le plus efficace que nous possédons de venir à son secours.

Sans aucun doute, vous échouerez parfois en tentant ce sauvetage; l'écueil des lésions rénales est et restera toujours redoutable. Lorsque l'infection de cet organe est trop complète, lorsqu'aux lésions ascendantes se joignent les lésions descendantes, c'est en vain que vous évacuerez la vessie ou que vous protégerez l'urètre. Mais alors que vous n'avez pas lieu de désespérer d'une possibilité de la reprise de l'action éliminatrice et préservatrice du rein, avec ce qui peut lui rester de tissu capable de fonctionner, il faut, en agissant « là où se peut porter votre action », le soustraire aux influences qui paralysent les efforts dont il serait encore capable. Débridez l'urètre et protégez-le pendant plusieurs jours par une sonde à demeure, videz la vessie et purifiez-la, ouvrez le rein, laissez la plaie rénale largement ouverte, ne suturez en aucun point la brèche faite à travers les parties molles, drainez profondément les cavités rénales, et vous commencerez une élimination qui va continuer. Vous verrez avec étonnement se rétablir l'équilibre qui conduit à la reprise de la santé, à la condition « de drainer complètement et pendant longtemps ».

Il n'y a pas que les lésions acquises du rein qui s'opposent à l'élimination en annihilant son action ; il y a les influences réflexes qu'il subit et qui partent soit de la vessie, soit du rein lui-même, et qui atteignent son congénère ; il y a sans doute aussi l'influence directe de l'infection. On peut comprendre que l'amoindrissement du rein l'empêche de suffire à une besogne devenue trop considérable, mais il est à croire que les substances septiques auxquelles il doit donner si largement passage quand l'infection bat son plein, contribuent à l'inaction de ses éléments. Ils peuvent subir, de ce fait, une sorte d'inhibition.

Quoi qu'il en soit, il faut chez les fébricitants s'habituer à avoir affaire aux lésions rénales, il ne faut pas toujours y voir une contre-indication à l'intervention. Vous savez à cet égard la signification du second type de la forme aiguë et de la forme chronique ; vous connaissez la facilité avec laquelle reviennent les accès, vous n'avez pas oublié que leur durée doit les faire considérer comme suspects au point de vue de l'état des reins. L'étude des *conditions cliniques dans lesquelles se produisent les accès de fièvre urineuse* (p. 80) nous a montré quelle différence établit, pour la fièvre spontanée, l'état aigu et l'état chronique, c'est-à-dire « l'âge des lésions » ; l'on pourrait dire « l'âge de l'infection ».

Par quelle intervention arriverez-vous à ce résultat ? Ce n'est pas le moment de discuter ces questions, nous allons nous contenter de vous donner quelques exemples.

Ce qui doit être considéré comme étant hors de cause, c'est le principe de l'intervention, principe qui a pour base : *de s'opposer, par un acte chirurgical, à l'absorption d'une urine septique.* Vous y parviendrez en pénétrant dans la vessie afin d'assurer son évacuation aussi complète, aussi répétée, aussi prolongée qu'il est nécessaire, ainsi que son nettoyage antiseptique ; en protégeant l'urètre par une sonde à demeure quand il est traumatisé. Voilà les deux grands moyens de combattre chirurgicalement l'infection urineuse. Vous répéterez donc l'évacuation, vous la rendrez permanente par une sonde à demeure, voire par la fistulation hypogastrique; vous ferez l'urétrotomie interne; vous ouvrirez le rein s'il est en état de rétention septique et vous le laisserez largement ouvert.

Vous observerez un grand nombre de malades qui ont eu, pendant le cours d'un traitement par la dilatation, des accès de fièvre et chez lesquels aucun phénomène fébrile n'est réveillé par l'opération de l'urétrotomie. De même, vous rencontrerez des malades sujets à des accès de fièvre spontanés, et chez lesquels l'intervention opératoire par l'urétrotomie ne sera même pas l'occasion d'un accès ou ne déterminera qu'un seul accès; ce sera le dernier témoignage de la disposition morbide que l'opération va faire disparaître. C'est que l'urétrotomie leur a rendu la possibilité de vider leur vessie et que la sonde que vous laissez à demeure après l'opération empêche l'urine de pénétrer dans la circulation par la plaie de l'urètre.

La susceptibilité fébrile qu'offrent certains rétrécis est, en effet, une des principales indications de l'urétrotomie. Elle peut, dans certaines conditions, devenir urgente.

Nous avons fait publier autrefois, par l'un de nos élèves les plus distingués, M. le Dr Martinet[1], l'observation d'un malade que nous avons dû opérer en pleine fièvre, le 18 novembre 1874. Le 7, le malade avait eu, sous l'influence des tentatives de dilatation, un accès de fièvre intense. Les accès se renouvelèrent, et, le 13, la température axillaire indiquait encore 39°,9. L'indication de l'urétrotomie était posée, mais l'opération fut retardée afin de ne pas agir, s'il était possible, pendant la fièvre. Le 17, nouvel et violent accès de fièvre; à la visite du matin. le 18, la température axillaire était de 41°,2; la persistance et l'intensité des accidents fébriles rendaient l'indication urgente, et nous opérâmes sur-le-champ.

Le soir même, la température axillaire s'est abaissée de 2 degrés; le lendemain matin, le malade se trouve bien, il n'a plus de fièvre. T. ax. : 37°,8. Le retrait de la sonde à demeure ne donne lieu qu'à une élévation thermométrique relativement

[1] F. Martinet, *Étude clinique sur l'urétrotomie interne*. Thèse de Paris, 1876, p. 50.

faible, 40°, et suivie rapidement d'un retour à la température normale (fig. 34).

Incidemment, nous vous ferons remarquer que les urines étaient très alcalines au moment de l'opération, ce qui ne fut pas non plus considéré comme une contre-indication, et que, le 29 novembre, c'est-à-dire onze jours après l'opération, elles étaient redevenues complètement et définitivement acides.

Le chirurgien peut donc trouver dans la fièvre une indication opératoire et être conduit à opérer pendant l'accès. Nous ne saurions cependant nous autoriser de faits semblables pour donner le conseil d'opérer toujours malgré la fièvre. En règle, il convient d'attendre que la fièvre ait cessé et que l'apyrexie soit établie depuis plusieurs jours, mais cette règle souffre de nombreuses exceptions.

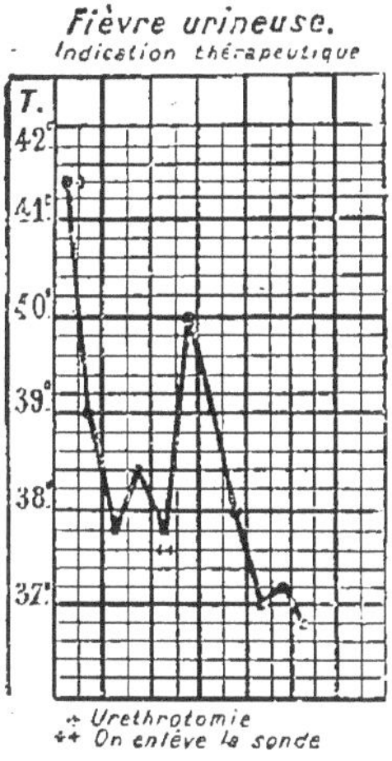

Fig. 34.

Vous voyez dans cette observation l'intervention chirurgicale pleinement couronnée de succès dans un cas où le mode fébrile représentait exactement le second type de la forme aiguë, type essentiellement grave ainsi que vous le savez. Il s'agissait, il est vrai, d'une opération pouvant complètement et rapidement porter remède à la cause principale de la fièvre, c'est-à-dire à l'évacuation imparfaite et pénible de la vessie. Il s'agissait, de plus, d'une opération simple et rapide dans laquelle le traumatisme peut ne pas entrer en ligne de compte. Mais à cette époque l'indication d'opérer en pleine fièvre n'était pas acceptée.

Vous vous trouvez encore en présence de conditions analogues dans les cas où un prostatique atteint de fièvre ne vide pas sa vessie. L'intervention en pleine fièvre est encore nécessaire et par conséquent justifiée. Nous vous avons cité le numéro 12 de la salle Saint-Vincent, soumis depuis quelques jours à trois cathétérismes quotidiens et qui fut pris d'un violent accès à la suite d'une négligence. Le cathétérisme n'ayant pas été pratiqué pendant la nuit comme d'habitude, nous trouvâmes, à la visite du matin, le malade sous l'influence d'un accès intense. Nous mîmes une sonde à demeure, et, bien que, chez ce malade, le mode fébrile ait encore été le second type de la forme aiguë, nous avons pu obtenir, grâce à l'évacuation régulière des urines, une guérison qui s'est maintenue. Cette observation est contemporaine de la précédente (1874). C'est pour cela que nous la citons. Nombreux sont les faits qui justifient l'emploi de la sonde à demeure, dans les cas d'infection vésicale avec fièvre. La démonstration de ses effets antithermiques a été établie par une série de preuves et de contre-épreuves que lui donnent le caractère expérimental.

Les exemples sont innombrables de fièvre lente, offrant l'un ou l'autre des types de cette forme grave et insidieuse, dans lesquels le cathétérisme évacuateur a pu mettre fin aux phénomènes fébriles. Dans ces cas encore, la fièvre fournit au chirurgien l'indication de son intervention nécessaire ; les conditions dans lesquelles on la voit se produire l'obligent à intervenir pendant la période fébrile. Il y a indication formelle.

L'intervention chirurgicale répond, dans les différents cas que nous venons de signaler, à toutes les indications, ou du moins satisfait à l'indication principale : l'évacuation de la vessie. L'urétrotomie l'assure aussi bien que le cathétérisme évacuateur; l'une et l'autre la remplissent tout entière.

C'est là la condition essentielle. Lorsque vous pouvez la réaliser, ce n'est plus seulement à l'urétrotomie interne ou au cathétérisme que vous pourrez recourir. Si les circonstances vous y conduisent, vous serez autorisés à utiliser des opérations beaucoup plus graves, même en pleine fièvre, à la condition de : prendre soin d'en limiter autant que possible et la durée et le traumatisme, et de continuer, l'opération faite, à assurer la très régulière et complète évacuation de la cavité infectée.

Une opération importante peut poser des contre-indications. Lorsqu'il s'agit de lithotritie, de taille vésicale ou rénale, il est préférable d'agir en dehors de l'état fébrile, l'apyrexie peut être obtenue par la sonde à demeure; il n'en est plus de même pour la rétention rénale septique.

La fièvre par son renouvellement facile, si elle est spontanée, par son apparition sous l'influence de la moindre manœuvre quand elle est provoquée, peut vous déterminer, chez un rétréci, à abandonner la dilatation pour arriver à l'urétrotomie, et, chez un calculeux, à préférer la taille à la lithotritie. Mais, si vous prenez semblable détermination à cause d'elle, il faut autant que possible la mettre à exécution sans elle. Avant de prendre parti, assurez-vous que la vessie se vide. Cela est toujours facile, même chez un rétréci à grande étroitesse, grâce au toucher rectal combiné avec la palpation hypogastrique. Chez lui l'urétrotomie interne va s'imposer si la vessie ne se vide pas; mais chez le calculeux dont le canal est libre vous pouvez, à l'aide du cathétérisme, mettre ordre à la complication fébrile. Il vous sera donc loisible, pour peu que vous preniez la peine et les soins nécessaires, de ne pas renoncer à la lithotritie ou d'ajourner la taille « afin de modifier l'infection de la vessie avant d'opérer ». L'évacuation méthodique de la vessie, si elle est en état de rétention même partielle, pourrait de même vous permettre d'attendre la défervescence pour ouvrir le rein. Mais, qu'il s'agisse de vider un foyer purulent ou d'extraire un calcul des calices ou du bassinet, « laissez le rein ouvert »; n'y faites pas un seul point de suture, quand votre intervention a été précédée d'accidents infectieux.

Il est cependant exact, car les faits en donnent pleinement la démonstration, que la présence d'un corps étranger dans une vessie infectée, et qui, d'ailleurs, se vide parfaitement, peut être la cause déterminante de la fièvre. La lithotritie ancienne l'a bien démontré pour les fragments calculeux. Ils agissent en traumatisant la vessie et l'urètre, et rien ne prouve mieux leur influence que les résultats que j'ai enregistrés et que déjà je vous ai signalés (t. II, p. 120). Quand on voit que dans la lithotritie ancienne je notais 33 p. 100 de cas fébriles, que dans la lithotritie moderne je suis arrivé à n'avoir que 5,7 p. 100 d'accès, et quand on est averti que toutes les opérations qui ont servi à ces relevés ont été pratiquées *sans antisepsie*, on ne saurait douter de l'influence exercée sur la production de la fièvre par le traumatisme des fragments.

Le débarras de la vessie, tout aussi bien que son évacuation, est donc un très bon mode de traitement de la fièvre urineuse. Cela aurait pu devenir une raison déterminante de préférer au broiement l'extraction par incision. Depuis la renaissance de la taille hypogastrique il en aurait été peut-être ainsi, si nous n'étions, par la méthode de Bigelow, en mesure de toujours débarrasser la vessie complètement en une séance, ou de pousser le débarras si loin, que ce qui reste de calcul n'est pas nuisible. A cet égard les enseignements de la lithotritie ancienne sont encore à retenir. Les très nombreuses observations qu'il m'a été donné de faire montrent, en effet, qu'à mesure que les séances de broiement approchaient de leur terme, les accidents fébriles devenaient beaucoup plus rares, et même, qu'ils cessaient de se montrer dans la plupart des cas. Qu'est-ce à dire, si ce n'est que la moindre quantité des fragments limitaient le traumatisme et par cela même les accès fébriles?

L'heureuse influence de l'intervention chirurgicale, dans le traitement des accidents infectieux aigus fébriles, ne saurait donc ne pas être reconnue. Mais il est des circonstances où taille et lithotritie, de même que toute autre intervention importante, peuvent être contre-indiquées par la façon dont la fièvre se montre et par les conditions où elle se produit.

La « forme lente de la fièvre » peut indiquer l'abstention, du moins pour toute intervention autre que le cathétérisme et l'urétrotomie interne.

Les malades qui sont sous son influence sont souvent atteints de lésions complexes déjà parvenues à un degré avancé dans leur évolution, et la fièvre n'est qu'un élément d'appréciation. Vous ne pouvez, en pareil cas, prendre une détermination qu'en tenant compte de l'ensemble des phénomènes morbides. Les constatations cliniques sont, dans ces cas difficiles, le véritable guide; vous analyserez minutieusement les symptômes qui trahissent l'intoxication, c'est-à-dire: la polyurie persistante ainsi que les troubles digestifs graves et prolongés. La polyurie trouble, pour peu qu'elle soit ancienne, a la plus sérieuse importance; les grands troubles digestifs, quelle qu'en soit la date, sont un indice grave; tels sont les avertissements qui font le moins défaut. Les troubles de la respiration assombriront encore le pronostic s'ils se joignent à la polyurie et aux troubles digestifs; isolément ils n'ont pas de signification aussi sérieuse que l'association de la polyurie et des troubles digestifs.

C'est donc bien la situation morbide envisagée dans son ensemble et déterminée dans sa nature qui juge en dernier ressort. Mais, étant donnée l'influence positive de certaines conditions cliniques sur la production du symptôme fièvre, l'apparition et, surtout, la répétition de l'état fébrile posent la question de l'intervention.

Elle est affirmativement résolue lorsque la production des accès de fièvre s'explique par quelque chose de local, et surtout d'urétral ou de vésical, qui indique la nécessité de vider la vessie ou de protéger le canal. Nous avons alors le devoir d'agir malgré la gravité de la situation; par contre, elle l'est négativement en l'absence de ces constatations.

Suivant la forme des accès, leur type, leur nombre, la durée de chacun d'eux, le chirurgien est conduit plus ou moins hâtivement à agir; il s'en tient, selon les cas, à l'intervention non sanglante ou recourt à une opération proprement dite.

Le premier type de la forme aiguë, même lorsque l'accès est intense, se juge, en général, de lui-même ou par le traitement médical; cependant, sa provocation facile ou la fréquence de ses apparitions spontanées, peuvent indiquer l'intervention chirurgicale. Le second type de la forme aiguë, de même que la forme chronique, la réclament plus habituellement. Encore bien que le traitement chirurgical soit spécialement utile dans ces conditions, c'est également alors que peuvent exister les contre-indications. La situation est, en effet, toujours plus ou moins ancienne et complexe; vous l'examinerez sous tous ses aspects; vous la simplifierez s'il est possible, et, lorsque les indications principales auront été établies, elles seront satisfaites.

En règle, il convient donc d'attendre pour opérer, que la fièvre ait cessé, et même, que l'apyrexie soit établie depuis quelques jours. Mais de très nombreuses circonstances obligent à faire l'opération sans délai, au lendemain de la fièvre ou bien, ainsi que nous l'avons montré, pendant la fièvre.

L'étude des conditions dans lesquelles se produisent les accès de fièvre, nous avait déjà conduit à conclure à l'importance majeure de *la protection de l'urètre, de l'évacuation et de la purification de la vessie*. L'examen que nous venons de faire de l'influence des complications fébriles, sur les indications chirurgicales, nous permet de confirmer cette appréciation.

Quelle que soit la gravité de la situation, il est, en principe, toujours indiqué de débarrasser et de purifier la vessie lorsqu'elle retient de l'urine septique et de protéger l'urètre par une sonde à demeure lorsqu'il est blessé.

VINGT-QUATRIÈME LEÇON

ACCIDENTS GÉNÉRAUX DE L'INFECTION URINEUSE

TROUBLES DIGESTIFS

Les troubles digestifs sont fréquents et se présentent sous des formes multiples. — C'est une des manifestations principales de l'empoisonnement urineux. — Ils peuvent en être le seul témoignage. — Quand on les constate, il faut prendre la température et se rendre compte du fonctionnement de la vessie et des reins.

I. *Étude générale des différentes formes des troubles digestifs. — Forme buccale.* — Les enduits de la langue n'ont pas d'aspect spécial. — Langue urinaire, la rougeur et la sécheresse la caractérisent. — La rougeur se combine avec les enduits. — Signification particulière de la sécheresse. — Elle détermine des difficultés de la déglutition. — Les aliments qui doivent être mâchés et insalivés ne peuvent être pris. — Les aliments mous ou liquides sont ingérés et digérés. — Intensité de la soif. — Acidité de la salive prédisposant au muguet. — Sa fréquence. — Son apparition n'aggrave pas le pronostic. — « Dysphagie buccale ». — Ses conséquences graves pour la nutrition. — *Formes stomacales et intestinales.* — Ils ne sont pas proportionnels aux troubles buccaux et ont, en général, moins d'importance. — La diarrhée et les vomissements peuvent cependant devenir des symptômes dominants. — Les vomissements ont une signification particulièrement grave quand ils se renouvellent fréquemment. — Les malades qui en sont atteints meurent sans fièvre avec un refroidissement progressif. — Les cas graves de troubles digestifs s'observent presque toujours chez les malades qui vident mal leur vessie depuis longtemps. — On les rencontre dans les rétentions aseptiques et dans les rétentions septiques. — *Cachexie urinaire.* — Les grands troubles digestifs conduisent à la cachexie urinaire. — Ils se combinent chez les cachectiques avec les différentes formes de la polyurie. — Il y a chez eux prédominance des phénomènes rénaux. — La cachexie urinaire peut évoluer sous la forme aseptique et sous la forme septique. — L'intoxication urinaire s'observe dans ces deux formes. — *Formes simples des troubles digestifs. — Dyspepsie.* — On peut l'observer chez les rétrécis qui ne vident pas leur vessie et chez les prostatiques en état de rétention. — Variété de ces symptômes. — *Migraine.* — Elle s'observe dans les mêmes conditions et chez les mêmes catégories de malades. — Elle est, comme la dyspepsie, guérie par l'évacuation des urines. — *Diarrhée. — Vomissements. — Constipation.* — Ces variétés s'observent aussi dans les mêmes conditions.

II. *Pathogénie, diagnostic et pronostic des troubles digestifs.* — L'étude des faits rend évidente l'action pathogénique de l'intoxication et de l'infection. — L'absorption de l'urine septique, de même que la non-élimination des matériaux urinaires, est donc la cause des troubles digestifs. — Elles peuvent être observées isolément. — Elles sont fréquemment associées chez les grands dyspeptiques infectés. — Le rôle de l'opérateur est alors particulièrement difficile. — Il trouve dans « l'étude clinique de l'infection » le guide qui dirige dans les situations périlleuses. — Le diagnostic doit être étiologique et pathogénique. — Le pronostic est surtout grave chez les grands dyspeptiques urinaires qui présentent les phénomènes de l'intoxication. — Toute cause qui aggrave l'état de l'appareil urinaire est le point de départ d'accidents dangereux ou mortels. — *Indications thérapeutiques*. — Elles sont médicales et chirurgicales. — *Traitement médical*. — Utilité des laxatifs. — Inutilité de l'antisepsie médicamenteuse. — Nécessité d'un régime approprié. — *Traitement chirurgical*. — L'évacuation de la vessie doit être tentée, malgré les dangers de toute intervention dans les cas graves. — La bonne technique de l'évacuation, l'emploi de l'asepsie et de l'antisepsie peuvent, dans des conditions en apparence désespérées, assurer son succès. — Elle est toujours indiquée dans les cas légers ou de moyenne gravité. — Des opérations plus importantes sont également indiquées dans cette catégorie de cas. — On doit parfois y recourir dans les cas de haute gravité. — *Traitement des complications*. — Bons effets des boissons alcalines pour la sécheresse de la langue et le muguet. — Traitement des vomissements et de la diarrhée.

Les troubles digestifs se rencontrent souvent; vous les observerez chez la plupart des malades atteints d'affections des voies urinaires. Ils ne sont pas seulement fréquents, ils se présentent encore sous des formes multiples.

Nous les considérons comme une des manifestations principales de l'empoisonnement urineux; l'étude de la fièvre nous en a fourni la preuve. Les troubles digestifs la compliquent si habituellement que l'on peut dire : qu'il n'y a pas de fièvre urineuse sans troubles digestifs.

Nous les avons étudiés avec soin dans la forme aiguë, et vous n'avez pas oublié l'importance des complications qui ont les voies digestives pour siège, pendant les grands accès du premier et du second type. Vous savez aussi que les troubles digestifs ne font jamais défaut dans la forme chronique de la fièvre urineuse, même dans son expression la plus insidieuse. Vous les avez vus persister après les accès de fièvre, alors que la défervescence est faite et que l'on ne constate plus aucune élévation thermométrique. Vous connaissez leur valeur pronostique.

Ils peuvent être le principal, et, même, le seul témoignage de l'empoisonnement urineux; le symptôme fièvre peut faire défaut, alors qu'il parcourt toutes ses périodes.

Il est des sujets qui guérissent ou qui meurent sans que l'on surprenne une manifestation fébrile, sans que l'on constate autre chose que des troubles digestifs. Il en est même qui succombent en hypothermie. Dans les cas où les troubles digestifs acquièrent l'intensité particulière que nous aurons à vous signaler, et qui plus souvent qu'on ne le suppose, se rencontre chez les urinaires, l'abaissement de la température normale s'observe dans les dernières phases de la maladie.

Ainsi, l'empoisonnement urineux peut se manifester et évoluer sans fièvre, mais il s'accompagne toujours de troubles digestifs.

Il n'est donc pas besoin d'insister sur l'importance de l'étude que nous entreprenons. Elle a surtout pour but d'attirer votre attention sur les troubles digestifs apyrétiques et sur ceux qui, dans la forme chronique de la fièvre urineuse, sont souvent l'expression symptomatique dominante de l'empoisonnement urineux. Les phénomènes « de l'intoxication et ceux de l'infection » sont alors associés.

Bien que la notion des troubles digestifs chez les urinaires ne soit pas chose absolument nouvelle, on ne lui a pas encore donné la place qui lui convient dans l'étude de l'empoisonnement urineux. Leur importance n'est pas assez nettement mise en relief; leur valeur sémiologique n'est pas assez affirmée; enfin, leur étude d'ensemble n'a jamais été faite.

Elle mérite cependant de l'être. Le clinicien convaincu de l'étroite connexité qui unit les troubles digestifs et la fièvre urineuse, sait, en effet, prévoir ou empêcher l'apparition de cet ennemi de l'intervention chirurgicale; il sait aussi surprendre et constater son existence dans des cas où elle peut facilement échapper à l'observation; il peut enfin soupçonner, derrière la dyspepsie, une lésion des voies urinaires. Il dirige ses investigations de telle sorte qu'il découvre « une affection urinaire larvée » ; il soigne et guérit une maladie de la vessie, de l'urètre ou des reins, là où des troubles fonctionnels, ou même des lésions de l'appareil digestif, avaient été seulement soupçonnés, recherchés et inutilement traités.

Les troubles digestifs, après avoir été étudiés dans leur alliance avec la fièvre urineuse, veulent donc être décrits alors qu'ils restent entièrement indépendants de tout état pyrétique, qu'ils témoignent à eux seuls de l'existence de l'empoisonnement urineux, ou qu'ils en sont la manifestation principale. Pour les suivre dans leur complète et indépendante évolution, nous aurons à indiquer tout aussi bien leurs formes légères que leurs formes graves. Mais, en les maintenant isolés dans leur description, de l'élément fièvre, et en reproduisant par cela même un des côtés les plus vrais de la physionomie clinique de l'empoisonnement urineux, nous ne saurions oublier un instant : qu'ils peuvent être le voile derrière lequel se cachent les symptômes fébriles, ou l'indice de leur imminente apparition.

Élargissant d'ailleurs la question de sémiologie que soulève l'étude des troubles digestifs, nous vous rappellerons, toutes les fois que les faits nous en fourniront l'occasion, qu'ils peuvent conduire à la recherche non pas seulement d'un symptôme, c'est-à-dire de la fièvre, mais à celle d'une lésion, ou d'un ensemble de lésions, dont l'appareil urinaire est le siège et servir à « l'appréciation de leur degré ». Nous aurons, par conséquent, à déterminer quelles sont les maladies urinaires auxquelles ils sont plus particulièrement rattachés.

I. — Étude générale des différentes formes des troubles digestifs.

Les troubles digestifs apyrétiques, liés aux affections des voies urinaires, se présentent, nous vous l'avons dit, sous des formes multiples et à des degrés divers.

Vous rencontrerez des dyspepsies simples, des migraines, des embarras gastriques, l'état nauséeux, le dégoût, les vomissements, la diarrhée, la constipation. Ces divers symptômes peuvent évoluer isolément, diminuer ou s'aggraver selon les circonstances. Les vomissements, la diarrhée deviennent, chez plus d'un malade, le trait dominant, qui tout à la fois accuse la forme morbide et donne la mesure de son importance ou de sa gravité. Chez d'autres, ce sera l'embarras gastrique, l'inappétence habituelle, la céphalalgie, la migraine, la constipation qui seront plus particulièrement accusés. Ces symptômes, qui ne sont que les expressions diverses du même état pathologique, pourront exister isolément, s'associer ou se substituer l'un à l'autre.

Réunis ou isolés, ces symptômes n'offrent assurément rien de pathognomonique par eux-mêmes ; de semblables rencontres sont, en définitive, assez banales.

Elles garderaient ce caractère banal, si elles étaient fortuites. Mais la constance de certains traits qui se représentent presque invariablement à l'observation, enlève déjà à ces physionomies morbides ce qu'elles avaient offert de fruste ou de vulgaire, au premier abord. Si nous ajoutons à cette constance de certains symptômes leur accentuation progressive, leur durée prolongée, si nous tenons compte de certaines complications locales, nous aurons un critérium qui pourra nous permettre de soupçonner ou de caractériser la nature, et d'apprécier la gravité des troubles digestifs observés. Comme il est de règle en clinique, l'étude d'ensemble du malade achèvera la démonstration.

Forme buccale. — Au premier rang des symptômes dont la *constance* est la plus remarquable, doivent être placés ceux que révèle l'examen de la bouche. Ceux qui doivent à leur *durée* et à leur *intensité* d'acquérir une réelle importance sémiologique sont : l'état nauséeux habituel, les vomissements répétés, la diarrhée persistante, la constipation opiniâtre ; enfin, la *complication locale* qui souvent apparaît au cours de la dyspepsie urinaire, est le muguet. Il n'est pas besoin de dire que c'est encore l'examen de la bouche qui le fera reconnaître.

On peut poser comme une règle que, chez tous les urinaires, la *langue* doit être, chaque jour, examinée. Cela ne veut pas dire que tous les urinaires ont des troubles digestifs ; mais l'examen habituel de la langue permet de surprendre leur expression la plus commune et la plus légère, qui est l'embarras gastrique. De plus, et ce n'est pas le résultat le moins important de cette petite précaution clinique, le bon aspect, le bon état de la langue sont un indice très favorable dont vous avez le droit de tenir le plus grand compte.

Les *enduits de la langue* s'observent très fréquemment chez les malades atteints d'affection des voies urinaires. Ces enduits n'ont rien de spécial en tant que couleur, en tant qu'aspect. Leur épaisseur, leur ténacité, ou si vous aimez mieux leur degré et leur durée, méritent seuls d'être tenus en considération. On les observe presque invariablement chez les malades qui viennent d'avoir un accès de fièvre, mais on les rencontre tout aussi bien « chez ceux qui y sont disposés ».

Il faut leur accorder une valeur prémonitoire lorsqu'ils seront très prononcés, lorsqu'ils seront tenaces, habituels et surtout lorsque après un cathétérisme ou une opération, ces enduits se prononcent et augmentent notablement du jour au lendemain, sans que l'on ait cependant constaté de fièvre.

L'état de la langue dont nous venons de parler est donc important, mais il n'a rien de spécial dans son aspect. Il n'en est plus de même de celui que nous allons décrire ; celui-ci mérite la dénomination de *langue urinaire*.

Deux caractères principaux lui appartiennent : *la rougeur et la sécheresse*. La rougeur peut affecter plusieurs tons, depuis le rose vif jusqu'au rouge écarlate. Cette rougeur peut être localisée à la pointe, aux bords ; elle s'étend le plus souvent à toute la langue. C'est une langue scarlatineuse fraîchement dépouillée.

La rougeur se combine fréquemment avec l'enduit de la langue. Vous observerez un assez grand nombre de malades dont la langue est couverte d'enduit dans toute son étendue, excepté à la pointe. Dans d'autres cas, la rougeur a pour siège la pointe et les bords à la fois, mais elle est surtout prononcée à la pointe. La combinaison de la rougeur de la langue, à sa pointe ou à ses bords, et des enduits qui la recouvrent, constitue un état particulier qui appartient bien à ce que nous cherchons à décrire sous le nom de « langue urinaire ». Cette combinaison a une valeur sémiologique bien plus élevée que l'enduit simple auquel nous avons tout à l'heure fait allusion. La sécheresse donne, d'ailleurs, à cet état de la langue, chez les urinaires, une signification précise.

La « sécheresse » est, en effet, un caractère plus constant encore que la rougeur. Assez souvent la langue reste pâle bien que sa sécheresse soit extrême ; elle peut même participer à la pâleur générale, à la coloration blanc jaunâtre des téguments, assez fréquente chez ces malades.

La sécheresse est, si l'on peut ainsi dire, « collante ou véritablement sèche ». A un certain degré, en effet, la langue donne au doigt du chirurgien et fait percevoir au malade une sensation collante. Elle est difficilement remuée dans la bouche, se détache avec peine du palais auquel elle adhère. Quand la sécheresse est complète, la rougeur paraît plus vive encore, la langue est brillante, son aspect n'est cependant pas lisse, car la surface de l'organe est parcourue par de longs sillons longitudinaux, qui semblent la rétrécir en se rapprochant et préparer le ratatinement que l'on observe dans les périodes ultimes.

Ses mouvements sont devenus plus difficiles ; le malade ne parle qu'avec peine, il avale avec plus de difficulté encore.

La difficulté de parler, qui survient dans ces conditions, ne doit pas être confondue avec les modifications de la voix souvent observées dans la forme fébrile de l'empoisonnement urineux. Ce n'est qu'une difficulté mécanique.

Les « modifications de la voix » qui accompagnent les accès de fièvre grave, ou leur survivent, sont au contraire un témoignage de l'ébranlement profond subi par l'organisme. L'altération du timbre, qui rend la voix faible, enrouée, cassée, la parole hésitante, saccadée, a une tout autre valeur sémiologique que le trouble apporté à la locomotion de la langue par sa sécheresse.

Ce dernier symptôme n'a qu'une valeur relative, le premier a une signification toujours sérieuse et souvent grave.

La difficulté dans la déglutition n'existe pas pour les liquides. Elle s'accentue tellement, devient si absolue pour tous les aliments que la mastication doit modifier pour en assurer la déglutition, que toutes ces substances deviennent pour le malade un objet de dégoût, de répulsion. Le pain et la viande sont en particulier repoussés ; le malade ne veut à aucun prix en faire usage, souvent il ne veut même pas en entendre parler. Cependant les aliments liquides sont encore ingérés et *digérés*.

S'il y a répulsion pour les aliments solides, il y a, au contraire, une grande appétence des boissons. La soif est nécessairement vive ou, du moins, le besoin d'humecter la langue se fait à chaque instant sentir. En effet, à peine la bouche a-t-elle été humectée que la sécheresse reparaît et a bientôt repris toute sa pénible intensité.

La sécheresse et la rougeur ne sont pas localisées à la langue. On les retrouve dans toute la bouche, sur la face inférieure du voile du palais, sur les piliers, dans le pharynx. Là encore, le phénomène sécheresse et l'état collant peuvent exister, alors que le phénomène rougeur n'est pas observé.

Nous avons dit que ces malades pouvaient ingérer des aliments liquides ; nous avons ajouté qu'ils peuvent les digérer. Ils prennent en effet des potages, avalent de la viande râpée et délayée, des œufs crus ou peu cuits, du bouillon, du lait et « digèrent » ces aliments.

L'état buccal ne peut, en effet, permettre de conclure que le tube digestif ait subi les mêmes modifications. Certains de ces malades ont, il est vrai, de la constipation, d'autres ont de la diarrhée, il en est qui vomissent. Mais il en est aussi qui n'ont ni constipation, ni diarrhée, qui ont des selles normales, qui gardent et digèrent leurs aliments sans en souffrir.

Les modifications qu'offre la cavité buccale tout entière, peuvent, en effet, n'être l'expression que d'un état local, qui paraît surtout la conséquence du trouble de la sécrétion salivaire. Les malades dont nous parlons n'ont pas de salive. Elle est d'abord visqueuse, puis elle disparaît. Ce n'est qu'à grand'peine que l'on arrive à faire humecter un papier de tournesol pour témoigner de l'acidité, en général très prononcée, que présente toujours dans ces cas la sécrétion buccale.

C'est dans ces conditions que l'on voit si fréquemment apparaître le *muguet*.

Parfois, c'est du jour au lendemain qu'il se montre. Là où, la veille, vous aviez vu une langue rouge, vous voyez, le lendemain, une langue entièrement blanche. La production du muguet est, en effet, si prompte, dans ces cas, qu'elle devient rapidement confluente. Si vous continuez l'examen de la bouche, vous voyez que le voile du palais, que les piliers, que le pharynx lui-même sont atteints et que l'enduit blanc presque uniforme de la langue, est là-bas représenté par des points ou des plaques disséminées. Le doute n'est donc pas possible, et il est toujours facile de diagnostiquer le muguet, pour peu que l'on soit prévenu de la possibilité et de la facilité de son invasion.

Il faut ici répéter ce que déjà nous avons eu l'occasion de vous dire en étudiant cette complication dans la fièvre urineuse : l'apparition du muguet n'est pas un indice de la gravité plus grande du pronostic. Sans doute il n'apparaît chez les urinaires qu'au milieu d'un état sérieux ou grave, mais jamais nous n'avons vu cette apparition fournir au pronostic un nouvel élément d'appréciation. C'est encore une manifestation localisée à la cavité buccale, manifestation que l'on peut, d'ailleurs, prévenir ou faire disparaître à l'aide de la thérapeutique locale la plus simple.

Les lésions, de même que les troubles fonctionnels, dans cette forme particulière de l'état buccal que l'on observe chez les urinaires, sont, en définitive, des lésions et des troubles fonctionnels locaux. En effet, la dysphagie, qui est le symptôme fonctionnel le plus accusé chez ces malades, n'existe que pour les aliments qui ont besoin d'être soumis à la mastication et à l'insalivation. Pour eux la dysphagie est absolue, mais par contre la facilité avec laquelle sont « ingérés et digérés » les aliments ramollis ou liquides, témoigne bien de la localisation de cette dysphagie. C'est *une dysphagie buccale.*

Cette localisation des lésions et des troubles fonctionnels n'enlève pas aux symptômes buccaux leur grave signification.

Troubles digestifs complexes. — Les troubles de la partie inférieure et moyenne du tube digestif n'ont pas toujours l'importance de ceux qui se localisent à son entrée. Ces derniers n'en sont pas moins l'expression de la souffrance de l'appareil tout entier; les vomissements et la diarrhée, qui souvent se joignent aux symptômes buccaux, en témoignent dans trop de cas. Il importe de savoir qu'ils ne sont pas en relations nécessaires et proportionnelles.

Les troubles de la nutrition qui résultent de la dysphagie buccale sont souvent très prononcés.

Quand les malades se présentent à vous, ils sont déjà amaigris, jaunis, profondément débilités. Le dégoût insurmontable qu'ils éprouvent pour une certaine catégorie d'aliments réagit et se porte même sur ceux qui pourraient être avalés. Il faut souvent user de toute son autorité, de tous ses moyens de persuasion, pour obtenir que ces malades consentent à se nourrir d'aliments appropriés. Le trouble profond de leur nutrition s'est ajouté au trouble moral non moins grand où les jette cette impossibilité, trop de fois constatée par eux, de manger du pain et de la viande; ils s'abandonnent sans réaction aux doubles conséquences de l'empoisonnement urineux et de l'inanition. S'ils ne reçoivent de celui qui dirige leur santé, les conseils et le renfort moral qui leur est devenu nécessaire, ils succomberont devant les attaques combinées de ces deux ennemis.

Aussi, nous vous le faisons dès à présent remarquer, faut-il parfois attendre avant d'entreprendre le traitement chirurgical indiqué, le traitement qui sera vraiment curatif, le traitement que l'on a impatience de voir appliqué, puisqu'il sera la délivrance d'un état absolument insupportable. L'indication première est, en effet, dans certains cas : *le relèvement des forces par une alimentation appropriée.*

Formes stomacales et intestinales. — Les *vomissements* et la *diarrhée* peuvent, ainsi que nous l'avons dit à plusieurs reprises en étudiant les accidents généraux de l'infection, prendre les allures des symptômes dominants. Leur répétition, leur persistance, leur ôpiniâtreté, leur cessation subite comme leur réapparition imprévue, leur résistance aux médications usuelles, à celles qui font chaque jour le mieux leurs preuves, sont bien faites pour donner à ces symptômes une signification sémiologique particulière.

La marche bizarre de ces accidents, leur insoumission doivent conduire le chirurgien à rechercher ailleurs que du côté du tube digestif, la cause de ces phénomènes insolites. Chez nos malades, il faut s'assurer que la vessie se vide et se rendre compte du fonctionnement des reins.

La diarrhée et les vomissements sont, en effet, souvent observés avec ces caractères chez les urinaires qui vident incomplètement leur vessie, éliminent mal le poison urineux et dont la dépuration urinaire est imparfaite. Tous les auteurs les ont vus et signalés dans les formes graves et chroniques de la fièvre dont ils constituent souvent le mode de terminaison; nous savons aussi combien ces complications sont ordinaires dans la forme aiguë et quelle intensité elles prennent quelquefois pendant les grands accès, ou à leur suite.

Nous vous montrerons bientôt qu'on les observe aussi dans des formes plus légères parfaitement susceptibles de guérison.

La diarrhée est, d'ailleurs, à durée égale, d'un pronostic beaucoup moins grave que les vomissements. L'un et l'autre symptôme empruntent l'expression réelle de leur gravité à l'intensité et à la durée.

Les vomissements, nous le répétons, ont une signification particulièrement grave, lorsqu'ils durent et se renouvellent fréquemment. Souvent ils compliquent la dysphagie buccale et, dès lors, la nutrition du malade, déjà compromise, devient impossible. Ce sont ces malades qui meurent sans fièvre avec un refroidissement progressif; ils sont à la fois *intoxiqués, infectés et inanitiés.*

Les vomissements peuvent être provoqués ou augmentés par l'intervention chirurgicale la plus simple pratiquée sans anesthésie, telle que les cathétérismes par exemple; pour peu que l'état fût grave antérieurement, ils deviennent fréquents et même incoercibles. Nous avons suivi des malades qui non seulement vomissaient, à la suite de l'ingestion des aliments, des plus petites proportions d'aliments, après une cuiller à café de lait ou de bouillon, mais qui avaient des haut-le-corps, des efforts de vomissement en entendant, dans la chambre voisine, la cuiller heurter contre la tasse où l'on puisait la boisson alimentaire qu'on se préparait à leur offrir. Effet bien curieux et qui témoigne que, dans ces conditions d'incoercibilité, le vomissement peut être dû tout aussi bien au contact de la substance alimentaire ingérée, qu'à une provocation réflexe. Chez ces malades l'estomac refuse d'agir et le vomissement suit immédiatement l'ingestion.

Cette malheureuse conséquence de l'intervention la plus méthodique et la plus simple, dans les cas où la dysphagie buccale, des vomissements plus ou moins répétés, ou une diarrhée plus ou moins habituelle ont troublé profondément la nutrition, rend fort délicate la situation du chirurgien. Invité à tenter d'obtenir le relèvement de la résistance vitale par d'autres moyens, il se demande s'il doit s'en tenir au traitement médical et différer ou suspendre l'évacuation de la vessie. On ne peut, en pareil cas, établir de règle absolue.

Vous ne rencontrerez des troubles digestifs si accentués que chez les sujets qui ont eu la vessie distendue et qui ne la vident pas complètement. Ces deux termes du syndrome pathologique : « accidents digestifs graves et prolongés, d'une part », « rétention d'urine chronique, d'autre part », sont tellement connexes que vous ne sauriez vous dispenser, dans la pratique, de toujours vous assurer qu'ils ne coexistent pas.

Les cas très graves d'empoisonnement urineux à forme digestive s'établissent surtout chez ces retentionistes dont nous vous avons parlé à propos de la polyurie, qui rendent 3 à 4 litres d'urine limpide ou d'urines louches et troubles, et dont la vessie est cependant distendue. C'est une forme de rétention d'urine que l'on peut appeler froide, et que nous avons décrite sous le titre particulier de rétention d'urine chronique incomplète avec distension (t. I, p. 257).

C'est aussi, vous le savez, chez les malades qui vident mal leur vessie, que se développe le plus facilement la fièvre urineuse spontanée ou provoquée. Cette analogie montre une fois de plus le lien étroit qui unit et souvent confond les deux grandes manifestations de l'empoisonnement urineux, mais l'observation des troubles digestifs dans la cachexie urinaire prouve que l'empoisonnement urinaire peut se passer du secours de l'élément fébrile pour achever son œuvre. C'est parmi ces malades que nous voyons survenir la mort, sous l'influence de lésions urinaires étendues, en particulier, de lésions rénales, sans fièvre aiguë ou chronique, en dehors de toute infection, mais avec les phénomènes de l'intoxication.

N'abandonnons pas l'étude générale des symptômes digestifs chez les urinaires sans indiquer rapidement les conditions dans lesquelles se présentent à notre observation *les dyspeptiques urinaires grands et petits.*

Chez ces derniers, l'état général est peu modifié, ils ne sont pas amaigris ou ne le sont que d'une manière à peine appréciable. Ils ne sont pas pour cela exempts de fièvre, car l'apparition de ce symptôme n'est en aucune façon liée à la gravité des troubles digestifs. Les grands dyspeptiques, et surtout les dyspeptiques cachectiques, la présentent moins que les autres et n'en valent pas mieux pour cela.

Chez les petits dyspeptiques urinaires, « c'est la forme aiguë de la fièvre urineuse » que vous observerez. Si les troubles digestifs sont accentués, si la diarrhée est habituelle, la constipation opiniâtre, s'il y a de temps en temps des vomissements et que la nutrition languisse, c'est « la forme chronique de la fièvre urineuse » que vous découvrirez.

Avec ou sans fièvre, la dysphagie buccale ou les troubles plus étendus et encore plus complexes des voies digestives, amèneront dans la santé de vos malades de profondes modifications. Elles se traduisent surtout par deux caractères très faciles à observer : « l'amaigrissement et le jaunissement ».

L'amaigrissement est progressif, mais peut devenir très prononcé. La peau est flasque, molle et sèche. Les fonctions cutanées s'exercent imparfaitement, bien que certains de ces malades aient quelquefois de petites sueurs, conséquences possibles d'accès de fièvre ébauchés qui passent inaperçus.

Le jaunissement s'observe sur tout le corps. Ce n'est pas la teinte subictérique des pyohémiques. Ainsi que nous vous l'avons fait déjà remarquer, les conjonctives ne présentent à aucun degré la diffusion ictérique ; mais la teinte jaune générale est manifeste. Elle s'accompagne de décoloration des tissus, en particulier, dans les grands plis de la face. C'est même en ce point que vous devrez la rechercher tout d'abord, et que vous la trouverez chez un grand nombre d'urinaires, qui n'ont encore que des troubles digestifs de moyenne intensité.

Lorsque vous êtes en présence des « grands dyspeptiques urinaires », que le trouble de la nutrition a peu à peu conduits à revêtir l'aspect morbide que nous essayons de caractériser, alors même que le malade se lève, se promène, entreprend un voyage pour se rendre aux eaux ou venir consulter, vous devez craindre que des lésions anciennes, qui peuvent être à la fois urétrales ou prostatiques, vésicales ou rénales, ne soient parvenues, dans leur ensemble, à un degré trop avancé pour permettre l'amélioration. Ces malades sont, en effet, arrivés, ou sur le point d'arriver à ce degré de déchéance organique qui caractérise les cachexies.

Cachexie urinaire. — Nous désignons ce complexus pathologique sous la dénomination de : *cachexie urinaire.*

On est tenté de rechercher chez ces malades une lésion cancéreuse et l'on néglige l'état des voies urinaires ; nous avons maintes fois pu réformer le diagnostic de *lésion organique*, sous lequel ces malades nous étaient adressés.

Vous trouverez épars dans les leçons qui traitent du pus dans l'urine, des rétentions chroniques avec ou sans incontinence, de la polyurie des urinaires, de la forme chronique de la fièvre urineuse, les traits distinctifs de la cachexie urinaire. Il ne nous manquait, pour compléter ce tableau, que d'y joindre les troubles digestifs ; vous venez de vous convaincre que les symptômes digestifs graves complètent et accentuent cette physionomie morbide. Jusqu'à leur apparition, la cachexie était menaçante; elle est dès lors établie. C'est pourquoi j'y arrête maintenant votre attention d'une façon plus particulière.

Les *cachectiques urinaires* ont presque tous des urines depuis longtemps purulentes et contenant une forte et habituelle proportion de pus; ces urines peuvent se séparer du pus, le laisser déposer complètement, ou dissocier les leucocytes et demeurer troubles et louches même après un repos de vingt-quatre heures. Les premières n'appartiennent pas toujours à des polyuriques, elles peuvent même être sécrétées en quantité moindre que dans l'état normal; les autres sont fournies par des polyuriques que nous avons désignés sous la dénomination de polyuriques à urines troubles et louches.

L'état ammoniacal des urines peut aussi coïncider avec la cachexie urinaire, mais elle n'en forme pas à beaucoup près un trait aussi habituel, que ceux qu'impriment à l'urine « le mélange d'une quantité habituellement forte de pus et la polyurie avec urines troubles et louches ne s'éclaircissant pas par le repos ».

La prédominance des symptômes vésicaux n'est pas, en effet, ce qui caractérise, en général, la cachexie urinaire. C'est la prédominance des symptômes rénaux. L'on observe, en effet, la sécrétion quotidienne et forte du pus, « la polyurie abondante et habituelle limpide ou trouble », avec ou sans fièvre, avec ou sans accès aigus, et même sans les petites ascensions vespérales journalières qui caractérisent la forme chronique des pyrexies urineuses; enfin, et surtout, les troubles digestifs intenses et persistants.

Il y a des polyuriques à urines claires contenant peu de pus qui sont aussi des cachectiques urinaires; ce sont ceux chez lesquels prédominent les lésions interstitielles du rein, avec une pyélite peu prononcée.

Il y a, enfin, des polyuriques à urines limpides ne contenant ni pus, ni microorganismes; ils arrivent également à la cachexie urinaire sous l'influence de la tension intrarénale, conséquence de la distension de la vessie, des uretères et des bassinets. « La cachexie urinaire peut donc être observée en dehors de toute infection. » S'il est exact que la plupart des cachectiques urinaires sont des malades infectés, il en est qui n'ont subi que la seule influence de l'intoxication. Ils sont, il est vrai, tout préparés à devenir la proie de l'infection. Mais ils peuvent succomber ou guérir sans avoir été infectés ; on doit par conséquent distinguer : « la cachexie urinaire *septique* et la cachexie urinaire *aseptique* ».

Abandonnée à elle-même, la cachexie urinaire n'a pas une marche nécessairement rapide. Vous voyez des urinaires à lésions multiples, dont l'évolution est déjà avancée, venir séjourner dans nos salles, quitter l'hôpital et y reparaître, sans toujours y mourir. Vous avez pu suivre au numéro 19 un malade qui a séjourné près de dix-huit mois avant de succomber à une pyélo-néphrite et qui présentait à la fois une notable diminution dans la quantité des urines et une très grande abondance de pus. Ce malade, il est bon de le remarquer, n'a pas eu de fièvre pendant ce long séjour, ou, du moins, nous n'en avons pas constaté, bien qu'à plusieurs reprises nous l'ayons très régulièrement mis en observation et que nous ayons chaque jour pris minutieusement sa température.

Soumis à l'intervention chirurgicale, les cachectiques urinaires peuvent succomber très rapidement, alors même que dès longtemps ils ont été obligés de prendre l'habitude de se sonder, comme il arrive quelquefois dans la forme chronique de la rétention d'urine complète. Ils ne peuvent être ébranlés par une nouvelle manœuvre chirurgicale sans en ressentir rapidement les fâcheux effets. Ce manque absolu de résistance n'est d'ailleurs observé que chez les cachectiques profondément débilités, auxquels un régime approprié, un traitement médical reconstituant n'ont pu, à aucun degré, rendre de puissance vitale. Il y a cependant un certain nombre de ces malades qui peuvent être utilement soumis à une intervention sans y avoir été préparés.

Qu'ils soient arrivés à la cachexie sans être infectés ou qu'ils le soient depuis plus ou moins longtemps, cette catégorie de sujets offre, au point de vue de l'intervention, des conditions que l'on peut considérer comme identiques. « Elle peut hâter leur fin ou prolonger leurs jours. » On ne saurait donc être trop renseigné sur les conditions qui permettent à ces organismes défaillants de la tolérer encore et d'en bénéficier.

Ce sont celles que la clinique détermine qui sont les plus utilisables.

Formes simples des troubles digestifs. — Les grands accidents digestifs que caractérisent surtout la dysphagie buccale compliquée ou non de muguet, les vomissements répétés, la diarrhée abondante et habituelle ou une extrême constipation, méritaient de retenir votre attention. Mais nous ne saurions passer sous silence l'étude des autres formes que présentent à l'observation les troubles digestifs des urinaires. Après les avoir indiqués dans l'étude générale que nous venons de poursuivre, il convient de les étudier isolément.

Dyspepsie. — La dyspepsie se montre à l'état simple chez nombre de malades atteints d'affections des voies urinaires. Ils se plaignent d'inappétence, d'anorexie, de pesanteurs stomacales. Les digestions sont longues et pénibles, elles s'accompagnent de constipation, de ballonnements du ventre, d'éructations, parfois de somnolence.

Le rétréci, couché au numéro 2, peut être cité comme un exemple parfait de cet état dyspeptique. Rien ne manque au tableau que nous venons de vous esquisser, comme rien non plus ne vient le compliquer. Nous n'insistons donc pas sur les phénomènes digestifs qu'il présente, mais nous attirerons tout spécialement votre attention sur leur évolution. Les premiers troubles de la miction datent, au dire du malade, de 1873. Ils existaient depuis un an environ quand D... commença à perdre l'appétit, mais sans y faire tout d'abord grande attention. Peu à peu cependant, ce symptôme prit une importance assez grande pour être nettement remarqué du malade, qui devint sujet « à des sortes d'indigestions plus ou moins répétées ». La difficulté d'uriner, la difficulté de digérer ne cessèrent de s'accuser de plus en plus, depuis le mois d'août 1874 jusqu'au mois de mai 1875, époque où il se fit soigner à l'hôpital du Midi pour un rétrécissement. Quel fut le traitement employé? Nous l'ignorons, car notre malade parle bien d'opération, mais ne reconnaît aucun des instruments qu'on lui présente et entremêle son récit de données contradictoires. Quoi qu'il en soit, il quittait l'hôpital après cinq semaines de séjour environ, *pissant bien* et *digérant bien*. Deux ou trois mois se passèrent ainsi; mais, le malade négligeant de se sonder, la gêne de la miction reparut et, avec elle, l'inappétence d'abord, puis la pesanteur stomacale et, enfin, les régurgitations. C'est dans cet état qu'il se présente à nous aujourd'hui (juillet 1876). Rétrécissements multiples et étroits (n° 7), induration du canal dans une grande étendue, rétention partielle d'urine, dyspepsie prononcée, tel est le diagnostic que nous avons dû porter.

En présence d'un pareil fait, on ne saurait méconnaître l'existence d'un rapport intime entre l'apparition des troubles digestifs, d'une part, et, d'autre part, la présence d'un obstacle à l'émission complète des urines.

Nous vous engageons à bien observer aujourd'hui ce malade et à le suivre avec soin pendant son séjour à l'hôpital. Nous le soumettrons bientôt à l'urétrotomie interne, nettement indiquée par la résistance du rétrécissement et sa reproduction rapide, malgré un traitement antérieur. Avec le rétablissement du cours normal des urines, vous verrez sans doute renaître l'appétit et disparaître peu à peu les troubles dyspeptiques[1].

Nous sommes en droit de vous annoncer ce résultat, non seulement parce que notre malade a obtenu une fois déjà cette guérison complète, mais aussi parce que nous l'avons observé nombre de fois dans des circonstances analogues. Dans ces cas, en effet, on peut en toute sûreté conclure que l'état de l'appareil urinaire est bien la cause prochaine de la dyspepsie, le trouble de ses fonctions a précédé ou accompagné les phénomènes digestifs, et ces phénomènes ont disparu, quand la condition qui les avait fait naître et qui les entretenait a été supprimée. La relation de cause à effet est évidente, la preuve et la contre-épreuve sont établies.

C'est pourquoi vous avez pu nous entendre, hier matin, signaler à votre attention, au moment de la visite, un malade venu de l'extérieur pour faire vérifier l'état de son canal. Entré dans notre service, il y a deux ans, pour un rétrécissement très étroit, qu'accompagnaient une dyspepsie intense et des vomissements assez fréquents, ce sujet dut à l'urétrotomie interne une guérison complète et qui ne s'est pas démentie un seul instant depuis cette époque. Il digère bien, ne vomit plus, et conserve, grâce à la précaution qu'il prend de se sonder, un canal encore suffisamment large (n° 15).

[1] L'urétrotomie interne a été pratiquée, et l'événement a pleinement répondu à notre attente. Au moment de sa sortie, trois semaines après l'opération, le malade déclare qu'il mange avec plaisir et que « son manger passe bien ».

Cette digestion pénible et laborieuse dont nous parlons ici n'est pas le fait des seuls rétrécis, elle existe également et avec les mêmes caractères chez les prostatiques. Ici encore, les oscillations en mieux et en plus mal, sont sous la dépendance directe de la stagnation urinaire. Voyez, par exemple, le vieillard couché au numéro 10. Il doit à un cathétérisme évacuateur régulier le retour d'un appétit perdu depuis longtemps, disait-il, quand il est entré dans nos salles.

Comme il est facile de le prévoir, la dyspepsie n'existe pas toujours à cet état de simplicité dont nous venons de vous citer des exemples. Déjà nous vous avons parlé d'un malade dont la paresse stomacale s'accompagnait parfois de vomituritions, voire même de vomissements. Dans le même ordre d'idées, nous devons vous signaler le malade couché au numéro 22. Vous trouvez réunis, dans ce cas, tout à la fois la dyspepsie, la diarrhée et les vomissements; ces deux derniers symptômes toutefois ne sont chez lui que passagers et n'apparaissent qu'à des intervalles plus ou moins éloignés. Nous pouvons même ajouter de suite que ce jeune homme, dont les troubles digestifs datent de plusieurs mois, a présenté à diverses reprises depuis trois semaines, de petits frissons et de légers accès fébriles greffés sur son état dyspeptique. Ce fait, entre autres, peut prouver que la fièvre urineuse et les modifications des fonctions digestives sont unies par un lien clinique des plus intimes et des plus incontestables.

Migraine. — A côté de la dyspepsie simple ou compliquée, se place une forme aussi rare que curieuse des troubles digestifs : nous voulons parler de la *migraine*. Plus d'un parmi vous a peut-être éprouvé un sentiment d'étonnement à ce mot de migraine. Si cependant vous voulez bien vous rappeler qu'un grand nombre de migraineux, instruits par l'expérience, n'hésitent pas à rapporter leur céphalalgie à une digestion mauvaise, bien loin de vous étonner de l'existence de ce symptôme au cours des affections urinaires, vous serez surpris de ne pas le voir plus souvent [1]. Quelle que soit, d'ailleurs, l'interprétation qu'on

[1] La plupart des malades qui ne se remettent pas franchement des accès de fièvre vous accuseront le *mal de tête*, comme le symptôme dominant. Beaucoup de ceux qui n'ont que des petits accidents urineux insignifiants, à la suite d'un

donne à la migraine, qu'on la considère comme un phénomène purement nerveux, qu'on la rattache à l'intoxication urinaire ou, comme nous vous l'indiquons, à des phénomènes d'ordre digestif, il n'est pas permis de mettre en doute son apparition sous l'influence de troubles urinaires.

La première fois qu'il nous fut donné d'observer ce type morbide, il s'agissait d'un malade de la ville près duquel nous fûmes appelé pour une rétention d'urine consécutive à un rétrécissement. Bien que difficile, la dilatation fut entreprise et menée à bonne fin. Quel ne fut pas l'étonnement du malade de voir disparaître, en même temps que la difficulté très ancienne des mictions, des migraines violentes auxquelles il était sujet depuis plusieurs années. Or, ces migraines étaient bien sous la dépendance des lésions urinaires, comme le montra la suite de l'observation. Le rétrécissement se reproduisit, les migraines reparurent, en même temps que les troubles de la miction; elles offrirent le même caractère de fréquence et d'intensité que par le passé. Cette fois l'urétrotomie fut pratiquée et, grâce à elle, le malade obtint, d'une façon définitive, la libre émission des urines et la disparition complète de toute migraine[1]. Dans ce cas, comme chez le premier dyspeptique dont nous vous avons parlé, on peut dire qu'il y a eu la preuve et la contre-épreuve; l'interprétation de ces faits ne laisse place à aucun doute.

Diarrhée. — Il en est identiquement de même du cas suivant qui vous montrera le symptôme diarrhée existant seul.

En 1869, nous avons soigné à la salle Saint-Vincent un ancien officier porteur d'un rétrécissement *traumatique* consécutif à une chute de cheval; l'accident datait d'une année seulement. L'interrogation nous apprit qu'il était depuis quelques mois atteint d'une diarrhée continuelle; cette diarrhée ne s'est manifestée que depuis le jour où les troubles de la miction s'étaient nettement prononcés. Nous nous sommes efforcé de la combattre par tous les moyens possibles; nous avons épuisé contre

cathétérisme ou d'une opération, accuseront aussi la céphalalgie. Les malades s'en plaignent, en général, surtout au réveil.

[1] Le malade est du nombre de ceux que nous pouvons suivre. Depuis 1874, la guérison du rétrécissement et des migraines ne s'est pas démentie.

elle toute la série des antidiarrhéiques. Rien n'y fit, et tous nos soins restèrent absolument infructueux. De guerre lasse, nous nous décidâmes à passer outre et à pratiquer l'urétrotomie interne. Peu de jours après, les selles étaient normales et restèrent telles tant que persista la libre émission des urines. Pendant la campagne de 1871, cet officier reprit du service et négligea forcément de se sonder. Nous le revîmes en 1872. Le rétrécissement s'était reproduit et avec lui avait reparu la diarrhée. Nouveau traitement chirurgical, nouvelle guérison complète de tout phénomène morbide tant intestinal qu'urinaire.

Vomissements. — De même que la diarrhée, les vomissements peuvent se montrer comme symptôme dominant et presque unique des troubles digestifs. Tantôt alimentaires, tantôt glaireux et comme pituiteux, ils se répètent alors à court intervalle, se montrant même plusieurs fois dans la même journée et chaque fois sans cause déterminante appréciable. Tel est le caractère qu'ils ont présenté chez un malade qui occupait, il y a un an, le numéro 8 de la salle Saint-Vincent.

Agé de vingt-neuf ans, Édouard P... contractait une première et unique chaudepisse en 1869. La miction ne devint réellement difficile qu'à partir de 1873 ; mais, dès la fin de 1872 (avant même que l'émission des urines fût gênée d'une façon manifeste), apparurent des vomissements qui, rares d'abord, ne tardèrent pas à se rapprocher et finirent par devenir quotidiens. Au mois de juillet 1875, au moment où ce jeune homme entra dans notre service, l'état des fonctions digestives était le suivant : l'appétit est bon, bien que légèrement diminué; les repas ne sont suivis d'aucune pesanteur; mais il existe une constipation opiniâtre et surtout des vomissements qu'on peut presque qualifier d'incoercibles. Parfois alimentaires, plus souvent glaireux ou bilieux, ils se répétaient trois ou quatre fois par jour, tantôt à une heure, tantôt à une autre. De là, un état de maigreur prononcé qui nous décida, non moins que l'étroitesse et la dureté du rétrécissement, à pratiquer l'urétrotomie interne, seul moyen de rétablir rapidement la perméabilité du canal urétral et surtout de faire cesser sûrement la stagnation d'urine ; nous devons, en effet, ajouter que la vessie, assez fortement distendue, faisait un relief des plus nets au-dessus des pubis. Nous n'insistons pas sur les résultats locaux de l'urétrotomie, désirant vous parler surtout de ses conséquences sur l'état général. Dès le lendemain de l'opération, il y eut un mieux sensible : le malade ne vomit, ce jour-là, qu'une seule fois, et ce vomissement fut le dernier que nous observâmes chez ce sujet, bien qu'il soit resté plus d'un mois en observation.

Nous avons tenu à revoir ce malade et à vous le présenter. Vous avez pu constater avec nous que, grâce à un cathétérisme pratiqué tous les huit ou quinze jours, son canal n'a rien perdu ou à peu près depuis le mois d'août dernier, c'est-à-dire depuis près d'un an; mais, fait plus important, vous avez entendu de la bouche même du malade la fin de son observation. Pendant quelques mois encore après sa sortie de l'hôpital, il eut de temps à autre, vous a-t-il dit, des nausées et quelques douleurs stomacales; peu à peu ces derniers vestiges du passé disparurent et, depuis six mois, tout trouble digestif a cessé. Inutile d'ajouter que l'embonpoint a reparu, enfin, la constipation a fait place à des selles normales et régulières.

Constipation. — Nous venons encore une fois de parler de la constipation. Notre étude serait fort incomplète si nous ne nous occupions pas de cette importante manifestation des troubles digestifs chez les urinaires.

Chez la plupart de ceux qui vident mal leur vessie : la constipation est la règle, la diarrhée l'exception. Presque tous nous disent que depuis très longtemps ils éprouvent de grandes difficultés pour aller à la selle; beaucoup ne peuvent rendre de matières qu'à l'aide de lavements. Cet état existe souvent, bien avant que le malade ait remarqué des troubles notables de la miction; il coïncide avec l'apparition des phénomènes dyspeptiques. Sur dix malades interrogés avec soin, nous n'avons noté que trois fois de la diarrhée au début de la maladie et nous avons tout lieu de penser que ce symptôme n'est pas, comme la constipation, un phénomène initial.

A la période d'état, il y a presque toujours constipation absolue; le malade expulse péniblement, et sous l'influence de lavements, des matières dures, noirâtres, marronnées. D'autres fois, il y a alternative de diarrhée et de constipation. Quand la diarrhée se montre, le malade éprouve parfois une légère amélioration, ses fonctions digestives sont moins troublées. Nous avons même observé, sous cette influence, une diminution dans la fréquence et la douleur des mictions; ces mêmes faits sont souvent signalés par les malades à la suite des laxatifs. La diarrhée est alors plutôt favorable. Dans les derniers jours de la maladie, la constipation demeure quelquefois opiniâtre, mais ordinairement elle fait place à une diarrhée profuse qui ne peut être efficacement combattue et devient grave.

Lorsqu'il y a eu diarrhée terminale, on trouve, à l'autopsie, le gros intestin et le rectum vides, ou, du moins, ils ne contiennent que peu de matières demi-liquides et pas de matières stercorales anciennes. Quand la constipation a persisté, nous avons trouvé des matières dures, bosselées, noirâtres, réunies en boules, mais nous n'avons pas constaté d'amas stercoraux remplissant et distendant l'intestin.

La constipation se montre aussi bien chez les petits dyspeptiques que chez les grands, aussi bien à la période initiale et à la période d'état qu'à la période terminale. Plus particulièrement observée chez les prostatiques dont la vessie se vide mal, elle peut cependant compliquer toute autre affection urinaire. Le clinicien doit toujours en tenir le plus grand compte dans le traitement journalier, aussi bien dans les cas simples que dans les cas graves.

Nous avons vu, dans un cas longtemps suivi, la constipation absolue remplacer une diarrhée habituelle et ancienne qui, depuis longues années, avait été l'indisposition habituelle et quelquefois grave du malade. Il est donc probable que l'élimination des éléments constitutifs de l'urine par l'intestin y détermine cette sécheresse, cette même diminution dans la sécrétion normale, que nous a révélées l'étude clinique des voies digestives supérieures.

Nous vous disions tout à l'heure, à propos d'un dyspeptique non cachectique, que la constipation avait fait place à des selles normales après la guérison de son rétrécissement. Il en est de même chez les dyspeptiques cachectiques que l'on est quelquefois assez heureux pour guérir. Nous l'avons observé récemment encore chez un malade atteint de rétention chronique avec distension, considéré comme cancéreux ; nous l'avons guéri par la combinaison des soins médicaux nécessaires et de l'évacuation de la vessie par la sonde. Ce n'est qu'avec des médicaments purgatifs ou des lavements de même nature que nous obtenions à très grand'peine, avant la disparition des grands accidents dyspeptiques, des garde-robes aujourd'hui régulières et naturelles.

Il m'a été donné également d'observer cette même relation de cause à effet chez de grands dyspeptiques urinaires à propos des vomissements. Je l'ai vu notamment dans un cas où les accidents avaient évolué en dehors de toute infection. Considéré par le fait de la gravité des troubles stomacaux et par son état cachectique comme un cancéreux de l'estomac, ce malade a complètement guéri par le cathétérisme et continue depuis dix ans à se bien porter.

II. — Pathogénie, diagnostic et pronostic des troubles digestifs.

Les troubles digestifs ne sauraient demeurer isolés dans leurs manifestations. Nous en avons déjà la preuve pour la forme apyrétique ; il en est nécessairement de même lorsqu'il y a complication fébrile. Rien de plus habituel en clinique que cette combinaison des divers symptômes, que cette complexité d'un état morbide ; j'ai trop insisté sur les étroites relations de la fièvre urineuse et des troubles digestifs, pour que nous nous attardions à en citer des exemples.

La fièvre n'est, vous le savez, qu'un caractère de plus, qu'un témoignage nouveau de l'empoisonnement urineux.

Nous vous avons signalé, au cours de cette leçon, le numéro 22 de la salle Saint-Vincent, dont les accès fébriles ont été précédés pendant plusieurs mois, puis accompagnés de phénomènes digestifs variés.

L'observation suivante vous montrera une durée encore plus longue de la période apyrétique de l'empoisonnement urineux, et, plus tard, la réunion des phénomènes fébriles et de troubles digestifs divers. Je choisis ce fait, remarquable à plusieurs titres, parce qu'il nous permettra d'aborder la question du mécanisme de la production des troubles digestifs et celle de leur nature.

M. D..., frère de l'un de nos confrères, contracta une première chaudepisse en 1842. En 1858, abcès urineux et fistules scrotales, dont il fut guéri à la suite de la divulsion pratiquée en 1860. Tout alla bien ou à peu près pendant cinq années ; mais en 1866, les troubles de la miction reparurent. Dès cette époque, l'appétit diminua, les digestions devinrent pénibles. Avec les années suivantes, les phénomènes s'accentuèrent davantage du côté du canal et du côté des voies digestives. Le canal n'admet plus que le numéro 5 ; la langue est souvent sèche ; la mastication des aliments solides parfois difficile ; la diarrhée devient habituelle ; les forces diminuent. Ce n'est que deux ans après l'apparition et l'accentuation de ces troubles digestifs qu'apparaît la fièvre. Les accès étaient spontanés, irréguliers, mais complets dans leur évolution : c'étaient en quelque sorte des accès intermittents. Ce furent les deux symptômes, diarrhée habituelle et fièvre, qui restèrent l'expression dominante de l'empoisonnement urineux. Lorsque nous voyons ce malade pour la première fois en 1874, l'amaigrissement est très prononcé, le jaunissement du tégument externe bien marqué ; les urines déposent du pus et sont alcalines. Le canal est le siège de rétrécissements péniens multiples que l'explorateur n° 8 peut franchir entièrement ; il est, à une première introduction, arrêté dans la prostate.

Le malade avait l'habitude de se passer des bougies ; il le faisait habilement ; il avait déjà bien des fois sans succès essayé de dilater ses rétrécissements. Nous trouvions l'urétrotomie absolument indiquée ; nous l'autorisâmes cependant à reprendre les essais de la dilatation. Nous étions au 11 avril ; le malade arriva sans trop de difficultés à passer le numéro 12, mais fut encore une fois arrêté sans pouvoir franchir cette limite. Depuis longtemps d'ailleurs, c'était le plus beau résultat possible de la dilatation.

L'urétrotomie fut donc décidée et pratiquée le 25 mai 1874. Nous étions en droit de craindre des accidents fébriles ; il n'y en eut aucun après l'opération, et ils n'ont pas reparu depuis. La diarrhée ne tarda pas non plus à disparaître, et le malade a complètement cessé d'y être sujet. Comme de coutume, les urines cessèrent d'être alcalines ; en très peu de jours, elles recouvrèrent leur acidité normale, qui depuis ne s'est pas démentie ; le dépôt de pus a graduellement disparu. Nous revoyons souvent M. D... ; en juillet 1877, il nous a donné de nouveau la satisfaction de constater que son canal admettait facilement le numéro 40 de Béniqué et que sa santé générale ne s'était pas un instant démentie. M. D... a repris, avec le fonctionnement régulièrement normal de sa vessie et de ses voies digestives, ses forces, son embonpoint ordinaire et sa coloration normale.

Cette observation montre bien les manifestations progressives et la gradation de l'empoisonnement urineux. Bornés d'abord à une simple inappétence, les troubles digestifs témoignent peu à peu de leur aggravation, par les phénomènes buccaux habituels allant même jusqu'à déterminer la dysphagie buccale et par la diarrhée persistante. La fièvre elle-même apparaît à des intervalles irréguliers et sous forme d'accès qui, d'abord éloignés, se répétaient de plus en plus dans les derniers temps et survenaient spontanément.

Ce cas instructif démontre, comme ceux que l'étude de la fièvre nous a permis de citer, combien peut être prolongée la durée de l'empoisonnement urineux. Il prouve encore que, malgré cette durée si longue, l'empoisonnement urineux peut être rapidement et définitivement guéri par le traitement chirurgical ; il montre enfin que cette guérison est complètement obtenue. Tout dépend de l'état des reins.

N'est-ce pas là une preuve nouvelle et bien convaincante de la tolérance de l'organisme pour le poison urineux ?

L'empoisonnement durait depuis huit ans et les phénomènes qui le caractérisaient disparurent en quelques jours pour ne plus revenir. Nous avons longuement attiré votre attention dans une précédente leçon sur ces faits importants (t. II, p. 133 et 144). Ne négligeons pas l'occasion de montrer une fois de plus : que le renouvellement incessant de doses suffisantes est la condition de l'action du poison urineux. Quand le rein est en état de suffire à son élimination répétée, les accidents qu'il provoque prennent fin dès que son absorption est empêchée, la santé normale reparaît et n'est plus troublée.

La cause principale de cette série de symptômes n'est pas plus douteuse dans cette observation, que dans celles que déjà nous vous avons citées ou que nous pourrions joindre encore à notre description. Il est, en effet, évident que la stagnation de l'urine dans la vessie et sa résorption à travers la muqueuse malade et altérée étaient ici en cause.

Dans quelle mesure faut-il faire intervenir les lésions rénales ?

Il est toujours difficile de se prononcer à cet égard chez un sujet qui guérit aussi complètement et aussi définitivement, chez lequel l'amélioration et la guérison succèdent si rapidement à l'opération qui a permis la régulière évacuation de la vessie, chez un sujet qui cependant avait été si longtemps soumis à l'empoisonnement urineux ! Sans être sérieusement lésé, le rein devait insuffisamment éliminer le poison urineux, et il a pu, ultérieurement, suffire à la dépuration urinaire. C'est ce que « l'étude des conditions dans lesquelles s'accomplit l'élimination du poison urineux » nous a appris (Voy. XXIe leçon).

Quelle que soit l'interprétation de ce fait et l'importance de la part accordée à l'absorption directe de l'urine à travers la muqueuse de la vessie malade, ou à l'imparfaite élimination de substances septiques sous l'influence de lésions rénales, il faut reconnaître que l'action de l'un et de l'autre de ces mécanismes de l'empoisonnement urineux est facile à admettre. Il suffit que l'attention se détourne du fait particulier, et se reporte, sans le perdre de vue, aux enseignements fournis par l'ensemble des résultats de l'observation. Les détails qui lui sont soumis sont alors aisément compris et justement interprétés. Vus dans leur jour, ils sont éclairés comme il convient.

D'une part, en effet, il n'est pas douteux que les troubles digestifs ne soient provoqués, dans un grand nombre de cas, par l'absorption directe de l'urine plus ou moins altérée, à travers la muqueuse de la vessie qui ne peut complètement l'expulser. Les guérisons rapides, pour ainsi dire immédiates, qui suivent l'évacuation des urines dans des cas où les symptômes de l'empoisonnement urineux étaient de date plus ou moins ancienne, fournissent à cet égard des témoignages qui ne nous paraissent pas récusables.

Mais trop nombreux, d'autre part, sont les cas où les troubles digestifs résistent, se perpétuent ou s'aggravent, malgré l'opération chirurgicale, voire même à son propos, pour qu'il ne soit évident : qu'un mauvais fonctionnement du rein, et, par suite, une élimination imparfaite du poison urineux et une insuffisante dépuration urinaire s'opposent à la cessation des accidents. Si cette preuve ne paraissait pas suffisante, nous n'aurions qu'à en appeler des symptômes qui témoignent des lésions rénales aux autopsies qui les démontrent. Les grands dyspeptiques urinaires succombent trop souvent pour qu'il ne soit pas bien établi que l'on trouve toujours leurs reins gravement et « depuis longtemps » lésés. Devenus insuffisants pour l'élimination des matériaux toxiques contenus normalement dans l'urine, ils sont aussi incapables de donner issue aux toxines microbiennes et d'assurer leur expulsion. Ils permettent à l'intoxication de se produire et n'empêchent plus l'infection de poursuivre son œuvre.

Dans semblables conditions, les troubles digestifs ne sauraient s'atténuer, encore moins disparaître. L'infection aussi bien que l'intoxication les provoquent et les entretiennent. Mais il nous paraît résulter des faits, que dans les grandes dyspepsies urinaires, le rôle de l'intoxication est plus accusé toujours et parfois prépondérant. La dose des toxines serait-elle alors inférieure à celle des toxiques ?

Quoi qu'il en soit, nous avons vu la forme chronique de la fièvre urineuse s'établir surtout chez les grands dyspeptiques urinaires, et la forme aiguë se montrer chez les petits. Chez les premiers, la fièvre peut même faire défaut, et l'hypothermie apparaît. Leur organisme ne réagit que faiblement ou ne réagit même plus; la fièvre, qui est l'un des témoignages les plus nets et l'un des résultats les plus constants de l'infection urineuse, ne peut plus se produire. L'intoxication s'y oppose. Ce ne sont pas les seuls phénomènes de cet ordre que nous présentent les dyspeptiques urinaires, vous n'avez pas pu ne pas être frappés des analogies qu'ils présentent avec les urémiques. Elles sont en vérité nombreuses.

Nos malades ne sont cependant pas des brightiques, car la non-élimination des matériaux toxiques de l'urine ne peut seule servir de caractéristique dans les cas que nous avons à observer. Elle ne peut non plus complètement inspirer la thérapeutique, qui a autre chose à faire que de s'enfermer dans les strictes limites des régimes plus ou moins exclusifs ; son moyen principal est et reste l'intervention chirurgicale. Le régime n'est qu'un appoint; mais cet appoint ne saurait à aucun degré être négligé par le chirurgien. C'est précisément parce que nous avons tant à compter avec l'infection, et qu'il faut que nous nous en préoccupions sans cesse, que nous ne devons ignorer aucune des conditions qui la favorisent, qui en modifient les symptômes ou en aggravent les conséquences.

L'intoxication est assurément de ce nombre.

Il ne faut pas que nous perdions de vue « cette association des phénomènes de l'intoxication et de l'infection » ; évidemment elle domine la symptomatologie et l'évolution des formes lentes de l'empoisonnement urineux. Deux grands processus pathogéniques entrent alors en jeu, l'un et l'autre occupent la scène morbide. Notre devoir de clinicien est de prêter toute notre attention à chacun d'eux, car le rôle de l'opérateur est alors particulièrement difficile. Les indications qui autorisent l'action et celles qui justifient l'abstention lui feraient défaut, s'il n'avait reçu de « l'étude clinique de l'infection » les notions qui nous guident dans les situations périlleuses.

Quelle que soit, d'ailleurs, la part qui revient à l'intoxication, et celle qui appartient à l'infection dans la production des troubles digestifs, l'origine et la nature urineuse de ces troubles ne sauraient être contestées. La physiologie normale a, dès longtemps, montré quel était le mécanisme de leur production, et nous avons déjà résumé (t. II, p. 156) les instructives expériences de Claude Bernard et Barreswill. La physiologie pathologique a, de son côté, montré que la muqueuse intestinale participait à l'élimination pendant le cours des infections.

L'anatomie pathologique ne nous a jusqu'à présent fourni que des résultats négatifs. Nous ne saurions nous étonner que la muqueuse digestive ne soit pas prochainement influencée par la suppléance fonctionnelle qui lui est imposée. Dans nombre de cas, la clinique nous montre, en effet, que, malgré leur longue durée, des accidents dyspeptiques, en apparence sérieux, ont très promptement disparu à la suite de l'intervention, et bien des exemples nous ont prouvé que le poison urineux ne laisse souvent aucune trace de son passage dans nos tissus. Mais nous ne saurions oublier que M. Lancereaux a trouvé et décrit des lésions dans l'urémie intestinale, et, malgré que l'assimilation de nos malades ne puisse être complète, ces constatations appellent, de notre côté, de nouvelles recherches.

Diagnostic. — Le diagnostic des troubles digestifs liés aux maladies des voies urinaires ne saurait avoir pour seul objectif la constatation de tel ou tel des symptômes qui les caractérisent. Il suffit de regarder ou d'écouter le malade pour savoir que ces symptômes existent. Ce que nous voulons signaler à votre attention, c'est le « diagnostic étiologique et pathogénique ».

Nombre de malades vous parlent de pesanteurs stomacales, de constipation opiniâtre, de vomituritions, voire même de diarrhées rebelles, de vertiges, de migraines, mais ne vous disent pas un mot « de la manière dont ils urinent », soit qu'ils n'aient rien remarqué d'anormal de ce côté, soit, ce qui est plus fréquent encore, qu'ils n'attachent aucune importance à des modifications légères de la miction. L'expérience du clinicien doit suppléer à l'ignorance, aux idées préconçues ou à la légèreté du malade ; il doit, en présence de troubles digestifs mal caractérisés et que rien ne justifie, s'informer de la miction, surtout chez les vieillards. N'oubliez jamais que rien n'est plus fréquent que la rétention partielle d'urine par le fait de l'hypertrophie de la prostate; rappelez-vous aussi combien ces symptômes peuvent être vagues et pour ainsi dire latents. Le sujet urine un peu plus souvent que de coutume, il se lève plusieurs fois par nuit, mais il ne souffre pas et prend assez volontiers son parti de cette incommodité. Il néglige de parler de ce « petit inconvénient », il appelle l'attention sur les troubles digestifs et sur eux seuls. Il en est de même encore, quoique plus rarement, pour des sujets atteints de rétrécissements.

Les dires du malade conduisent à l'erreur quand ils sont acceptés sans contrôle. Mais, lorsque l'on sait les relations étroites qui existent entre les troubles digestifs et les troubles de la miction, il est facile de soupçonner la cause du mal. Un interrogatoire bien conduit, un examen local bien dirigé font bientôt connaître la vérité.

Il est des cas cependant où le diagnostic peut être entouré de difficultés passagères. Le fait suivant, dont vous avez pu être témoins dans nos salles, vous fournira un exemple de l'embarras très momentané, où l'on peut se trouver parfois.

Au mois d'octobre 1884, on amenait dans notre salle de chirurgie générale, un homme chez lequel on avait soupçonné un étranglement herniaire. Depuis trois jours, nous disait-on, il souffrait du ventre, n'allait pas à la selle et avait des nausées. Le matin même, un vomissement de nature bilieuse avait eu lieu. Au moment où nous le voyons, il est dans un état de subdélire vague qui, en nous privant de tout renseignement, nous oblige à recourir aux seuls symptômes appréciables. Le facies est anxieux, mais légèrement coloré et nullement hippocratique; la respiration est gênée; il existe un hoquet presque continu; le ventre est gros et paraît tendu; les garde-robes sont suspendues; la moitié droite du scrotum est remplie par une tumeur volumineuse, remontant jusqu'à l'anneau et recouverte par un tégument légèrement rouge. Jusqu'ici le portrait de ce malade, le facies excepté, est celui d'un sujet atteint d'étranglement herniaire; mais, en continuant l'examen, nous ne tardâmes pas à trouver des signes aussi inattendus que positifs.

La tumeur des bourses ne s'engage pas dans le canal inguinal : il s'agit, en réalité, d'une tumeur du scrotum et rien de plus, tumeur qui, pour vous le dire en passant, est un kyste du cordon. L'étranglement pouvait être interne, il est vrai, mais nous ne tardâmes pas à reconnaître par le palper abdominal que l'augmentation du volume du ventre tenait, non seulement à la distension de l'intestin rempli de gaz, mais à la présence d'une tumeur globuleuse énorme occupant la région hypogastrique et remontant jusqu'à l'ombilic. Si nous avions pu avoir des doutes sur la nature de cette tumeur, il ne nous aurait guère été possible de les conserver après l'examen de la bouche. La cavité buccale nous présentait, en effet, l'ensemble des signes que vous connaissez : la langue était sèche, rouge et parsemée de ce pointillé blanchâtre caractéristique du muguet; nous constations les mêmes lésions dans l'arrière-bouche.

Nous n'étions donc pas en présence d'un étranglement herniaire, mais d'une rétention d'urine avec symptômes généraux graves. Dès lors, notre conduite était toute tracée. Il fallait donner issue à l'urine, ce qui fut facile. Il s'agissait d'une rétention suite d'hypertrophie prostatique.

Sans insister sur les détails de cette observation, nous ajouterons seulement que, grâce à un cathétérisme évacuateur régulier, nous vîmes rapidement disparaître tout ce grave cortège symptomatique qui au premier moment pouvait induire en erreur.

Nous vous laisserions sous une impression que ne reproduisent pas les faits de la pratique, si, après vous avoir montré qu'un chirurgien prévenu de l'étroite connexion des troubles digestifs et des lésions des voies urinaires, ne peut rester longtemps incertain, nous ne répétions pas que souvent les accidents urineux sont néanmoins méconnus. J'ai vu nombre de malades soignés depuis longtemps sans aucun résultat par des médecins de grand mérite, guérir dès que leur traitement changeait d'objectif et s'adressait à la vessie.

Dans quelques cas où la constatation du globe vésical distendu n'avait pu redresser l'erreur, la lésion des organes digestifs n'était que plus affirmée, car la tumeur constatée témoignait de lésions organiques ! C'est ainsi que l'un des derniers malades que nous avons soignés et que nous avons eu la satisfaction de guérir, était, de l'avis de son médecin, atteint de cancer de l'intestin, affection à laquelle aurait d'ailleurs succombé son frère aîné. Il ne fallut rien moins que notre affirmation la plus énergique pour faire accepter l'indication du cathétérisme.

Aujourd'hui comme autrefois, alors que nous avons attiré depuis si longtemps l'attention sur l'importance sémiologique des troubles digestifs dans les maladies des voies urinaires, il est donc nécessaire d'insister sur leur signification. Nous ne pouvons trop vous engager à faire une enquête approfondie sur l'état des organes urinaires, toutes les fois que vous aurez affaire à des dyspeptiques, petits ou grands. Qu'elle soit surtout rigoureuse quand vous observerez les troubles profonds que présente cette catégorie de malades, que nous avons caractérisés en vous les désignant sous la dénomination de : grands dyspeptiques.

Il a été trop souvent question du lien qui unit les deux manifestations principales de l'empoisonnement urineux, pour que nous ayons besoin de vous rappeler que la constatation des troubles digestifs persistants et croissants vous met dans l'obligation de reconnaître le symptôme fièvre, c'est-à-dire de le rechercher à l'aide du thermomètre. Le diagnostic étiologique et pathogénique ne serait pas complètement étudié, si nous n'insistions encore une fois sur « la prédominance des symptômes digestifs, dans la forme chronique de l'empoisonnement urineux et sur le rôle de l'intoxication dans les cas graves ».

Pronostic. — Au point de vue pronostic, les troubles digestifs ont une valeur que nous ne saurions trop rappeler. Un urinaire qui digère mal, a déjà subi les atteintes de l'empoisonnement urineux ; il est sur le point d'en témoigner par des manifestations plus graves, en particulier par la fièvre. Des accidents fébriles ou gastro-intestinaux surviendront spontanément ou plus sûrement encore après intervention si vous ne savez pas les prévenir.

Nous vous rappellerons à ce propos que ce ne sont pas les troubles digestifs les plus accentués, les plus graves, qui prédisposent le plus à la fièvre, au moins dans ses manifestations aiguës ; l'absence de la fièvre ne suffit pas pour modifier le pronostic. L'étude des troubles digestifs nous a prouvé que l'empoisonnement urineux, dont ils sont le témoignage, pouvait complètement évoluer et même se terminer par la mort « sans fièvre ».

Nous vous l'avons fait remarquer déjà et nous devons encore le redire : l'absence de complications fébriles évidentes, ou même l'absence bien constatée du symptôme fièvre ne peut être un motif de sécurité.

Ce n'est donc pas sur l'absence ou la coexistence de symptômes fébriles que vous baserez votre pronostic. « Avec ou sans fièvre », le malade pourra guérir de ses troubles digestifs ; « avec ou sans fièvre », il pourra succomber à leur aggravation persistante.

Ce n'est pas à dire que l'élément fièvre ne devra pas être pris en grande considération ; c'est évidemment, dans la majorité des cas, l'expression d'un degré plus élevé de l'empoisonnement urineux. Et cette élévation dans le degré de la puissance morbide de l'intoxication aura d'autant plus de valeur pronostique, que le symptôme fièvre qui en témoigne, se produira plus souvent ou sera plus durable dans ses manifestations. Ici encore, « l'intensité », à moins qu'elle ne soit exceptionnelle, est subordonnée, au point de vue du pronostic, à l'élément « fréquence » et surtout à l'élément « durée ».

Nous n'avons pas besoin d'ajouter que la durée et le degré des troubles digestifs seront l'un des éléments importants de votre pronostic. Toutes les fois qu'un symptôme est à la fois très prononcé et très durable, il a, par cela même, une haute valeur sémiologique.

Méfiez-vous donc surtout des grands dyspeptiques urinaires. Ils sont sous l'influence d'une véritable saturation de l'organisme par le poison morbide. Qu'ils soient seulement intoxiqués, c'est-à-dire à l'état aseptique, ou qu'ils soient à la fois intoxiqués et infectés, toute cause qui viendra aggraver, « même légèrement », l'état de l'appareil urinaire, sera le point de départ d'une série de phénomènes graves et parfois mortels. Multipliez les précautions chirurgicales, il ne faut négliger aucune d'elles; soignez plus que jamais votre technique; protégez les plus petites lésions de l'urètre; assurez la complète et régulière évacuation des urines et faites l'antisepsie locale de la vessie; mais avant comme après l'opération, ayez aussi recours au traitement médical : il est, en pareil cas, indispensable.

III. — Indications thérapeutiques fournies par les troubles digestifs.

Le traitement doit puiser ses indications, non seulement dans les enseignements que fournit l'étude de l'empoisonnement urineux, mais aussi et surtout dans l'observation du malade. Les indications tirées du cas particulier devront se joindre à celles qui découlent de l'étude générale de la maladie et de ses causes, et quelquefois les contrebalancer.

Les indications fournies par l'étude générale de la maladie et de ses causes sont médicales et chirurgicales; les indications que vous donnera l'étude du malade sont surtout médicales.

Il peut, au premier abord, paraître singulier de proposer un traitement chirurgical pour des troubles digestifs. Mais vous avez appris, chemin faisant, que l'urétrotomie peut guérir la migraine, la diarrhée, les vomissements, la fièvre et la constipation. Vous savez tout aussi bien que le débarras de la vessie opéré par le cathétérisme évacuateur, par la lithotritie, ou même par la taille, peut conduire aux mêmes résultats.

Non seulement le traitement des troubles digestifs comporte l'intervention chirurgicale, mais leur guérison ne peut être complètement obtenue que chez les urinaires porteurs d'un ordre de lésions capables d'être modifiées ou guéries par une opération. *Sublata causa, tollitur effectus.*

Si les bienfaits du traitement chirurgical sont incontestables, son application est délicate et peut être périlleuse. Elle est toujours délicate, parce que le moment de l'intervention et son opportunité ne sont pas dans tous les cas faciles à juger; elle peut être aléatoire quand ces conditions premières n'ont pu être bien nettement définies. S'il est aisé de reconnaître l'insuffisance rénale, il est bien difficile, sinon impossible de la mesurer. De là le danger.

Traitement médical. — Le traitement médical peut se combiner heureusement avec le traitement chirurgical. Il en aide les effets, en prépare la possibilité, en atténue les inconvénients ou les dangers. Il le peut à la condition de s'adresser tout aussi bien à la cause du mal qu'à ses effets, c'est-à-dire en sachant ne pas séparer dans ses indications ce qui convient à la maladie et ce qui est nécessaire au malade.

Les indications que fournit l'étude de la maladie sont très nettement définies. Il faut faciliter l'élimination par la muqueuse digestive des matériaux toxiques et septiques accumulés dans le sang; il faut provoquer l'expulsion du poison morbide.

A cet égard, les laxatifs tiennent le premier rang et remplissent l'indication principale. Nous disons laxatifs et non pas purgatifs. Il ne s'agit pas d'un déblayage intestinal, il ne s'agit pas d'opposer une action violente et passagère, comme tout ce qui est violent, à une action lente et continue. L'empoisonnement urineux dont témoignent les troubles digestifs s'opère peu à peu d'une façon continue. Il faut lui opposer une action thérapeutique de même ordre. Les laxatifs doux et répétés seront les agents les plus sûrs de votre intervention. Les eaux minérales purgatives, telles que les eaux de Pullna, de Birmenstorf, d'Hunyadi, de Sedlitz, seront surtout utilisables, puisqu'elles sont faiblement minéralisées; l'huile de ricin est encore un purgatif très approprié aux cas que nous étudions.

Ce que nous venons de dire de l'emploi des évacuants ne saurait aller jusqu'à proscrire une action plus rapide et plus énergique. Il est évident qu'à une manifestation plus complète et en quelque sorte plus aiguë de l'empoisonnement urineux, il faudrait opposer une évacuation plus active et plus complète aussi. C'est ce qui se voit en particulier, même sans fièvre, après les premières tentatives opératoires ou à l'occasion des préliminaires de l'opération. N'hésitez pas alors à donner un purgatif véritable ou même à administrer un vomitif. Mais préférez encore le purgatif salin aux drastiques, et préférez surtout l'ipéca à l'émétique.

Ce mode de traitement n'a qu'une action indirecte; il favorise l'élimination du poison urineux mais ne neutralise pas son action et n'empêche pas le renouvellement de ses doses, comme le fait l'intervention. Il a cependant une véritable utilité; souvent il permet au chirurgien d'agir et de réussir, alors qu'il avait tout d'abord mal auguré ou désespéré.

Ces considérations justifient l'indication des évacuations intestinales complètes et régulières chez les urinaires; elles font comprendre la nécessité de combattre la constipation. Les constipations opiniâtres et rebelles pourront aussi vous obliger à recourir à des purgatifs, cependant il faut toujours craindre de substituer la diarrhée à la constipation; il convient de renouveler les laxatifs plutôt que de trop élever leurs doses. On fera également usage de lavements régulièrement administrés, additionnés de miel, de mercuriale, de glycérine, ou même on aura recours aux lavements purgatifs proprement dits.

Existe-t-il des médicaments qui puissent neutraliser le poison urineux? En est-il qui soient capables d'atteindre les sources mêmes de l'infection, soit en portant directement leur action sur le sang contaminé, soit en traversant le filtre rénal et modifiant ainsi la nature de l'urine sécrétée? Nous ne pouvons que les désirer, mais nous ne les possédons pas encore. Nous avons souvent essayé le salol, l'acide salicylique et le salicylate de soude. Nous avons vu la diarrhée céder momentanément, sous l'influence de ce dernier médicament, mais en somme, nous avons constaté encore plus de francs insuccès, que des succès partiels. Nous avons déjà eu l'occasion de vous dire que l'usage, si rationnel, de l'acide benzoïque était presque toujours entravé par le mauvais état digestif; l'urotropine est mieux acceptée et ses effets sur les suppurations vésicales assez souvent favorables. L'acide borique est toléré, il passe certainement dans les urines, mais nous n'avons rien vu qui nous permette de compter sur son action préservatrice. Agissez donc sur le milieu intestinal, complétez l'effet salutaire des évacuants en le soumettant à une médication antiseptique capable de le modifier. Les préparations de naphtol préconisées par M. Bouchard sont celles qui méritent vos préférences.

Le traitement évacuant a, d'ailleurs, d'autres adjuvants qu'il ne faut pas négliger. Vous les trouverez dans l'administration de certains médicaments, et dans l'emploi des moyens hygiéniques et thérapeutiques qui influencent les téguments.

Les amers sont surtout utiles, en général, sous leur forme la moins accentuée; le colombo, la gentiane, la camomille; les préparations de quinquina, telles que l'extrait mou, la macération; les gouttes amères de Baumé fournissent les plus utiles auxiliaires; nous préconisons surtout le quinquina qui nous a même réussi sous la forme de poudre.

Les frictions sèches ou aromatiques, les massages, les bains simples ou médicamenteux, les différentes pratiques que l'hydrothérapie met à notre disposition peuvent, selon les cas, être très heureusement utilisés. Vous avez constaté l'importance de la sudation après les grands accès urineux. Vous savez aussi que la peau fonctionne mal chez les dyspeptiques urinaires; enfin, vous n'ignorez pas que toutes les voies d'élimination sont bonnes pour le poison urineux. Il ne se cantonne pas à poste fixe dans l'économie, et, si l'on peut ainsi parler, « ne demande qu'à en sortir », et cela, *à toutes les périodes de l'empoisonnement.* Profitez donc de ces conditions favorables, que l'étude de l'empoisonnement urinaire vous a apprises et sur lesquelles nous ne saurions trop insister; mais tenez à la fois compte de la maladie et du malade. Vous ne pourrez, en effet, indifféremment soumettre vos malades à la douche ou aux frictions, aux bains simples ou aux bains médicamenteux.

Il vous sera possible de faire bénéficier la plupart de vos petits dyspeptiques des conditions favorables à l'élimination plus complète du poison urineux, que nous offre un exercice régulier et bien ordonné. L'action musculaire, quand elle est exempte de fatigue, a le plus salutaire effet sur la régularisation des fonctions de la peau et de l'appareil digestif.

Les grands dyspeptiques urinaires peuvent offrir à la fois des lésions complexes des appareils de sécrétion et d'excrétion de l'urine, et, sous l'influence spéciale des troubles digestifs, être dans un état d'affaiblissement disproportionné avec la gravité ou la complexité réelle des lésions. Ces malades, qui viennent vous demander la guérison, vont très probablement, sinon certainement, subir, par le fait même du traitement chirurgical, une aggravation dans les symptômes de l'empoisonnement urineux, et cette aggravation, vous le savez, peut compromettre leur vie, avec ou sans accès fébrile. Et, si nous vous rappelons encore une fois que : « le symptôme fièvre peut faire défaut sans que la gravité du cas soit moindre », c'est qu'on s'habitue trop facilement, dans la pratique des voies urinaires, à ne compter sérieusement qu'avec lui ; or, les cas qui nous occupent sont justement de ceux où la fièvre peut le plus facilement faire défaut, ou passer inaperçue.

Ce sont, en effet, les grands dyspeptiques urinaires qui exigent que les indications dont nous vous parlons soient posées et remplies, avant d'engager la lutte par l'intervention chirurgicale ; ce sont eux que vous devrez tout d'abord « mettre en état de défense » contre les effets mêmes de « vos actes de chirurgien », en y opposant, dans la mesure du nécessaire et du possible, « les précautions du médecin ».

L'indication dominante est de soumettre ces malades à un régime approprié, à un régime qui puisse être réparateur et ne devenir à aucun degré perturbateur de fonctions déjà fort compromises. L'uniformité du régime est souvent le moyen de permettre l'assimilation régulière de l'aliment. Le régime lacté peut fort bien remplir cette condition. Le lait bien pur, fraîchement tiré, convient particulièrement ; il est souvent nécessaire cependant de le faire bouillir, de l'écrémer et de le réchauffer au bain-marie pour l'usage. Le lait doit être pris par petites quantités à la fois environ toutes les deux heures, le malade doit en consommer environ 2 litres dans les vingt-quatre heures. On ne peut pas toujours arriver à une plus haute dose ; aussi doit-on, lorsqu'il est nécessaire, compléter l'alimentation avec de la viande, des œufs, du poisson, des légumes et des fruits cuits. Nous n'avons constaté chez nos malades aucun inconvénient à ces additions.

Les formes les meilleures et même les seules possibles pour l'administration de la viande sont celles généralement usitées depuis que la viande crue est si largement entrée dans la thérapeutique. La pulpe de viande délayée dans du bouillon, le jus de viande obtenu à la presse permettront, en général, d'instituer un régime approprié. Le bouillon dit américain, les bouillons ordinaires, les potages, compléteront l'alimentation lactée, ou formeront, avec les aliments déjà indiqués, les éléments d'un régime suffisamment réparateur et facilement assimilable. Le vin et même l'eau-de-vie ne seront pas exclus de ce régime. S'il est, en effet, nécessaire de priver de vin pur et d'eau-de-vie les malades qui sont sous le coup de rétentions d'urine aiguës par le fait d'hypertrophies congestives de la prostate, les mêmes exceptions ne sauraient être formulées quand, par le fait d'une rétention d'urine chronique, d'une rétention qui n'a eu, à aucun moment de son évolution, le caractère aigu, le malade, devenu dyspeptique, s'est débilité et affaibli. Ce sont les organes digestifs qui formuleront l'exception, lorsque leur état fonctionnel ne leur permettra pas l'ingestion du vin ou de l'eau-de-vie. Hors de cette contre-indication, dont il faut constater la réalité avant de s'y soumettre, le vin devra non seulement être permis, mais prescrit.

Ce sont également les convenances des organes digestifs qu'il faut consulter, pour trouver tel ou tel mode d'alimentation, pour adopter l'alimentation lactée ou l'alimentation à la viande, pour prescrire un mode de nourriture exclusif, ou conseiller un régime mixte, quoique limité dans le choix des aliments. C'est dire que l'alimentation lactée absolue, malgré son importance, ne nous paraît pas nécessairement indiquée. Encore une fois, nos malades, alors même qu'ils offrent des symptômes d'intoxication, ne sont pas des brightiques.

Nous devions entrer dans tous ces détails, car il n'en est aucun qui ne puisse vous servir un jour donné, pour remplir cette indication fondamentale sur laquelle nous ne saurions trop insister : assurer le relèvement des forces chez les grands dyspeptiques, par une alimentation réparatrice et appropriée.

Le régime n'exclut pas, d'ailleurs, le traitement évacuant, l'antisepsie intestinale et, moins encore, l'usage des amers et des toniques médicamenteux.

Indications du traitement chirurgical. — Le traitement médical doit donc s'associer au traitement chirurgical dans tous les cas; s'il est nécessaire chez les petits dyspeptiques urinaires, il devient indispensable chez ceux que nous avons qualifiés de grands dyspeptiques. Il a encore chez ces derniers une autre utilité. Il peut servir à résoudre la question, toujours si délicate, des indications dans les cas graves.

Il est, en effet, à craindre que le dyspeptique urinaire, dont vous n'aurez pu en aucune façon modifier les fonctions digestives, dont vous n'aurez pu nullement réparer les forces, qui n'aura repris aucune vitalité nouvelle, « dont le taux de l'urée ne se sera pas relevé », sous l'influence combinée du traitement médicamenteux, d'un régime approprié, il est à craindre, dis-je, que ce malade ne puisse supporter l'intervention chirurgicale. Il ne faut cependant pas la rejeter, « il ne faut même pas la beaucoup retarder ». Il est assurément difficile de poser des indications précises; mais, s'il faut admettre en principe qu'une intervention telle que la lithotritie ou la taille ne puisse être tentée, il pourrait ne pas en être de même d'une urétrotomie et surtout des cathétérismes. Lorsque l'on a tout prévu, que l'on s'est entouré de toutes les précautions, lorsque l'on comprend la nécessité d'assurer au malade le bénéfice de leur protection après l'opération, et que l'on a pris pour cela les mesures nécessaires, on est en droit d'agir.

Cette règle de conduite est d'autant plus acceptable que ces malades, abandonnés à eux-mêmes, sont nécessairement voués à une terminaison fatale; tandis que, malgré les dangers incontestables de l'intervention, il vous sera donné de réussir dans des cas où il semblait, au premier abord, qu'il n'y eût plus qu'à désespérer des ressources de la chirurgie. J'ai déjà eu l'occasion (t. I, p. 265) de dire combien la possibilité de préserver de l'infection ou de la combattre localement dans les cas de rétention incomplète chronique avec distension, avait élargi les indications de l'intervention. En agissant avec toutes les précautions aseptiques et antiseptiques requises, en se conformant non moins rigoureusement à toutes les règles de la technique, de l'évacuation, de l'asepsie et de l'antisepsie, en prolongeant et en multipliant vos soins, il est la plupart du temps possible d'évacuer la vessie avec chance de succès.

Traitement des complications. — Le traitement des complications doit encore être examiné pour compléter l'étude des troubles digestifs chez les urinaires.

Le muguet est, vous le savez, l'une des complications les plus communes ; vous aurez à lui opposer un traitement préventif et un traitement curatif. L'un et l'autre s'inspirent des mêmes indications, l'un et l'autre sont surtout des traitements locaux. Vous savez l'acidité particulière du milieu buccal ; c'est donc aux préparations alcalines qu'il conviendra de recourir.

Conseillez aux urinaires, chez lesquels l'état de la langue et de l'arrière-bouche vous fait craindre l'apparition du muguet, des lavages et des gargarismes alcalins. L'eau de Vichy convient particulièrement pour ces usages.

C'est encore l'eau de Vichy qui vous donnera les meilleurs résultats, lorsque vous aurez, non plus à prévenir, mais à combattre le développement du muguet. Vous y ajouterez avec avantage l'usage des collutoires aux borax. Les lavages et gargarismes à l'eau de Vichy peuvent être suppléés par des lavages ou gargarismes avec le bicarbonate de soude.

L'eau de Vichy pourra souvent vous servir comme boisson médicamenteuse chez les dyspeptiques urinaires, et vous pourrez parfaitement autoriser les malades qui s'en gargarisent, à en avaler quelque peu ; elle les aidera, en particulier, à supporter et à digérer le lait. Vous compléterez ainsi fort utilement l'effet du traitement local.

Nous devons, puisque nous parlons ici de l'eau de Vichy, ajouter que vous pourrez parfois utilement la prescrire à l'intérieur, même aux grands dyspeptiques urinaires. Elle a cependant la réputation d'être débilitante, et même de favoriser la formation de la pierre par précipitation des phosphates dans les vessies infectées.

Tout cela est peut-être vrai pour l'usage abusif ou trop longtemps continué ; mais cela cesse absolument d'être exact lorsqu'il y a usage modéré, c'est-à-dire rationnel et proportionné aux indications. A la dose de deux grands verres par jour, pris au moment du repas ou entre les repas, par fraction de verre, avec le lait s'il y a lieu, l'eau de Vichy vous rendra de véritables services, et il en sera de même des eaux alcalines faibles.

Le muguet n'est pas la seule complication qui puisse exiger des prescriptions particulières; l'exagération d'un des grands troubles digestifs, tels que la diarrhée ou les vomissements, pourra nous amener à intervenir avec les moyens généralement mis en usage contre ces accidents.

S'il faut respecter la diarrhée peu intense, il peut être nécessaire de modérer une diarrhée trop forte. Ce n'est pas, d'ailleurs, une contre-indication à l'emploi des purgatifs, c'est seulement une raison de plus pour les employer avec mesure et à petits coups.

Les vomissements, au contraire, méritent toujours une intervention particulière. Ils s'opposent trop directement à l'alimentation, pour que les moyens qui peuvent les modérer ou les supprimer ne soient pas mis en œuvre : engourdissement préalable de l'estomac par des préparations morphinées, ingérées quelques minutes avant les aliments; usage de la glace, des eaux gazeuses pendant le repas; usage des préparations de noix vomique; substitution, s'il est possible, de la diarrhée aux vomissements; telles sont, bien qu'énoncées rapidement, les conditions de cette thérapeutique. Nous n'avions pas à vous en tracer le détail, mais nous devions vous en indiquer sommairement les moyens.

QUATRIÈME PARTIE

SIGNES PHYSIQUES ET TRAITEMENT LOCAL

VINGT-CINQUIÈME LEÇON

EXAMEN DIRECT

L'examen direct décide en dernier ressort du diagnostic. — Il comprend l'inspection, la palpation, le toucher, la percussion. — L'inspection et le toucher peuvent s'exercer à la surface du corps ou dans la profondeur des organes. — Ils se font à l'aide de la main et des doigts, ou par l'intermédiaire d'instruments. — Leur valeur relative. — Importance de leur association. — Garanties de leur bonne application.

Principes du toucher et du palper instrumental. — Les instruments sont de longs doigts. — Ils doivent « sentir » toutes les parties du trajet ou de la cavité où ils pénètrent. — L'instrument marchant en avant de la main doit à la fois être dirigé par elle et la conduire. — La main doit obéir aux sensations perçues. — Plus le chirurgien recueille de sensations et moins le malade en perçoit. — Les mains très attentives sont des mains légères.

Inspection. — Elle doit porter sur les flancs, l'hypogastre, le méat, le prépuce, la verge, le scrotum, le périnée. — Des taches sur le linge.

Palpation. — On l'exerce sur toute la surface de l'abdomen, sur le flanc et la région lombaire, sur les régions iliaques, sur l'appareil génital interne, sur le périnée chez l'homme. — Elle a pour objectif principal les parties profondes. — On utilise surtout la palpation par pression. — *Palpation par pression.* — Principes de son application. — Position du chirurgien et du malade. — Exploration en mesure de l'abdomen. — Elle est réglée par les mouvements respiratoires. — Les mains avancent pendant l'expiration et restent en place pendant l'inspiration. — On la fait avec une ou avec les deux mains. — La pression est progressive. — La pression brusque et la pression à contre-temps sont quelquefois utilisées. — *Palpation par pincement.* — Elle se fait en saisissant à pleine main ou en prenant entre les doigts les parties à explorer. — Faite avec les doigts en laissant glisser entre eux les parties à explorer, elle donne des sensations très délicates et permet une véritable analyse de la qualité des tissus interposés. — *Palpation par glissement.* — Elle est associée à la pression ou au pincement dans la plupart de ses applications. — *Palpation par frôlement.* — Elle fournit des sensations fort délicates mais ne peut servir qu'à explorer, à travers de très minces parois, des choses très superficielles. — *Palpation du rein.* — Position du malade et du chirurgien. — Champ d'exploration. — Importance des points de repère qui délimitent le triangle costo-vertébral. — *Procédés de Glénard et d'Israël.* — Règles de leur application. — Utilisation des profondes inspirations et du décubitus latéral. — *Ballottement rénal.* — Ce procédé de palpation permet de très rapidement recueillir des sensations fort nettes. — Il ne peut être utilisé que lorsque le rein est abaissé ou fait saillie au delà du rebord costal. — La condition nécessaire de sa production est : la conservation ou la reprise du contact du rein avec la fosse lombaire. — Le ballottement obtenu en dehors de cette condition n'est pas un ballottement rénal. — *Palpation de l'uretère.* — Elle peut se faire par la région abdominale, le vagin et le rectum chez la femme et par le rectum chez l'homme. — Lignes de N. Hallé. — Technique de cet auteur. — *Palpation de la vessie.* — Elle se pratique par l'hypogastre seul ou par le rectum et l'hypogastre. — La palpation simple ne fait sentir la vessie que lorsqu'elle est en état de plénitude et un peu tendue. — L'exploration combinée fait reconnaître l'épaississement de ses parois et les tumeurs vésicales qui ont pris dans sa cavité un assez grand développement ou qui ont envahi ses parois. — Quand on perçoit par le palper simple une tumeur qui n'a pas les caractères du globe vésical, il faut penser à une collection prévésicale ou à une tumeur de l'intestin adjacente à la vessie. — Le globe vésical, quels que soient son volume et sa position, est souple et a toujours des contours « arrondis très réguliers ». — *Palpation des régions pénienne et périnéale.* — Indurations, cicatrices, tumeurs, corps étrangers. — *Toucher rectal.* — Cette exploration doit être faite chez les urinaires comme celle de l'utérus et des annexes chez la femme. — Il faut combiner le toucher et la palpation hypogastrique. — La position dorsale est donc nécessaire. — Règles à suivre pour faire pénétrer le doigt profondément et le bien placer. — Examen de la vessie, des vésicules séminales, de la prostate. — *Toucher vaginal.* — Ses résultats : il permet l'étude précise de la sensibilité de la vessie à la pression. — *Percussion.* — Percussion du rein. — Ses résultats en avant et en arrière. — Percussion de la vessie ; ses résultats.

Généralités. — C'est à l'examen direct que la question du diagnostic est soumise en dernier ressort. C'est lui qui décide et qui juge. Il confirme les probabilités acquises par l'étude raisonnée des symptômes, ou démontre qu'elles étaient mal fondées. En réalité et pour la grande majorité des cas, il les complète et leur donne le caractère de la certitude.

L'examen direct comprend trois modes d'investigations, tous trois applicables aux divers départements des voies urinaires : *l'inspection, la palpation, la percussion.*

Ainsi qu'il le fait en toutes circonstances, le chirurgien cherchera donc, dans l'application méthodique de la vue et du toucher, les ressources qui lui permettront de déterminer d'une façon précise la nature et le siège des lésions.

Par leur situation, les organes qui composent l'appareil urinaire échappent à l'application *directe* de l'inspection ou de la palpation. L'inspection et la palpation, « qui s'exercent sur la surface du corps », fournissent néanmoins des renseignements fort utiles chez les malades atteints d'affection des voies urinaires.

Ces renseignements, on le conçoit, seraient très insuffisants, et l'examen direct resterait bien imparfait, s'il ne pouvait s'exercer qu'à la surface du corps. Il est indispensable de le pratiquer « au sein même des organes ».

C'est pourquoi dans la partie de la chirurgie que nous étudions l'exploration instrumentale tient une si grande place. Les procédés d'investigation nécessaires sont forcément divers et complexes, les moindres peuvent avoir la plus haute importance; tous doivent être l'objet d'une très scrupuleuse étude, et l'on ne saurait trop chercher leur perfectionnement.

L'art moderne a su faire pénétrer la lumière dans la profondeur de plusieurs organes, et ces découvertes ont donné au diagnostic et même à la thérapeutique de nouvelles et merveilleuses ressources. Pour l'examen de l'œil et du larynx, l'ophtalmoscope et le laryngoscope ont fourni de si grands résultats qu'ils ont, à juste titre, pris rapidement la première place parmi les procédés d'investigation qui permettent de reconnaître et d'étudier leurs lésions.

Il n'en a pas été de même pour l'endoscopie urétrale et vésicale. Pendant longtemps, ainsi que nous vous le rappellerons dans les leçons qui leur seront spécialement consacrées, elles furent imparfaites et restèrent sans influence notable sur le progrès du diagnostic des maladies de l'appareil urinaire. Mais, comme il est de règle pour toutes les sciences d'observation, les progrès qui sont survenus ont entièrement modifié cette situation. Des acquisitions de premier ordre ont été réalisées, et l'endoscopie est aujourd'hui l'un des auxiliaires « les plus précieux » du diagnostic. Un outillage mieux approprié et surtout l'emploi de l'éclairage électrique, qui dans la vessie peut aisément être direct, ont permis à ce moyen d'exploration de réaliser les promesses que tout d'abord il n'avait pas tenues.

L'endoscopie ne saurait cependant occuper un rang égal à celui qu'ont acquis l'ophtalmoscopie et la laryngoscopie. Pour l'œil, de même que pour le larynx, l'emploi du toucher est limité; il ne peut se bien exercer qu'à la surface du globe oculaire où il fournit cependant des renseignements de premier ordre, il est difficile ou impossible d'y recourir pour le larynx. Dans l'urètre et dans la vessie, les renseignements que peut donner le toucher sont si nombreux et si précis, si délicats et pourtant si positifs, si rapidement et si simplement obtenus, les détails se multiplient tellement, que leur ensemble permet de conclure le plus souvent avec certitude. Dans la chirurgie de ces organes de même que pour la chirurgie générale, le toucher demeure notre principal moyen d'investigation. Le toucher, on ne saurait trop l'affirmer, est le plus indispensable et souvent le plus sûr auxiliaire du chirurgien. . . .

Dans la région la plus accessible à l'inspection, au sein par exemple, que saurions-nous, sans le toucher, de la consistance et des connexions d'une tumeur, de son étendue et de ses limites, ainsi que de ses propagations? Où en serait le diagnostic des lésions de l'appareil utérin, si l'on avait continué à trop s'en remettre au spéculum? Sur toutes les parties du corps comment pourrions-nous apprécier la sensibilité, provoquer, localiser la douleur? L'exacte connaissance des divers degrés de consistance, depuis la mollesse fluctuante jusqu'à la dureté ligneuse, la détermination précise du siège des phénomènes douloureux, du trajet de la douleur que le toucher méthodique peut en quelque sorte dessiner, sont les signes que nous utilisons le plus. Ce sont dans la plupart des cas les éléments essentiels du diagnostic chirurgical. Sans aucun doute, la vue donne des résultats positifs et parfaitement déterminables; celui qui a vu est prêt à affirmer, et il en a le droit absolu dans bien des circonstances. En clinique, il convient cependant de se tenir sur ses gardes.

Aussi bien dans les profondeurs du corps qu'à sa surface, le contrôle du toucher demeure indispensable et doit être soigneusement exercé. Pour établir un diagnostic, il ne suffit pas d'avoir vu; il est indispensable que chacun des moyens qui renseignent ait apporté sa contribution à un commun ensemble. Pour l'observateur, un témoignage unique n'est pas nul, mais il doit le considérer comme insuffisant. Il a besoin de comparer pour juger.

Faisons remarquer, puisque nous parlons d'ensemble, qu'encore à l'heure actuelle, l'endoscopie vésicale elle-même ne fournit pas de vue d'ensemble. L'on arrive cependant, lorsque les conditions favorables sont réunies, à inspecter successivement chacun des points de la surface interne de la vessie et « à les fort bien voir ». Mais, pour peu qu'un néoplasme soit volumineux, vous ne l'aurez pas en entier sous les yeux. Vous ne le verrez pas sous toutes ses faces; souvent il vous arrivera, sans que le volume soit pourtant prononcé, de ne pouvoir vous rendre suffisamment compte de la façon dont il s'implante. Nous le constatons fréquemment en mettant en parallèle les résultats de l'examen endoscopique et ceux que l'on recueille après avoir ouvert la vessie. Par son volume et par son siège un néoplasme peut, d'ailleurs, rendre l'endoscopie difficile ou impossible. Vous aurez aussi pour les calculs la notion très nette de « la présence »; mais une exploration méticuleuse et prolongée ne vous fournira pas, à beaucoup près, tout ce que donne, « en un instant », l'introduction d'un explorateur métallique. Je vous rends chaque jour témoins de ces faits.

A peine a-t-il introduit l'explorateur dans la vessie, que déjà le chirurgien touche la pierre et reconnaît son siège. Il sait bientôt si elle est volumineuse, moyenne ou petite, s'il a affaire à une pierre unique ou à des calculs multiples et plus ou moins nombreux; il apprend, en même temps, si la vessie est régulière ou irrégulière, large, profonde, étroite dans tous ses diamètres ou dans certains d'entre eux, épaisse ou souple, à parois régulières ou irrégulières, si elle est facile à parcourir; il apprécie sa tolérance et sa sensibilité. L'on obtient donc par une manœuvre simple et très rapide un important ensemble de résultats. Cela ne veut pas dire qu'il ne puisse advenir qu'un calcul méconnu par le toucher instrumental ne sera pas découvert par la cystoscopie. Dans la pratique on aurait grand tort de ne pas tenir compte de l'exception. Mais on commettrait une bien grande faute, en la substituant à la règle et en voulant faire, « par la vue », des diagnostics qu'il faut surtout réserver « au toucher ».

Je pourrais, en faisant appel à vos souvenirs de chaque jour, évoquer bien d'autres exemples, aussi bien pour l'urètre que pour la vessie. Mais je ne veux faire ni le panégyrique du toucher, ni le procès de l'endoscope; *il faut savoir se servir aussi habilement de l'un que de l'autre.* Cela nous est indispensable. Je désire que vous accordiez à chacun de ces moyens d'investigation la confiance qu'il convient et surtout que vous appreniez à en poser l'indication afin de : *vous en servir à propos.* N'oubliez pas que l'on s'expose à l'erreur et qu'elle peut être grave, lorsqu'on s'en réfère à un moyen non approprié pour observer; ou, alors qu'il y avait vraiment lieu d'y recourir, si l'on s'en tient à lui seul. Telle doit être votre règle, aussi bien pour le toucher que pour l'endoscopie. L'observateur doit rechercher les comparaisons.

Dans l'examen direct, la vue et le toucher sont les moyens

auxquels nous aurons à nous adresser sans cesse. La vue et le toucher sont destinés à se compléter et à se rectifier. L'on peut, suivant les circonstances, s'en référer plutôt à l'un d'eux, être obligé de se contenter de l'un ou de l'autre, mais la vraie condition d'un bon examen est de mettre, quand il est indiqué de le faire, chacun d'eux à contribution et de contrôler leurs résultats.

Nous avons à apprendre comment on s'en sert et à déterminer les conditions dans lesquelles il convient d'y recourir. En agissant ainsi, nous ne nous en remettrons pas seulement à l'emploi d'un moyen, nous nous assurerons les garanties de la méthode.

Nous verrons qu'il est des cas où le diagnostic ne saurait être établi sans l'endoscopie, qu'elle permet les constatations précoces et qu'elle peut nous valoir de vraies révélations; nous verrons aussi qu'il en est où elle est certainement inutile, qu'elle pourrait être nuisible, et que parfois elle est indiquée sans qu'il soit possible de la mettre en œuvre. Elle exige en effet, pour être utilement employée, des conditions que l'on ne rencontre pas toujours. Aussi faut-il apprendre à s'en servir et savoir s'en passer.

Par contre, il n'y en a aucun où le toucher, manuel ou instrumental, ne puisse être utilisé. En chirurgie, et tout spécialement en chirurgie urinaire, l'on n'a beaucoup vu, et l'on n'a bien vu, que lorsque l'on a beaucoup touché. Notre spécialité a, à cet égard comme à d'autres, plus d'une affinité avec l'obstétrique et la gynécologie. L'art du toucher est, d'ailleurs, un des principaux éléments de l'éducation chirurgicale, vous y trouverez des ressources infinies et pour examiner et pour opérer[1].

Nous ne nous occuperons, dans cette leçon, que de l'inspection qui se peut faire à la surface du corps, du toucher et du palper que l'on pratique avec la main ou avec les doigts. Ce n'est que plus tard, en parlant du cathétérisme, que nous étudierons dans tous leurs détails la palpation et le toucher que l'on fait avec les instruments; lorsque nous saurons les bien diriger à travers l'urètre et les manœuvrer méthodiquement dans la vessie, nous exposerons tout ce qui est relatif à l'endoscopie et

[1] F. Guyon, *Les mains du chirurgien* (*Annales des maladies des organes génito-urinaires*, novembre 1901).

à la cystoscopie. Mais, si nous n'avons point, en ce moment, à nous occuper des règles du palper et du toucher instrumental, nous devons dire, en quelques mots, quels sont « ses principes ». Ce sont ceux-là mêmes qui dirigent la main du chirurgien, lorsqu'elle n'est pas armée. Elle doit leur être encore plus soumise lorsqu'elle tient un instrument, l'on ne saurait prendre trop tôt l'habitude de s'y conformer.

Principes du toucher et du palper instrumental. — Les instruments dont nous faisons usage, et que l'on désigne sous le nom de sondes et de bougies, ne sont, en effet, destinés qu'à « allonger les doigts du chirurgien » ; ce sont, ainsi qu'on l'a très bien dit, « de longs doigts ».

Il est plus important qu'on ne le pense, que toute personne qui se sert d'un instrument explorateur soit bien pénétrée de cette manière de comprendre le but et l'action de cet instrument. Cela suffit pour que son maniement soit plus sûr, et, nous pouvons le dire dès maintenant, plus facile ; il est surtout beaucoup plus fructueux et très peu douloureux.

Le chirurgien qui introduit dans une cavité quelconque un instrument explorateur doit, en effet, avoir pour but : « de sentir toutes les parties du trajet ou de la cavité qu'il parcourt, comme il le ferait avec le doigt ».

L'instrument marche en avant de la main qui le pousse ; elle le dirige, mais il la conduit en réalité. C'est lui qui reconnaît le terrain, qui indique si le passage est libre et facile, s'il est sinueux, anfractueux, s'il y a un obstacle qu'il faille tourner ou devant lequel il convienne de s'arrêter. Cette manière d'envisager la palpation profonde, absolument vraie lorsqu'il s'agit d'un trajet accidentel dans lequel l'instrument va à la découverte et guide forcément la main du chirurgien, est encore exacte pour les canaux et les cavités naturels.

La notion anatomique du trajet, de la forme d'un conduit, de l'étendue, de la capacité d'une cavité, est si importante qu'il n'est permis à personne de ne pas l'avoir présente à l'esprit au moment où s'effectue l'exploration de ces parties. Mais nous n'hésitons pas à dire qu'elle serait insuffisante et dangereuse si, tout entier à des souvenirs anatomiques, le chirurgien oubliait que l'instrument qu'il pousse à travers un canal, qu'il promène dans une cavité, « doit conduire la main qui le guide » en lui transmettant à chaque instant, d'une manière en quelque sorte continue, « des sensations auxquelles il doit se plier après les avoir analysées ».

Il faut obéir avec intelligence aux sensations perçues et, le cas échéant, se soumettre sans amour-propre aux difficultés bien reconnues. D'ailleurs, l'étude attentive de toutes les sensations perçues n'est que l'exploration elle-même. Lorsque l'on sait en tenir compte, on conduit habilement l'instrument d'exploration, tout en analysant utilement, au point de vue du diagnostic, chacune des sensations qu'il a transmises.

Ce n'est pas un paradoxe d'affirmer : que plus le chirurgien recueille de sensations et moins le malade en perçoit.

Vous entendrez toujours avec plaisir les malades vous déclarer que vous avez « la main légère ». Pour mériter ce compliment, vous vous imposerez l'obligation de ne jamais faire avancer votre instrument qu'après avoir été dûment prévenus par vos sensations que vous pouvez en toute sécurité continuer « facilement » votre route. Elle est complètement parcourue sans que le patient en ait eu conscience; il ne vous a pas senti et vous exprime sa surprise !

Il n'y a pourtant pas de mains légères, il n'y a que des mains attentives ; ce sont elles qui ne font pas souffrir.

Vous ne conclurez pas, de ce que nous venons d'exposer, à l'absence de règles pour l'introduction des instruments explorateurs. Ces règles vous seront exposées, et vous devrez avoir en elles une confiance légitime. Mais au-dessus de toute règle doit se trouver un principe qui toujours la domine. Celui qui doit présider à l'introduction des instruments explorateurs pourrait être ainsi formulé : *Se proposer pour but de pratiquer le toucher à l'aide d'un instrument.* C'est pourquoi j'ai exposé les principes du toucher instrumental, alors que nous n'avions encore à parler que du toucher digital.

Inspection. — Si nous vous exposons en première ligne les signes fournis par la vue, ce n'est que pour obéir à l'ordre naturel de l'examen clinique. Les renseignements qu'elle fournit chez nos malades sont peu importants ; il en est qui néanmoins méritent l'attention.

L'inspection portera sur toute la surface de l'abdomen, en particulier sur la région hypogastrique et la région antérieure du flanc, sur les régions lombaires, sur la verge et les bourses chez l'homme, sur la vulve et la paroi vaginale supérieure, chez la femme.

Inspection du flanc et de l'abdomen. — C'est du côté du flanc que se dessinent les reliefs anormaux que déterminent les grandes augmentations de volume du rein ou de la région périrénale, qui seules sont appréciables à la vue. Elles le sont tardivement ; la région est élargie, elle offre en avant une voussure qui se détache nettement et forme un point culminant lorsque le sujet est amaigri. S'il s'agit d'une tumeur, et qu'elle soit devenue considérable, la déformation s'étend à l'abdomen ; elle l'envahit partiellement ou dans toute son étendue. Comme il arrive toujours, les veines des parois deviennent apparentes et dessinent plus ou moins leur trajet. Du côté lombaire par contre, il est fort rare de voir se présenter une déformation. On ne l'observe pour ainsi dire jamais dans les cas de tumeurs, elle peut être rencontrée dans les cas de collections périnéphrétiques. Encore est-il, que ce n'est que lorsque le pus a commencé à se frayer un chemin vers l'extérieur qu'elle apparaît. C'est alors vers la partie inférieure de la région, au niveau du triangle de J.-L. Petit, qu'on la voit poindre. Néanmoins, une saillie trop prononcée, trop détachée est faite pour inspirer le doute. C'est ainsi que nous avons ouvert une collection lombaire très en saillie, très fluctuante, qui n'aboutissait pas au rein. C'était un abcès symptomatique de lésions de la deuxième côte.

Inspection de la région hypogastrique. — L'inspection de la région hypogastrique est plus fructueuse. Nous vous avons montré, au numéro 6, un malade chez lequel la vessie distendue vient faire un relief considérable dans la région hypogastrique. La tumeur a l'aspect globuleux, elle remonte jusqu'à l'ombilic et occupe la ligne médiane. Il suffit de relever la chemise pour voir le globe vésical. Il s'agit d'une rétention d'urine, et cette simple constatation vous permet de le penser.

Chez beaucoup de sujets dépourvus d'embonpoint, à parois abdominales minces, on constate ainsi la saillie de la vessie, mais le plus souvent elle n'est pas appréciable. Elle n'est pas toujours médiane, et il vous arrivera plus d'une fois de voir le relief se dessiner à droite ou à gauche, ce qui, au premier abord, pourrait vous induire en erreur. Il faut, d'ailleurs, savoir que s'il est utile de constater ce signe quand il existe, il ne faut rien conclure de son absence; la vessie est souvent plus ou moins cachée dans l'excavation pelvienne, malgré sa plénitude.

Inspection du méat. — Si nous passons à l'examen du méat, trois points se présentent à étudier : son siège, ses dimensions et les écoulements auxquels il peut livrer passage. Rien de plus facile que de reconnaître son siège. L'inspection la plus superficielle suffira, pourvu qu'elle soit complète, pour qu'on ne s'en laisse pas imposer par un méat bien conformé en apparence, mais terminé en réalité en cul-de-sac, tandis que l'orifice réel de l'urètre se trouve situé plus ou moins bas à la face inférieure du gland (hypospadias balanique) ou même de la verge (hypospadias pénien, ou au delà, hypospadias scrotal). Il n'en est pas de même de son atrésie, qu'elle soit congénitale ou acquise (suite de chancre). Ne jugez jamais par la simple inspection des dimensions réelles du méat. Tel orifice urétral qui, à l'œil, vous paraîtra fort peu ouvert, est en réalité de dimensions très normales et inversement. Le passage des instruments peut seul vous renseigner exactement.

Quant aux écoulements auxquels le méat donne issue, ils se présentent avec des caractères différents dont il faut connaître l'aspect. Nous n'avons pas à vous rappeler le méat rouge et œdémateux, l'écoulement franchement purulent de la blennorragie aiguë. Ces faits sont trop connus pour que nous y insistions, mais nous devons vous tenir en garde contre les assertions des malades qui viennent se plaindre d'écoulement plus ou moins chronique. Les sécrétions normales de l'urètre, et, en particulier, celle des glandes bulbo-urétrales, sont souvent prises par les nosophobes pour des produits pathologiques. Nous aurons soin de déterminer la nature et l'aspect des sécrétions normales de l'urètre ainsi que les conditions dans lesquelles on les observe.

Il est aussi important de savoir « comment se fait un écoulement » que d'étudier sa nature. Connaître le siège et l'origine de la sécrétion est une des parties les plus nécessaires du diagnostic;

on ne peut y arriver qu'en se rendant à la fois compte des caractères du produit sécrété et des conditions dans lesquelles il fait son apparition au méat. Nous ne pourrons utilement nous occuper de ce point qu'après vous avoir parlé de l'anatomie et de la physiologie de l'urètre.

Le plus souvent, il est facile d'avoir sous les yeux le corps du délit. Toutefois, lorsqu'il s'agit d'un écoulement léger, lorsque le malade vient d'uriner, on ne peut étudier la sécrétion *in situ*. Aussi est-ce plus encore à l'examen de la chemise qu'à celui des parties qu'il faut se reporter dans ces cas. Un examen attentif du linge vous renseignera d'une façon positive.

Il est nécessaire de prendre l'habitude de reconnaître la nature des taches que vous y rencontrerez. Leur aspect suffit presque toujours pour trancher immédiatement la question. Les taches de pus et les taches de sang sont faciles à reconnaître. Lorsque le pus est peu épais, et que le sang est mélangé au pus ou à un peu d'urine, il n'y a non plus aucune difficulté. Nous aimons mieux vous engager à examiner ces taches que vous les décrire. Ce que nous vous dirions serait imparfait, ce que vous aurez vu vous apprendra très rapidement à distinguer les taches de pus et de sang.

Les taches d'urine sont souvent prises par les malades pour des taches de pus. Dans ces cas, vous avez moins affaire à des taches véritables, isolées ou confluentes, — comme le sont les taches de pus ou de sang dont on distingue les contours alors même qu'elles se superposent, — qu'à de très larges macules qui *teignent* le linge plutôt qu'elles ne le *tachent*. Les taches spermatiques sont à la fois étalées et bien délimitées : elles empèsent le linge et ne le colorent pas. Les sécrétions urétrales et prostatiques raidissent aussi le linge, mais à l'état pathologique elles sont plus ou moins colorées. La coloration est due à un mélange fourni par une sécrétion concomitante de pus. La tache purulente est jaunâtre, et n'occupe pas toute l'étendue des parties maculées. Ces taches n'ont, en général, que des dimensions restreintes, lorsqu'elles sont d'origine urétrale; elles sont beaucoup plus étalées, beaucoup plus larges lorsqu'elles sont dues à une sécrétion pathologique de la prostate. Il ne faut pas accorder trop de valeur à ces dimensions relatives des taches, ce n'est point ainsi que vous distinguerez un écoulement prostatique d'un écoulement urétral. L'un et l'autre peuvent produire des taches de grande largeur. Lorsqu'elles sont dues à des sécrétions de l'urètre antérieur, les taches étendues sont formées par des gouttes superposées, elles sont « polycycliques » ; celles de l'urètre postérieur, malgré leurs dimensions, sont, en général, limitées par un contour unique. Mais leur nature ne peut être déterminée que par l'examen microscopique (p. 407 et suiv., pl. XII et XIII, t. Ier).

Inspection du prépuce. — L'état du prépuce mérite toute votre attention. S'il existe un phimosis, il importe, en effet, de savoir s'il est congénital ou acquis. Le rétrécissement graduel de l'orifice préputial peut être dû, entre autres causes, au contact d'une urine sucrée. Sous cette influence, le limbe préputial s'irrite, rougit, s'enflamme et s'épaissit graduellement. Vous pouvez être consultés, comme cela nous est arrivé tout dernièrement encore, par un malade qui se plaint d'envies fréquentes d'uriner et de cuisson au passage de l'urine. Si vous trouvez à l'inspection le prépuce enflammé, si vous constatez que le gland ne se découvre plus ou se découvre difficilement, posez de suite les questions nécessaires pour savoir si votre malade n'offre pas les symptômes du diabète. Renoncez à toute exploration du canal ou de la vessie et analysez l'urine. Dans bien des cas, vous apprendrez d'une façon certaine que vous n'avez pas affaire à une affection des voies urinaires, mais à une glycosurie. Vous observez, dans ces cas, un phénomène analogue à celui que présentent les femmes diabétiques, chez lesquelles l'irritation de la vulve par l'urine provoque un érythème accompagné de vives démangeaisons.

Inspection de la verge, du scrotum, du périnée. — Il vous reste enfin à explorer du regard la verge, le scrotum, le périnée. Vous pourrez être frappés de suite de certains faits, tels qu'infiltration d'urine, abcès et tumeurs urinaires ; songez en même temps à l'existence possible de fistules ou de cicatrices. Il vous sera possible ainsi de reconstituer un passé que le malade a négligé, volontairement ou non, de vous révéler, et d'arriver par là même à un diagnostic et à une thérapeutique raisonnés. Nous ne saurions vous fournir à cet égard un exemple plus probant que le malade couché au numéro 15. Il venait dans nos salles pour une rétention d'urine subite et complèle qui, nous vous le signalons en passant, a cédé à un traitement purement médical. La veille de son entrée, on tentait de le sonder en ville avec une sonde de trousse qui ne passa pas et fit abondamment saigner. On n'eût fait ni fausse manœuvre, ni fausse route, si l'on eût regardé son périnée qui porte une cicatrice évidente de fistule; ce signe suffisait à lui seul pour faire prévoir un rétrécissement déjà ancien, rétrécissement dont l'existence fut confirmée d'une façon certaine par l'exploration méthodique de l'urètre.

L'inspection du scrotum permet de reconnaître très aisément la présence d'un varicocèle, surtout si le sujet est debout. Cette position constitue le procédé nécessaire pour surprendre le varicocèle dans ses premières phases, c'est aussi le moyen de juger de son véritable développement. Il est quelquefois considérable; le paquet veineux descend jusqu'au milieu de la cuisse; il est turgide, sillonné de cordons flexueux irréguliers. Quand il en est ainsi, il n'est pas besoin d'aller à sa recherche. Le malade s'en plaint, il vient vous consulter pour cela. C'était le cas d'un jeune homme qu'un de nos distingués confrères nous adressait pour l'opérer d'un varicocèle volumineux et douloureux. Il ne nous fut pas difficile d'en reconnaître la cause en examinant le flanc rempli par une tumeur rénale. C'est parce que le varicocèle peut, ainsi que vous le savez, être symptomatique d'une tumeur rénale (t. Ier, p. 543), que j'appelle votre attention sur sa recherche. Elle doit être faite chez les hématuriques que vous pouvez soupçonner de néoplasme du rein.

Chez la *femme*, l'inspection du méat urétral nécessaire pour le diagnostic des urétrites vous servira aussi à constater les polypes de l'urètre, qui si fréquemment siègent au niveau même de la paroi interne de cet orifice, et les éversions de la muqueuse, que l'on observe parfois. L'examen de la paroi antérieure du vagin aura pour objet de vous assurer de son intégrité ou de son relâchement, de ses prolapsus au niveau de l'urètre ou de la vessie. Pour bien examiner l'orifice de l'urètre, ainsi que les écoulements, vous refoulerez la paroi postérieure du vagin avec le spéculum américain.

Palpation. — On l'exerce sur toute la surface de l'abdomen, sur le flanc et la région lombaire, sur les régions inguinales, sur l'appareil génital externe et le périnée chez l'homme. La palpation doit, le plus souvent, avoir pour objectif les parties profondes.

La palpation « par pression » est donc celle qui vous servira le plus, mais la palpation « par pincement » et « par frôlement », sont utilisables dans certaines explorations.

Les résultats que l'on peut attendre de ce mode d'examen sont nombreux et souvent de premier ordre.

Palpation de l'abdomen. — La palpation de l'abdomen a surtout la vessie pour objectif; elle vise donc sa moitié inférieure et plus spécialement la région hypogastrique et l'excavation pelvienne. Pour être vraiment effective, la palpation de ces régions de l'abdomen a besoin d'être secondée par le toucher rectal. C'est à la combinaison de ces deux moyens d'investigation que vous devrez vos constatations les plus certaines, et vous ne sauriez trop recourir à « la palpation combinée ». Nous insisterons plus tard, autant qu'il convient, sur ses grands avantages; je tiens dès maintenant à affirmer son importance. La palpation de l'abdomen sert encore à l'exploration du rein et de la portion de l'uretère qui s'étend du hile au détroit supérieur, elle peut même conduire à l'entrée de l'excavation. On l'applique enfin aux régions iliaques où elle doit rechercher soit des tuméfactions qui sont habituellement de nature inflammatoire, soit des ganglions augmentés de volume et de consistance par le fait de propagations presque toujours dues aux dégénérescences de la prostate. On comprend donc qu'elle ne puisse s'exercer que par pression.

Palpation des régions inguinales. — La palpation des régions inguinales ne comporte guère d'autres constatations que celles de l'état des ganglions qui s'y trouvent ; la pression superficielle et le frôlement conviennent à son exercice.

Palpation du flanc. — La palpation du flanc et de la région lombaire est entièrement consacrée à l'exploration du rein. Là aussi la pression est le procédé de choix. Nous dirons dans quelles conditions le pincement et le frôlement peuvent être utilisés. Il importe de remarquer qu'ici encore on trouve de grandes ressources dans « la combinaison des moyens ». C'est ainsi que l'association de pressions postérieures exercées dans la région lombaire, avec une pression antérieure faite sur la paroi abdominale, constituent un précieux moyen d'exploration du rein. Je fais allusion au « ballottement ». Les sensations perçues à l'aide du procédé de palpation combinée, qui permet d'obtenir le ballottement, sont aussi différentes par leur netteté, que celles du palper hypogastrique combiné avec le toucher rectal, comparées à celles du palper simple de cette région.

Palpation de l'appareil génital externe de l'homme et du périnée. — La palpation de l'appareil génital externe de l'homme et celle du périnée sont destinées à l'examen des corps caverneux dont il convient, dans certains cas, de contrôler la souplesse, car ils peuvent subir des indurations pour lesquelles nous sommes souvent consultés ; de l'urètre, des testicules, des épididymes, des cordons spermatiques. Le pincement et le frôlement sont alors très utilisables. C'est ainsi qu'il convient, pour apprécier la souplesse et la forme de l'urètre, de passer à sa surface la pulpe du doigt, de le saisir entre l'extrémité des doigts. Ce pincement explorateur est le procédé le plus utilisable, parce qu'il renseigne le mieux, pour l'examen des épididymes et du cordon, voire du testicule qu'on fait glisser doucement entre les doigts. Au périnée, c'est à la pression qu'il faut revenir, encore bien qu'un frôlement, c'est-à-dire l'allée et venue de la pulpe des doigts légèrement appuyés, convienne à la recherche du cordon urétral.

Avant d'entrer dans le détail de l'examen de chacune des régions et des organes qu'elles renferment, disons, en quelques mots, *comment on met en œuvre chacun des procédés de palpation* dont nous venons de parler, c'est-à-dire la palpation par pression, par pincement, par glissement et par frôlement. Nous examinerons aussi la question du *chloroforme* employé comme auxiliaire de la palpation.

Palpation par pression. — La palpation par pression doit se faire à l'aide de la main tout entière appliquée à plat sur la région ou sur le point à explorer ; ce n'est qu'au cas où il n'y a pas place pour la main qu'on n'applique que les doigts. Plus l'étendue du contact établi sera grande, et mieux l'on explorera ; c'est pourquoi il est anti-chirurgical d'explorer avec le bout des doigts. On se soumet à cette nécessité quand on ne peut faire autrement; on commet une faute en agissant de la sorte quand on n'y est pas obligé.

La première condition, la condition préalable de toute exploration par la palpation, est l'établissement d'un contact intime entre la main et la région à explorer. Il faut tout d'abord « bien placer la main ».

C'est une tendance de l'esprit que de fixer le but. Cela est assurément bon, mais il ne faut pas qu'hynoptisé par la pensée et le désir d'arriver, vous brûliez les étapes. Ce n'est point ainsi qu'on réussit, du moins en clinique.

Avant de les pousser en avant, mettez donc votre main ou vos doigts dans la position qu'ils doivent occuper. Leur tact pourra dès lors les bien diriger et leur permettre d'exercer dans les conditions voulues, le degré de pression nécessaire pour parvenir aussi loin que possible ; les muscles n'auront pas été surpris par une attaque mal calculée et ne seront pas trop disposés à la résistance.

C'est vers la profondeur que vous marchez, vous suivez donc un chemin vertical. Pour enfoncer ainsi les doigts dans l'abdomen, il faut beaucoup compter avec les muscles. Deux moyens permettent de tromper leur vigilance: c'est *la position que l'on donne au sujet*, c'est aussi ce que j'ai appelé la *pression en mesure*.

Si l'on ne peut mettre la vigilance musculaire en défaut, il est permis de l'endormir. C'est alors que le « chloroforme » devient l'auxiliaire de la palpation. L'indication de son emploi résulte donc de conditions déterminées. Elle ne saurait être absolue, puisque les contractions musculaires peuvent *presque toujours être éludées*, à moins que « l'impressionnabilité ou la douleur » ne s'y opposent.

Il y a des sujets timorés, que vous ne pouvez toucher sans qu'ils résistent; le contact de la main, placée dans les conditions que je viens d'indiquer et pendant le temps nécessaire, ne les calme pas; vos conseils ne parviennent pas à obtenir ni une respiration régulière, ni un peu d'abandon. Il se peut que vous soyez obligé de recourir à l'anesthésie, mais, c'est avant tout « chez ceux dont l'organe à explorer est douloureux », que le chloroforme devient nécessaire. Devant ces indications, n'ayez nulle hésitation. Employez-le de façon à obtenir une résolution complète.

Dans les conditions ordinaires qui sont de beaucoup les plus habituelles, « la position et la pression en mesure » suffiront pour assurer de très bons résultats.

Le décubitus dorsal est la position qui assure le mieux le relâchement musculaire. Ce n'est pas la seule à employer ; le décubitus latéral, ainsi que nous le verrons en étudiant la palpation des reins, répond à certaines indications. Mais, d'une façon générale, placez « à plat sur le dos, la tête appuyée sur l'oreiller », les malades dont vous voulez profondément palper l'abdomen. La flexion des cuisses sur le ventre, de même que le relèvement du tronc par un oreiller, qui, théoriquement, semblent devoir relâcher les muscles droits en rapprochant leurs extrémités, ne donnent pas de bons résultats. Quel que soit le rapprochement de leurs insertions, les droits trouveront bien le moyen de se défendre en se contractant. Il faut avoir affaire à des malades réellement intelligents et fort attentifs, pour que l'action des muscles des membres inférieurs, que nécessite le maintien de la position fléchie, n'éveille pas quelque synergie, qui bientôt entraîne la contraction des muscles de la paroi abdominale. Quand le sujet est complètement à plat et bien d'aplomb, il n'a qu'à le vouloir pour s'abandonner complètement. C'est cet abandon qui est votre garantie contre « les ennemis de l'exploration de l'abdomen », c'est-à-dire contre les muscles et en particulier « contre les muscles » droits. Non seulement ils résistent, mais les contractions partielles que favorisent les intersections de leur moitié supérieure simulent à s'y méprendre de véritables tumeurs.

Le sujet sera aussi rapproché que possible du chirurgien ; si vous voulez bien exécuter les manœuvres de l'opération, ne vous exposez pas à être obligés d'étendre les bras. C'est bien assez déjà de contracter vos muscles pour employer la force nécessaire à la pénétration profonde de la main. N'y ajoutez pas d'autres efforts. « Le minimum de force employée est une garantie des bonnes palpations. » Le mieux est de coucher le sujet sur un lit étroit, cela vous permet à la fois d'être suffisamment près de lui et de vous placer du côté à explorer. Cette condition, surtout indispensable pour le rein, est toujours utilisable. Il faut, enfin, que le sujet garde le silence. On ne peut parler sans contracter ses muscles. Ne commettez donc pas la faute, où l'on tombe si souvent, d'interroger pendant que vous palperez, ne promenez pas sans méthode et comme au hasard les mains sur le ventre. Ce n'est pas ainsi que l'on tire de la palpation les résultats qu'elle peut donner.

L'*exploration en mesure* se règle par les mouvements respiratoires. C'est pendant l'expiration que le ventre est dans le relâchement. Avancez pendant le temps de la respiration, et, restez sur place, pendant l'inspiration. Si vous agissez à contre-temps, les muscles résisteront; profitez de la détente de l'expiration, ils n'opposeront aucun obstacle à votre progression. On est surpris de la profondeur à laquelle on peut ainsi pénétrer; chez beaucoup de sujets, on arrive à sentir les différentes régions de la face antérieure de la paroi abdominale postérieure; on palpe les fosses iliaques, le détroit supérieur, on plonge dans l'excavation.

Vous marchez ainsi en suivant une verticale jusqu'à ce que vous soyez arrivés là où il est possible de pénétrer. Peut-être aurez-vous déjà rencontré ce que vous cherchiez; mais pour que cette rencontre s'effectue, de même que pour la rendre fructueuse, une autre manœuvre est nécessaire. Vous exécutez alors des mouvements suivant l'horizontale. La main restant bien placée, et sans se soulever, est doucement conduite dans les différents sens où elle peut se mouvoir, de façon à explorer en surface et sur la plus grande surface possible. Vous combinez la palpation par pression avec la palpation par glissement.

La palpation profonde de l'abdomen se fait avec une main, mais on peut employer les deux mains, soit qu'on les place l'une à côté de l'autre, soit qu'on les superpose. Cette dernière manière de faire est utilisable toutes les fois qu'il y a une grande distance à parcourir. Cette distance, qui peut être mesurée par la situation éloignée d'un organe, comme le rein par exemple, peut dépendre et dépend fréquemment de la surcharge graisseuse de la paroi abdominale et de celle des épiploons et des mésentères. La main « de renfort » est alors fort utile ; elle ne doit pas ajouter un effort à un effort, mais soutenir celui qui s'effectue.

La palpation par pression doit, dans quelques circonstances, s'exécuter « d'une manière brusque ». Cette dérogation est commandée par la nécessité du déplacement d'une couche liquide. La brusquerie sera proportionnelle à l'épaisseur de cette couche. L'objectif est d'arriver ainsi, par une sorte de plongeon, sur une surface solide qui vous est masquée par la couche liquide. C'est ce que vous verrez souvent faire dans les cas où un épanchement ascitique vient compliquer une tumeur de l'abdomen. En chirurgie urinaire vous aurez rarement l'occasion de recourir à cette manœuvre pour l'abdomen. Mais très fréquemment vous l'utiliserez dans les bourses. Elle est alors pour ainsi dire reproduite en miniature. Dans les cas de vaginalites aiguës ou chroniques avec faible épanchement, vous soulevez et soutenez le scrotum d'une main, et, avec le bout d'un doigt de l'autre main dont la pulpe est, au préalable, appliquée au point culminant de la tuméfaction, vous imprimez une secousse modérée et rapide. La couche liquide s'écarte, vous la sentez fuir et vous arrivez sur la surface du testicule. C'est le moyen de juger, d'une façon certaine, de la présence d'un faible épanchement dans les vaginales. En procédant autrement, vous vous exposeriez à confondre la fluctuation normale du testicule avec celle de l'épanchement qui l'entoure.

La palpation de l'abdomen par pression doit enfin parfois s'exécuter « à contre-temps ». Lorsqu'il s'agit de sentir le rein, et que, pour le dégager de l'hypocondre, on fait faire de profondes respirations, c'est pendant l'inspiration qu'il s'abaisse et descend au delà du rebord des côtes. Afin de le rencontrer avant qu'il ne remonte sous l'influence de l'expiration, il faut exercer une pression pendant l'inspiration ; on le sent passer sous les doigts.

Palpation par pincement. — La palpation par pincement se fait en saisissant entre les doigts ou même à pleine main la partie à explorer. C'est ainsi que l'on se rend compte de la flaccidité de la peau chez les sujets amaigris, de la surcharge graisseuse de la paroi abdominale qu'on peut, en quelque sorte, mesurer suivant l'épaisseur de la partie saisie. L'on peut aussi accomplir des explorations délicates, comme celles qui consistent à palper les éléments du cordon que l'on fait passer entre les doigts afin d'isoler le canal déférent, ou délimiter le testicule de l'épididyme. C'est, en effet, en faisant aller et venir entre les doigts la glande séminale, que l'on distingue facilement et nettement le sillon qui marque la frontière épididymaire. Semblable manœuvre ne peut mettre en jeu la sensibilité de l'organe, car elle ne donne de résultats que si elle est très délicatement conduite. La palpation par pincement est surtout un procédé de palpation superficielle ou peu profonde. On l'a cependant appliquée à l'exploration du rein, en saisissant d'une main, le pouce tourné en avant, la région du flanc. Mais, ainsi que nous vous le dirons en faisant l'étude de l'exploration manuelle du rein, ce procédé n'est pas de mise chez tous les sujets.

Palpation par glissement. — La palpation par glissement est associée à la palpation par pression ou au pincement dans la plupart de ses applications. C'est en faisant glisser la peau sur la couche celluleuse et les couches graisseuses sur les aponévroses, sur les os, que vous reconnaissez « leurs connexions ». On reconnaît ainsi de façon précise les adhérences les plus faibles et l'on éclaire des points fort délicats du diagnostic. La palpation par glissement s'associe également à la palpation par pression horizontale ; le glissement des parties molles comprises entre vos doigts et le plan osseux profond est un des éléments les plus utilisables de votre exploration. Encore bien qu'elle emprunte le secours du pincement ou de la pression horizontale pour s'exercer, la palpation par glissement mérite d'avoir rang parmi les procédés les plus utiles et les plus délicats de la palpation chirurgicale.

Palpation par frôlement. — La palpation par frôlement fournit des sensations très délicates, mais ne peut servir qu'à explorer à travers de minces parois, des choses très superficielles. C'est ainsi qu'elle peut faire sentir des saillies telles que celles d'une volumineuse tumeur ou d'une vessie bien pleine, de ganglions sous-cutanés ; elle permet de se rendre très nettement compte de leur configuration et de leur résistance. Le frôlement est encore un bon procédé pour apprécier la sensibilité superficielle, et mérite à cet égard une mention spéciale.

C'est en effet un des services les plus grands que la palpation puisse rendre au diagnostic, que celle des degrés de la sensibilité et des localisations de la douleur. On comprend qu'il faille user d'autant de délicatesse que de précision, quand on la veut mettre à contribution.

C'est par le frôlement que vous jugerez de l'étendue des zones sensibles. En passant fort légèrement le bout des doigts sur les régions douloureuses, vous arriverez très rapidement à la délimitation nécessaire. Il faut, en pareilles circonstances, agir avec autant de rapidité que de délicatesse. Il convient de ne pas multiplier les contacts et les limiter ; pour ces explorations superficielles, le bout des doigts représentés par leur pulpe sont préférables à l'ensemble de la main.

Pour étudier les localisations de la douleur, vous vous servirez aussi de la pulpe des doigts, mais vous reviendrez à la pression. C'est en appliquant « un seul doigt » qu'il est préférable de procéder. Vous arrivez ainsi aux résultats les plus exacts.

Nous allons maintenant attirer votre attention sur la recherche de la sensibilité et de la douleur, à propos de la palpation du rein et des uretères ; nous n'oublierons pas de vous signaler comment on la recherche du côté de la vessie, mais nous ne pourrons utilement le faire qu'en nous occupant du toucher vaginal et du toucher rectal.

Palpation du rein. — La palpation est le mode d'exploration auquel on a coutume de demander la plupart des renseignements que fournit l'étude locale des régions rénales. Aussi, chercherons-nous à préciser la manière dont il convient de la pratiquer, afin d'obtenir tout ce qu'elle peut donner.

Elle se fait à travers la paroi lombo-abdominale et à travers la paroi abdominale antérieure. La main est séparée du rein en arrière par une couche musculaire épaisse et résistante ; en avant, la paroi est plus mince et surtout plus dépressible, mais la distance à parcourir est beaucoup plus grande. Enfoui dans la fosse lombaire, le rein est appliqué contre la paroi postérieure de l'abdomen ; il est immédiatement à son contact sans aucune interposition. En avant, il est placé au-dessous de la masse intestinale ; ayant avec les côlons une fixité particulière de rapports, il reste toujours fort éloigné de la main qui le recherche. Ce n'est pas tout, les côtes le recouvrent complètement en avant. Dans l'état tout à fait normal, son extrémité inférieure ne dépasse pas leur rebord ; elle est cependant sentie assez souvent chez la femme, lorsque l'on a pris une grande habitude de la palpation rénale. En arrière, une assez grande étendue de la face postérieure n'est pas recouverte par les côtes et répond au triangle costo-vertébral. Elle ne peut être sentie à travers l'épaisseur des muscles sacro-lombaires, « mais elle est accessible à la pression ». La pression de la face postérieure est médiate, elle est transmise en ligne directe au rein à travers des parties molles insensibles dans l'état normal. Il n'en est pas de même pour la face antérieure recouverte d'organes sensibles. L'anatomie nous montre donc les difficultés de la palpation et fait comprendre la nécessité de l'exercer très méthodiquement. La clinique nous apprend qu'en agissant ainsi, il est possible d'en tirer le plus grand profit.

Ainsi que nous l'avons dit, le malade doit être placé dans le décubitus dorsal, les membres inférieurs allongés. Il y a avantage à laisser la tête et les épaules appuyées sur l'oreiller et le traversin qui les soulèvent légèrement. Dans cette position le rein devient accessible, il est mieux influencé par les mouvements de la respiration et descend aisément s'il est mobile. On se trouve bien parfois de mettre un second oreiller, et l'on peut trouver avantage à soulever encore plus le tronc et la tête en faisant asseoir le malade dans son lit. Cette position n'est utilisable que si le tronc et la tête sont d'aplomb et complètement appuyés ; cette précaution empêche les muscles de l'abdomen de se contracter. La position assise est d'un emploi exceptionnel : elle est cependant utilisable, à la condition que le malade soit au lit et que le tronc tout entier ainsi que la tête, soient bien appuyés contre les oreillers et le traversin. La vraie position d'examen est le décubitus dorsal, les membres inférieurs au repos sur le matelas, le tronc et la tête un peu soulevés et bien soutenus.

Pour la *palpation lombaire*, le premier point à observer, c'est de « bien placer la main ». On la glisse entre le matelas que l'on déprime et le sujet qui y repose, puis l'on va reconnaître les apophyses épineuses des premières lombaires et la dernière côte. Ces points de repère permettent de déterminer exactement le champ d'exploration. Il est fort restreint, car il est exactement représenté par le *triangle costo-vertébral.*

Ce triangle est notre champ d'exploration ; c'est à son niveau, et non pas entre la crête iliaque et la dernière côte que doit s'exercer la pression. Lorsque l'on déprime ce sillon, on se place au-dessus de l'extrémité inférieure du rein, on est exactement vis-à-vis sa face postérieure, quand on aborde franchement l'aire du triangle costo-vertébral. Ce n'est donc pas la main que l'on devra présenter, on ne peut agir qu'avec les doigts. On presse avec l'extrémité du doigt ou des doigts, on recourbe quelque peu les phalanges pour mieux en assurer la pénétration; on est alors certain de transmettre au rein la pression très soutenue que l'on exerce; l'on a, de plus, déterminé la direction à donner à la pression antérieure.

Placée vis-à-vis de la main postérieure, diamétralement en avant d'elle, la main antérieure empiète quelque peu sur la partie externe du grand droit; ainsi que le montrent les expériences de transfixion opérées sur le cadavre, elle est au niveau de l'axe vertical du rein. A droite, elle peut se tenir au-dessous des côtes et se contenter de les affleurer, à gauche il faut l'insinuer quelque peu sous leur rebord. Il ne s'agit plus que de la rapprocher de la main qui est en arrière.

Le procédé à suivre n'est pas indifférent. Il ne faut pas presser d'une façon continue, il ne faut pas non plus promener la main sur l'abdomen en y exerçant sans méthode des pressions répétées qui ressemblent à une sorte de pétrissage. Il faut faire la palpation en mesure.

C'est donc la palpation par pression bimanuelle qu'il faut exercer, la palpation combinée est la seule qui puisse conduire dans les profondeurs des fosses lombaires. Pratiquée avec une seule main, la palpation permet au rein de se dissimuler; il faut qu'il soit bien volumineux pour que le palper abdominal puisse se passer du concours de la pression exercée à travers les lombes. La palpation par pincement exercée par une seule main qui embrasse le flanc ne peut, même chez les jeunes sujets, donner qu'accidentellement un résultat. La palpation par frôlement ne pourrait être utilisée qu'au cas où l'on voudrait ainsi apprécier les reliefs d'une saillie très accusée. D'ailleurs, la région du flanc oblige à des contacts mesurés, calmes, dont la répétition ou la brusquerie ne mettent pas en éveil la sensation du chatouillement que l'on y détermine très facilement.

J'insiste sur ces préceptes. De leur exacte observance dépend la valeur de toutes les manœuvres qui relèvent de la palpation du rein normal ou pathologique; en les négligeant, on s'expose à des erreurs. Ils pourront cependant souffrir quelques modifications lorsque le rein est déplacé ou augmenté de volume. On conçoit, sans qu'il soit besoin d'y insister, que la position des mains ne puisse plus être soumise absolument aux mêmes règles; la recherche antérieure, en particulier, doit s'exercer sur une surface étendue lorsqu'il y a augmentation de volume, et dans un autre point, lorsqu'il y a déplacement. Dans les deux cas le rein devient, en général, plus externe, il est placé plus en dehors. La main postérieure doit conserver son même point de repère, c'est-à-dire le triangle costo-vertébral. C'est là que se trouve le rein normal et c'est encore là qu'il conserve le contact lombaire, alors même qu'il est augmenté de volume. A moins de déplacements capables de supprimer tout contact lombaire, comme il arrive dans certains cas de grande mobilité, c'est toujours dans le triangle costo-vertébral qu'il convient d'exercer tout ou partie de la pression. A notre avis telle est la règle. En avant, c'est encore la pression en mesure, qui conduira à de bons résultats. Elle fera rencontrer le rein, permettra de le saisir et de déterminer le glissement significatif, que produit l'échappement de l'organe pressé entre les doigts.

D'autres procédés de palpation ont été proposés. MM. Glénard, de Lyon, et Israël, de Berlin, ont fait à ce sujet des recherches importantes qui offrent un véritable intérêt pratique.

Procédé de Glénard. — Le procédé de Glénard[1] a surtout pour objet la constatation des différents degrés du déplacement du rein, de la ptose rénale, pour employer l'une de ses expressions. Sans suivre l'auteur dans l'exposé de ses très ingénieuses manœuvres, nous dirons que la zone des parties molles sous-jacentes au rebord costal est largement et solidement saisie par une seule main. On se sert de la main gauche pour le côté droit, et réciproquement, de façon que le pouce soit en avant, le médius en arrière. Cet anneau étroit et contractile est limité par la colonne vertébrale en arrière, en avant par la main droite; celle-ci déprime la paroi antérieure dans le prolongement du pouce gauche qui se trouve à la hauteur et au-dessous de l'extrémité de la neuvième côte gauche. Si le rein est mobile et que la respiration le déplace, il sera senti par cet anneau

[1] F. Glénard, *Province médicale*, numéro du 23 août 1886. Lyon.

intelligent dont le pouce est la partie agissante ; il pourra même être capturé s'il s'abaisse au-dessous de lui ; il reprendra sa place si la pression qui le maintient au-dessous de l'anneau explorateur est relâchée. De là, les descriptions de trois temps, caractérisés par les dénominations expressives de : temps d'affût, de capture et d'échappement.

Procédé d'Israël. — Le médecin de Lyon place le sujet à explorer dans la position horizontale absolue ; le chirurgien de Berlin recommande une tout autre attitude. Il a fait connaître son procédé en 1889[1]. Le malade est dans le décubitus latéral sur le côté non exploré, position où les muscles sont relâchés et où le rein à examiner tend de son propre poids à se porter en bas et en avant. Les membres inférieurs sont en légère flexion. Pour explorer la région gauche, le chirurgien se place à la droite du lit, en face du malade. Il met les doigts de la main droite à plat sur la région gauche, la main gauche sur le point correspondant de la paroi abdominale antérieure, de façon à ce que le bout de l'index et celui du médius soient à deux doigts au-dessous des points de réunion des neuvième et dixième cartilages costaux.

C'est grâce aux mouvements respiratoires, à l'impulsion qu'ils transmettent au rein, à la pression simultanée et rythmique des deux mains, que cet organe vient se mettre au contact de la main antérieure pendant les profondes inspirations et plus particulièrement à leur début. La palpation se fait ainsi « à contre-temps », ainsi que nous l'indiquions tout à l'heure ; il est, en effet, indispensable d'exercer la pression pendant l'inspiration pour surprendre le rein au passage.

Israël utilise donc, à la fois, le déplacement du rein par la position et par l'inspiration ; il profite enfin du relâchement musculaire de la paroi antérieure de l'abdomen que détermine le décubitus latéral. Glénard utilise surtout les mouvements respiratoires et le relâchement des muscles, qu'ils déterminent au moment de l'expiration. Mais il ne prétend à d'autres constatations qu'à celles des déplacements dont il surprend, il est vrai, les premiers degrés. Israël, grâce à son procédé, a pu palper le tiers inférieur ou même la moitié d'un rein normal.

[1] ISRAEL, *Ueber Palpation gesunder und kranker Nieren* (*Berlin. klin. Woch.*, n° 8, p. 125 et 156). — A. BROCA, *Gaz. hebd.*, 12 août 1889.

J'ai eu l'occasion de discuter le procédé de Glénard et de montrer que, s'il donnait en réalité tous les résultats annoncés par son auteur, ce ne peut être que chez des sujets à parois abdominales souples, à ventre peu développé; j'ai fait voir la gêne qu'y apporte, même dans cette catégorie, la saillie de la onzième côte. Je n'insiste pas sur ces remarques. Elles ont été reproduites dans l'excellente thèse de mon élève J. Récamier [1], et c'est à ce consciencieux ouvrage que je me permets de renvoyer le lecteur pour tout ce qui a trait à tous les détails de l'exploration chirurgicale du rein et à ses rapports anatomiques. M. Récamier a également fourni sur le procédé d'Israël le résultat de ses recherches; il conclut en disant : que le décubitus latéral, pas plus que le décubitus dorsal ne permettent d'atteindre le rein lorsque celui-ci « n'est ni abaissé, ni augmenté de volume ».

C'est aussi à cette conclusion que j'arrive après avoir, en toute occasion, expérimenté le décubitus latéral. Ce n'est donc pas le rein normal qu'il permet de sentir avec les doigts. Ce peut être, c'est très réellement le rein non augmenté de volume, mais c'est un rein dont la mobilité est pathologique. Lorsque le rein est à la fois quelque peu volumineux et mobile, ce procédé peut permettre d'apprécier des modifications que le palper pratiqué dans le décubitus dorsal à plat ne permettrait pas de reconnaître, mais que le ballottement, ainsi que je le dirai plus loin, décèle aussi nettement.

Le décubitus latéral est néanmoins l'une des positions qui relâchent le mieux les parois abdominales; *avec les profondes inspirations, c'est le moyen qui sollicite le mieux le déplacement d'un rein mobilisable.* Aussi, est-ce par l'intermédiaire de ces deux moyens, qu'il convient d'étudier la mobilité rénale si l'on veut bien analyser ce très intéressant et important symptôme. Nous le savions depuis longtemps, car les malades qui ont le rein mobile nous l'avaient appris; les sujets qui ont l'habitude de palper leur rein déplacé se mettent dans cette position pour le faire sortir. Nous avons coutume de toujours recourir à ces moyens pour solliciter un déplacement plus étendu, ils permettent de bien étudier la mobilité rénale;

[1] Récamier, *Étude sur les rapports du rein et son exploration chirurgicale.* Thèse de Paris, 1889.

mais nous n'avons pu, jusqu'à présent, en tirer profit pour sentir le rein demeuré normal. Enfin, pour explorer la sensibilité de la face antérieure du rein, de même que pour se mettre à son contact, dans les conditions que nous venons de déterminer, c'est-à-dire lorsqu'il y a de la mobilité anormale, il y a souvent un réel avantage à recourir au décubitus latéral.

Les recherches d'Israël, de même que celles de Glénard, ajoutent, on le voit, de précieuses et méthodiques manœuvres, à celles que l'on doit employer pour complètement poursuivre l'examen des reins à l'aide de la palpation.

J'ai coutume de me placer en arrière du malade pour faire la palpation dans le décubitus latéral. Je trouve grand avantage à faire fléchir la tête, et à placer la cuisse qui correspond au côté sur lequel le malade est couché, à angle droit sur le ventre; la cuisse opposée est allongée. Quand la tête est bien contre l'oreiller, qu'elle n'est ni soulevée, ni tournée vers le chirurgien, qu'elle s'y incruste en quelque sorte, que la cuisse fléchie est bien d'aplomb, le malade repose sur une base en ligne brisée de très grande étendue; les muscles de l'abdomen sont en plein relâchement et la main peut aisément s'insinuer sous les côtes lorsque la paroi abdominale n'est pas épaisse.

Très nets dans les cas de déplacement du rein, presque complets lorsqu'il s'agit d'une tumeur solide ou liquide de moyen volume, absolument démonstratifs lorsqu'il s'agit de rechercher la sensibilité, les résultats de la palpation, quelle qu'en soit la technique, restent malheureusement négatifs sur des points de grande importance. Ce moyen d'exploration nous permet de reconnaître une tumeur de moyenne dimension, d'en déterminer les limites et les rapports, d'en apprécier la forme et le volume, d'en mesurer la mobilité; elle n'empêche pas les erreurs de diagnostic. Lorsqu'elle est très volumineuse, elle nous laisse dans l'incertitude sur la consistance; lorsqu'il s'agit d'une faible augmentation de volume, nous restons dans l'ignorance. Cette ignorance, que quelques hasards heureux empêchent d'être absolue, l'est complètement, lorsqu'il s'agit de déterminer la diminution des dimensions du rein ou de constater son absence.

Le *chloroforme* remédie quelquefois aux insuffisances de la palpation exercée sans son concours. Mais, s'il permet la rencontre d'une tumeur de moyen volume, que les contractions des muscles ou l'épaisseur des tissus avaient empêché de sentir, il n'a jamais, que nous sachions, fait faire le diagnostic des très petites augmentations de volume et moins encore des diminutions et de l'absence du rein.

Ballottement rénal. — Le ballottement rénal est un adjuvant fort utile de la palpation. Grâce à un artifice d'exploration que nous allons décrire, on peut, en le déterminant, reconnaître très aisément et examiner avec précision la face antérieure du rein; pour peu qu'elle déborde les côtes, on délimite exactement ses bords. Cela nous met donc en mesure de constater les premiers degrés d'un déplacement ou d'une augmentation de volume; cela nous permet aussi d'analyser ce que nous arrivons à sentir.

C'est en effet le précieux avantage de ce mode de palpation que la netteté des sensations qu'il fait si facilement et si rapidement recueillir. Une série de petits chocs permettent de déterminer la position du rein, de dessiner ses contours, d'en faire la mensuration, de le délimiter exactement, de reconnaître l'état lisse, de sentir les bosselures, et même de présumer la consistance.

S'en tenir à la simple constatation de choc pour admettre qu'il y a « ballottement rénal » serait fort insuffisant. L'on pourrait, en procédant de la sorte, facilement arriver à l'erreur. Le soulèvement de la paroi postérieure de l'abdomen, pour peu que la main qui doit agir sur la région lombaire soit « mal placée », peut en effet transmettre un choc; la propulsion exercée par la main postérieure est sentie par l'antérieure; à plus forte raison, cette sensation sera-t-elle fournie par toute partie interposée entre les deux parois.

Il ne faut pas seulement avoir une sensation de choc pour admettre qu'il y a ballottement rénal, il faut « la définir ». Il faut aussi que la main soit « bien placée », afin que la manœuvre qui le produit soit exécutée dans des conditions déterminées.

Quand on examine le rein, la position de la main postérieure ou plutôt « des doigts » est, nous l'avons déjà dit, soumise à une règle fixe. Pour procéder à la palpation simple, de même que pour déterminer le ballottement rénal, « il faut agir dans l'aire du triangle costo-vertébral » et se servir du bout des doigts. C'est dans ce triangle que le rein prend normalement contact avec la paroi lombaire, et c'est encore là, on ne peut trop s'en souvenir, « que persiste ce contact » lorsqu'il y a augmentation de volume sans déplacement. La condition de la production du ballottement rénal est précisément dans ce contact. J'ai particulièrement insisté sur ce fait[1].

On ne peut oublier que, seul de tous les organes intra-abdominaux, le rein occupe normalement la fosse lombaire et qu'il est entièrement sous-péritonéal. On constate, en étudiant la mobilité de cet organe, qu'il peut complètement abandonner la fosse lombaire, déserter son habitation, mais on l'y ramène aisément. L'étude de l'évolution des tumeurs rénales démontre, de plus, que, si leur développement les oblige à se diriger vers l'abdomen, elles ne cessent pas d'être lombaires. Elles deviennent « lombo-abdominales » et ne sont purement abdominales que lorsque l'ectopie a précédé la néoformation. « Le rein ne perd pas aisément le contact lombaire, le contact originel, ou le reprend facilement. » *Les tumeurs qui ont conservé le contact lombaire ou auxquelles on le fait reprendre, sont donc celles qui ont les chances les plus sérieuses d'être rénales.*

Aussi, ne faut-il pas croire qu'il suffise qu'une tumeur de l'abdomen soit mobilisée par des pressions exercées à travers la paroi postérieure du flanc et transmette des chocs, pour que le ballottement ainsi obtenu mérite d'être appelé rénal. Il ne peut être ainsi qualifié, nous le répétons, que lorsque la pression qui le détermine a été exercée d'une façon précise dans l'angle costo-vertébral, le plus possible vers son sommet. C'est la condition essentielle.

Pour *obtenir le ballottement rénal*, le sujet doit être couché dans la position dorsale que nous avons déjà décrite, les mains du chirurgien placées comme pour la palpation. Plus encore que pour cette exploration, il importe de se mettre du côté même que l'on examine. Chercher à produire le ballottement en passant les mains par-dessus le malade expose toujours à faire une manœuvre imparfaite. La main abdominale n'a pas besoin d'exercer de pression; très intimement appliquée à la paroi, elle la déprime à peine. Une pression trop énergique irait contre le but qu'on se propose ; il faut au-devant du

[1] F. Guyon, *Sémiologie et examen clinique des tumeurs du rein* (*Annales des maladies des organes génito-urinaires*, 1888, p. 650).

rein un espace libre dans lequel il puisse se mouvoir, de plus, il ne faut pas provoquer les muscles. Les secousses se succèdent rapidement, elles se font sur place. Elles sont imprimées par la flexion répétée des phalanges et non par les doigts tout entiers ; on agit ainsi directement dans l'aire du triangle, on ne s'expose pas à le quitter. Changer la position de la main postérieure pour piétiner la paroi lombaire pourrait conduire à ne pas propulser le rein ou à propulser autre chose, à déterminer des contractions musculaires ou du chatouillement. Nous savons quel est l'endroit précis où l'on se met en communication avec la face postérieure du rein, c'est là qu'il faut agir. Les secousses peuvent être multipliées autant que le chirurgien le jugera utile ; nous n'avons jamais vu le moindre inconvénient à prolonger ou à répéter l'exploration, à la faire pratiquer par les assistants après l'avoir exécutée nous-même.

Quand nous avons, pour la première fois, perçu ce phénomène, lorsque nous avons constaté qu'il pouvait être reproduit toutes les fois que le rein était augmenté de volume, nous avons cru que notre petite découverte avait une double portée. Il était, en effet, naturel de penser que la condition nécessaire à la production du ballottement était la mobilité du rein. Aussi, lorsque nous eûmes l'occasion de parler de ce nouveau symptôme devant le Congrès français de chirurgie de 1886, à propos du diagnostic des néoplasmes vésicaux[1], nous étions-nous cru autorisé à dire que, toutes les fois que le rein augmentait de volume, il devenait mobile. Cependant, il nous fut bientôt démontré, par des autopsies, que, malgré leur mobilisation possible, les tumeurs rénales n'étaient pas réellement mobiles ; alors même que des adhérences les rattachaient à la paroi lombaire, le ballottement pouvait néanmoins se produire. Le ballottement témoignait donc seulement de l'augmentation de volume du rein, mais n'impliquait pas qu'il fût libre de liens pathologiques. La mobilité n'a de valeur réelle, au point de vue de la non-adhérence du rein, que lorsque l'organe peut être aisément déplacé dans le sens transversal et dans le sens vertical. La mobilisation dans le sens antéro-postérieur (c'est-à-dire le ballottement), lorsqu'elle est isolée, n'a pas cette signification.

[1] F. Guyon, *Congrès français de chirurgie*, 2e session, octobre 1886, p. 571, t. II.

C'est un soulèvement en masse qui est opéré par les secousses imprimées au niveau de la fosse lombaire; le rein n'est pas lancé en avant pour retomber ensuite sur le doigt qui l'a poussé, on ne sent pas de choc en retour. Aussi le phénomène, lorsqu'on l'analyse, diffère-t-il de celui qui porte en obstétrique le nom de ballottement fœtal; le mécanisme diffère, mais la sensation est identique. La dénomination de ballottement que nous avions primitivement donnée à ce phénomène, nous a paru devoir être néanmoins conservée. Nous n'insisterons pas sur cette question du mécanisme, elle a été étudiée dans tous ses points, dans la description de notre élève M. Clado [1]. C'est de la valeur du ballottement pour le diagnostic des augmentations de volume du rein que nous devons en ce moment nous occuper.

Un premier fait ressort de la description que nous venons de faire : la manœuvre du ballottement perfectionne la palpation rénale et étend le champ de l'exploration directe du rein. Elle la perfectionne, grâce à la netteté des sensations qu'elle fait si aisément et si rapidement recueillir. Jusqu'à quel point l'étend-elle? Nous ne saurions le dire, mais elle fait certainement surprendre de très légers déplacements et de faibles augmentations de volume. Nous en avons eu souvent la preuve en explorant, pendant et après leurs accès, des malades atteints de coliques néphrétiques, d'accès aigus de néphrite, ou des sujets offrant des pointes de néphroptose. Chez les premiers, le rein, perçu au-dessous des côtes pendant les crises, cessait d'être reconnaissable lorsqu'elles étaient terminées.

Nous avons pu, d'autre part, nous assurer, par des examens réitérés, qu'à l'état normal le rein ne pouvait être senti. Même chez la femme, et à droite, ce n'est que très exceptionnellement que nous avons reconnu son extrémité inférieure. Il est donc légitime de conclure que, lorsque la pointe ou la face antérieure du rein sont nettement perçues par le ballottement, il y a une petite augmentation de volume ou un léger déplacement.

Le ballottement ne peut être utilisé que pour deux choses. Il permet de constater le déplacement du rein, il le surprend dès son début, et fait nettement apprécier son augmentation de volume. L'on peut reconnaître ses bords, sentir ses extrémités,

[1] Clado. *Ballottement rénal* (*Bulletin médical*, 27 juillet 1887).

dessiner ses contours, mesurer exactement sa longueur et sa largeur. Il devient donc possible de se rendre compte de l'augmentation de volume de façon plus certaine et plus précise qu'avec la palpation, et, par cela même, la découvrir de bonne heure. Ce mode d'exploration aide efficacement à établir le diagnostic précoce des tumeurs du rein.

Il peut aussi être utilisé pour le diagnostic différentiel. M. le Dr Guillet (de Caen) a conclu, après des recherches fort étendues, que, seules, les tumeurs du rein sont susceptibles de ballotter lorsque l'on imprime de petites secousses à la région lombaire. Dans un cas où il y avait en même temps tumeur du rein et augmentation de volume du foie, la matité des deux tumeurs se confondait. Grâce au ballottement, M. Guillet[1] put reconnaître ce qui appartenait au rein et ce qui était le foie. Pour ma part, je n'ai pas encore pu déterminer le ballottement dans les tumeurs de la rate méthodiquement explorées, mais j'ai constaté que le foie peut ballotter comme le rein. Ce sont les augmentations partielles du volume du lobe droit, et non les tumeurs, de cet organe que j'ai vues « prendre contact avec l'angle costo-vertébral ». Ces cas exposent à l'erreur, elle ne serait pas évitée si l'on s'en tenait au ballottement. L'étude de la configuration de la tumeur, et, en particulier la recherche d'un rebord tranchant, permet de reconnaître ce qui appartient au foie.

Le ballottement rénal peut néanmoins servir, dans la plupart des cas, de signe distinctif permettant de localiser dans le rein une tumeur développée dans le flanc. Mais les tumeurs rénales ne le présentent pas à toutes les périodes de leur évolution ; il se peut aussi que les connexions prises par certaines tumeurs puissent donner le change. En février 1890, M. Albarran, qui était alors mon chef de clinique, a communiqué à la Société anatomique un cas observé par lui dans le service de mon collègue le Dr Rigal. La très exacte constatation d'un ballottement rénal vrai avait conduit à l'erreur. On avait pensé à un cancer du rein, et l'autopsie montra un cancer du jéjunum qui était venu se mettre en rapport avec la face antérieure du rein gauche dont le séparait le côlon aplati[2]. On conçoit que, dans

[1] GUILLET, *loc. cit.*, p. 88.
[2] ALBARRAN, *Bulletin de la Soc. anat.*, 1890, p. 113.

ces conditions, une manœuvre régulière dut produire le ballottement rénal. Il en est de même dans le fait signalé, pendant cette même séance, par M. Tuffier. Le kyste hydatique qu'il avait cru devoir attribuer au rein droit, parce qu'il offrait le phénomène du ballottement, était indépendant et immédiatement situé au-dessus du rein intact. La tumeur avait le contact lombaire le plus direct, puisque le hasard l'avait fait naître et se développer dans la fosse de ce nom. Dans le fait de M. Albarran, un contact fortuit s'était établi, et, bien qu'il fût indirect, il devait déterminer les mêmes résultats. Peut-être pourrait-il en être de même, dans certains cas, pour la vésicule biliaire distendue et devenue adhérente.

Pareils exemples montrent à la fois que des tumeurs étrangères au rein peuvent exceptionnellement prendre contact avec la fosse lombaire, et que le contact est, ainsi que je l'ai écrit, la condition nécessaire à la production du phénomène que nous étudions.

Rien de plus démonstratif à cet égard que les cas de mobilité rénale assez accentués pour que le contact de la fosse lombaire soit aisément perdu et retrouvé. On supprime et l'on reproduit à volonté le ballottement rénal. Cette condition propre aux tumeurs du rein, cette condition que l'on pourrait appeler congénitale, ne se réalise pas aisément pour les tumeurs qui n'ont originellement aucun contact avec la fosse lombaire. Il est facile de le comprendre. Elles sont intrapéritonéales et se développent dans la cavité de la grande séreuse ; elles sont abdominales de naissance et ne peuvent qu'accidentellement et bien rarement devenir lombaires ou même lombo-abdominales.

Méthodiquement recherchée, la mobilité lombo-abdominale a donc les plus grandes chances de déterminer réellement le ballottement rénal. Ce n'est que lorsque des détails précis seront fournis sur la façon dont on provoque le ballottement des tumeurs qui se développent dans les flancs, ou s'en rapprochent, que l'on sera en droit de lui accorder ou de lui refuser l'épithète de : rénal. C'est à ce critérium qu'il faut soumettre les faits où l'on a cru avoir affaire au ballottement rénal; il ne suffit pas de sentir des chocs, il faut les avoir perçus dans des conditions déterminées. On s'expose, en procédant autrement, à d'inévitables confusions.

Pour en fournir un exemple, et sans discuter les cas qui ont été signalés sans détails suffisamment précis, je citerai le fait d'une tumeur très nettement ballottante du flanc gauche, que l'on soupçonnait rénale. Je n'ai pas partagé cet avis, émis par des collègues fort autorisés. L'application de l'extrémité des doigts dans le triangle costo-vertébral, au niveau même de la fosse lombaire, ne transmettait aucun mouvement à la tumeur présumée rénale, par contre, on la faisait ballotter en les plaçant un peu plus bas; elle n'avait donc aucun contact lombaire. Je diagnostiquai un cancer du côlon descendant, que l'ensemble des symptômes permettait d'ailleurs de soupçonner.

Nous avons déjà fait remarquer que le ballottement ne saurait se produire tant que le rein reste sous-costal; fût-il augmenté de volume, sa face antérieure ne sera pas sentie. Le ballottement ne peut non plus se produire, lorsque les tumeurs du rein ont pris un trop grand développement. Elles remplissent les régions lombo-abdominales et ne sont plus, par cela même, mobilisables. Ces deux conditions peuvent être observées sur le même malade. C'est ce que nous avons vu chez un Russe qui nous consulta pour la première fois à la fin d'avril 1887. La tumeur était alors grosse comme une tête de fœtus à terme, et présentait à son maximum le ballottement. Elle était même mobilisable dans le sens transversal et dans le sens vertical, et non pas seulement dans le sens antéro-postérieur. Le malade refusa toute opération, et, lorsque je le revis, en mai 1888, sa tumeur avait triplé de volume et n'était plus mobile en aucun sens.

Sensibilité du rein. — La sensibilité du rein peut être provoquée par la pression et méthodiquement interrogée par le chirurgien, elle peut être spontanée.

La *sensibilité provoquée* que la pression méthodique permet de si nettement produire et de rapporter sûrement au rein, est un des symptômes les plus démonstratifs des inflammations du rein. Sa valeur sémiologique est bien supérieure à celle de la sensibilité spontanée.

Le rein normal est insensible à la pression médiate; lorsque cette manœuvre éveille de la douleur, il y a donc un état pathologique. Pour que le chirurgien ne puisse prendre le change, nous avons minutieusement précisé le point où devait être pratiquée l'interrogation par pression et la manière de l'effectuer; nous avons donné les raisons anatomiques qui désignent « la face postérieure du rein » pour cette recherche (t. II, p. 274). Pour être sûr que la réponse vient bien de la glande rénale, il est nécessaire de très rigoureusement suivre ces règles et de contrôler les résultats obtenus en étudiant la sensibilité de la région tout entière et celle des muscles en particulier. La manière de procéder à la palpation de la face postérieure du rein, que nous avons recommandée, a encore l'avantage de faire découvrir la douleur rénale, chez des sujets qui ne la manifestent pas spontanément. C'est dans l'aire du triangle costo-vertébral que se pratiquent les petites manœuvres qui permettent l'étude de la douleur provoquée. Les pressions se font avec un seul doigt. On applique son extrémité sur toute l'étendue du triangle, plus particulièrement vers son sommet; on compare le degré des sensations exprimées pendant l'exploration de cette région. Pour en établir plus sûrement le contrôle, on les compare aussi avec celles que pourraient déterminer des pressions exercées en dehors de ses limites.

Il n'est pas rare qu'il en soit ainsi au cours des néphrites; ce mode précis d'examen nous a permis de montrer que toutes les néphrites ne comportaient pas l'état douloureux provoqué. C'est en vain qu'on le recherche dans la très grande majorité des cas, lorsque l'inflammation n'est pas aiguë; il en est quelquefois de même lorsque l'infection rénale, accompagnée de fièvre, témoigne d'une acuité réelle. Dans ces cas, « le type fébrile établit le diagnostic » sans indiquer toutefois quel est le côté atteint. Nous serions en mesure de complètement élucider ce point litigieux du diagnostic dans l'état aigu, si la douleur provoquée l'accompagnait infailliblement. Aussi convient-il, dans ces cas, de renouveler journellement l'exploration. En procédant ainsi, il est exceptionnel que la maladie parcoure toutes ses phases sans que la douleur soit découverte. L'absence de sensibilité pathologique est donc rare dans l'état aigu, elle nous paraît être la règle dans l'état chronique. Malheureusement, les lésions rénales peuvent dans ces conditions arriver au maximum des destructions compatibles avec le fonctionnement urinaire, tout en demeurant torpides. Ce n'est pas la douleur qui fournit le plus sûr témoignage de l'importance et de la gravité des lésions du rein. Malgré son incontestable valeur sémiologique, la douleur spontanée, ou provoquée, ne nous donne pas le moyen, tant cherché, d'exactement apprécier l'état de santé ou de maladie des reins; ce n'est pas elle qui pourra sûrement trancher le difficile problème de l'unilatéralité ou de la bilatéralité des lésions.

C'est néanmoins l'un des plus utiles moyens d'informations; et, comme l'étude de la douleur provoquée est celle dont le sémiologiste peut tirer le plus de profit, nous avons attendu, pour dire la valeur sémiologique du symptôme douleur, que nous fussions à même d'en faire l'étude locale. Il nous reste, pour compléter cette étude, à rechercher si on ne la rencontre pas dans d'autres maladies que les néphrites aiguës, à fournir quelques renseignements sur la douleur spontanée et à parler de la douleur urétérale.

Il est des états « non inflammatoires » *où la douleur spontanée et la douleur provoquée* sont simultanément observables. Les conditions d'observation s'offrent sous deux formes très distinctes : la douleur peut, en effet, être aiguë, elle peut même être excessive et se manifester alors sous forme de crise; elle peut être sourde, gravative, en quelque sorte contusive. Le plus souvent alors, elle est habituelle et de longue durée.

A la première forme appartiennent les accès néphrétiques avec leurs irradiations bien connues; à la seconde, certains états congestifs sans lésions et ceux où existe une excitation habituelle, telle que celle qui résulte de la présence de calculs retenus dans le bassinet, ou d'un travail néoplasique, comme celui qui accompagne le développement des tumeurs [1].

Dans le cas de calcul, l'exploration du rein éveille de la sen-

[1] Les tumeurs du rein ne sont pas sensibles à la pression, les phénomènes douloureux qu'elles déterminent sont spontanés. D'après M. Guillet (*loc. cit.*), les douleurs seraient fréquentes. Cet auteur les a notées 63 fois sur 79 observations étudiées à ce point de vue, mais il remarque : 1° qu'elles ne sont très accusées que lorsque le néoplasme a acquis un gros volume; 2° que les crises apparaissent souvent au cours des hématuries dont elles sont un signe précurseur et qu'elles ont alors la forme néphrétique, — C'est, en effet, ce que de très nombreuses observations m'ont appris. La douleur est fort rarement le signe révélateur de la formation d'un néoplasme du rein; on ne peut, à ce point de vue, attacher d'importance « qu'aux accès néphrétiques accompagnés ou suivis de fortes hématuries et de l'expulsion de caillots allongés ». Ces accidents peuvent, en effet, se produire avec intensité, alors que la tumeur n'a encore qu'un faible volume; les douleurs à forme névralgique, au contraire, ne se manifestent que tardivement, quand elles se produisent.

sibilité; mais, là encore, il n'y a rien de fixe. Au cours des crises douloureuses aiguës, on développe presque sûrement de la douleur, non seulement au niveau du rein, mais sur les points d'irradiation. Dans la forme sourde qui évolue sans grands écarts dans le degré de la douleur et, par conséquent, sans accès, on peut aussi parfois reconnaître, par la pression du rein, que c'est bien cet organe qui provoque et entretient les manifestations spontanées auxquelles le malade vient chercher remède. Mais l'exploration donne rarement un résultat positif. C'est donc en tenant compte des troubles fonctionnels quand ils existent, en examinant comparativement les urines rendues après les mouvements de la journée ou à la suite du repos de la nuit, pour y découvrir des hématies, c'est en étudiant avec soin toute la région, en recherchant dans les muscles et dans le squelette s'il n'y a pas de points douloureux provoquables, que l'on peut interpréter, à sa juste valeur, la symptomatologie, toujours un peu confuse, qui nous est alors soumise. On ne saurait conclure avec trop de circonspection et sans avoir fait appel à toutes les ressources de la sémiologie. Il ne suffit pas de l'examen minutieux de l'état actuel. La marche antérieure des symptômes et souvent leur étude ultérieure, qui sera plus ou moins prolongée suivant les circonstances, est indispensable. Nous ne pouvons insister davantage; il nous suffit, pour le moment, de montrer que la recherche de la douleur rénale ne suffit pas au diagnostic des calculs du rein [1].

Dans tous les cas où l'on palpe le rein non enflammé, il convient de joindre à l'examen de sa face postérieure, celui de la face antérieure. C'est, en particulier, pour provoquer la douleur lorsque l'on soupçonne un calcul, qu'il est bon de procéder ainsi. La pression doit se diriger vers le hile, et la meilleure position à donner alors au malade est celle que recommande Israël pour la palpation du rein, c'est-à-dire le décubitus latéral.

Palpation de l'uretère. — La palpation de l'uretère se pratique par la région abdominale antérieure, par le rectum chez l'homme et par le vagin chez la femme. Ces divers modes

[1] Voir, pour plus amples renseignements sur cette question, la thèse du Dr Félix Legueu, *Calculs du rein et de l'uretère étudiés au point de vue chirurgical*, 1891.

de palpation permettent d'explorer le conduit réno-vésical dans ses différentes portions.

C'est au moment où elle plonge dans l'excavation pelvienne que la portion abdominale de l'uretère est le plus accessible. « Le lieu d'intersection de deux lignes, l'une horizontale et transversale partant de l'épine iliaque antérieure et supérieure, l'autre verticale, montant de l'épine pubienne, nous a souvent permis de marquer sur la paroi abdominale avec assez d'exactitude le point de pénétration de l'uretère dans l'excavation [1]. » Les lignes de Noël Hallé sont en effet les meilleurs points de repère pour cette exploration, elles la peuvent guider chez tous les sujets. Chez ceux dont la paroi est souple et l'abdomen peu développé, l'artère iliaque est aisément sentie, et l'on peut ainsi arriver à l'uretère. La palpation est nécessairement profonde ; la main a pénétré « en mesure » jusqu'au détroit supérieur, et c'est par des mouvements de glissement sur place que se fait la recherche de la sensibilité ou de la duretéde l'uretère. Dans les cas pathologiques l'on peut, en effet, déterminer ainsi de la douleur ou sentir un cordon qui, parfois, peut être suivi au-dessus du détroit supérieur jusque vers l'origine du conduit urétéral ; il est plus facile encore de bien rencontrer l'empâtement cylindrique volumineux et profond des péri-urétérites ; j'ai pour ma part observé ce phénomène à différentes reprises. Cette inflammation périphérique peut ne pas être suppurative ; elle est déterminée par l'arrêt d'un calcul ou par la propagation d'une urétérite suppurée.

Peu appliqué encore au diagnostic de l'urétérite, écrivait M. Hallé (*loc. cit.*, p. 228), le toucher rectal et le toucher vaginal sont appelés à prendre place parmi les bons moyens d'exploration de l'uretère. Ces prévisions se sont réalisées, et je ne puis mieux faire que d'emprunter à cet auteur les règles devenues classiques du toucher de l'uretère :

« Le doigt introduit dans le rectum chez l'homme, dans le vagin chez la femme, peut atteindre dans une certaine étendue le trajet de l'uretère. Quand le bassin est étroit et le périnée mince, un doigt un peu long, conduit directement en arrière et en dehors, peut, par le rectum, atteindre la paroi pelvienne

[1] N. Hallé, *Urétérites et pyélites*, p. 21, thèse de Paris, 1887.

postéro-latérale et y reconnaître les vaisseaux hypogastriques et l'uretère. Cette exploration n'est possible que dans des conditions spéciales assez rares. Au contraire, le doigt peut généralement, chez l'homme comme chez la femme, atteindre l'uretère dans la dernière partie (partie convergente de son trajet), chez l'homme par le rectum, par le vagin chez la femme.

« La manœuvre rectale consiste à pousser le doigt le plus loin possible en arrière, puis, tournant la pulpe en haut et en dehors, à soulever la paroi rectale antérieure en la poussant contre la paroi pelvienne latérale : le doigt passe toujours ainsi sur le trajet de l'uretère au moment où il aborde la vésicule séminale. Chez la femme, l'exploration est plus simple : rien de plus facile que de suivre sur le cul-de-sac latéral, puis antérieur, du vagin le trajet d'un uretère intact jusqu'à la vessie. Nous avons même pu, dans un cas de phlegmon du ligament large qui refoulait le cul-de-sac vaginal, sentir aussi très nettement un uretère probablement sain, dans tout ce trajet. La réplétion modérée de la vessie et la pression sur l'hypogastre, en refoulant l'uretère en bas, facilitent beaucoup ces manœuvres sur le cadavre. »

Ajoutons, avec M. Hallé, que l'on ne peut sentir que l'uretère malade. Disons aussi que ce n'est point seulement le cordon urétéral, mais « la sensibilité de l'uretère », qu'il faut rechercher. J'ai insisté sur l'utilité de cette exploration [1] ; mon très distingué élève et collègue, M. le Dr F. Legueu, a étudié cette question dans son importante thèse [2]. Pour que ces recherches délicates se fassent avec la précision nécessaire, il faut toucher avec le doigt correspondant à l'uretère malade et se placer, par conséquent, soit à droite, soit à gauche, afin d'alternativement introduire l'index de la main droite et celui de la main gauche.

Palpation de la vessie. — La palpation de la vessie se pratique par l'hypogastre, elle est simple ou combinée avec le toucher rectal. La palpation simple ne fait sentir la vessie que lorsqu'elle est en état de plénitude et un peu tendue. Elle permet

[1] F. Guyon, *Diagnostic des affections chirurgicales du rein* (*Journal de médecine et de chirurgie pratiques*, 25 mars 1891).

[2] F. Legueu, *Calculs du rein et de l'uretère étudiés au point de vue chirurgical*, 1891.

dans ces conditions d'apprécier son volume et peut renseigner sur sa sensibilité. La palpation simple la mieux conduite et la plus profonde ne peut faire reconnaître ni l'épaississement des parois, ni la présence d'une grosse tumeur de la vessie.

L'épaississement et les tumeurs sont au contraire reconnues par le palper combiné, les renseignements fournis par ce mode d'exploration sont très souvent utilisés.

Chez l'homme adulte, le plus gros calcul n'est pas senti; par contre, chez l'enfant, il est facile de prendre entre le doigt et la main des pierres de moyenne et même de petite grosseur, cela est faisable chez la femme, lorsque le calcul est très volumineux.

Il faut, par conséquent, poser en principe : que, lorsque le palper simple, pratiqué à travers la région hypogastrique, fait rencontrer une masse plus ou moins volumineuse qui semble être vésicale, l'on doit se garder « de trop facilement admettre que c'est la vessie ou qu'elle appartient à la vessie ». Votre méfiance sera très grande si la consistance de cette masse est solide et ses contours irréguliers.

On ne perçoit, par la palpation simple, que la présence des tumeurs ou des tuméfactions qui sont « juxta-vésicales », telles que les péricystites, les néoplasmes de l'intestin qui assez souvent se fusionnent avec les parois vésicales. Je ne voudrais pas déclarer que des tumeurs ayant pris origine dans la vessie n'arrivent jamais à un développement tel qu'on ne puisse les sentir en mettant la main sur l'hypogastre et en y exerçant la palpation profonde. Mais j'ai le droit de penser et de dire que pareille rencontre est fort exceptionnelle, car il ne m'est jamais arrivé de la faire.

Si ma pratique ne m'a pas fait faire semblable constatation, elle m'a mis à même de noter que le globe vésical est pris pour une tumeur. Cette remarque a une véritable importance. Être prévenu que semblable erreur se commet, suffit pour se mettre à l'abri des fâcheuses méprises qui font prendre pour des cancéreux, les malades atteints de ces rétentions chroniques avec distension ancienne, qui altèrent si profondément la santé et conduisent à la cachexie.

Vous l'éviterez aisément en étudiant avec soin les caractères du *globe vésical*. Ils doivent vous être très familiers.

L'appellation de « globe vésical » est juste. La vessie, lorsqu'elle est très pleine, représente une masse globuleuse et souple, à *contours arrondis très réguliers*, dont le sommet répond à l'ombilic ou le dépasse même parfois; la base se perd en arrière des pubis, la face antérieure et les faces latérales sont aisément explorées dans leurs portions sus-pubiennes. Cette masse est médiane, elle est immobile ou peu mobilisable.

Ces deux derniers caractères sont modifiables; « la forme globuleuse et la régularité des contours » sont, au contraire, permanents. Ils sont, de plus, toujours nettement constatables, car l'atmosphère qui entoure une vessie aussi distendue que vous voudrez le supposer, n'est jamais épaissie. Seule, l'abondance de la couche graisseuse sous-cutanée vous gênera chez les sujets obèses; mais le palper combiné aura bientôt écarté cette difficulté, et la netteté des contours du globe vésical sera aussi aisément reconnue qu'à travers une paroi mince et souple.

Le globe vésical est surtout accessible par toute la partie de sa face antérieure qui déborde le pubis; il se met au contact, pour ainsi dire immédiat, de la paroi abdominale. Mais il est également aisé de l'explorer par le rectum. Selon le degré de la distension, et suivant les sujets, le globe vésical se loge plus ou moins dans l'excavation. Il peut alors non seulement remplir toute la concavité du sacrum, mais déborder les branches ischio-pubiennes. Le doigt introduit dans le rectum rencontre à une faible profondeur cette partie du segment postérieur de la vessie, et l'on peut croire au premier abord que l'on touche une énorme prostate. Je vois très souvent commettre cette erreur. Elle est, en réalité, facile à éviter, mais il est bon d'être prévenu de sa possibilité.

Nous disions que la situation médiane et la quasi-immobilité n'étaient pas des caractères absolus. La vérité pratique montre cependant qu'il est fort exceptionnel que le globe vésical se développe à droite ou à gauche, et encore plus qu'il se porte en haut, ce qui cependant s'observe, ainsi que je vais vous le dire, chez l'homme et chez la femme; il est tout aussi rare qu'il soit assez mobile pour fuir sous la pression. La grande rareté de ces phénomènes les rend intéressants à connaître; s'ils venaient vous surprendre sans que vous eussiez été prévenus, ils pourraient devenir l'occasion d'erreurs de diagnostic.

Vous devez donc vous attendre à rencontrer parfois un globe vésical développé à gauche ou à droite. Il se porte vers l'une des fosses iliaques, mais n'y repose pas; il se rapproche plus ou moins de la paroi de l'excavation pelvienne et du contour supérieur qu'il déborde. Il est, en général, facile de le ramener au centre de l'excavation, c'est-à-dire à sa place. On assiste de temps en temps à ces petits phénomènes de déplacement du globe vésical, lorsque l'on remplit la vessie après avoir garni le rectum avec le ballon de Pétersen ; il est parfois nécessaire de corriger la déviation de la vessie avec la main, afin de bien l'ouvrir sur la ligne médiane.

Il y a à tirer de ce petit fait un enseignement, au point de vue des causes qui peuvent ainsi influencer la situation que prend le globe vésical distendu. Il n'est pas douteux dans l'espèce, que le soulèvement déterminé par le ballon rectal n'en soit la raison. La réplétion du rectum par des matières fécales peut conduire à semblable résultat. Mais ce qui est plus intéressant à connaître, au point de vue des déplacements que peut subir le globe vésical, c'est ce qui lui advient lorsque la prostate offre un très grand accroissement de volume.

Ainsi que j'ai coutume de le dire, la vessie est alors sur « un piédestal ». Une quantité relativement peu grande de liquide suffit pour qu'un relief hypogastrique se produise. Et ce relief est parfois tel que ce n'est pas seulement par la palpation simple, mais par l'inspection qu'il est reconnaissable. Il faut tenir le plus grand compte de ce fait. Il vous arrivera d'avoir constaté que la prostate était volumineuse et d'avoir noté un volume exceptionnel ; si vous ajoutez à ces renseignements celui que vous donne la formation d'un globe vésical saillant à l'hypogastre et dont le degré de saillie n'est pas en rapport avec la quantité d'urine accumulée ou de liquide injecté, concluez que le volume de la prostate est exceptionnel. Le diagnostic est ainsi complété et parfois rectifié ; cela peut vous servir pour poser les indications de la prostatectomie, et doit vous mettre en garde contre les difficultés de certaines manœuvres intra-vésicales. Je vous dirai, en parlant « de l'évacuation des fragments dans la lithotritie », la très grande importance que le chirurgien doit accorder à cette constatation.

La vessie reste dans ces cas médiane ou à peu près ; le déplacement qu'elle subit est un déplacement vertical. Il ne la porte cependant pas au delà de l'ombilic, mais peut la faire saillir quelque peu au-dessus ; cela s'observe aussi pour les globes normaux, mais il faut pour cela, ainsi que nous l'avons dit, qu'ils soient considérables.

Chez la femme récemment accouchée, la vessie subit aisément des déplacements ; sous l'influence de sa réplétion elle sort franchement de l'excavation. La conséquence la plus curieuse de ses changements de position, c'est le refoulement qu'ils font subir à l'utérus. Il m'est arrivé de constater que le fond de cet organe répondait immédiatement à la face inférieure du foie, par le fait d'une rétention d'urine survenue à la suite de l'accouchement. La laxité des attaches de la matrice et celle des parois abdominales est alors si grande qu'elle peut être refoulée dans tous les sens. Il faut donc être bien prévenu que la hauteur inusitée de l'utérus doit faire soupçonner la rétention d'urine. Le déplacement de la vessie des accouchées est à la fois vertical et latéral ; le plus souvent, en effet, c'est en ligne oblique qu'elle remonte. Le globe vésical suit donc la loi du déplacement des tumeurs pelviennes et de l'utérus gravide : il se range à droite. J'ai eu autrefois l'occasion de donner les raisons de ce phénomène. On trouve, en effet, la vessie reposant sur la fosse iliaque droite dans certains cas ; ce n'est qu'après l'accouchement qu'elle peut ainsi s'élever au-dessus de l'excavation[1].

La netteté toujours persistante des contours du globe vésical est utilisable pour le diagnostic de certaines collections prévésicales. Sous diverses influences, la cavité de Retzius peut être envahie et remplie par un liquide. La tumeur qui se forme rappelle, à s'y méprendre, le globe vésical ; elle en offre le volume, elle en a la forme et les limites, mais il lui manque : « la netteté et la régularité des contours ». Sauf dans les cas de collections séreuses qui s'établissent sans aucune réaction inflammatoire, et que j'ai désignées sous le nom d'*hygroma prévésical*, les contours n'offrent pas la régularité de ceux du globe vésical. L'on observe aussi moins de souplesse et plus

[1] F. Guyon, *Sur la cause de l'inclinaison de l'utérus à droite pendant la grossesse* (*Journal de physiologie de Brown-Séquard*, p. 75, janvier 1870).

d'épaisseur, quelques-uns des points de l'atmosphère ambiante sont un peu chargés. La constatation de ces particularités n'est point indifférente au diagnostic. Sans doute, le cathétérisme est le véritable juge ; si, la vessie vidée, la tumeur persiste, le point capital est acquis. Mais l'erreur n'est pas évitée lorsque la collection prévésicale communique avec la vessie, comme il advient dans les ruptures sous-péritonéales. En pareille circonstance, l'étude du contour du « globe pseudo-vésical », en faisant constater ses irrégularités, conduirait à ne pas continuer le cathétérisme, et à franchement inciser l'hypogastre. Rappelons, en terminant, que le globe vésical le plus tendu fait rarement un relief facilement appréciable à l'inspection. Il en est autrement dans les collections prévésicales qui peuvent être nettement en saillie.

Pour mettre le globe vésical en relief, on peut modifier de la manière suivante la manœuvre ordinaire de la palpation. On place la main de champ en la présentant par son bord cubital à la limite supérieure du contour du globe vésical, et l'on appuie graduellement de façon à l'insinuer en profondeur. On peut aussi contourner en partie le sommet de l'organe et le placer en quelque sorte, mais très partiellement, sur la main. Si les parois du ventre sont minces, on reconnaît *de visu* sa forme globuleuse, on la rend assez appréciable pour la montrer aux assistants.

La *sensibilité de la vessie* ne se révèle par le palper simple que lorsqu'elle est très vive ; c'est plutôt au moment où la main est retirée que la sensation s'accuse : si le chirurgien la soulève brusquement, le malade se plaint presque toujours. La sensibilité hypogastrique n'a d'ailleurs rien de pathognomonique, car diverses affections de cette région la déterminent. Nous dirons, en étudiant le toucher combiné, comment on apprécie la sensibilité de la vessie par le palper.

Palpation des régions pénienne et périnéale. — Nous ne reviendrons pas sur la palpation des *régions inguinales*. Nous avons indiqué ce que l'on en peut attendre et comment on doit la pratiquer en étudiant les différents procédés de la palpation.

Aux *régions pénienne et périnéale*, la palpation peut faire reconnaître soit des tumeurs de nature plus ou moins inflammatoire, soit des corps étrangers.

Il n'est pas de jour où l'on n'ait occasion de reconnaître et de diagnostiquer par le palper certaines altérations de l'urètre. Nous pourrions, à cet égard, vous citer une longue liste de faits, mais nous nous contenterons de vous rappeler ceux qui se sont présentés à nous dans ces derniers temps. Tantôt c'est une tuméfaction plus ou moins étendue, plus ou moins douloureuse, devant faire craindre une tumeur urineuse (n° 9), tantôt c'est un abcès urineux avec tous ses caractères (n° 2), tantôt l'urètre se montre tout entier sous forme d'un cordon rigide à parois épaisses (n° 8), tantôt enfin ce sont des noyaux isolés, sorte de nœuds plus ou moins gros, mais toujours remarquablement durs, que vous pouvez apprécier, non seulement par le frôlement, mais aussi et surtout par le pincement qui complète fort heureusement la palpation en surface.

Bien que pouvant se rencontrer dans tous les rétrécissements et parfois dans les urétrites sans rétrécissements, ces nodosités appartiennent surtout à ceux qui reconnaissent une étiologie traumatique. Vous avez pu en observer, il y a quelques semaines, deux exemples remarquables chez les malades nos 7 et 17, qui nous ont quitté guéris après avoir subi l'urétrotomie interne.

Puisque nous vous parlons de rétrécissement, laissez-nous vous signaler de suite, sans y insister, les résultats précieux que peut fournir dans ces cas la palpation jointe au cathétérisme explorateur. La main reconnaît à travers les téguments la marche de la boule olivaire et permet d'apprécier nettement les points où elle s'arrête ; de même, dans un urètre où vous avez fait pénétrer une bougie, vous sentez beaucoup plus nettement les nodosités qui existent au niveau de certains rétrécissements.

Les corps étrangers peuvent être reconnus par le palper. Nous devons cependant vous prévenir qu'ils ne se révèlent pas toujours, comme on pourrait le croire, par une sensation de résistance, par une saillie, mais seulement par une sensibilité douloureuse, localisée, très vive, qui s'exagère extrêmement au moment où le doigt presse à leur niveau. Il faut être prévenu, car ce signe a une très grande valeur. Quand le corps étranger est péri-urétral, son relief et sa dureté sont aisément reconnus ; vous avez pu le constater chez ce jeune homme auquel nous enlevions ce matin un petit calcul pénien. Le corps étranger s'était développé aux dépens d'une sorte de fistule borgne interne, c'est un fait rare.

La portion pénienne et la portion scrotale de l'urètre sont surtout accessibles à la palpation simple ; la portion périnéale, moins facile à explorer, peut cependant être très utilement examinée. La portion membraneuse et prostatique, c'est-à-dire l'urètre profond, échappent complètement à la palpation proprement dite.

C'est au toucher, c'est-à-dire à l'un des modes de la palpation profonde, qu'il faut recourir ; le toucher rectal vous permettra de compléter la palpation de l'urètre. Vous ne pourrez reconnaître l'urètre par le rectum que si un instrument a été introduit au préalable dans le canal urinaire. C'est l'instrument et non l'urètre que vous sentez médiatement.

Bien que les organes renfermés dans le *scrotum* n'appartiennent pas aux voies urinaires, il est cependant nécessaire de procéder à leur examen très attentif. L'état des épididymes est précieux à connaître. On ne peut rien conclure de leur intégrité, mais leur induration a souvent une valeur réelle. Vous pouvez y trouver la preuve d'une blennorragie plus ou moins ancienne, que le malade cherchait à dissimuler ; vous pouvez aussi, et plus souvent même, y puiser un argument positif en faveur d'une tuberculose génito-urinaire, qui n'était que soupçonnée et qui devient certaine. Nous tenons aussi à vous rappeler que la palpation contribue aussi à diagnostiquer le varicocèle symptomatique des tumeurs du rein.

Toucher rectal. — Le toucher rectal est un des modes d'exploration qui fournit au pathologiste les renseignements les plus utiles et les plus féconds en résultats cliniques. Nous allons l'étudier spécialement dans ses applications au diagnostic des maladies des voies urinaires.

La partie la plus inférieure du gros intestin est en rapport avec la vessie, la portion terminale des uretères, les vésicules séminales, la prostate, la partie profonde de l'urètre. C'est la face antérieure du rectum qui s'accole à ces différentes parties.

Les rapports avec la vessie, les vésicules et la prostate sont surtout intimes ; le rectum n'a pas encore changé de direction, il s'applique exactement sur les parties qu'il recouvre et dont il n'est séparé que par une couche celluleuse. Le toucher rectal sert à explorer la prostate, les vésicules séminales, le bas-fond de la vessie, la région membraneuse de l'urètre, la portion terminale de l'uretère chez l'homme. Combiné avec la palpation de l'hypogastre, il permet d'examiner le corps de la vessie, l'excavation pelvienne, les fosses iliaques. C'est un précieux moyen d'exploration, nous sommes obligés de beaucoup y recourir.

Le toucher rectal est aussi important dans les affections des voies urinaires de l'homme, que le toucher vaginal dans les maladies utérines. Il a avec lui plus d'une analogie. La plus importante, c'est qu'il doit être « toujours associé à la palpation de l'hypogastre ». Il convient donc de le pratiquer dans les conditions prescrites pour l'examen digital du vagin et de l'utérus.

Toucher combiné. — La position à donner au malade est la première question à examiner. Il est admis que pour faire le toucher rectal, il faut placer le patient sur le côté. Pour l'examen de nos malades, c'est une faute sérieuse ; il ne faut pas procéder à cet examen dans le décubitus latéral. Vous ne pouvez et ne devez agir ainsi que pour explorer des fistules, les fissures, les tumeurs de la région anale, toutes les fois, en un mot, qu'il s'agit de *voir* et de toucher. Cette position convient aussi dans certains cas d'altération organique du rectum, tels que cancer et rétrécissement, alors qu'on peut avoir à explorer telle ou telle face du tube intestinal. En faisant placer vos malades soit à droite, soit à gauche, soit en position génu-pectorale, vous favoriserez la manœuvre. Il n'en est plus de même lorsqu'il s'agit d'un sujet soupçonné de lésions génito-urinaires. « Le décubitus dorsal est la position de choix. »

C'est la paroi antérieure du rectum que le chirurgien doit suivre et palper ; c'est donc en avant que doit regarder la partie la plus sensible du doigt, c'est-à-dire sa face palmaire, sa pulpe. Il y a une raison plus décisive encore. Ce n'est pas le rectum que vous avez à examiner, ce sont des organes placés en avant de lui, vous n'y parviendrez qu'en vous aidant du palper hypogastrique ; or, la palpation de l'hypogastre n'est possible que dans le décubitus dorsal. Les résultats nombreux, précis, utilisables, que donne le toucher combiné, ne pourraient être acquis, si, fidèles aux habitudes regrettables auxquelles plus d'un chirurgien obéit, vous vous serviez à leur exemple du décubitus latéral.

Faites coucher vos malades sur le dos, dans la même position que pour la palpation du ventre, ayez soin seulement qu'ils reposent bien à plat, soulevez le siège si le périnée est épais et procédez « comme chez la femme ». L'index est placé d'emblée dans la position la plus favorable pour bien sentir, la main que vous appliquerez sur la paroi abdominale lui correspond directement.

Une fois le doigt introduit, allez-vous recueillir au hasard les notions qu'il vous fournit? Évidemment non, car une pareille manière de procéder vous exposerait à faire un examen très imparfait. Il faut tout d'abord *placer le doigt*.

Conduisez-le d'abord aussi loin que possible. Ne vous préoccupez, dans ce premier temps, que de le faire pénétrer avec douceur et lenteur. Suivez attentivement la paroi antérieure de l'intestin, en vous laissant guider par elle et en avançant au fur et à mesure qu'elle se déplisse. Ne vous arrêtez que lorsque vous ne pourrez pas aller plus loin, c'est-à-dire lorsque la résistance des parties molles extérieures, refoulées par les autres doigts repliés, s'opposera à une pénétration plus profonde. Alors, mais alors seulement, commencez à explorer. Pour réussir à pratiquer facilement ce toucher profond, il est une précaution indispensable. Graissez non seulement votre doigt, mais aussi l'anus du patient. Vous enduirez très largement le doigt, ses commissures et la partie correspondante de la main, d'huile, de vaseline, de cold-cream, mais de préférence de la pommade au savon dont j'ai donné la formule ou même de savon de toilette. Vous évitez ainsi toute difficulté d'introduction, toute douleur, et par là même tout arrêt prématuré; vous arrivez à bien déprimer le périnée. En procédant ainsi vous aurez tous « le doigt long ». Vous l'avez d'autant plus long, que vous amenez à sa rencontre, en déprimant méthodiquement l'hypogastre, les parties à examiner. L'emploi de la pommade au savon ou celui du savon de toilette a le grand avantage de permettre le nettoyage très complet et efficace du doigt; les corps gras le rendent tout au moins difficile. En combinant l'usage d'un doigtier de caoutchouc et de la pommade au savon, on fait le toucher rectal sans se salir, j'ai depuis longtemps renoncé au corps gras.

Supposons le doigt introduit et placé comme nous venons de vous l'indiquer, et voyons ce que nous permet le toucher rectal. Je vous indiquerai, au préalable, une disposition particulière des plis longitudinaux du rectum au niveau de la prostate; ces plis, toujours marqués, sont parfois épais et saillants. Si l'on n'était prévenu, on croirait à quelque chose de pathologique. Il n'en est rien, et ces rectums « à crêtes » sont des rectums normaux.

Examen de la vessie. — Au point le plus élevé, vous rencontrez la vessie qui est plus ou moins accessible, suivant les âges. Dans les premières années de la vie, on peut toucher facilement toute la face postérieure, tandis qu'à la puberté le bas-fond est seul facilement accessible. Il sera donc possible de sentir un calcul chez l'enfant, et l'on s'explique ainsi le précepte de Celse, qui conseillait d'accrocher la pierre avec le doigt porté dans l'intestin pour la faire saillir au périnée. Chez l'adulte, vous devez encore atteindre le bas-fond vésical tout entier, y compris la région urétérale et une bonne partie du corps de la vessie; chez le vieillard, l'hypertrophie de la prostate empêche de pénétrer aussi loin. Mais n'oubliez pas que l'on ne va profondément qu'à condition de savoir bien toucher.

Je viens de dire les limites auxquelles peut atteindre le doigt, mais ce n'est pas tout ce qu'il vous est possible d'explorer. « Ce que le doigt n'arrive pas à toucher est facilement amené à lui. » La main hypogastrique marchant de concert vient à son aide, elle amène à son contact les régions plus élevées de la vessie. Chacune d'elles est ainsi palpée et l'ensemble de l'organe complètement inspecté. La vessie doit être en état de vacuité. Ce sont ses parois que vous étudiez à l'aide de vos manœuvres; vous jugez de leur épaisseur, de leur souplesse, de leurs inégalités.

Le toucher rectal combiné avec la palpation hypogastrique renseigne aussi sur la plénitude de la vessie et peut même apprécier son degré de remplissage.

Qu'un sujet n'ait pas uriné depuis plusieurs heures, et le toucher rectal permettra d'apprécier une tumeur lisse, élastique, plus ou moins saillante, mais siégeant assez haut, à peu près à la limite des parties accessibles. Il ne s'agit alors que d'un fait normal, capable seulement d'en imposer si l'on n'était pas prévenu. A côté de cette tension toute physiologique, s'en place une autre dont la connaissance est beaucoup plus importante. C'est encore l'urine qui refoule le bas-fond vers le rectum, mais cette fois il n'est plus à sa place; il est abaissé, il est déformé.

Le doigt le rencontre facilement, et la saillie que l'on constate est plus ou moins prononcée, selon le degré de réplétion de la vessie. Dans le cas de rétention avec forte distension, la tumeur formée par le bas-fond vésical peut être si considérable, tellement rapprochée de l'orifice anal, qu'elle est presque immédiatement rencontrée. On pourrait, si l'on n'avait quelque expérience, croire à la présence d'une énorme tumeur, ou tout au moins d'une hypertrophie prostatique des plus considérables. Je vois souvent, je le redis à dessein, commettre cette erreur.

Lorsque la vessie ne se vide pas complètement et n'offre qu'un certain degré de réplétion, le toucher rectal isolé ne pourrait pas donner de résultat. La combinaison du palper hypogastrique et du toucher rectal vous renseignera. La vessie s'interpose entre le doigt qui la refoule et la main qui l'embrasse, elle déborde plus ou moins le pubis et se tend sous l'influence de la pression.

Le toucher que vous pratiquez de la sorte est tout à fait l'analogue de celui qui se pratique chez la femme, et à l'aide duquel, on peut successivement placer l'utérus et ses annexes entre le doigt et la main. Vous saisissez ainsi le globe vésical et vous déterminez aisément son volume. La main sent en effet très nettement son extrémité supérieure, sa face antérieure et ses faces latérales. Vous pouvez définir exactement ses limites.

Le palper hypogastrique simple ne peut, nous l'avons dit, servir à juger le degré de réplétion de la vessie; il ne permet de la sentir que lorsque cette réplétion est très prononcée, alors qu'elle est distendue. La percussion, nous le dirons dans un instant, ne peut non plus donner de renseignements exacts, elle induit même en erreur. Mais le toucher combiné renseigne toujours bien.

Dans les cas de rétention partielle, alors que la distension ne se fait que d'une façon progressive et lente, c'est, en effet, vers l'excavation du sacrum que la vessie se dirige, c'est dans le petit bassin qu'elle plonge, et il faut, dans ces cas, une bien grande quantité d'urine pour que la vessie remonte vers le détroit supérieur. Ces cas sont vulgaires, et nous vous montrions tout à l'heure que le malade couché au numéro 2 ne vidait pas sa vessie, alors cependant que la palpation ne nous faisait rien sentir à l'hypogastre, et que la percussion fournissait un son clair jusqu'au pubis. Le toucher rectal, combiné avec le palper de l'hypogastre, nous fit de suite constater une saillie volumineuse et résistante que nous avons fait disparaître en pratiquant le cathétérisme évacuateur et en retirant 300 grammes d'urine. Vous ne feriez pas le diagnostic dans ces cas sans le toucher combiné. Le cathétérisme le fait avec une entière précision, mais encore faut-il que son indication soit déterminée ou qu'il soit possible. Il vous arrivera fréquemment chez les rétrécis de n'avoir pas d'autre moyen que le toucher combiné, pour diagnostiquer l'état de plénitude de la vessie.

Chez quelque sujet que ce soit, qu'il soit gras ou maigre, jeune ou vieux, il vous est loisible, grâce à cette simple et très inoffensive manœuvre qui consiste à introduire un de vos index dans le rectum et à placer l'une de vos mains sur l'hypogastre, de savoir si une vessie est pleine ou vide. Vous pouvez même déterminer, à 50 grammes près, la valeur de son contenu. Rien n'est plus important en pathologie urinaire que de s'assurer si la vessie se vide. Un procédé qui peut aussi facilement et aussi sûrement résoudre ce problème ne peut trop être mis en pratique. Considérez-le comme l'une de vos meilleures et plus utiles ressources.

Cette possibilité d'apprécier par le toucher combiné le volume de la vessie n'est pas seulement applicable au diagnostic de la rétention : il est sans cesse utilisé pour celui des néoplasmes. Chez un hématurique dont les pertes de sang indiquent une néoplasie de l'appareil urinaire, vous videz soigneusement la vessie, et vous faites le toucher combiné. Si vous trouvez que la vessie est demeurée volumineuse, vous êtes en droit de conclure qu'elle donne asile à une production morbide. Et, si le contact est partout souple et la paroi non épaissie, vous pouvez aller jusqu'à penser que la tumeur est pédiculée. Trouvez-vous au contraire de la résistance, une induration, des bosselures, vous ne sauriez douter de l'envahissement interstitiel des parois. J'opérais récemment une dame, qui portait sur la paroi latérale gauche de la vessie un néoplasme du volume d'une noisette. L'examen cystoscopique me l'avait nettement montrée; elle fut examinée par un de mes très compétents collègues qui la reconnut également. Mais il pensa qu'elle infiltrait la paroi; elle paraissait en effet à l'œil faire corps avec elle. Fort des résultats entièrement négatifs du palper, je ne partageai pas cet avis; et, de fait, dès que la vessie fut ouverte, nous vîmes, en déplaçant la production morbide, un pédicule étroit que le corps de la tumeur masquait complètement. Pareil exemple suffit à démontrer tout ce qu'il est permis d'attendre dans l'étude diagnostique des néoplasmes de la vessie, du toucher combiné. J'ai beaucoup insisté sur son importance, et j'estime que les admirables résultats de l'éclairage direct ne peuvent dispenser de se servir de la palpation. Les tumeurs ne doivent pas seulement être vues, il faut les toucher afin d'apprécier leur consistance et d'étudier leurs connexions. Ce sont les conditions nécessaires de leur diagnostic.

Examen des vésicules séminales. — Il vous suffira de porter le doigt à droite et à gauche de la ligne médiane, au delà de la prostate, pour rencontrer les vésicules séminales.

Leur adhérence à la paroi rectale rend leur exploration très facile; elle est presque toujours possible chez les prostatiques, mais peut être empêchée par un trop grand développement de la prostate. Leur examen est indiqué dans diverses circonstances. Tantôt il s'agit de s'éclairer sur une affection testiculaire déjà existante et de confirmer ce que l'examen du scrotum vous a fait reconnaître; tantôt, au contraire, épididyme et canal déférent sont sains, mais il existe un ensemble particulier de troubles urinaires. L'exploration des vésicules aura ici une valeur toute spéciale, car elles sont souvent frappées de bonne heure par l'altération tuberculeuse, qui s'y traduit soit par des bosselures assez nettes, soit par un empâtement diffus et dur. Telle est l'histoire clinique des numéros 12 et 23 de la salle Saint-Vincent. Un très grand nombre d'explorations m'ont permis d'établir à l'aide de la clinique, comme M. Lancereaux l'a fait par l'anatomie pathologique, que la tuberculose génitale débute très fréquemment par les vésicules. Il est souvent nécessaire, pour bien examiner les vésicules, de se servir du doigt correspondant au côté à explorer. Les bosselures caractéristiques de la tuberculose se rencontrent principalement à leur extrémité antérieure, à leur abouchement dans la prostate ; leur bord interne est aussi l'un des points où elles se développent.

Leur sensibilité n'est modifiée que dans les vésiculites aiguës ; la plupart du temps leur toucher est indolore.

Examen de la prostate. — La prostate est l'objectif principal du toucher rectal. Vous avez à reconnaître son volume, sa forme, sa consistance, sa sensibilité.

Il est facile de reconnaître par le toucher rectal ces diverses modifications. Il convient de s'en tenir au toucher simple pour étudier la sensibilité. La consistance devient beaucoup plus nette si l'on combine le toucher rectal et le palper hypogastrique; cette combinaison qui permet d'examiner la prostate, comme on examine l'utérus et ses annexes, est *indispensable* pour l'étude de la forme et surtout pour celle du volume.

La vessie « doit être vide » quand on veut faire avec précision l'examen de la prostate. Lorsque les parois du ventre sont souples, le palper bien conduit fait sentir d'une façon très nette son relief intravésical. L'on a, par conséquent, un ensemble fort important de renseignements, mais il n'est pas possible de déterminer par ce procédé s'il s'agit de la saillie du lobe moyen ou de celles des lobes latéraux. Au point de vue de la forme, les résultats du toucher n'ont pas une valeur absolue. La glande peut proéminer beaucoup du côté de l'urètre et de la vessie, elle peut gêner considérablement la miction et ne faire cependant qu'un relief modéré et régulier vers le rectum ; la forme de la saillie reconnue par le rectum ne peut permettre de juger de celle qui peut exister du côté de l'urètre ou de la vessie. C'est au « toucher intra-urétral », c'est-à-dire au cathétérisme explorateur avec la bougie à boule olivaire, que vous aurez recours, si vous voulez faire le diagnostic de la longueur de la prostate et du relief de ses lobes dans l'urètre. Le cathétérisme explorateur de la vessie avec l'instrument métallique coudé permet de nettement reconnaître les saillies qu'ils font dans sa cavité. Nous aurons soin de vous parler de « ce toucher intra-vésical », lorsque nous ferons l'étude de l'exploration de la vessie.

Les résultats du toucher combiné ont une tout autre importance pour le volume. On s'en réfère souvent au toucher rectal pour juger de la grosseur de la prostate ; on croit volontiers que les résultats de cette exploration établissent le diagnostic. Il n'en est rien. Pour que le diagnostic du volume soit fait, on doit ajouter aux résultats du toucher simple, ceux du toucher combiné ; ceux du toucher intra-urétral et ceux du toucher intravésical, pour le diagnostic de la forme.

Mais il appartient au toucher simple, et, surtout, au toucher rectal combiné, de nous renseigner sur les modifications de consistance ; eux seuls sont capables de le faire. Nous leur devons donc des constatations de très grande valeur. L'analyse exacte de la consistance des tissus a dans le diagnostic chirurgical une importance de premier ordre, elle occupe à juste titre un rang fort élevé, nous le disions tout à l'heure et ne pouvons trop le répéter. L'étude de la consistance des tissus ne peut être confiée qu'au doigt. Aussi bien à la surface du corps que dans la profondeur des cavités, l'avis du toucher nous est indispensable. Rien de plus chirurgical que de le lui demander toutes les fois qu'il peut le donner. Nous avons vu qu'il le pouvait pour la vessie, il le peut aussi pour la prostate.

S'il vous arrive de rencontrer une prostate volumineuse de consistance ligneuse, offrant des bosselures très dures, très acuminées, craignez une dégénérescence carcinomateuse. L'association de ces trois choses : volume, dureté ligneuse, bosselures multiples saillantes, est caractéristique. Le diagnostic est positif.

Le cancer primitif de cette glande est rare, mais beaucoup moins qu'on ne l'a cru. Notre attention fut pour la première fois attirée sur ce point, à propos d'un malade que nous vîmes, en 1869, avec Nélaton. L'illustre maître, se basant sur les signes que nous venons de signaler, avait songé à une altération organique que nous ne crûmes pas, nous l'avouons, devoir admettre ; trois ans plus tard, la mort survint à la suite d'un vaste cancer diffus du bassin, cancer accompagné de paraplégie.

Le néoplasme a souvent dans ces cas une marche envahissante et une évolution rapide; chez plusieurs malades j'ai constaté cependant une période stationnaire assez longue. La dureté, les bosselures et un certain volume avaient été reconnus et notés un ou deux ans avant que la diffusion ne se fît. Le tout était déjà fort mal limité lors du premier examen, et l'événement a montré qu'il s'agissait bien d'une dégénérescence carcinomateuse. C'est la forme sous laquelle le cancer de la prostate se présente à l'observation clinique; c'est la seule que nous ayons pu diagnostiquer. Elle n'est pas rare, et, tôt ou tard, le plus souvent de très bonne heure, elle diffuse bien au delà de la prostate. C'est pourquoi je l'ai décrite sous la dénomination de : *carcinose prostato-pelvienne diffuse*. On ne peut donc trop tenir compte en clinique de la consistance ligneuse et des bosselures de la prostate, et, c'est seulement par le toucher rectal qu'on la peut apprécier.

La dureté excessive et totale, la forme acuminée des bosselures, leur volume, la grosseur déjà marquée de la prostate ne permettent pas de confondre le cancer naissant avec les noyaux tuberculeux, toujours plus ronds, plus globuleux, moins durs, plus disséminés, isolables au milieu de tissus dont la consistance est peu modifiée.

Sensibilité de la prostate. — Indolente à l'état normal, la prostate acquiert par le fait de ses phlegmasies une *sensibilité* plus ou moins vive que la pression révèle et que le malade accuse. Dans l'un et l'autre cas, on est en présence d'une prostatite qui peut rester à l'état simple, comme chez le cocher couché au numéro 22, ou devenir franchement phlegmoneuse et finalement suppurée.

Vous avez assisté à ces phases successives chez le jeune homme couché au numéro 15. Après avoir constaté, il y a dix jours, à son entrée, de la dysurie, des douleurs vives que le malade localisait dans la région périnéale et anale, une augmentation de volume de toute la prostate, mais particulièrement du lobe gauche, une sensibilité vive à la pression, nous avons dû, ce matin, ouvrir une collection fluctuante des plus évidentes. Nous devons, à ce propos, attirer votre attention sur un fait que vous constaterez aisément dans ces cas. Les artères qui rampent dans l'épaisseur des parois du rectum prennent un développement considérable, qui se traduit par des pulsations très analogues à celles de la radiale, c'est un véritable pouls rectal très facile à sentir. Déterminez bien leurs rapports possibles avec les points fluctuants au cas où vous voudriez ponctionner par l'intestin, tenez-en toujours compte dans l'examen de la prostate et du bas-fond vésical. Cette activité de la circulation artérielle accompagne les états inflammatoires aigus.

Ainsi que je viens de le dire, l'étude de la sensibilité de la prostate doit être réservée au toucher simple; comme il est de règle en chirurgie, on a recours aux pressions circonscrites afin de bien localiser ses résultats. La pression en masse que permet le toucher combiné ne donnerait que des renseignements confus.

Examen de l'urètre par le rectum. — A l'état normal, l'urètre est inaccessible au doigt, ou, pour mieux dire, il ne donne aucune sensation spéciale, et ne peut être distingué des autres parties molles, mais il n'en est plus de même lorsqu'il est rempli par un corps étranger dur, que celui-ci soit accidentel (calcul, fragment de sonde) ou conduit par le chirurgien (explorateur, bougie, cathéter, etc.).

Ne négligez jamais cette notion quand vous serez en présence d'un cathétérisme difficile, car elle vous permettra de reconnaître si le bout de votre instrument a franchi ou non le pubis et, s'il est arrêté, elle vous conduira d'une façon certaine à reconnaître où siège l'obstacle, à voir si c'est au bulbe, ou dans la région prostatique. Le toucher rectal n'est pas seulement un guide utile pour l'exploration, il peut être un adjuvant précieux pour faciliter le cathétérisme. Vous avez pu observer, pendant plusieurs semaines, au numéro 5 de notre salle Saint-Vincent, un malade atteint de cystite pseudo-membraneuse ; l'on ne parvenait à le sonder qu'à la condition expresse de mettre le doigt dans le rectum pour guider la sonde et la porter, pour ainsi dire, jusque dans la vessie. Nous n'insisterons pas pour le moment sur ces faits, dont nous démontrerons mieux l'importance en étudiant le cathétérisme.

Examen de la sensibilité de la vessie par le toucher rectal. — La sensibilité de la vessie, chez l'homme, est reconnaissable par le toucher simple.

Il suffit d'appuyer sur le bas-fond pour la faire apparaître lorsqu'il y a cystite. Il faut cependant qu'elle soit accusée pour être ainsi dévoilée. Avec le toucher combiné, on la peut étudier dans ses degrés les plus faibles. Il ne peut y avoir alors de doute sur le siège vésical de la douleur.

Il est également possible, chez l'homme, d'apprécier la sensibilité de la partie terminale de l'uretère, et l'on peut toujours étudier ainsi le degré de sensibilité de la région membraneuse de l'urètre, il suffit de la presser contre l'arcade pubienne.

Toucher vaginal. — Il permet de suivre l'urètre dans tout son parcours et d'atteindre le corps de la vessie dans sa plus grande étendue. En se servant du palper combiné, il n'est pas un point de la vessie qu'on ne puisse presser entre les doigts et la main.

Il est particulièrement aisé de bien étudier sa sensibilité, on y arrive par le toucher simple. J'ai maintes fois tiré parti de cette possibilité chez les femmes nerveuses, que je soupçonnais avec raison de se plaindre à tort de douleurs vésicales. La manœuvre se faisant à couvert, il est très facile, en comparant les effets de la pression digitale sur les parois du vagin, de savoir si les malades se plaignent à propos et de juger comparativement la sensibilité de ces parois. J'ai coutume d'introduire le doigt le long de la paroi inférieure et de déprimer le périnée de façon à ne pas toucher la paroi supérieure. Je porte ensuite le doigt à droite et à gauche et je termine par la paroi supérieure. Je commence par la frôler puis je me mets à la presser. En graduant la pression, on juge très bien le degré de la sensibilité de la vessie. Quand elle est modérée, on recourbe le doigt et l'on applique la vessie contre le pubis; la sensibilité la moins vive est ainsi reconnue.

Je n'ai rien à ajouter à ce que nous savons sur l'exploration des néoplasmes, ni à insister sur l'examen des fistules vésico-vaginales dont il est parfois aisé de sentir l'orifice. Je signalerai simplement la possibilité de reconnaître, dans certains cas, les calculs de la vessie par le vagin.

Chez une femme que l'on croyait atteinte de névralgie utérine, il suffit à notre excellent maître, le professeur Richet, de pratiquer le toucher pour affirmer la présence d'une pierre dans la vessie.

Nous avons pu vous faire observer récemment une malade à laquelle nous avons pratiqué la taille vaginale. On reconaissait facilement la pierre par le vagin.

Nous vous signalerons encore, pour bien vous démontrer l'importance de ce mode d'exploration, un fait ancien de notre pratique. Chez une femme âgée, venue d'un département, avec l'intention bien arrêtée de ne se soumettre qu'à la lithotritie, nous reconnûmes, par le cathétérisme, non seulement une pierre, mais une grosse pierre fort dure. Nous dûmes déclarer que la lithotritie n'était pas possible, et nous proposâmes la taille vaginale. La patiente ne l'accepta qu'à grand'peine, et nous déclara qu'elle ne voulait subir l'examen vaginal qu'au moment même de l'opération et sous le chloroforme. Aussi notre surprise fut-elle grande, lorsque nous fîmes le toucher, de trouver la paroi vésico-vaginale perforée ; en écartant la paroi postérieure, on voyait à l'œil nu le calcul à travers une ouverture de la largeur d'une pièce d'un franc. Le calcul l'obturait assez complètement pour que l'incontinence d'urine, quoique évidente, ait pu être attribuée jusqu'alors à la fréquence et à la rapidité impérieuse des mictions.

Le toucher vaginal permet aussi l'exploration de l'urètre ; le canal n'est pas senti à l'état de vacuité, l'introduction d'un instrument le met en relief.

Nous n'avons pas à revenir sur les résultats que donne le toucher vaginal pour le palper de la portion terminale de l'uretère ; nous avons montré toute leur importance (p. 290).

Percussion. — La percussion est utilisée pour la recherche de la matité normale et pathologique du rein et pour se rendre compte de la réplétion de la vessie.

Percussion du rein. — La percussion du rein se pratique sur la paroi abdominale et sur la paroi lombaire. Pour apprécier ses services, il faut l'étudier dans ces deux sièges d'application et se rendre compte du but de ces deux genres de recherches.

En avant, la percussion sert à reconnaître les rapports du rein avec la paroi abdominale ou mieux avec l'intestin ; anatomiquement, une zone sonore doit exister au-devant d'un rein assez augmenté de volume pour affleurer la paroi abdominale antérieure. C'est un signe distinctif important ; il aide à différencier les tumeurs qui naissent sous le péritoine et celles qui habitent sa cavité. Celles-ci refoulent l'intestin et se mettent au contact direct de la paroi ; telle est la règle pour les tumeurs de la rate et du foie, pour celles de l'ovaire et de l'utérus. Il faut cependant compter avec l'interposition d'une anse intestinale fixée par des adhérences à la surface de la tumeur. Les kystes de l'ovaire ont plus d'une fois provoqué semblable anomalie.

Le développement pathologique du rein apporte aussi des modifications à ses rapports normaux. M. Guillet[1] (de Caen) cite trois cas d'autopsie démontrant la possibilité des rapports immédiats des tumeurs du rein avec la paroi abdominale. De plus, le dépouillement des observations lui a fait constater que, sur 36 cas, la sonorité n'était manifeste que 11 fois, sur la face antérieure de la tumeur, et que 25 fois toute l'étendue de cette face était mate. Il y a cependant, en faveur du côté gauche, une différence qu'expliquent les rapports particuliers du côlon descendant. Sur 24 tumeurs siégeant à droite, 18 étaient mates, 6 fois seulement il y avait en avant d'elles une zone de sonorité, tandis que, sur 12 tumeurs gauches, 7 fois il y avait matité et 5 fois sonorité. La majorité reste néanmoins acquise à la matité.

La percussion qui se fait à travers la paroi antérieure de l'abdomen, sans avoir toute l'importance que l'anatomie fait prévoir, a donc une incontestable utilité, surtout pour les tumeurs qui siègent à gauche. Pour les droites, elle permet de recueillir un autre renseignement qui a sa valeur. Elle limite en haut la tumeur rénale, en faisant entendre la sonorité intestinale, qui, à moins d'un grand volume, existe entre elle et le foie.

La percussion lombaire a pour but de reconnaître la matité normale du rein. Le caractère propre de cette matité est de se confondre avec celle de la colonne vertébrale qu'elle prolonge en dehors au niveau du rein. Son étude devrait donc permettre de noter les variations de volume du rein et de juger de sa présence ou de son absence. Il n'en est rien malheureusement. L'on est obligé de constater, lorsqu'on a beaucoup percuté, que cette exploration est tout à fait infidèle.

[1] GUILLET, *Des tumeurs malignes du rein*, p. 51, 1888.

J'ai eu l'occasion de percuter un sujet qui avait subi, un an auparavant, la néphrectomie à droite. La percussion donnait identiquement les mêmes résultats des deux côtés, et cependant le rein gauche était manifestement augmenté de volume, tandis que le côté droit était sûrement déshabillé. Dans une expérience relatée par M. Récamier dans sa thèse, la percussion ne faisait reconnaître aucune différence à droite et à gauche. L'autopsie montrait un rein droit atrophié sur un calcul et réduit à des dimensions si exiguës que cela équivalait presque à l'absence.

Il est facile de s'assurer qu'il suffit d'une contraction des muscles lombaires pour que la ligne de matité se modifie. Les rapports de la masse sacro-lombaire avec le rein sont d'ailleurs tels que sa matité se confond avec celle des parties molles si épaisses qui le recouvrent. Ainsi que M. Récamier l'établit, le rein ne déborde guère que d'un centimètre à droite ; le même auteur remarque que le foie recouvre complètement le rein en haut et en dehors. Il empêche donc de délimiter sa matité propre. L'anatomie aussi bien que l'observation justifient, on le voit, l'opinion que nous venons d'exprimer sur l'infidélité de la percussion, appliquée à l'étude du volume et de la position du rein.

Percussion de la vessie. — La percussion est-elle plus fructueuse à l'hypogastre ? Cette question a lieu de vous étonner, car vous avez lu, vous avez entendu dire, qu'il suffit de percuter pour juger du plus ou moins de plénitude du réservoir urinaire. Cependant, une pareille manière de voir est, nous n'hésitons pas à vous le dire, non seulement une erreur, mais une erreur dangereuse. C'est une erreur, car si la percussion vous révèle aisément la présence d'une vessie énorme, elle est le plus souvent muette en présence d'une dilatation modérée. C'est une erreur dangereuse, car, trompé par une sonorité normale, vous méconnaîtrez la présence de 500 ou 600 grammes d'urine dans une vessie, et n'établirez pas le traitement approprié. Pour se rendre compte de ces différences entre la théorie et la pratique, nous vous rappellerons ce que nous disions il y a un instant à propos du toucher rectal. Dans le cas de rétention subite frappant une vessie saine, le réservoir urinaire s'élève dans la cavité abdominale, tandis qu'il se développe surtout aux dépens de l'excavation pelvienne, quand il s'agit d'une rétention lente et progressive. C'est le toucher rectal combiné à la palpation hypogastrique qui seul, en pareil cas, pourra vous éclairer d'une façon précise ; nous faisons, pour le moment, abstraction du cathétérisme.

La percussion ne fournit, dans ces cas, qu'une matité très relative ou ne permet de constater aucune différence de son. Nous avons pu souvent nous en assurer et contrôler par le cathétérisme l'erreur de la percussion. La percussion de la cuisse nous donne le plus bel exemple de la matité. Vous connaissez l'adage classique : *tanquam percussi femoris.* Mais, si au lieu de percuter le plein de la cuisse, vous vous rapprochez de sa racine, si vous percutez, par exemple, immédiatement au-dessous du pli de l'aine, vous obtiendrez de la sonorité. Qu'est-ce à dire, si ce n'est que le coup que vous frappez sur la cuisse détermine un bruit de voisinage? Il donne à la fois le bruit fémoral mat et le son clair de la percussion faite au voisinage des anses intestinales. On ne peut donc s'étonner, après avoir fait cette petite expérience, que le globe vésical plongé au milieu des anses de l'intestin ne soit pas toujours mat. Pour peu qu'il vous reste un sujet de doute, après avoir fait le palper hypogastrique et la percussion, recourez à la manœuvre qui consiste à combiner le toucher rectal et la palpation de l'hypogastre. Ce moyen ne vous induira pas en erreur.

Bien que nous ayons dû vous mettre en garde contre les résultats de la percussion, nous vous devons l'indication des moyens de la bien pratiquer. Vous appliquerez la main à l'hypogastre et la ferez pénétrer aussi profondément que vous le pourrez, en vous conformant aux préceptes de la palpation profonde faite en mesure. Ce n'est que lorsque vous vous serez rapproché le plus possible de la vessie, que vous avez quelque chance d'avoir le son vésical et non le son intestinal, ou son écho. Il faut affleurer le bord des pubis. Vous percutez sur vos doigts échelonnés sans les déplacer ; si vous avez de la matité, vous en mesurez immédiatement la hauteur en constatant qu'elle s'étend à un, deux, trois ou quatre travers de doigt.

VINGT-SIXIÈME LEÇON

CONSIDÉRATIONS ANATOMIQUES ET PHYSIOLOGIQUES SUR L'URÈTRE DE L'HOMME

Nécessité, caractères et limites de cette étude. — Association indispensable de l'anatomie, de la physiologie et de la clinique. — L'analyse clinique contrôle et complète les résultats de la dissection et de l'expérimentation.

ANATOMIE

Division de l'urètre. — Division anatomique. Division chirurgicale de Velpeau, de Richet. — Division de l'auteur en régions naviculaire, pénienne, scrotale, périnéo-bulbaire, membraneuse, prostatique. — Ses applications à la clinique.

Direction. — Direction normale. — L'urètre est courbe. — Possibilité de son redressement; mécanisme de ce redressement. Parties fixes; parties mobiles. — Courbure et coudure. Direction et forme différentes des parois supérieure et inférieure. — La première est régulièrement courbe, la seconde est une ligne brisée. Grande importance chirurgicale de cette différence de formes.

Longueur. — Influence des âges et influences individuelles. — Les résultats des mensurations, quoique exacts, ne peuvent servir de guide pour apprécier le degré de pénétration des instruments. L'urètre doit être examiné « par régions et non par centimètres ». — Pour savoir exactement à quelle profondeur un instrument a pénétré, il faut faire complètement abstraction des chiffres. — Ils donnent une fausse exactitude. — La détermination de la position exacte de l'extrémité de la sonde doit être anatomiquement précisée.

Avant d'aborder l'étude de : « l'inspection et de la palpation qui se font par l'intermédiaire des instruments », il est nécessaire de retenir votre attention sur quelques points de l'anatomie et de la physiologie de l'urètre et de la vessie.

La palpation instrumentale a en effet pour objectif, ainsi que nous vous l'avons dit, de pratiquer : le toucher urétral et vésical. Le toucher ne se peut exercer qu'à l'aide d'instruments introduits à travers le canal et conduits jusque dans la vessie, il en est de même pour l'inspection. Pour exécuter les manœuvres nécessaires, qui ne sont autres que celles du cathétérisme, nous ne saurions nous passer de ces notions anatomiques particulières que l'on qualifie, à bon droit, de chirurgicales. Mais il est aisé de prévoir qu'il nous est tout aussi indispensable de savoir, d'une façon précise, comment réagissent les organes que nous allons soumettre aux contacts de nos instruments. Il faut, par cela même, que leur physiologie normale nous soit connue.

Nous devons être à même de procéder « anatomiquement et physiologiquement ». Les opérations pratiquées sur l'appareil urinaire ne peuvent être régulières, efficaces et inoffensives, qu'à cette condition. Il vous arrivera bien souvent, au cours de vos manœuvres, de constater que vous manqueriez absolument de guide, si vous n'étiez constamment dirigé par des connaissances physiologiques précises. Elles vous sont aussi indispensables pour bien observer[1].

Sans les notions qui nous renseignent sur l'état physiologique de l'urètre et de la vessie, nous ne saurions si les phénomènes que nous rencontrons sont normaux ou pathologiques, nous ne comprendrions pas le langage des troubles fonctionnels. Nous ne pouvons l'interpréter, que si nous connaissons et si nous comparons les notions physiologiques relevant de l'état normal, et celles que l'état pathologique vient soumettre à notre jugement de clinicien. Et, comme l'introduction des instruments peut être l'occasion d'accidents, alors même que nous ne commettons aucune faute de technique, il faut encore que la « physiologie pathologique » nous renseigne, nous guide et nous aide.

Nous le savons déjà. Les faits exposés dans les pages précédentes l'ont démontré. C'est grâce à elle que peuvent être appréciées et comprises les conditions de la réceptivité qui dominent, en clinique, les questions soulevées par l'étude de l'infection. Ce que va nous apprendre la physiologie pathologique de l'urètre et celle de la vessie affirmera la nécessité et l'importance de l'étude clinique de l'infection.

Dans ces leçons qui n'ont d'autre objectif que de vous guider dans la pratique, l'anatomie et la physiologie ne pouvaient donc être séparées de la clinique. Leur place y est marquée et doit être très grande, car ce sont les éléments essentiels de nos recherches.

De l'étroite alliance de la clinique, de l'anatomie, de la physiologie normale et pathologique ne vont pas naître seulement des

[1] Félix Guyon, *La physiologie et la pratique de la chirurgie urinaire* (*Annales des maladies des organes génito-urinaires*, novembre 1898).

données positives relatives à la forme, au calibre, à la longueur des instruments et à la façon dont il convient d'en faire usage, pour arriver au diagnostic, établir le pronostic et utilement intervenir. Par une juste réciprocité, l'étude clinique faite avec le concours de l'anatomie et de la physiologie fournit des notions entièrement utilisables au bénéfice de ces deux sciences.

J'ai toujours eu la conviction que l'on ne peut bien connaître l'anatomie et la physiologie qu'en étudiant au lit du malade, après avoir appris à l'amphithéâtre et dans le laboratoire; l'analyse clinique contrôle et complète les résultats de la dissection et ceux de l'expérimentation. Les faits m'ont, dès le début de mon enseignement, permis d'affirmer l'exactitude de cette manière de voir. Ils m'ont de plus en plus autorisé à croire à sa vérité.

C'est parce que je n'ai jamais cessé de faire sur le vivant ce que vous me permettrez d'appeler : « de l'anatomie et de la physiologie cliniques », qu'il m'a été donné de pouvoir ajouter à ce qui avait déjà été dit et si bien fait avant moi. L'analyse clinique m'a permis de faire connaître des faits nouveaux qui ne pouvaient être déterminés que par elle. Pour ne parler que de l'urètre dont nous allons dès maintenant nous occuper, j'ai pu démontrer sa « dualité ». Aujourd'hui que les distinctions établies entre l'urètre antérieur et l'urètre postérieur sont acceptées de tous, on a pu oublier que c'est ici qu'elles ont été enseignées. Aussi bien dans cet amphithéâtre qu'au cours des visites dans nos salles, et que dans mes publications, notamment dans la première édition de ces *Leçons*, je les ai depuis bien longtemps fait connaître. Je ne puis éprouver d'autre sentiment que celui de la satisfaction, en voyant qu'elles ont été entendues, comprises et appréciées même par ceux qui en ignorent l'origine.

Rassurez-vous, je n'ai l'intention ni de vous parler de moi, ni de me limiter à ce que j'ai pu apprendre en observant. Je veux vous être plus utile en ne négligeant aucune occasion d'ajouter à ce que j'ai vu, ce qu'il est nécessaire d'emprunter à d'autres.

Anatomie.

Division de l'urètre en régions. — Pour le chirurgien, l'urètre n'est pas seulement le canal excréteur de l'urine. C'est surtout le chemin qu'il doit parcourir pour arriver à la vessie. Il a charge de le rendre libre lorsqu'il est obstrué, de le guérir lorsqu'il est malade, et, avant tout, de savoir l'examiner méthodiquement point par point dans toutes ses parties.

Les anatomistes le divisent en trois portions. Au point de vue anatomique pur, cette division est parfaitement justifiée et très suffisante. La portion spongieuse, la portion membraneuse, la portion prostatique sont distinguées par leur siège et par la nature des tissus qui les entourent.

Au point de vue chirurgical, cette division est insuffisante, du moins pour la première partie du canal; la clinique n'a aucunement besoin de changer les divisions acceptées pour la région profonde; ce sont les portions membraneuse et prostatique. Aussi bien, ces deux parties réunies forment à peine, à elles deux, le quart de l'étendue totale de l'urètre. Mais cette longue portion, qui s'étend du méat au collet du bulbe, qui est, vous le savez, mobile et superficielle dans une bonne partie de son étendue, fixe et relativement profonde ensuite, variable dans sa longueur, ne pouvait pas ne pas être divisée en *régions chirurgicales*.

Plusieurs auteurs, parmi lesquels il faut citer Velpeau, ont distingué une portion bulbeuse et une portion spongieuse proprement dite. Richet tient avant tout compte de la mobilité de la portion pénienne pour la séparer au point de vue chirurgical de la portion périnéale. Nous plaçant à la fois au point de vue de l'anatomie et de la clinique, voulant assigner à l'instrument qui pénètre dans le canal des points de repère très précis, à l'aide desquels il soit possible de bien désigner les étapes qu'il parcourt et les points où il s'arrête; voulant que l'urètre puisse dans toute son étendue être examiné « par régions et non par centimètres », nous avons coutume de diviser la portion spongieuse de l'urètre en quatre régions : la région naviculaire, la région pénienne proprement dite, la région scrotale et la région périnéo-bulbaire.

Anatomiquement, ces quatre régions sont faciles à définir. La première répond à la partie de l'urètre qui est enchâssée dans le gland; la seconde s'étend jusqu'à la racine de la verge, c'est-à-dire jusqu'à l'entrée de l'urètre dans le scrotum; la troisième est représentée par toute la partie de l'urètre comprise dans la traversée du scrotum; la quatrième, enfin, s'étend de la limite postérieure du scrotum à l'entrée de l'urètre sous le pubis, alors qu'à la portion spongieuse va succéder la portion membraneuse.

Au point de vue clinique, cette division est tout aussi justifiable.

Qui ne sait que dans la portion naviculaire peuvent s'arrêter et séjourner des corps étrangers, que c'est dans cette même région que s'observent les rétrécissements dits cicatriciels, et ceux non moins durs, qui sont la conséquence de balano-posthites invétérées chez les sujets atteints de phimosis; que dans cette partie du canal les instruments fins doivent être présentés à la paroi inférieure et non à la paroi supérieure, comme il est de règle dans toutes les autres régions du canal?

La région pénienne est la partie la plus mobile, la plus superficielle, la moins fixe dans ses dimensions en longueur. Les rétrécissements que l'on y observe, les fistules que l'on a à y opérer se présentent avec des caractères pathologiques, avec des nécessités opératoires absolument spéciales. L'instrument qui parcourt cette portion du canal, le corps étranger qui y est engagé sont tout à fait accessibles au palper.

La région scrotale de l'urètre est différente de la précédente. Elle est assez fixe et déjà profonde; les rétrécissements n'y siègent qu'assez rarement, et cependant un examen méthodique y fait souvent découvrir une diminution pathologique de calibre chez les individus atteints de rétrécissements blennorragiques. Les corps étrangers s'y arrêtent rarement, l'instrument qui la parcourt peut être facilement reconnu; mais, quand il faut l'atteindre alors qu'un état phlegmasique a épaissi le scrotum, qu'une infiltration ou un abcès urineux siègent à son niveau, les difficultés sont sérieuses. Il est nécessaire de se rappeler, quand on prend le bistouri, que, grâce à sa fixité, c'est par la ligne médiane qu'il convient d'aller à la rencontre de la région scrotale de l'urètre; c'est aussi la voie à suivre pour ouvrir les foyers urinaires sans risque de pénétrer dans les cavités vaginales.

La région périnéo-bulbaire est le siège d'élection des rétrécissements blennorragiques, et nous pouvons ajouter que c'est encore dans cette région que s'observent les rétrécissements traumatiques qui succèdent aux contusions profondes et aux déchirures étendues de l'urètre. C'est vers elle que doit le plus souvent se diriger le bistouri dans les infiltrations d'urine, c'est vers elle encore que se concentrent les recherches du chirurgien, lorsque les circonstances l'obligent à pratiquer l'urétrotomie externe sans conducteur. L'urètre dans cette région est réellement fixe et doit être exclusivement recherché sur la ligne médiane ; il est profond et ne peut être directement senti à travers les parties molles. Le chirurgien ne peut donc le reconnaître par le toucher que lorsqu'un instrument y a été préalablement introduit. Vous ne devez pas oublier que, chez un sujet qui n'a pas de fistules, qui n'a pas eu d'infiltration d'urine, il est très facile de sentir la boule d'un explorateur, même d'un faible volume, à travers le périnée et jusqu'au-devant du pubis, c'est-à-dire jusqu'aux limites extrêmes de la région.

Il y a donc bien des raisons pour justifier la division que nous vous proposons. Pour notre part, nous avouons que nous ne saurions bien explorer l'urètre, si nous ne nous en référions à ces données que justifient si complètement l'anatomie et la pathologie.

Les différences entre ces quatre régions d'une même portion de l'urètre ne sont cependant pas, à beaucoup près, aussi accentuées que celles qui distinguent cette première partie de l'urètre des portions membraneuse et prostatique. Celles-ci sont de telle nature qu'elles m'ont conduit à admettre : la dualité de l'urètre. Nous ne voulons pas encore insister. Nous avons besoin d'être plus avancé dans cette étude, pour aborder cette partie si importante de notre sujet.

Direction de l'urètre. — *a*. **Direction normale**. — La clinique a surabondamment démontré que des instruments rigides de formes très diverses peuvent être introduits dans l'urètre ; la lithotritie, en particulier, vous fournit chaque jour la preuve que le canal peut recevoir et facilement tolérer une tige absolument droite. Pendant toute la manœuvre opératoire intravésicale, c'est, en effet, la tige de l'instrument, et c'est elle seule que contient l'urètre ; il s'y adapte dans toute son étendue.

L'urètre n'est cependant pas rectiligne, vous savez qu'il est courbe; mais vous apprenez au lit du malade qu'il peut sans inconvénient être redressé, il s'adapte sans difficulté à la forme de l'instrument. Pour expliquer ce fait. Amussat avait cru nécessaire de corriger les erreurs des anatomistes qui décrivaient l'urètre comme ils le voyaient, c'est-à-dire avec une incurvation manifeste. Il ne put arriver à cette démonstration que par des artifices de dissection; mais, bien que la description de ce chirurgien novateur et habile ne soit pas exacte, elle a été cependant fort utile, car elle a contribué à l'adoption de la lithotritie.

En clinique, nous avons aussi bien à savoir que l'urètre est courbe, qu'à reconnaître que sa courbe n'a rien d'absolument fixe. Nous avons donc à nous rendre compte : de la courbe normale du canal et des conditions qui permettent de modifier cette courbure.

A ce second point de vue, les dissections nous fournissent d'intéressants résultats. Il est très difficile de déterminer exactement la courbe urétrale. Les procédés les plus acceptés des anatomistes, les sections simples, les sections après congélation, les injections solidifiables, les moulages, le durcissement par les acides n'ont donné que des résultats défectueux. Le professeur Sappey a dû imaginer un procédé particulier pour étudier la courbe urétrale, ce procédé a pour but d'immobiliser cette courbe.

Elle est, en effet, très facilement modifiable sur le cadavre, malgré les points d'appui que lui fournissent les ligaments pubio-prostatiques, la prostate, l'aponévrose moyenne du périnée, le ligament suspenseur de la verge et les parties molles que traverse l'urètre.

Elle est aussi modifiable sur le vivant, mais il est des conditions pathologiques qui peuvent rendre difficile ou dangereux le redressement du canal.

Il n'est donc pas indifférent de connaître exactement la courbe de l'urètre sain, afin d'approprier le mieux possible la forme des instruments à sa direction. Cela peut devenir indispensable dans le cas où le cathétérisme offre des difficultés.

Les *deux urètres* : l'urètre antérieur ou prépubien, l'urètre postérieur ou rétro-pubien, c'est-à-dire la portion spongieuse, d'une part, et les portions prostatique et membraneuse, d'autre part, se rejoignent au niveau même du pubis. Quitter l'urètre prépubien pour entrer dans sa portion rétro-pubienne et, de là, pénétrer dans la vessie, telle est, en définitive, la formule anatomique du cathétérisme. Aussi, le chirurgien doit-il se préoccuper : 1° de la direction de la partie spongieuse; 2° de la direction de la partie membraneuse et prostatique.

Si l'on met l'urètre en position chirurgicale, en le redressant et en le tendant légèrement, on efface l'angle pénien et l'on rend presque complètement droite la partie spongieuse du canal. Un instrument droit, introduit dans cette position, descend directement et très facilement, il ne s'arrête que dans le cul-de-sac du bulbe. Cette extrémité inférieure de la partie spongieuse est en même temps le point le plus déclive de tout le parcours urétral.

A partir de ce point, l'urètre contourne la symphyse du pubis, au-dessous de laquelle il passe pour gagner, par un trajet régulièrement ascendant et curviligne, la face postérieure de cette même symphyse.

Séparé de l'ogive pubienne par un intervalle évalué à 18 millimètres, il remonte au niveau de la réunion du tiers inférieur avec les deux tiers supérieurs de la symphyse. Il gagne ainsi le col de la vessie situé en arrière du corps du pubis à la hauteur que nous venons d'indiquer et environ à 3 centimètres de distance de sa face postérieure.

Dans cette partie de son trajet, l'urètre est relativement fixe. L'aponévrose moyenne du périnée maintient la portion membraneuse, les ligaments pubio-prostatiques et l'ensemble des aponévroses de la prostate donnent à la portion du canal qui la traverse la fixité qui lui est propre. Et, s'il est vrai que la réplétion et la vacuité du rectum ou de la vessie peuvent modifier la direction de l'urètre, il n'est pas moins admis et démontré par tous les anatomistes et les chirurgiens, que la portion de l'urètre qui s'étend de la symphyse des pubis au col de la vessie est et demeure manifestement courbe. Il est tout aussi vrai que la portion périnéo-bulbaire de l'urètre participe, elle aussi, à la constitution de la courbe décrite par le canal urinaire.

La description de Blandin et celle de Gély (de Nantes) sont anatomiquement exactes. Pour ces chirurgiens, la portion courbe de l'urètre commence en avant de la symphyse du pubis, au niveau de l'attache du ligament suspenseur de la verge aux corps caverneux, pour se terminer en arrière, au col de la vessie. Dans un mémoire considérable basé sur de très nombreuses recherches, et dont la publication me fut confiée après sa mort, mon maître Gély [1] (de Nantes) a voulu démontrer que : « la concavité urétrale se rapporte assez sensiblement à une portion de cercle engendrée par un rayon de 6 centimètres, et qu'elle comprend un peu moins du tiers de cette circonférence ». Au point de vue anatomique, ces appréciations peuvent être contestées, car les résultats fournis par les auteurs sont fort dissemblables, mais en clinique les opinions de Gély ont une réelle valeur. Nous aurons l'occasion, en vous parlant du cathétérisme, de vous montrer leurs utiles applications.

Néanmoins, il suffit d'examiner quelques préparations pour s'assurer que la courbe urétrale est variable, et ne peut être uniformément ramenée à un même type. Les deux dessins que nous mettons sous vos yeux (fig. 35 et 36), vous montrent des différences considérables dans les rayons de courbure, chez le jeune homme et chez le vieillard. Chez un sujet de vingt-cinq ans, nous trouvons une courbe de 31 millimètres; chez un vieillard de soixante-cinq ans, le rayon de courbure est de 60 millimètres. Voilà donc une différence de moitié dans la courbe du canal, qui s'explique à la fois par l'âge des sujets et par l'hypertrophie de la prostate très prononcée chez notre vieillard. C'est d'ailleurs chez l'homme âgé qu'il importe de connaître le *degré* de courbure de l'urètre et de se bien rendre compte de la *longueur* de cette courbure.

Ce sont là deux notions « indispensables et inséparables », si l'on veut suivre rigoureusement le principe fécond de : « l'adaptation réciproque des instruments et du canal ».

La courbure de l'urètre est à la fois longue et profonde chez les vieillards. L'on est bien près de la vérité en admettant, avec Gély, qu'elle se rapporte assez sensiblement à un rayon de 6 centimètres, et qu'elle mesure *un peu moins du tiers* de cette circonférence. Nous ne serions cependant plus dans la vérité clinique, si nous n'ajoutions que le chirurgien qui veut

[1] GÉLY, *Études sur le cathétérisme curviligne et l'emploi d'une nouvelle sonde évacuatrice*. Paris, 1861.

pratiquer le cathétérisme chez les vieillards, avec des instruments appropriés aux conditions imposées par le canal, doit

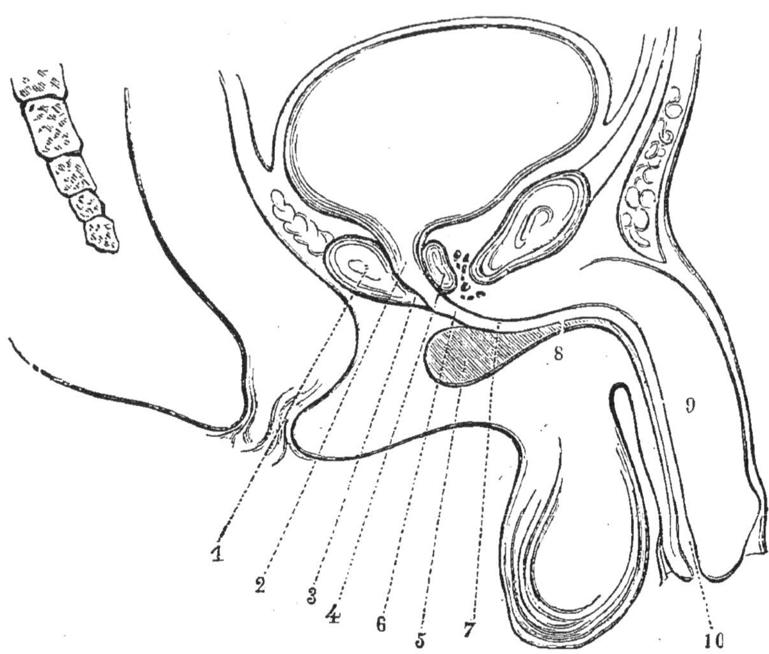

Fig. 35. — Coupe antéro-postérieure de l'urètre chez un homme de vingt-cinq ans[1].

1 et 4. Prostate.
2. Portion prostatique de l'urètre.
3. Saillie du véru-montanum.
5. Bulbe.
6. Portion membraneuse de l'urètre normalement rétrécie.
7. Portion périnéo-bulbaire.
8. Portion scrotale.
9. Portion pénienne.
10. Portion naviculaire.

aussi bien tenir compte de la *coudure* que de la *courbure* du canal, et plus souvent encore de « la coudure » que de « la

[1] Les figures 35 et 36 ont été dessinées d'après nature sur des coupes faites exprès; elles sont représentées aux 3/5. Les sujets ayant été placés debout, la vessie et l'urètre furent fixés dans leur position au moyen de deux broches allant, l'une de la symphyse pubienne qu'elle traversait à la deuxième vertèbre sacrée, la seconde, du ligament sous-pubien au coccyx.

Sur le premier sujet, âgé de vingt-cinq ans, la courbe urétrale est sensiblement régulière (abstraction faite des anfractuosités de la paroi inférieure) et répond à une circonférence de 62 millimètres de diamètre, dont le centre est situé tout près de la face postérieure de la symphyse et à peu près à sa partie moyenne.

La longueur de la portion courbe de l'urètre, mesurée à partir du ligament suspenseur, mesure un peu moins du tiers de la circonférence.

Sur le second sujet, au contraire, l'hypertrophie de la prostate a déterminé une coudure brusque du canal, qui, arrivé au niveau du véru-montanum, se redresse subitement pour gagner le col vésical. Il n'est plus possible, par suite, de ramener le trajet de l'urètre à une courbe régulièrement concentrique; le canal n'est pas *courbé*, il est *coudé*. Mais, si l'on trace l'axe virtuel de ce canal déformé, on con-

courbure ». Ne perdons pas de vue nos pièces anatomiques, sans remarquer que chez notre jeune sujet, de même que chez le plus âgé, la longueur de la courbure comprend un peu moins du tiers de la circonférence engendrée par les deux rayons si

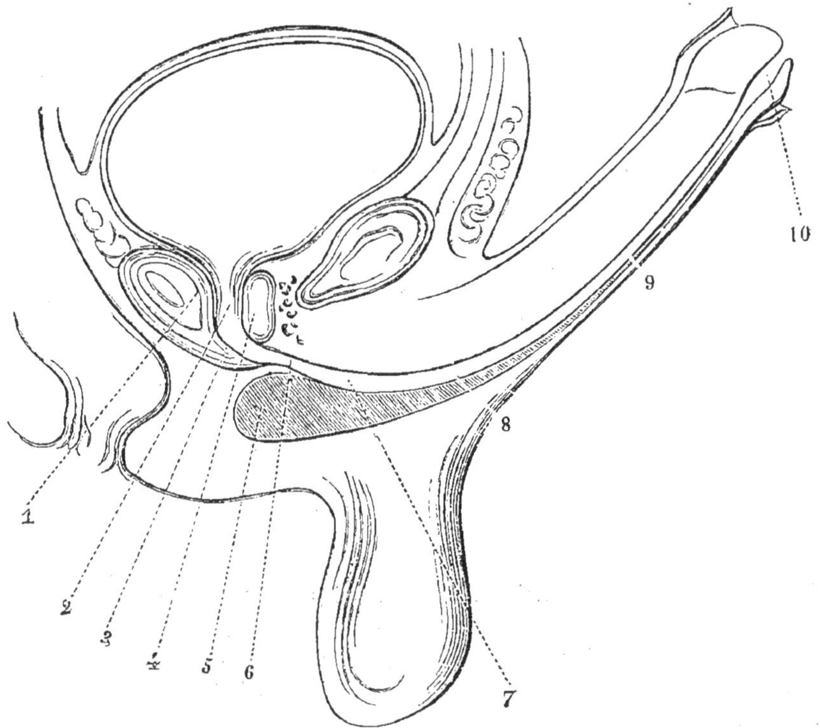

Fig. 36. — Coupe antéro-postérieure chez un sujet de soixante-cinq ans.

1, 2, 3, etc... Comme dans la figure précédente.

différents que nous avons déterminés. Si le degré et la forme de la courbure sont variables, sa longueur paraît au contraire à peu près uniforme, quoique proportionnelle au rayon de la circonférence à laquelle on la rapporte.

Ce n'est pas assez d'étudier dans son ensemble la courbe de l'urètre ; il est plus utile encore d'envisager isolément : « chacune de ses parois ». Nous donnerons à cette importante étude

state qu'il répond au niveau de la partie la plus profonde de sa courbure, à une circonférence de 12 centimètres de diamètre, ayant son centre un peu en arrière de l'axe de la symphyse, à l'union du tiers supérieur avec les deux tiers inférieurs. Cette portion régulièrement courbe s'étend du ligament suspenseur jusqu'au coude de la région prostatique. La longueur totale de la partie courbe et coudée de cet urètre mesure également un peu moins du tiers de la circonférence.

le développement qu'elle mérite. Dès maintenant nous désirons, avec Gély et en lui empruntant ses paroles, vous montrer que tout ce que l'on écrit sur la courbe urétrale se rapporte surtout à l'étude de sa paroi supérieure.

« Une condition non moins remarquable et non moins constante, c'est la différence de courbure qui existe entre la paroi supérieure et celle qui lui est opposée (Voy. fig. 37). La première décrit une courbe à peu près uniforme, graduellement développée, et qui rappelle assez exactement celle d'un cercle; c'est surtout sa disposition qui légitime la comparaison

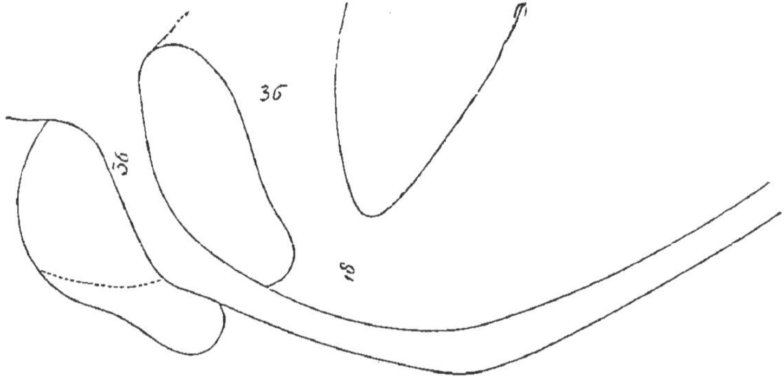

Fig. 37. — Comparaison de la forme des deux parois.

Soixante-dix ans. Canal moyen. Courbure très prononcée. Dilatation bulbeuse modérément marquée : position moyenne. Coude prostatique anguleux, placé à 25 millimètres du col. Portion prostatique très longue, curviligne, oblique. Portion membraneuse courte, presque horizontale. Le canal passe sous la voûte des pubis, à distance moyenne (18), mais il se relève en arrière (36) et s'écarte sensiblement de la symphyse (36), double circonstance qui donne de l'ampleur à la courbure en arrière. La section postérieure offre 52 millimètres, et la courbure totale 100 millimètres. Prostate énorme : hypertrophie réniforme en arrière, pourvue d'un lobe sus-urétral qui égale presque la partie postérieure. Portion sous-montanale très marquée (Gély).

avec une portion de circonférence. La paroi inférieure, au contraire, affecte la disposition d'une ligne brisée qui rappelle plutôt le périmètre d'un polygone qu'une circonférence régulière. Elle est formée de trois portions dont l'incurvation est d'ailleurs différente et qui sont séparées par deux coudes, dont la forme et la situation sont également loin d'être fixes. La première portion de cette courbe brisée est formée par la partie de la prostate qui se trouve au-dessus de l'ouverture des canaux éjaculateurs, portion dont la longueur est de 2 centimètres. La seconde est représentée par la portion sus-montanale de la prostate plus ou moins développée, et toute la portion membraneuse de l'urètre; elle présente d'assez grandes variations de longueur et de forme. La troisième est constituée par la portion bulbeuse qui présente plus d'uniformité dans sa disposition. Comme point intermédiaire ou de réunion entre ces trois lignes courbes, on rencontre deux espèces de coudes ou de dilatations, qui sont la cause du changement de direction des parties contiguës. On doit désigner le premier sous le nom de coude prostatique, le second est formé par la dilatation bulbeuse de l'urètre[1].

La paroi inférieure de l'urètre, molle, extensible, dépressible, non soutenue, est, en effet, sujette à des variations de forme et d'étendue qui ne sauraient être trop présentes à l'esprit du chirurgien. Nous aurons à y insister un peu plus loin; nous vous les rappellerons souvent en étudiant l'introduction des instruments, et en exposant les principes et les règles des opérations qui se pratiquent dans l'urètre.

Nous ne voulons actuellement retenir qu'un fait très important : c'est que dans le cathétérisme, *il faut, ou bien s'astreindre à adapter la forme des instruments à celle de la paroi supérieure du canal et la leur faire suivre exactement, ou manœuvrer de façon à modifier la direction de l'urètre.*

Gély a défendu le principe de l'exacte concordance de la forme des instruments à celle de l'urètre, il en a rendu l'application plus sûre en cherchant à créer des instruments concentriques au canal : comme le sabre l'est au fourreau. Mais la traversée urétrale n'est souvent que le préliminaire d'une opération faite dans la vessie, et le chirurgien a besoin de pouvoir « façonner » le canal aux instruments qu'il dirige.

b. **Direction artificielle.** — C'est le secret du cathétérisme bien exécuté que de déterminer sans la moindre violence « cette adaptation nécessaire, mais *anormale*, entre le canal et son contenu ».

Nous aurons bientôt à nous expliquer au sujet de l'exécution de ces manœuvres. Mais il est indispensable que l'anatomie nous montre : quelle est la direction normale du canal, et qu'elle indique la limite des modifications que le chirurgien peut lui faire subir, sans s'exposer à des lésions.

[1] Gély, *op. cit.*, p. 57 et 58.

La première partie de la courbe urétrale, celle qui s'étend du ligament suspenseur à l'entrée de la portion membraneuse, est, de toutes, la plus susceptible de redressement et de changement de direction. Aussi a-t-elle été le plus souvent négligée dans l'étude de la courbe urétrale. Les ligaments suspenseurs ne s'opposent que rarement au redressement complet et à l'abaissement jusqu'au-dessous de l'horizontale de toute cette partie du canal. A ce niveau, la courbe s'accentue et devient plus fine, mais l'aponévrose moyenne ne retient pas assez fixement la partie membraneuse pour qu'elle ne puisse être relevée, tandis que les plexus de Santorini, dont les veines se vident et s'affaissent sous la pression, laissent facilement la paroi supérieure se rapprocher de l'ogive pubienne. Dès lors, l'ascension nécessaire du bec de l'instrument est presque complètement accomplie, et, dans un urètre normal, tel que celui des jeunes hommes, le chirurgien se trouve au niveau de l'orifice vésical par le seul fait de ce soulèvement en masse de la paroi supérieure de l'urètre membraneux et prostatique, il pénètre sans le moindre arrêt dans la vessie. Par contre, lorsque le coude prostatique a subi une exagération pathologique, comme il arrive chez les vieillards dont la prostate est hypertrophiée, l'instrument arrive sur un obstacle difficile à abaisser (Voy. fig. 35).

On comprend donc la possibilité de l'introduction d'instruments de formes variées dans le canal, on se rend compte de la possibilité de leur introduction complète; mais, si l'anatomie normale permet de pareilles infractions, si elle se soumet aux nécessités qu'impose la pratique chirurgicale, il n'en faut pas conclure qu'*en toute circonstance* l'urètre restera indifférent à la forme des instruments qui le parcourent. Vous avez déjà la preuve du contraire; il suffit pour le comprendre de comparer la coudure de la région prostatique de l'urètre chez le vieillard, et la courbure de cette même partie du canal chez le jeune homme (fig. 35 et 36).

La chirurgie des voies urinaires a fait un immense progrès le jour où elle a osé ne plus reculer devant l'introduction d'instruments droits. Mais nous nous préparerions de singuliers mécomptes s'il nous arrivait d'oublier, au lit du malade, qu'en définitive, et malgré tout, « l'urètre n'a pas cessé d'être courbe ». Dans bien des circonstances, cette courbe peut être exagérée et irrégulière. Les modifications pathologiques de ses parois peuvent faire obstacle aux abaissements et aux soulèvements qui l'adaptent à la forme de l'instrument qui se dirige vers la vessie. Nous ne devons pas oublier davantage que c'est à sa paroi supérieure qu'est réservé le soin de maintenir dans son intégrité presque absolue la forme normale que nous enseigne l'anatomie descriptive et chirurgicale interprétée sans idée préconçue.

On n'a pas décrit d'inflexions latérales à l'urètre. Il est, en effet, très directement parallèle à la ligne médiane et ne présente ni coudes, ni flexuosités. Rien n'est plus facile, cependant, que d'en produire dans toute sa partie spongieuse et, en particulier, dans sa portion bulbaire. Mais c'est encore à la paroi inférieure qu'il faut rapporter ces irrégularités de position toujours facilement redressables. L'anatomiste peut n'en tenir aucun compte. Le chirurgien doit savoir que, par le fait des irrégularités et de la dépressibilité de la paroi inférieure, son instrument peut dévier. Pour s'engager sous le pubis, il sera obligé de chercher à droite ou à gauche une ouverture devant laquelle il ne trouve pas place, et que pourtant l'anatomie lui enseigne être immuablement médiane.

Longueur de l'urètre. — Au point de vue anatomique, la question a été si bien étudiée qu'il faut la considérer comme résolue. Les recherches et les critiques de Malgaigne ont, sur ce point comme sur beaucoup d'autres, amené les chirurgiens et les anatomistes à réviser les opinions et les enseignements de leurs devanciers. Pour ne citer que les plus récentes de ces recherches, nous vous donnerons les résultats obtenus par le professeur Sappey[1]. La mensuration de cinquante-quatre urètres lui a permis de conclure que la longueur moyenne du canal était de $0^{m},133$ ou 6 pouces. C'est rabattre de moitié la prétention trop libérale de ceux qui accordaient jusqu'à 12 pouces au conduit urétral ; c'est se rapprocher beaucoup des conclusions de Malgaigne, qui fixait la longueur du canal à 15 centimètres et demi.

[1] Sappey, *Traité d'anatomie descriptive*, 4e édition, 1879, IVe volume, p. 667.

Toutefois, l'égalité n'existe pas entre les urètres. Il est des différences individuelles considérables, puisque Sappey a pu noter une fois le chiffre $0^m,233$; mais, à côté de cette dimension toute personnelle, se place plus utilement le résultat des moyennes obtenues de vingt à quarante-cinq ans et de quarante-cinq à soixante-dix-huit ans. Sappey a prouvé que, sous l'influence de l'âge, la verge s'allonge d'un centimètre environ ; elle grandit en vieillissant. Cet auteur pense que l'allongement sénile est dû à la stase du sang veineux dans les aréoles du tissu érectile, stase favorisée par la contractilité décroissante des trabécules musculaires. L'anatomie chirurgicale montre, en effet, que le bulbe augmente singulièrement de volume chez les vieillards; de même que la prostate, on peut dire qu'il subit une sorte d'hypertrophie.

Les différences individuelles dans la longueur de l'urètre et ces différences dues à l'âge sont bien connues des cliniciens. Il est impossible de souvent pratiquer le cathétérisme évacuateur, le cathétérisme explorateur ou l'opération de la lithotritie sans en être frappé. L'utilité des sondes évacuatrices de grande longueur, des lithotriteurs et des sondes exploratrices à longue tige, est chose bien démontrée dans la pratique. Les longueurs des instruments usuels sont absolument différentes des dimensions enseignées par l'anatomie. Ce désaccord est de nature à retenir votre attention et à jeter quelque trouble dans vos idées. Et cependant il n'est pas niable.

Ce n'est pas seulement pour faciliter la manœuvre intra-vésicale et pour que les instruments aient, pour ainsi dire, une portion vésicale et une portion extra-urétrale, qu'ils sont ainsi hors de toute proportion avec celles de l'urètre normal. C'est aussi parce que, chez beaucoup de sujets un peu âgés, porteurs de grosses prostates, offrant ces hypertrophies totales si communes que nous vous avons signalées à propos de la rétention d'urine chez les prostatiques, *l'urètre est réellement beaucoup plus long que ne l'enseigne l'anatomie.* Il est plus d'un malade chez lequel votre lithotriteur ne sera dégagé de la prostate qu'après avoir utilisé toute la longueur de la tige. Il est plus d'un malade chez lequel l'urine ne coulera à travers la portion oculaire de la sonde qu'alors que déjà son extrémité libre viendra affleurer le méat.

Faut-il, en raison de ces faits, demander la revision des

chiffres enseignés par l'anatomie et venir au nom de la clinique jeter dans la mêlée de nouvelles mensurations ? Nous nous en garderons bien.

Nous devons même vous déclarer que vous n'introduirez vos instruments avec précision, que vous n'examinerez l'urètre avec rigueur, que : « si vous faites abstraction de toute espèce de chiffres ».

Rien de plus illusoire, à notre avis, que ces prétendus renseignements mathématiques, qui placent à tant de centimètres un rétrécissement dont on croit ainsi déterminer avec précision le siège. C'est de la fausse exactitude. Nous dirions même que rien n'est moins chirurgical, si cette coutume contre laquelle nous ne cessons de nous élever, n'était encore celle de chirurgiens du plus incontestable mérite. Aucun d'eux, cependant, ne voudrait affirmer qu'il a pénétré dans la vessie parce que son instrument est enfoncé dans l'urètre d'un certain nombre de centimètres. Pourquoi donc écrit-on et enseigne-t-on chaque jour que telle région du canal est rétrécie, parce que l'explorateur est arrêté à tant de centimètres du méat ?

Nous vous l'avons dit à propos de la division du canal en régions, et nous vous le répétons : *l'urètre doit être examiné par régions et non par centimètres.* Nous ajouterons dès maintenant : le chirurgien qui veut faire le cathétérisme doit se préoccuper seulement de savoir « où se trouve l'extrémité cachée de son instrument » et non de l'étendue de sa pénétration. Il est sûrement renseigné par les sensations fort nettes qu'il recueille et par les points de repère que l'anatomie permet d'établir et qu'il est à même de déterminer. En procédant ainsi, vous resterez fidèles à la méthode anatomique. Elle seule peut vous guider. Elle nous permet de pénétrer avec sécurité dans les régions et au sein des organes, et d'y conduire sans risque le bistouri ou les instruments explorateurs.

Nous vous donnerons bientôt les règles de l'exploration instrumentale ainsi comprise. Nous chercherons à vous bien dire comment le chirurgien sait mathématiquement, sans cependant se préoccuper du moindre chiffre, qu'il est dans telle ou telle région du canal et enfin dans la vessie elle-même.

Vous ne ferez donc pas un instant abstraction de l'anatomie, vous y aurez, au contraire, incessamment recours, puisque vous vous imposerez l'obligation absolue : « de toujours exactement savoir dans quelle région de l'urètre votre instrument est parvenu ». Vous négligeriez étrangement de prendre l'anatomie pour guide, si, procédant à la manière des hydrographes, vous alliez conclure de la profondeur à laquelle votre sonde est plongée, que vous arrivez au niveau de telle ou telle région du canal. Ce serait un mauvais moyen, pour les aborder avec douceur et les reconnaître avec toute certitude en évitant les surprises, que d'y arriver à tâtons.

VINGT-SEPTIÈME LEÇON

CONSIDÉRATIONS ANATOMIQUES ET PHYSIOLOGIQUES SUR L'URÈTRE DE L'HOMME

ANATOMIE

CALIBRE DE L'URÈTRE. — Il est nécessaire au point de vue chirurgical d'étudier le calibre normal, le calibre artificiel et le calibre pathologique de l'urètre. — *Calibre normal.* — Le méat est le point le plus inextensible et l'un des moins larges. — Le cul-de-sac du bulbe est le plus extensible et le plus large. — La portion membraneuse qui lui succède est la partie la plus étroite, mais elle est extensible. — Fossette du bulbe. — Sa formation est adventice. — La grande dépressibilité de la paroi urétrale à ce niveau permet sa facile constitution. — Recherches destinées à démontrer le mécanisme de sa formation. — Dépression de l'urètre prostatique. — Les instruments de 6 à 7 millimètres de diamètre peuvent être introduits sans faire appel à la dilatabilité du canal. — *Calibre artificiel.* — Recherches destinées à établir jusqu'à quel degré on peut profiter de la dilatabilité de l'urètre sans y faire de déchirure. — Elles ont permis de constater qu'avec des instruments de 9 à 10 millimètres de diamètre, l'urètre est exposé aux déchirures. — Ce sont des éraillures superficielles ou des déchirures qui comprennent toute l'épaisseur de la muqueuse, elles ne l'ont que rarement dépassée. — Il n'y a jamais de déchirures sur la paroi supérieure. — *Calibre pathologique.* — L'urètre pathologique perd toute ou partie de son élasticité. — Les lésions portent sur l'ensemble des éléments de ses parois, elles s'accentuent dans certains points. — On ne peut donc conclure de la mesure de la dilatabilité de l'urètre normal au degré de dilatation à atteindre dans l'urètre pathologique. — Cette question ne peut être tranchée que par l'observation clinique. —. Elle établit pour chaque cas quel est le degré de la dilatation possible et durable.

SURFACE INTERNE DE L'URÈTRE. — Elle présente à l'état normal des sillons, des rides longitudinales et de nombreux orifices. — Seule la valvule d'A. Guérin peut arrêter les bougies fines.

STRUCTURE DE L'URÈTRE. — Solidarité anatomique et « pathologique » des différents éléments qui constituent le canal ; importance clinique de cette solidarité. — *Couche élastique.* — De toutes les muqueuses, celle de l'urètre est celle dont la trame offre le plus de fibres élastiques. — Elles forment une couche régulière dans toute son étendue. — Démonstration expérimentale de la grande élasticité de l'urètre. — *Couche musculaire.* — Elle n'a d'importance que dans les régions prostatiques et membraneuses et principalement dans celle-ci. — *Glandes de l'urètre.* — Leur multiplicité et leur importance. — *Couche épithéliale.* — L'épithélium est cylindrique, stratifié, son épaisseur varie suivant les conditions dans lesquelles il est examiné — *Vaisseaux.* — Richesse remarquable des réseaux veineux. — *Rapports de l'urètre avec la prostate.* — La présence de glandules répondant à la paroi supérieure est démontrée. — Mais il est acquis que cette partie sus-urétrale de la prostate ne participe que très exceptionnellement aux lésions qui caractérisent l'hypertrophie. — La paroi inférieure de l'urètre est seule modifiée en pareil cas, le canal devient plus large, plus long et plus courbé. — *Sphincter de l'urètre prostatique.* — Il n'occupe que la paroi supérieure de l'urètre et n'a que des fibres lisses. — *Sphincter de la portion membraneuse.* — Il entoure complètement l'urètre, ses parois lui sont intimement unies et largement doublées par les fibres striées abondantes qui le constituent. — *Rapports de l'urètre avec son revêtement érectile.* — Coupes démontrant sa répartition et faisant voir son extrême minceur au niveau et en avant du collet du bulbe, le long de la paroi supérieure.

Comparaison entre la paroi inférieure et la paroi supérieure. — Expériences démontrant la distensibilité de la paroi inférieure. — La paroi supérieure conserve sa forme, celle de la paroi inférieure est facilement modifiable. — La paroi supérieure offre le chemin le plus court, le plus régulier, le plus sûr, le plus constant dans sa forme et sa direction, le plan le plus uni et le plus ferme, la plus grande résistance aux déchirures, le territoire le moins vasculaire. Elle mérite le nom de « paroi chirurgicale ».

Calibre de l'urètre. — **Calibre normal.** — Le calibre de l'urètre n'est pas uniforme : une série de points rétrécis et de points dilatés s'observent dans l'étendue de son parcours. Leur connaissance exacte importe beaucoup au chirurgien ; de ces changements de calibre, parfois fort brusques, résultent de véritables difficultés pour l'introduction des instruments.

Le méat est le point le plus inextensible du canal et l'un des moins larges. L'on peut dire que tout instrument admis par le méat doit, « dans un urètre sain », accomplir sans obstacle toute la traversée; il vous arrivera souvent d'être obligé de l'inciser pour faire la lithotritie. Immédiatement en arrière du méat, l'urètre se dilate progressivement jusqu'à la hauteur du frein de la verge et même un peu au delà. Cette dilatation constitue la fosse naviculaire. Le canal se rétrécit ensuite et conserve un calibre à peu près uniforme jusqu'à la région périnéo-bulbaire. C'est au niveau du bulbe que, de l'aveu de tous les anatomistes, il atteint son plus grand diamètre. Cette disposition a d'autant plus d'importance qu'à cette portion « la plus large » de l'urètre va immédiatement et très brusquement succéder sa partie « la plus étroite », et qu'à ce niveau : *la courbe urétrale présentant son point le plus déclive, oblige les instruments à changer de direction.*

A l'union de la partie membraneuse avec la portion spongieuse, se trouve un faisceau de fibres qui forme une bride demi-circulaire décrite par Amussat sous le nom de *collet fibreux* du bulbe. Cette bride fait saillie sur la paroi inférieure seulement. Au-dessus on remarque l'entrée de la portion membraneuse, au-dessous se voit la dépression formée par le cul-de-sac du bulbe; elle est entièrement creusée sur la paroi inférieure. On conçoit donc que l'instrument qui parcourt l'urètre, puisse rencontrer à ce niveau de sérieuses difficultés pour aborder l'entrée de l'urètre postérieur; la résistance normale de la portion membraneuse ajoute à ces difficultés. Mais, contrairement au méat de l'urètre antérieur, le méat de l'urètre postérieur est extensible, quoique résistant et étroit.

De tous les points du canal, le *cul-de-sac du bulbe* est celui qui est le plus exposé aux violences et, par conséquent, aux fausses routes; il partage avec la région prostatique ce fâcheux privilège. Les fausses routes sont toujours creusées dans la paroi inférieure.

Au premier abord, l'étude de cette région pourrait donner le change. Lorsque l'on fend latéralement un urètre laissé en place avec tous ses rapports normaux, et que l'on mesure attentivement au compas les régions scrotale et bulbaire, on ne constate pas de différence marquée dans les mensurations. Cependant, il semble à l'œil qu'il existe une dilatation de l'urètre au niveau du bulbe. C'est une illusion d'optique, et l'on s'en rend aisément compte. Si l'on soulève, au moyen d'un fil placé transversalement sous l'urètre, un point quelconque de sa partie spongieuse, il semble aussitôt qu'il existe en avant et en arrière du point artificiellement rétréci une dilatation légère.

En réalité, la fossette du bulbe ne nous a jamais paru exister d'une façon sensible : chez l'adulte, chez l'homme dans la force de l'âge, ni chez le vieillard à périnée ferme et maigre. Par contre, chez les vieillards dont le périnée est épais et gras, la dépression bulbaire s'accuse très nettement.

Le caractère tout particulier de la région bulbaire de l'urètre, sa caractéristique anatomique et chirurgicale est, en effet : *sa très facile extensibilité* et, par conséquent, sa *très grande dépressibilité*.

Lorsque l'on fait la section antéro-postérieure de l'urètre après injection solidifiable du conduit, on constate très nettement l'existence d'un cul-de-sac bulbaire; la dépression qui le constitue est d'autant plus marquée que le liquide a été poussé avec plus de force et que l'urètre a été plus distendu. En examinant attentivement, on constate que la paroi inférieure de l'urètre a commencé à céder au point où les corps caverneux s'unissent, et que la dépression augmente de plus en plus jusqu'au sphincter membraneux. Les parois latérales se sont laissé refouler également, mais à un faible degré ; la paroi supérieure n'a subi aucune modification de forme ni de direction. On peut s'en convaincre avec la même certitude par l'examen du moule.

Il est, d'ailleurs, facile d'assister à la formation du cul-de-sac du bulbe. On peut faire l'expérience en faisant couler du mercure le long de la paroi inférieure de l'urètre ou, plus simplement encore, en y promenant un stylet. Pour faire ces expériences, on fixe le coude présymphysien de l'urètre au moyen d'une petite broche transversale qui servira à le maintenir en position. On enlève le pubis, et l'on fend la paroi supérieure dans toute son étendue. Sur un urètre ainsi préparé, si l'on promène doucement un stylet perpendiculairement à la surface, on le voit tout d'abord glisser facilement sur toute la portion qui répond à la région pénienne ; à partir de la région scrotale, il commence à creuser une sorte de sillon. Ce sillon s'accentue de plus en plus à mesure que l'on se rapproche de la partie bulbeuse ; il peut, *sans que l'on augmente la pression*, atteindre à la profondeur d'un centimètre. Si le stylet est maintenu presque parallèlement à la paroi urétrale, il déprime la muqueuse au fur et à mesure qu'il arrive dans les régions dépressibles ; au niveau du bulbe, il se « coiffe » littéralement et ne peut plus avancer.

La même manœuvre faite sur la paroi supérieure donne des résultats absolument négatifs. Le stylet glisse sans rencontrer d'obstacle, par cela même qu'il ne produit de dépression en aucun point.

Si le cul-de-sac du bulbe ne se constate pas dans toutes les dissections, on peut donc dire qu'il est virtuellement constitué chez tous les sujets.

Il suffit, pour qu'il soit créé, qu'une pression ou qu'une traction s'exerce sur la paroi inférieure de l'urètre. Il est facile de comprendre que, lorsque le périnée est flasque et gras, l'urètre mal soutenu prenne pour ainsi dire de lui-même : la forme accidentelle qui constitue ce que l'on décrit sous le nom de cul-de-sac bulbaire. Il est surtout bien démontré, et c'est là le fait capital pour le chirurgien, que : « toute action instrumentale qui portera exclusivement sur la paroi inférieure de l'urètre, déterminera une déformation qui s'accusera à son maximum au niveau du bulbe. De même que le stylet, la sonde se « coiffera » et ne pourra plus avancer.

Ce qu'il faut retenir, c'est que cette partie de la paroi inférieure de l'urètre, en particulier, est *singulièrement dépressible.* Ce qui ne doit pas nous échapper non plus, c'est que rien de semblable ne se constate sur la paroi opposée. Cette dépressibilité de la région bulbaire, au niveau de sa paroi inférieure, se retrouve à tous les âges, « elle est d'autant plus marquée que l'âge est plus avancé, ou que les tissus sont moins fermes et plus chargés de graisse. » L'extensibilité de l'urètre dans le sens longitudinal, que nous aurons bientôt l'occasion d'étudier, vous donnera une preuve nouvelle de cette propriété « particulière » et « fâcheuse » de la paroi inférieure du canal.

Nous n'avons pas craint d'arrêter votre attention sur l'étude de la région bulbo-périnéale de l'urètre envisagée au point de vue de ses dimensions. C'est pour le cathétérisme et pour les opérations qui se pratiquent dans l'urètre « un point capital » et qui ne nous avait pas paru suffisamment étudié au point de vue chirurgical.

L'intérêt de cette étude est encore accru lorsque l'on se rend immédiatement compte des particularités que nous présentent les dimensions de la portion membraneuse. Déjà nous vous avons indiqué quelques-unes des particularités offertes par ces deux régions contiguës ; le contraste est frappant.

L'urètre bulbaire est la portion la plus dépressible et la moins résistante du canal ; une faible pression la refoule, sa forme et ses dimensions se modifient sous l'influence de l'état de fermeté des tissus du périnée et sous l'influence de l'âge. L'urètre membraneux, au contraire, résiste activement, il fait obstacle aux instruments et, quand il le faut, résiste à la pression de l'urine, il conserve sa configuration normale ; le plan musculaire si riche qui le double lui assure ces propriétés et lui permet aussi bien de rétrécir son orifice que de l'élargir. La portion membraneuse est en effet extensible, mais elle est toujours prête à revenir sur elle-même et reprend ses dimensions primitives. Nous insisterons à nouveau sur ces particularités importantes lorsque

l'incision longitudinale, l'écartement est beaucoup plus prononcé au centre de la section qu'à ses extrémités.

La plaie prend une forme losangique, ou plutôt fusiforme, qui rappelle celle de l'urétrotomie.

C'est, en effet, à l'élasticité si complète de la muqueuse de l'urètre qu'est dû l'écartement définitif des bords de toutes les sections longitudinales et transversales. Il n'est pas besoin, pour que cet écartement se maintienne et que la cicatrisation de la plaie ne se fasse pas bord à bord, de maintenir mécaniquement à distance, et encore moins d'écarter de force les lèvres de l'incision. L'action des fibres élastiques suffit pour que la cicatrisation s'opère en surface. C'est ainsi que se réalise l'élargissement du canal, à la suite de l'incision longitudinale de l'urétrotomie interne, « sans qu'une grosse sonde à demeure soit nécessaire ».

L'élasticité de la muqueuse urétrale rend bien compte de la vérité des observations de Reybard, dont cet ingénieux chirurgien a qualifié le résultat en disant : que l'on met une pièce au canal. Mais il avait eu le tort grave de vouloir obtenir mécaniquement ce résultat.

Les fibres élastiques de la muqueuse se continuent avec celles de la couche musculaire et avec celles du tissu spongieux. La muqueuse est intimement unie aux organes qu'elle tapisse. Cette union est d'autant plus exacte qu'il n'y a pas, sous la muqueuse urétrale, de couche de tissu cellulaire comme dans l'œsophage ou la vessie, mais un derme conjonctif lâche presque réticulé. Aussi la muqueuse de l'urètre ne glisse-t-elle pas sur les couches qui la sous-tendent et ne peut-elle former au-devant de la colonne urinaire ou de la sonde, ces bourrelets de déplacement que l'on observe dans d'autres conduits. La consistance de la muqueuse est néanmoins assez faible pour qu'il soit facile, sur le cadavre, de la déchirer avec un stylet et de le faire cheminer au-dessous d'elle. Sur le vivant, pareil accident est malheureusement possible et des instruments relativement flexibles, tels que les bougies fines, peuvent aisément faire fausse route. Cela mérite d'autant plus l'attention que la muqueuse n'est pas simplement soulevée et décollée par l'instrument; celui-ci pénètre, non dans une couche celluleuse qui n'existe pas, mais dans le tissu spongieux ou dans les couches sous-jacentes à la muqueuse du canal. Il y va tout droit. Aussi, une blessure, même minime, faite par les instruments de cathétérisme est-elle suivie d'un saignement; ce saignement est toujours relativement abondant, il devient important pour peu que la pénétration ne soit pas superficielle.

« Les déchirures de l'urètre saignent beaucoup », elles sont bien plus hémorragiques que l'incision.

Couche musculaire. — La distribution générale de la *couche musculaire* est non moins intéressante à considérer au point de vue clinique. Les fibres musculaires sous-muqueuses de l'urètre appartiennent à l'ordre des fibres lisses. Elles se présentent sous forme de faisceaux longitudinaux et circulaires. Dans la portion spongieuse, il n'y a pas à proprement parler de couche musculaire; on ne voit que des faisceaux isolés et minces, on ne les retrouve plus dans la fosse naviculaire. L'élément musculaire n'a donc, dans cette partie de l'urètre, qu'une très minime importance.

Il n'en est plus de même dans les régions *prostatique et membraneuse*. Dans celle-ci, la couche de fibres lisses est régulièrement constituée. La couche longitudinale de fibres-cellules a une épaisseur de $0^{mm},5$ à $0^{mm},8$. A sa face externe des faisceaux semblables, mais circulaires, s'entre-croisent avec les premiers; plus en dehors, ils forment la couche circulaire extérieure qui, d'abord épaisse de près d'un millimètre, se réduit de moitié au bout du bulbe et cesse bientôt d'exister après s'être brusquement amincie (Robin et Cadiat).

La région membraneuse est donc particulièrement riche en fibres lisses; nous aurons bientôt à vous dire que sa richesse en fibres striées est encore plus remarquable.

Dans la portion prostatique de l'urètre, nous retrouvons une couche de fibres lisses, mais il n'y a pas de fibres striées. Cette couche, bien évidente à la partie supérieure de l'urètre prostatique, a chez l'adulte au voisinage de la vessie, de 2 à 3 millimètres d'épaisseur; elle devient moitié moindre vers la partie antérieure. Les plus profondes de ces fibres lisses sont longitudinales, et les autres sont circulaires. Partout où l'urètre est entouré par les lobes de la prostate, sur les côtés et en arrière, là, en un mot, où il est enchâssé dans les parties principales de la glande, sa muqueuse n'est pas appliquée contre une couche musculaire, mais immédiatement contre le tissu glandulaire. C'est, du moins, l'opinion de Robin et Cadiat, auxquels nous avons emprunté tous les détails précédents.

Sappey[1] indique, il est vrai, que la muqueuse de la portion prostatique de l'urètre est doublée d'une couche musculaire à fibres longitudinales. Mais la description si complète du sphincter prostatique, donnée par cet éminent anatomiste, démontre, ainsi que nous vous le dirons, que c'est seulement « à la paroi supérieure » de la région que la couche musculaire est indépendante du tissu prostatique. Toujours est-il que, si nous faisons abstraction des couches musculaires qui se surajoutent à l'urètre, pour ne tenir compte que de celles qui entrent dans sa structure intime, nous voyons : qu'il y a, entre la richesse musculaire de la région prostatique et celle de la région membraneuse, une différence considérable, même pour les fibres lisses. Nous retrouverons cette différence tout aussi tranchée en nous occupant tout à l'heure des appareils sphinctériens proprement dits.

Glandes de l'urètre. — Nous n'emprunterons plus à Robin et Cadiat que quelques détails sur les *glandes de l'urètre*. Déjà nous vous avons parlé, à propos des orifices observés sur la face interne du canal, des lacunes ou sinus et des orifices glandulaires. Pour les auteurs que nous citons, et dont vous savez l'autorité, ces sinus ne sont pas des glandes, mais des organes muqueux creusés dans l'épaisseur même de la muqueuse ; ils sont, comme elle, tapissés par un épithélium pavimenteux. Les glandes proprement dites sont ou des follicules, les uns simples, les autres bi- et trilobés vers leur fond, ou des glandes en grappes ; celles-ci peuvent être simples ou vraiment en grappes ; la plupart sont à culs-de-sac irréguliers et couchés obliquement, plus rarement à culs-de-sac réguliers. Le nombre de ces glandes microscopiques varie beaucoup selon les sujets : très nombreuses sur quelques-uns, elles sont rares sur d'autres, sans pourtant manquer jamais. C'est de 12 à 27 millimètres du méat, chez l'homme, que l'on commence à voir leurs orifices.

[1] SAPPEY, *Anat. descript.*, 3e édit., t. IV, p 689, fig. 913.

On rencontre les follicules dans les trois portions de l'urètre; les glandes en grappes simples sont répandues dans la portion spongieuse et dans la portion membraneuse. On cesse de les observer dès que la portion membraneuse empiète sur la région prostatique. Elles sont connues dans la région membraneuse sous le nom de *glandes de Littre*.

L'étude histologique des follicules et des glandes, la présence de calculs microscopiques analogues à ceux que l'on observe souvent dans les acini prostatiques démontrent, d'après Sappey et Ch. Robin, que les glandes de l'urètre représentent des éléments glandulaires prostatiques disséminés, ou réciproquement, que la prostate est une agglomération de parties relativement simples de cet ordre. Nous ne terminerons pas ces quelques renseignements sur l'appareil sécréteur de l'urètre, sans noter que son siège est sous-muqueux ; il est relativement profond pour certaines de ces glandes.

La plus importante et la plus profonde des glandes dont le produit se déverse dans l'urètre est, après la prostate, la glande bulbo-urétrale ; elle mérite une description particulière.

La glande bulbo-urétrale (glande de Méry, glande de Cooper), bien étudiée par le professeur Gubler, est située sur la base du bulbe de l'angle rentrant qui le sépare de la portion membraneuse de l'urètre. Il y a une glande droite et une glande gauche. Haller comparait leur volume à celui d'un pois, Winslow à celui d'une cerise : il en est de plus petites qui atteignent à peine les dimensions d'une lentille ; elles peuvent, exceptionnellement, être grosses comme une noisette. Leurs conduits minces, déliés, à orifice invisible, viennent s'ouvrir, après un trajet oblique de 3 à 4 centimètres, sur la paroi inférieure de la région bulbaire de l'urètre. Ce sont des glandes en grappetype. Elles intéressent le chirurgien, non seulement parce qu'elles peuvent être le siège de phlegmasies, d'ailleurs fort rares, mais surtout parce que leur sécrétion, cependant très caractéristique, est souvent prise pour une sécrétion d'origine prostatique. Nous reviendrons sur ces importantes particularités à propos de la physiologie.

Couche épithéliale. — L'*épithélium* est cylindrique stratifié. Il varie en épaisseur et paraîtra simple, suivant qu'on examine la coupe d'un urètre sur des préparations faites à l'état de relâchement ou en tension; à l'état normal, il n'est pavimenteux que dans la portion balanique ; à l'état pathologique, il devient pavimenteux stratifié, et peut même présenter une couche cornée en certains points.

Les modifications que peut subir l'épithélium à l'état normal, suivant les conditions où on l'examine, expliquent peut-être les variantes que l'on trouve dans ses descriptions. Kœlliker, Klein, Finger décrivent un épithélium cylindrique simple, formé d'une ou de deux couches de petites cellules basales (polygonales ou cubiques) et situé au-dessus d'une couche unique de cellules cylindriques en palissade à corps clair et hyalin. En France, les descriptions de Robin, de Cadiat, Baraban, Charpy, Cornil et Ranvier, tendent plutôt à en faire, comme nous vous l'avons dit, un épithélium cylindrique stratifié. Ces auteurs décrivent la même couche basale des Allemands et deux ou trois autres couches de grandes cellules qui s'y superposent.

Ces descriptions se rapportent à l'urètre antérieur ; celles de l'épithélium de l'urètre postérieur offrent aussi des différences d'interprétation. Les uns y décrivent un épithélium cylindrique simple, les autres admettent un épithélium cylindrique stratifié, qui se confond au niveau du col avec l'épithélium vésical.

Vaisseaux. — Parmi les éléments d'organisation commune, les *veines* méritent surtout d'attirer notre attention ; nous ne saurions, cependant, oublier que la muqueuse de l'urètre est pourvue de lymphatiques qui se rendent dans les ganglions de l'aine.

Les veines sont assez multipliées, assez volumineuses, et, selon Sappey, différemment disposées dans chaque portion de l'urètre. Intramusculaires dans la portion spongieuse, elles sont sous-musculaires pour la plupart, dans la portion membraneuse; elles forment un plexus qui tend à rétrécir le diamètre déjà si étroit de cette région, lorsque, à la suite d'une irritation, il devient le siège « d'une congestion ». Dans la portion prostatique, les veines sont à la fois intra- et sous-musculaires; elles forment aussi un plexus, mais beaucoup plus délié, et continu en arrière, avec le plexus si développé que l'on remarque sur le col de la vessie.

Mon ancien interne et excellent ami, aujourd'hui mon très distingué collègue, M. Segond, a bien étudié la vascularisation veineuse de la prostate et montré les communications des plexus sous-muqueux et des plexus périprostatiques dans sa remarquable thèse[1].

Les artérioles sont trop déliées pour que nous ayons à en tenir compte au point de vue chirurgical. Mais, on le voit, la richesse des plexus veineux de l'urètre permet de comprendre « les phénomènes de congestion », sur lesquels nous avons tant insisté à propos de certaines rétentions d'urine. On s'explique bien encore par l'anatomie, les « absorptions rapides du liquide urinaire » qui se font dans le cas de blessures de l'urètre, et, en particulier, lorsqu'il est lésé par des fragments de calcul ; non seulement ils le déchirent, mais ils augmentent la puissance de pénétration de l'urine, en faisant obstacle incomplet à son passage. Il y a pénétration sous pression et, partant, abondante ; c'est un point dont nous vous avons longuement parlé à propos de la fièvre urineuse.

Rapports de l'urètre avec la prostate. — A l'exemple de tous les auteurs, nous devons rapprocher de la structure de l'urètre proprement dit ce qui a trait aux tissus qui l'embrassent immédiatement, le soutiennent et qui en font, pour ainsi dire, partie intégrante. Nous n'examinerons toutefois que les points qui nous intéressent directement ; nous ne pouvons mieux faire que de vous renvoyer pour tout le reste à la lecture des classiques.

Ce que nous avons eu à vous dire de la *prostate*, à propos de la direction de la portion de l'urètre qu'elle soutient, et de la dilatabilité pathologique de ce point du canal, serait suffisant pour faire l'histoire du cathétérisme, si nous n'avions besoin de fixer encore votre attention sur certains rapports de l'urètre et de la glande qu'il traverse. Le sort de la portion terminale de l'urètre est intimement lié à celui de la glande. Il ne peut donc être indifférent aux cliniciens d'entendre des anatomistes aussi autorisés que le professeur Sappey déclarer : qu'en dépit de toutes les contestations la prostate entoure com-

[1] P. Segond, *Des abcès chauds de la prostate et du phlegmon périprostatique*. Th. inaug. Paris, 1880, p. 104 et pl. I.

plètement l'urètre, aussi bien sa paroi supérieure que sa paroi inférieure et que ses parois latérales. Cela est d'autant plus important, que pour ce même anatomiste, la paroi sus-urétrale de la prostate n'échapperait pas aux conséquences de ce que nous appelons l'hypertrophie prostatique.

Nous devons, cependant, vous faire observer que l'examen de toutes les pièces de notre collection pathologique ne nous montre l'augmentation de volume que sur le lobe moyen et sur les lobes latéraux; il en a toujours été de même dans toutes les autopsies que nous avons faites. En second lieu, nous nous permettrons d'emprunter à Sappey lui-même un renseignement qui, à notre point de vue, est de la plus haute importance.

La mensuration de la prostate chez dix-huit sujets de vingt-cinq à quarante-cinq ans, âge où la glande se modifie à peine, lui a démontré que la face pubienne ou supérieure de la prostate avait une longueur de 24 millimètres, et que la face rectale ou inférieure mesurait 30 millimètres. Poursuivant ces patientes et importantes études, Sappey nous apprend que, chez les hommes de soixante à soixante-quinze ans, où le volume moyen de la prostate est plus considérable, la *longueur de la face pubienne varie à peine*, que la face rectale, peu variable aussi sur la ligne médiane, augmente *sensiblement* de chaque côté, et qu'en somme *le diamètre transversal et l'antéro-postérieur sont ceux qui s'allongent le plus.* Ces résultats concordent trop bien avec ceux que fournit l'observation clinique et lui donnent trop de précision pour que nous ne les recueillions pas avec empressement. Nous devons, il est vrai, y opposer deux faits très exceptionnels observés par Sappey, faits dans lesquels de nombreux et volumineux calculs développés dans la paroi antérieure de la prostate témoignaient de l'existence des glandules dans cette région.

Après les recherches du célèbre professeur d'anatomie, la présence de ces glandules antérieures ne saurait être mise en doute, mais il n'en est pas moins acquis : que la partie sus-urétrale de la prostate ne participe que « très exceptionnellement » aux lésions qui caractérisent l'hypertrophie, si commune, si habituelle, des lobes latéraux et médians.

Nous retiendrons encore, de ces recherches, la preuve

incontestable de l'allongement et de l'élargissement sénile de la portion prostatique du canal, et surtout : « de la participation exclusive de la paroi inférieure à cette modification », qui rend à la fois le canal plus large, plus long et plus courbe.

Nous vous donnerions, sur cette intéressante question, des renseignements insuffisants et incomplets, si nous n'ajoutions que Robin et Cadiat n'admettent pas que, chez tous les sujets, la glande forme un véritable canal entourant de toutes parts la première portion de l'urètre. Ces auteurs estiment même, que chez les jeunes enfants, la prostate est disposée en gouttière ouverte en avant une fois sur quatre. Elle est, d'ailleurs, plus ou moins mince, et chez certains sujets, réduite à une bande large de 8 à 10 millimètres placée près du col vésical.

Ce ne sont pas seulement les rapports des tissus glandulaires de la prostate avec l'urètre qui intéressent le clinicien. Les fibres musculaires que l'anatomiste décrit dans cette première partie du canal méritent toute son attention.

Sphincter de l'urètre prostatique. — Les fibres musculaires « lisses » que nous avons décrites avec la muqueuse, à laquelle elles sont intimement unies au niveau de la paroi supérieure, sont renforcées par un plan de fibres « striées » que Sappey a décrit sous le nom de *sphincter prostatique*. Selon cet auteur, ce muscle est d'une couleur rouge assez foncée, chez quelques hommes jeunes et bien constitués ; mais, chez le plus grand nombre, il est d'un rouge pâle. Au niveau de sa partie médiane, son épaisseur est de 6 à 7 millimètres ; sur les parties latérales il devient plus mince. Il s'étend du sphincter de la vessie à la portion membraneuse de l'urètre et, dans le sens transversal, du bord gauche de la face rectale de la glande au côté opposé. Il présente la forme d'un plan triangulaire, concave en arrière, convexe en avant, dont le sommet se confond en bas avec les fibres annulaires de la portion membraneuse et dont la base s'adosse, sur la ligne médiane, au sphincter vésical[1].

[1] Le sphincter de la vessie a été également décrit par Sappey. Ses dissections habiles ont mis hors de doute la disposition si contestée de cet anneau musculaire. Ce sphincter revêt la forme d'un large anneau qui embrasse tout le tiers postérieur de la portion prostatique de l'urètre. Sa surface externe répond en bas et de chaque côté au lobe moyen de la prostate, auquel il adhère de la manière la plus intime. En haut, elle est recouverte par les fibres longitudinales antérieures

Le sphincter de la prostate n'occupe donc, on le voit, que la paroi supérieure de l'urètre. C'est là que déjà se trouve la couche de « fibres lisses et striées » annexées à la muqueuse. Cette mince bande musculaire « ne peut agir comme un anneau ». Le sphincter de la prostate n'a d'autre usage, d'après Sappey, que de déprimer la paroi antérieure du canal prostatique et de l'appliquer à la paroi inférieure. Il entrerait en action au moment de l'éjaculation.

Les parois latérales et inférieures de la première portion de l'urètre prostatique ne possèdent pas de fibres musculaires propres. Intimement unies à la prostate, elles ne peuvent avoir d'autre appareil musculaire que celui qui entoure cette glande. Elle est intercalée, en quelque sorte, dans les fibres musculaires lisses qui font suite à celles de la vessie et établissent, avec celles de la paroi supérieure, une continuité réelle entre l'appareil sphinctérien de la région membraneuse et les fibres qui représentent le sphincter de la vessie. Mais les fibres musculaires dont nous nous occupons appartiennent, en définitive, à la prostate, qui les sépare complètement de l'urètre, excepté au niveau de sa partie supérieure ; elles n'agissent directement que sur cette portion de l'urètre prostatique.

Sphincter de la région membraneuse. — Tout autre est la disposition et l'importance de l'appareil musculaire au niveau de *la région membraneuse*. Ici, rien ne s'interpose entre les parois urétrales et les muscles qui doivent agir sur elles; ces parois, intimement unies aux riches éléments contractiles qui les enserrent, sont largement et complètement doublées par eux dans toute leur étendue. Ils lui appartiennent en propre.

Au moment où il traverse l'aponévrose moyenne, l'urètre est donc en rapport avec un ensemble complexe de fibres musculaires, habituellement décrites sous les dénominations de *muscles de Wilson* et de *muscles de Guthrie* ou transverse

de la vessie, qui la croisent à angle droit, et un peu par le muscle constricteur de la portion prostatique de l'urètre. Sa surface interne répond aux fibres longitudinales de l'urètre et à la muqueuse urétrale. Son extrémité postérieure s'applique aux fibres transversales les plus inférieures de la vessie ; son extrémité antérieure est contiguë en bas au véru-montanum, en haut au constricteur déjà nommé. Sa longueur est de 10 à 12 millimètres, son épaisseur de 6 à 7. De même que la tunique contractile de la vessie, il se compose de *fibres musculaires lisses*.

profond du périnée. Déjà nous avons noté avec soin « l'anneau musculaire lisse » relativement épais, qui revêt la muqueuse de la portion membraneuse de l'urètre. Les muscles de Wilson et de Guthrie sont des « muscles striés ». Leurs connexions avec la partie membraneuse de l'urètre sont acceptées de tous les anatomistes, au moins pour le muscle de Wilson, qui a même reçu le nom de *constricteur de l'urètre*. Ces muscles sont-ils extrinsèques à l'urètre ou font-ils partie intégrante de son appareil sphinctérien ?

Cette dernière opinion a été soutenue par Cadiat[1]. En procédant à l'étude des muscles à l'aide de coupes pratiquées sur des fœtus et étudiées au microscope, cet anatomiste a pu conclure que les muscles de Wilson et de Guthrie ne méritaient pas de description particulière, et que l'ensemble de l'appareil musculaire, que la dissection leur attribue, constitue les constricteurs de l'urètre, disposés autour du canal d'une façon très simple et suivant un plan d'ensemble facile à comprendre. Nous devons vous renvoyer pour les détails de la description à l'excellent travail de Cadiat, ne désirant retenir qu'un fait de son étude et de celles qui ont eu pour objet les muscles de Guthrie et de Wilson : *c'est que l'ensemble des fibres musculaires qui les constituent, et en particulier celles que l'on attribue au muscle de Wilson, viennent, en arrière du bulbe, soutenir et renforcer l'origine de la portion membraneuse de l'urètre, lui fournir, selon l'expression de Sappey, « un plancher contractile qu'il traverse »*.

Quelle que soit la description que l'on donne des muscles de Guthrie et de Wilson, il reste donc bien acquis que l'urètre possède, dans sa région membraneuse, non seulement « les fibres musculaires lisses et abondantes de la muqueuse » que nous avons décrites, mais encore « un anneau strié, épais et complet qui lui est propre », qui l'entoure dans toute son étendue ; enfin, des faisceaux de renforcement qui enveloppent sa partie la plus antérieure, c'est-à-dire son origine.

Ces données anatomiques sont parfaitement d'accord avec ce que nous apprend l'étude de l'urètre normal sur le vivant, elles

[1] Cadiat, *Étude sur les muscles du périnée et en particulier sur les muscles de Wilson et de Guthrie* (*Journal de l'anatomie et de la physiologie*, de Ch. Robin, janvier 1877).

expliquent aussi bien des faits pathologiques. Nous les utiliserons en vous parlant de la physiologie. Nous devions, dès à présent, y attirer votre attention et établir : que cette région de l'urètre est pourvue d'un appareil musculaire particulier, puissant et complet, « dans lequel prédominent les fibres striées », tandis que le sphincter de la vessie « n'a que des fibres lisses ».

Dans l'urètre antérieur, l'appareil musculaire strié est bien extrinsèque au canal; il s'éloigne de l'urètre avec lequel il n'a que des rapports médiats. Il enveloppe le bulbe, c'est-à-dire la portion renflée de la gaine spongieuse, et le rôle physiologique qui lui est dévolu n'intéresse que très indirectement le clinicien. Aussi n'est-ce pas sur ce point que nous avons à insister, mais sur *les rapports de l'urètre avec son revêtement érectile*, c'est-à-dire avec ce tissu aréolaire, élastique, extensible, vasculaire, qui forme l'enveloppe spongieuse de l'urètre; ses larges vacuoles sont l'aboutissant ou le point de départ de tous les vaisseaux sanguins du canal, elles font partie intégrante et non dissociable de ses parois.

Rapports de l'urètre avec son revêtement érectile.— On a coutume de dire que : le tissu érectile forme « une gaine complète à l'urètre », depuis le cul-de-sac du bulbe jusqu'au méat. Au point de vue chirurgical, il était important de savoir si l'épaisseur de cette couche vasculaire était la même sur tout le pourtour de l'urètre. Nous avons, à cet effet, pratiqué sur la verge une série de coupes transversales.

Au niveau du cul-de-sac du bulbe, la paroi supérieure de l'urètre (fig. 38) est absolument dépourvue de tissu érectile, elle repose directement sur un tissu fibro-élastique interposé entre elle et l'origine des corps caverneux. A un centimètre plus en avant (fig. 39), l'aspect est encore sensiblement le même; c'est à peine si une légère traînée rougeâtre passe au-dessus du canal. La disposition reste la même jusqu'au moment où l'urètre est reçu dans la gouttière formée par l'adossement des corps caverneux (fig. 40). Ce n'est qu'à partir de ce point que la paroi supérieure de l'urètre présente, elle aussi, un revêtement manifeste de tissu aréolaire; encore ce tissu, qui n'existe que sous forme de couche assez mince, est-il dense et beaucoup moins vasculaire que le tissu spongieux des parties latérales et inférieures de l'urètre, points au niveau desquels la gaine érectile prend toute son expansion. La couche spongieuse sus-urétrale va ensuite s'accusant de plus en plus jusqu'au niveau du gland (fig. 41). A propos de ce renflement

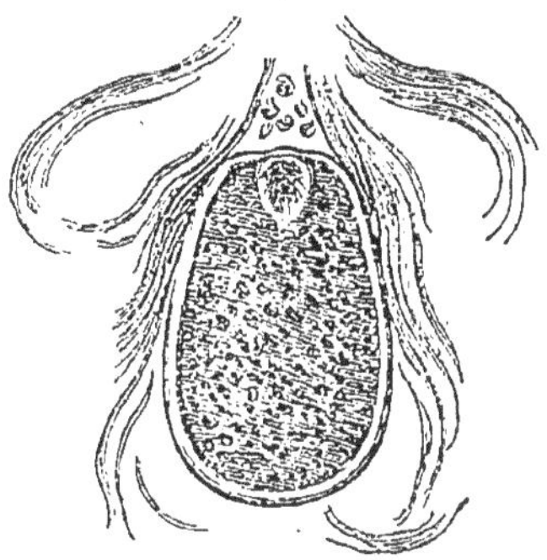

Fig. 38. — Coupe au niveau du collet du bulbe.

Il n'existe pas de tissu spongieux au-dessus de l'urètre. Sa paroi supérieure est en rapport immédiat avec une lame fibro-élastique qui la sépare du plexus de Santorini.

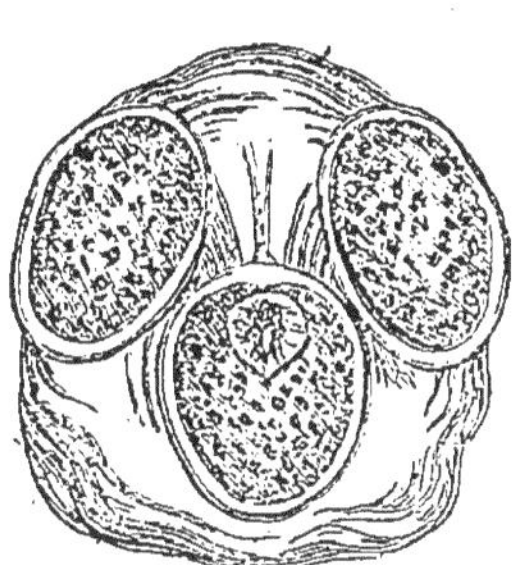

Fig. 39. — Coupe à 1 centimètre en avant du collet du bulbe.

Le tissu spongieux tend à apparaître au-dessus de l'urètre, mais n'existe pas encore sur la ligne médiane.

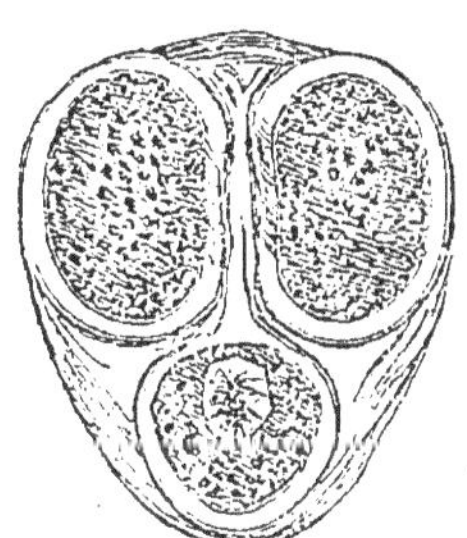

Fig. 40. — Coupe immédiatement en avant du scrotum.

L'urètre est entouré de toutes parts par le tissu spongieux, mais la couche correspondant à la partie supérieure est encore très mince.

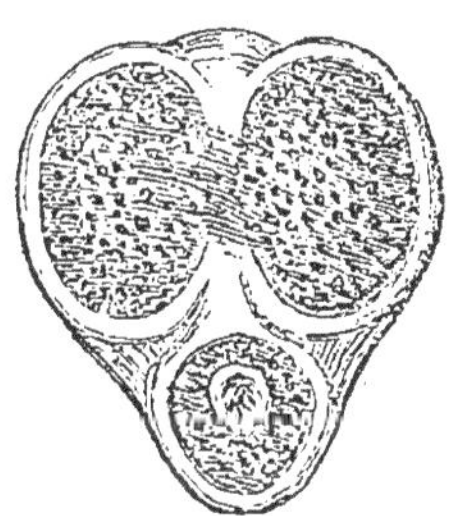

Fig. 41. — Coupe à la partie moyenne de la verge.

La gaine érectile enveloppe complètement l'urètre, mais elle prédomine encore manifestement à la partie inférieure.

érectile, nous n'avons qu'une observation anatomique à vous présenter; nous réservons celles que suggère l'étude des différences d'épaisseur du tissu spongio-vasculaire. Au niveau du méat et sur la ligne qui prolonge son axe, existe un raphé fibreux médian d'une hauteur de 8 à 10 millimètres. Cette disposition anatomique pourrait, s'il était nécessaire, permettre de débrider le méat en haut, mais cette petite opération se fait habituellement en bas.

Comparaison entre la paroi supérieure et la paroi inférieure de l'urètre. — Déjà nous avons, chemin faisant, insisté sur les différences anatomiques très accentuées que l'on constate entre les deux parois de l'urètre de l'homme. Au point de vue clinique, ces différences ont une grande importance ; nous allons chercher à les rendre plus évidentes en les groupant. Nous justifierons ainsi la dénomination de *paroi chirurgicale*, que vous nous entendez souvent donner à la paroi supérieure de l'urètre.

La direction de ces deux parois, leur longueur, leur configuration, leur structure, leurs rapports, leur extensibilité présentent des différences essentielles. Nous parlerons tout d'abord de l'extensibilité qui constitue l'une de leurs propriétés physiques les plus dignes d'être remarquées par le chirurgien.

Chacun sait que l'urètre est *extensible*, et il n'est pas besoin de recherches pour démontrer que son extensibilité est surtout dévolue à la partie spongieuse. L'érection fournit à cet égard une démonstration péremptoire. Si l'on étudie de plus près cette propriété de l'urètre, on ne tarde pas à se convaincre que la paroi inférieure change avec la plus grande facilité de dimensions et de forme ; l'on arrive à conclure que c'est un des caractères propres de cette paroi que de se laisser aisément distendre. Tandis que la paroi supérieure offre une certaine résistance aux agents qui tendent à la déprimer ou à l'allonger, la paroi inférieure cède, au contraire, avec une extrême facilité.

Nous avons pu vous faire apprécier ces différences en constatant la dépressibilité comparée des deux parois, lorsque nous avons eu à nous rendre compte de la formation du cul-de-sac du bulbe, et dans nos expériences sur la dilatabilité de l'urètre. Après l'injection forcée, comme à la suite de la dilatation conduite à ses limites extrêmes, vous avez pu voir que la paroi inférieure cédait d'une façon évidente. Il suffit d'étudier les moulages obtenus par injection formée de substance solidifiable, pour juger de la part prise par la paroi inférieure à l'élargissement du canal ; l'étude des déchirures, toutes réparties sur la paroi inférieure, est encore plus démonstrative. Nous savons déjà que la paroi supérieure est beaucoup plus résistante et beaucoup moins dilatable que la paroi inférieure.

Pour mettre encore plus en relief cette différence si intéressante pour le chirurgien, nous avons procédé de la façon suivante. Après avoir détaché l'urètre des parties molles, nous le fendions à droite et à gauche, depuis le méat jusqu'au voisinage du col laissé intact pour servir à fixer la pièce ; des poids étaient alors suspendus à l'extrémité libre et pendante des deux lambeaux urétraux.

En procédant de la sorte, nous avons tout d'abord constaté que la traction peut être portée jusqu'à 350 grammes sans épuiser l'élasticité des parties ; si la force employée dépasse ce chiffre, l'urètre distendu ne revient plus que très imparfaitement sur lui-même.

La paroi supérieure ne commence à s'allonger sensiblement que sous l'influence d'un poids relativement élevé, 200 grammes par exemple, et son allongement est proportionnel à la traction. La paroi inférieure, au contraire, répond immédiatement et d'une façon très manifeste à des sollicitations relativement faibles. Elle s'allonge, par exemple, beaucoup sous une traction de 100 grammes. Mais une fois que cette élongation première a été rapidement acquise, son extensibilité devient proportionnelle à celle de la paroi supérieure. Prenons, d'ailleurs, le tableau de l'une des mensurations que nous avons pratiquées ; il s'agit d'un urètre de vieillard.

	Paroi supérieure.	Paroi inférieure.
Avant toute traction	20 cent	20,7
Traction de 100 gr......	20,5	23
— 150 gr.......	20,9	24,2
— 200 gr.......	21,6	25,1
— 250 gr.......	22,4	26
— 400 gr.......	24	27,2
— 500 gr.......	25,5	28,5
— 1000 gr.......	26,3	30

Ainsi, tandis qu'une traction de 150 grammes ne provoque sur la paroi supérieure qu'un allongement de 9 millimètres, nous voyons la paroi inférieure augmenter de $3^{cm},5$. Au fur et à mesure que la traction augmente, la différence d'extensibilité est moins accusée ; à 250 grammes, elle n'est que de $2^{cm},9$ et, à partir de ce moment, les parois s'allongent, sous des tractions progressives, de quantités sensiblement égales. La distensibilité de la paroi inférieure continue cependant à prédominer sur celle de la paroi supérieure.

Cette propriété est d'autant plus à considérer au point de vue chirurgical qu'elle est mise en jeu par une force moindre. Il est, en effet, évident que le chirurgien ne peut, en aucune façon, compter sur la résistance de la paroi inférieure alors même qu'il n'exerce qu'une pression modérée. Elle fuit devant les instruments et ne peut servir à les guider, elle peut les arrêter en coiffant leur extrémité, elle ne saurait être incisée avec précision ; elle se déchire après s'être laissé surprendre, et avoir trop facilement cédé aux agents mécaniques qui mettent son extensibilité à l'épreuve.

La différence d'extensibilité des deux parois s'accentue avec l'âge : elle est, d'une façon générale, d'autant plus prononcée que le sujet est plus âgé. Si l'on rapproche ce fait de l'évolution normale du tissu spongieux, depuis la puberté jusqu'à la vieillesse, on arrive à conclure qu'il y a corrélation évidente entre les modifications subies par le tissu spongieux et la dépressibilité de la paroi inférieure de l'urètre.

Ajoutons d'ailleurs que l'élongation du canal se fait aux dépens de l'urètre antérieur et de lui seul. Nous avons pu nous assurer que, lorque l'on n'atteint pas les chiffres considérables de 500 grammes et d'un kilogramme, les portions prostatique et musculeuse ne sont influencées que d'une manière tout à fait insignifiante. D'autre part, la portion spongieuse ne cède pas également dans toutes ses parties. Si, à l'aide de petits index, on la divise en trois segments, répondant aux portions pénienne, scrotale et périnéo-bulbaire, on reconnaît que l'allongement est surtout manifeste pour la région périnéo-bulbaire.

La paroi inférieure de l'urètre peut donc être considérée par le chirurgien comme étant *normalement plus longue* que la supérieure. La simple traction qu'il doit exercer sur la verge pour l'introduction des instruments amène ce résultat qui, sans doute, ne fait que s'exagérer sous l'influence de leur pression. Mais l'anatomie normale elle-même montre la réalité de cette différence de longueur.

Envisagées à l'état de vacuité et sur un sujet à prostate normale, les deux parois du canal sont cependant sensiblement égales entre elles, quoique la paroi inférieure soit excentrique à la supérieure. La différence due à la situation de la paroi inférieure s'accuse franchement lorsque l'on pratique la mensuration sur un moule, c'est-à-dire sur un urètre distendu; la paroi inférieure est alors notablement plus longue que la supérieure. Cela suffit pour prouver que cette différence de longueur existe toutes les fois que le chirurgien introduit un instrument d'un certain volume, et qu'en s'appuyant à la paroi inférieure on prend le chemin le plus long pour arriver à la vessie. Les modifications apportées par l'hypertrophie prostatique démontrent la différence permanente de longueur des deux parois chez les gens âgés. Dans ces urètres, nous avons constaté que la paroi inférieure est plus longue que la supérieure de 1 centimètre à 1 centimètre et demi; Sappey, qui n'a cependant mesuré que la prostate, a fourni à cet égard des données tout aussi décisives. Il nous a, en effet, appris que la partie supérieure ou pubienne de la prostate varie à peine avec les progrès de l'âge, tandis que sa face rectale augmente d'étendue transversale et longitudinale, si bien que les diamètres transversal et longitudinal inférieurs sont ceux qui s'allongent le plus. Normalement, ils sont déjà plus longs.

Ces modifications dans la longueur de l'urètre influent nécessairement sur sa *configuration* et, par conséquent, sur sa *courbure*. Il suffit d'un coup d'œil sur la figure 35 pour reconnaître que la paroi inférieure se relève et se coude brusquement sous l'influence de l'augmentation de volume de la prostate. Les changements que déterminent les progrès de l'âge agissent principalement ou n'agissent exclusivement que sur la paroi inférieure. Nous savons déjà (fig. 36) que la paroi inférieure n'offre pas la courbe régulière qui a permis de déterminer, pour ainsi dire géométriquement, le trajet curviligne de la paroi supérieure. C'est, en effet, à cette dernière paroi qu'il faut rapporter tout ce qui a été dit sur la forme normale de l'urètre. Elle seule a assez de fixité et assez de résistance aux tractions et aux pressions, pour pouvoir garder une situation et une configuration à peu près invariables.

Le chirurgien a donc le devoir de tenir compte de ces faits importants pour guider et conduire ses instruments.

Il a non seulement la notion anatomique de la direction normale de la paroi supérieure, mais il sait expérimentalement qu'elle ne peut se modifier que sous l'influence d'une certaine force. Il sait, de plus, que, par le fait des progrès de l'âge, la paroi supérieure n'est pas sensiblement déformée ; il sait, en outre, qu'il en est encore ainsi à l'état pathologique. C'est, en effet, sur la paroi inférieure seule que s'accentuent, à un haut degré, les déformations dues aux hypertrophies de la prostate. Au milieu de ces changements souvent considérables de direction et de forme, la paroi supérieure de la région prostatique conserve sa situation, sa longueur et sa forme normales ; elle continue à faire invariablement suite à la direction de l'urètre membraneux.

Dans toute son étendue, la paroi supérieure est le chemin direct et sûr, la voie régulière. Le chirurgien qui se laisse guider par elle s'éloigne des obstacles accumulés sur la paroi inférieure ; elle l'empêche de se perdre, elle le conduit sans accidents dans la vessie.

La paroi inférieure, irrégulière, mobile et fuyante, est toujours prête à se dérober devant les instruments, à les arrêter ; elle perd sous la moindre pression sa configuration normale ; l'âge la modifie et la déforme encore. C'est, en effet, sur elle que s'accentuent les traits les plus caractéristiques de la physionomie sénile de l'urètre. C'est sur la paroi inférieure que se creuse la dépression de l'urètre prostatique, c'est encore sur elle que va se constituer ce que l'on appelle le cul-de-sac du bulbe. Nulle part, la paroi urétrale n'est plus facile à refouler que dans cette région de l'urètre, c'est, en effet, à ce niveau que nous avons vu se produire surtout l'allongement sous l'influence des tractions. Cette extrême dépressibilité augmente avec les progrès de l'âge, tandis que dans cette même région, rien de semblable n'est observé au niveau de la paroi supérieure, toujours identique à elle-même. N'oublions pas de rappeler que c'est encore sur la paroi inférieure que se rencontrent les sinus prostatiques lorsqu'ils existent et l'orifice de l'utricule. Nous ne vous parlerons pas, bien entendu, de la saillie du véru-montanum, qui ne saurait faire obstacle à aucune de vos manœuvres, il est cependant utile de ne pas la froisser, en raison du voisinage des conduits éjaculateurs.

Certains détails relatifs à la *structure comparée* des deux parois et à *leurs rapports* doivent encore nous arrêter. Nous ne reviendrons pas sur ce qui a déjà été dit à propos des connexions si différentes de la prostate avec la paroi inférieure et la supérieure. Pour la portion membraneuse, nous nous contenterons de remarquer que c'est, en définitive, la seule partie du canal qui ne se modifie pas avec les progrès de l'âge et qui échappe le plus aux différentes lésions qui atteignent l'urètre.

Ce fait est capital pour le chirurgien. Dans presque toutes les circonstances, à tous les âges et même dans des conditions pathologiques très complexes, *la portion membraneuse pourra toujours lui servir de point de repère*. Nous insisterons plus tard sur cette très remarquable particularité, qui ne peut être bien mise en lumière qu'à propos de la physiologie.

Les rapports de la portion spongieuse et certains points de sa topographie doivent être rappelés à votre attention. Il est nécessaire de les bien connaître, car c'est dans cette longue région du canal que le chirurgien a le plus souvent à agir. Les différences qui séparent et distinguent la paroi supérieure de la paroi inférieure ont ici une grande importance. Nous vous avons démontré par nos coupes (fig. 37 à 40) combien était différente la disposition de l'étui érectile au niveau de la paroi supérieure et de la paroi inférieure. Au point même où il se renfle pour constituer le bulbe et s'épanouit en quelque sorte dans la paroi inférieure, le tissu érectile n'est plus représenté sur la paroi supérieure que par de très insignifiants tractus ; bientôt même il n'existe plus et dans la portion périnéale, il forme une couche très mince. Or, c'est dans ces régions que vous rencontrerez les rétrécissements qui, le plus souvent, exigent l'urétrotomie.

La notion anatomique que nous avons tenu à mettre en lumière a donc un grand intérêt pratique ; vous pouvez, en toute connaissance de cause, choisir la région du canal vers laquelle vous devez diriger le tranchant de votre instrument. Vous savez qu'au niveau de la paroi supérieure, et, dans ce point en particulier où l'incision est si souvent nécessaire, vous serez à l'abri des lésions vasculaires. La section de la partie rétrécie s'opère, en effet, dans les portions périnéale et bulbaire de l'urètre, par conséquent en avant du pubis et non sous son arcade ; il n'y a au-devant de la lame qu'une mince couche spongieuse et l'épaisse cloison des corps caverneux. Les vaisseaux veineux qui constituent le plexus de Santorini sont au delà ; ils sont groupés au-dessous de la symphyse et séparés de la paroi supérieure de l'urètre membraneux par une notable épaisseur de tissus. Ils pourraient être atteints par une incision profonde portant sur la portion sous-symphysienne de l'urètre. La portion membraneuse n'est jamais rétrécie organiquement, si ce n'est dans les lésions traumatiques de l'urètre consécutives aux fractures du bassin; alors il y a indication de faire l'urétrotomie sur la paroi inférieure.

Choisir le point où le canal sera attaqué par l'instrument est un des avantages de l'urétrotomie. On ne choisit pas celui où il se déchirera dans la divulsion, mais on sait à l'avance que la déchirure portera sur la paroi inférieure, c'est-à-dire sur une région largement entourée de tissu spongio-vasculaire. Nos expériences l'ont démontré nettement.

Aussi faisons-nous constater journellement dans nos salles que l'urétrotomie méthodiquement faite sur la paroi supérieure est absolument exempte d'hémorragie. Il s'écoule à peine quelques gouttes de sang et jamais il n'en est perdu davantage, si l'on n'exagère ni la profondeur de la section, ni le volume de la sonde à demeure qui agrandit, en la déchirant, l'incision la mieux calculée. Vous savez tous, par contre, que des cathétérismes pratiqués même avec de petites bougies donnent souvent d'assez grandes quantités de sang, lorsque l'on est obligé de longtemps chercher sa voie dans la région bulbo-périnéale. C'est que ces bougies atteignent la paroi inférieure et pénètrent dans le tissu spongio-vasculaire.

Il n'est pas moins important, au point de vue opératoire, de constater que la paroi inférieure de l'urètre n'a d'autres rapports dans toute son étendue que sa gaine spongieuse et le bulbe à son extrémité postérieure; le canal et la gaine spongio-vasculaire ne sont soutenus, la région bulbaire exceptée, que par les téguments. La paroi inférieure n'a donc pas de fixité à ce niveau. La paroi supérieure, au contraire, adhère intimement à la gouttière des corps caverneux, et cela sur toute sa longueur; sur la ligne médiane, là où porte l'incision dans l'urétrotomie interne, elle est en connexion, ainsi que nous venons de le dire, avec leur large cloison fibreuse. Cette adhérence est établie par l'intermédiaire d'un tissu fibreux dense et résistant.

La paroi supérieure bien soutenue, en quelque sorte tendue,

grâce à sa continuité avec les corps caverneux, comme le sont les téguments par les doigts d'un aide habile, ne saurait se plisser, ni fuir devant l'instrument. Elle ne peut pas être coupée mal à propos sur un pli, ou éviter la lame qui doit l'inciser dans un point voulu. La section opérée par l'urétrotome se fera donc nettement, sans échappées, là où il convient; d'autres parties que celles qu'il faut sectionner ne se présenteront pas à l'instrument. Il en est tout autrement sur la paroi inférieure.

L'anatomie nous montre donc, de façon évidente, dans quel sens doit être dirigée la lame coupante, quand on pratique l'urétrotomie sur conducteur d'avant en arrière avec le bel instrument de Maisonneuve. C'est pour ces mêmes raisons anatomiques que nous recommandons de toujours faire l'extraction des corps étrangers le long de la paroi supérieure. C'est également pour ces raisons que tous les chirurgiens sont d'accord pour recommander de suivre la paroi supérieure de l'urètre dans tous les cathétérismes difficiles.

Tels sont les motifs qui nous ont amené à faire le parallèle des deux parois de l'urètre. C'était le moyen de montrer : quelles sont les régions du canal qui devront vous guider, quelles sont celles qui pourraient vous perdre et comment vous devrez diriger vos instruments, si vous voulez agir en chirurgiens, c'est-à-dire en hommes que l'anatomie, l'expérimentation et, par-dessus tout, les principes généraux et inéluctables de la chirurgie doivent toujours guider. Et, comme la paroi supérieure de l'urètre réunit au plus haut degré toutes les conditions que doit rechercher le clinicien anatomiste, nous vous proposons de l'appeler : *la paroi chirurgicale.*

Elle mérite ce nom, parce qu'elle nous offre : le chemin le plus court, le plus régulier, le plus sûr, le plus constant dans sa forme et dans sa direction; le plan le plus uni et le plus ferme, le moins capable de fuir et de se modifier sous la pression instrumentale; la plus grande résistance aux déchirures et à la pénétration par le fait même de ses rapports anatomiques; enfin, grâce à sa structure, le territoire le moins vasculaire.

VINGT-HUITIÈME LEÇON

CONSIDÉRATIONS ANATOMIQUES ET PHYSIOLOGIQUES SUR L'URÈTRE DE L'HOMME

PHYSIOLOGIE NORMALE

Le sphincter urétral est contractile et sensible (exploration avec les bougies à boule). — Dans l'intervalle des mictions, il ferme l'urètre (expérience des instillations antérieures et profondes). — Il est éminemment contractile (électrisation directe du canal; difficulté du cathétérisme sur le cadavre).

Le sphincter urétral établit une séparation des plus nettes entre l'urètre profond et l'urètre antérieur. Aux points de vue physiologique, anatomique et pathologique, de même qu'au point de vue chirurgical, *il y a deux urètres.* — Conséquences pour l'étude de l'urétrorragie, des écoulements de la partie antérieure, de la partie profonde, de la circulation des liquides physiologiques versés par les différents appareils glandulaires. — Le sphincter urétral complète et perfectionne l'appareil sphinctérien du col de la vessie qui se prolonge jusqu'au ligament de Carcassonne. Il en est la partie la plus active, la seule qui obéisse à la volonté et puisse activement résister aux contractions de la vessie. — Le sphincter de la vessie n'est suffisant qu'en l'absence de contractions vésicales. — Le sphincter urétral est le siège principal des contractures et des spasmes dits du col de la vessie. — Le spasme et la contracture sont toujours symptomatiques. Les obstacles que certains états de l'urètre antérieur apportent à la miction peuvent les déterminer. Ils peuvent dépendre d'une affection des reins, de l'anus, de la moelle. — Ils sont avant tout sous la dépendance des contractions de la vessie. — Le plus souvent ils sont la conséquence d'une affection douloureuse de la vessie. — Antagonisme de la vessie et du sphincter urétral. — Les maladies nerveuses et le spasme de l'urètre. — Vessie dite irritable. — Rôle physiologique du méat. — Répartition des malformations. — Répartition des microbes normaux de l'urètre.

Sensibilité de l'urètre. — Différence très grande de la sensibilité de la portion membraneuse et du reste de la surface de la muqueuse urétrale. — Analogie dans la sensibilité de l'urètre postérieur et de la vessie. — Exagération de la sensibilité de la région membraneuse chez les neurasthéniques. — On peut alors la constater par le toucher rectal. — La sensibilité à la tension est vive dans tout l'urètre.

PHYSIOLOGIE PATHOLOGIQUE

L'urètre infecté ne s'oppose plus à la contamination de la vessie. — Malgré que l'urètre normal contienne des microbes pathogènes, ses blessures guérissent sans suppuration, il ne s'infecte pas spontanément. — Le gonocoque est l'organisme qui détermine le plus habituellement l'infection primitive de l'urètre. — C'est également lui qui prépare le terrain aux infections secondaires. — Le colibacille ne semble pas cultiver dans l'urètre. — Les infections de l'urètre antérieur ne sont pas solidaires de celles de la vessie. — Il n'en est pas de même de l'urètre postérieur. Il y a des urétrites postérieures sans cystite, il n'y a pas de cystite sans urétrites postérieures. — Les lésions tuberculeuses se propagent fréquemment à l'urètre postérieur. — Il est très exceptionnel qu'on les rencontre dans l'urètre antérieur, elles ne l'atteignent pas isolément. — Malgré que l'urètre normal absorbe largement les substances toxiques, ses infections restent locales tant qu'il n'y a pas traumatisme et miction sous pression.

Physiologie normale.

Il serait aussi difficile d'étudier et de comprendre la physiologie de l'urètre sans le secours de l'expérimentation clinique, qu'il serait malaisé de parcourir et d'examiner méthodiquement le canal sans la connaissance exacte de certaines particularités relatives à ses fonctions.

L'urètre prend une part active dans les phénomènes de la miction ou de l'éjaculation ; ce n'est pas seulement un tuyau à travers lequel cheminent les liquides qui doivent le traverser, après avoir été poussés dans son trajet par les contractions des cavités qui les contenaient. Il s'ouvre et se ferme, il réagit. Il s'ouvre pour permettre le passage de l'urine, il se ferme pour assurer la progression en avant du sperme ; ses parois réagissent afin de collaborer à la miction et à l'éjaculation. Nous n'avons pas à insister sur le mécanisme de l'éjaculation, mais il est nécessaire de nous rendre compte du rôle physiologique de l'urètre, aussi bien lorsqu'il est traversé par l'urine, que lorsqu'il reçoit un instrument. A notre avis, rien ne prépare mieux à l'étude du premier point que l'examen du second.

Renseignements physiologiques fournis par l'exploration de l'urètre. — Lorsque l'on introduit dans le canal un explorateur à boule et à tige souple du numéro 15 ou 16, par exemple, qui permet de recueillir des sensations sans les exagérer par des contacts trop durs, on remarque qu'on peut arriver jusqu'au pubis sans déterminer de sensation vive et sans rencontrer d'obstacle. A ce niveau, l'urètre le plus normal, le plus sain, réagit invariablement de deux manières, et ces deux modes de réaction se produisent simultanément. Le malade accuse « une sensibilité plus vive », et l'instrument éprouve « un moment d'arrêt ». Si l'on continue à doucement pousser, la boule exploratrice pénètre, mais elle touche de toutes parts le point du canal qu'elle traverse, elle est serrée dans une certaine étendue. En même temps, la sensibilité que le malade avait accusée s'exagère, et, pendant un instant, elle peut être très vive; bientôt la résistance et la sensibilité ont cessé, l'instrument parcourt la région prostatique, il pénètre dans la vessie sans recueillir d'autres sensations. Quelquefois, un léger sentiment de petite résistance et de faible sensibilité est perçu au niveau du col de la vessie. Mêmes constatations au retour.

Ces premiers résultats de l'expérimentation clinique peuvent être complétés si l'on y joint ceux que fournit l'usage des instillations intra-urétrales, des injections simples, de l'électrisation de l'urètre.

Lorsque le liquide à instiller est versé dans l'urètre, alors que la boule de l'explorateur perforé a franchi le point étroit et sensible dont nous parlions à l'instant, quel que soit le nombre de gouttes projetées, il n'en revient aucune au méat lorsque l'instrument est retiré. L'examen de l'urine de la première miction montre bien que le liquide a glissé dans la vessie, en s'écoulant à travers le canal prostatique; lorsque l'on a fait usage d'une solution de nitrate d'argent, on constate, en effet, des grumeaux blanchâtres, qui ne sont autres que des précipités de chlorure d'argent formés au contact de chacune des gouttes instillées. Si, au contraire, le liquide à instiller est versé alors que l'instrument appuie sur la partie antérieure de l'obstacle normal, sans l'avoir franchi, tout le liquide remontera au méat. Deux ou trois gouttes suffisent pour en avoir la preuve. Bientôt, en effet, on voit paraître à l'orifice antérieur de l'urètre le liquide versé loin de lui, c'est-à-dire au contact du collet du bulbe et de l'entrée de la région membraneuse.

Vous savez tous que les injections que l'on a poussées dans l'urètre et que l'on y maintient en obturant le méat sont rejetées au dehors dès que le méat devient libre. Pour obtenir leur pénétration profonde, il faut augmenter l'effort d'impulsion ou recourir à ce que notre ami le Dr Bertholle a appelé : un lavement de vessie. On détermine, en effet, la pénétration du liquide en augmentant le volume de la colonne d'eau et en maintenant la pression.

L'urètre peut donc s'ouvrir devant une impulsion donnée. Il s'ouvre chaque jour devant la pression de la colonne d'urine;

mais les faits que nous venons d'exposer suffisent à démontrer : *qu'il est fermé dans l'intervalle des mictions*, le point où cette fermeture est résistante répond à la portion membraneuse. Deux ordres de preuves nous restent d'ailleurs à fournir; l'expérimentation clinique nous donnera encore les premières, c'est à l'expérimentation sur le cadavre que nous demanderons les secondes.

Déjà, en étudiant l'action de l'électricité dans le traitement de l'incontinence d'urine infantile (t. I, p. 320) nous vous avons fait remarquer que la boule métallique, qui sert à transmettre directement le contact électrique à l'urètre, est nettement serrée dans un point du canal. Or, ce point est encore la portion membraneuse. Il suffit de cesser l'électrisation pour que cette striction exagérée cesse instantanément, de même qu'il suffit de rétablir le courant pour qu'elle se reproduise aussitôt au même degré. Et, nous le répétons, dans les parties plus profondes, ce même serrement de l'urètre contre la boule métallique n'est pas perçu; cela ne veut pas dire que ces parties plus profondes, qui sont la région prostatique et le col de la vessie, ne se contractent pas, mais qu'elles se contractent moins énergiquement que la région membraneuse.

Le sphincter « lisse » de la vessie et le sphincter « strié » de l'urètre ne réagissent pas de la même façon ; ce n'est point leur seule différence physiologique.

Le cathétérisme pratiqué sur le cadavre dans les quarante-huit premières heures qui suivent la mort donne des résultats parfaitement concordants. La sonde parcourt facilement les portions pénienne et scrotale, s'engage dans le périnée, puis s'arrête brusquement. Si, l'instrument tenu en place, on dissèque la région, l'on constate que son bec bute contre la portion membraneuse hermétiquement fermée. Introduite par la vessie, la sonde traverse sans difficulté le col vésical et la portion prostatique ; mais à peine a-t-elle franchi le bec de la prostate qu'elle subit un temps d'arrêt. Quel que soit le sens où l'exploration est pratiquée, le résultat est le même : il y a arrêt au niveau de la portion membraneuse rigide et fermée, et l'on ne passe qu'avec un instrument suffisamment dur et grâce à une certaine pression. La résistance, une fois vaincue, ne se reproduit plus ; les cathétérismes ultérieurs se font sans la moindre difficulté. La résistance cadavérique de la portion membraneuse de l'urètre est évidemment de même nature que la rigidité cadavérique des muscles striés, elle offre des caractères identiques. Les difficultés du premier cathétérisme sur le cadavre sont connues; les professeurs Richet et Sappey, en particulier, les ont bien indiquées. Nous avions d'autant plus d'intérêt à les rappeler qu'elles corroborent tous les enseignements que nous fournit la clinique.

Ces faits importants sur lesquels nous ne cessons d'insister depuis que nous enseignons, et dont nous tenons à vous rendre témoins toutes les fois que nous examinons l'urètre, sont, d'ailleurs, bien d'accord avec l'anatomie (t. II, p. 354). Vous ne pouvez vous étonner de voir un sphincter aussi amplement pourvu de fibres musculaires striées, que le sphincter urétral, remplir son office[1].

Les deux urètres. — Mais ce qu'il nous importe de remarquer et de bien mettre en relief, c'est qu'en remplissant cet office le sphincter de la portion membraneuse *établit entre les deux portions de l'urètre : une séparation des plus nettes, séparation dont le chirurgien doit tenir un compte absolu.* Il doit en tenir compte non seulement pour introduire les instruments dans la vessie, non seulement pour examiner méthodiquement l'urètre et pour avoir à sa disposition un point de repère des plus précis, mais encore pour bien comprendre les phénomènes pathologiques qui ont l'urètre pour siège. Il doit en tenir compte, enfin, pour interpréter la physiologie normale.

Les deux parties de l'urètre qui se rejoignent au niveau du pubis sont, en effet, aussi nettement distinctes au point de vue de leur pathologie qu'elles le sont au point de vue de leur physiologie, de leur structure et de leur développement.

Pour exprimer d'une façon frappante cette vérité si nécessaire à connaître, j'ai coutume de dire que l'homme a : *deux*

[1] Cette notion, fournie par l'anatomie et par la clinique, a été contrôlée par l'expérimentation par deux de mes élèves. Dans une note *sur la Résistance du sphincter vésico-urétral* communiquée à la Société de biologie le 22 juillet 1895. MM. Denis Courtade et Jean-Félix Guyon ont établi que, chez les chiens, il suffit qu'une pression de 15 à 20 centimètres d'eau s'exerce sur le col vésical pour vaincre sa résistance, tandis que la portion membraneuse de l'urètre fait équilibre à une pression de 0m,80 à 1m,40 d'eau.

urètres. Il en est réellement ainsi, l'un est antérieur, l'autre est profond ou postérieur.

L'*urètre antérieur* s'étend du méat au pubis ; l'*urètre profond*, ou *postérieur*, du pubis au col de la vessie[1].

Vous savez comment est subdivisé l'urètre antérieur, qui n'est autre que la partie spongieuse du canal, et vous connaissez les deux portions de l'urètre profond. Ce n'est donc pas une division nouvelle que nous venons ajouter à celle que déjà nous vous avons proposée. En distinguant dans le langage clinique l'urètre antérieur et l'urètre postérieur, nous voulons que les différences pathologiques, anatomiques et physiologiques qui les séparent, soient exprimées d'un mot et plus faciles à exposer.

Circulation des liquides autres que l'urine dans les deux urètres. — En vous parlant de l'urétrorragie et de l'hématurie (t. I, p. 522), nous avons déjà eu l'occasion de vous démontrer l'importance de cette distinction pour leur diagnostic. Si le canal antérieur est lésé, le sang gagne forcément et naturellement le méat, il s'écoule à l'extérieur goutte à goutte ou plus rapidement selon le degré de la lésion, mais il ne rétrograde jamais vers la vessie. L'urètre profond est-il atteint, le sang va se mélanger aux urines ; il n'est expulsé qu'avec le contenu de la vessie, c'est-à-dire à l'occasion de la miction, mais jamais en dehors d'elle. Ce n'est plus une urétrorragie, c'est une hématurie.

Vous nous voyez chaque jour, lorsque nous portons l'explorateur dans un canal malade et que nous le faisons pénétrer dans la vessie, ramener à sa suite un liquide pathologique dont rien, avant l'introduction de l'instrument, n'indiquait la présence. L'écoulement contenu dans la région prostatique a profité de l'ouverture du sphincter momentanément opérée par le passage de l'instrument, pour quitter le point où il avait été sécrété et venir à l'extérieur.

Il est, en effet, possible d'examiner isolément les deux

[1] Je crois devoir rappeler que les faits qui démontrent la dualité de l'urètre de l'homme et établissent la distinction entre l'urètre antérieur et le postérieur, aujourd'hui admis par tous, sont consignés dans la première édition de ces *Leçons* (1881) et que je les enseignais alors depuis plusieurs années.

parties du canal si l'on s'en réfère aux données physiologiques, et ce doit être notre règle. L'on arrive ainsi à déterminer le siège de l'écoulement dans les affections connues sous le nom d'urétrites chroniques. L'explorateur est d'abord conduit jusqu'au contact de l'entrée de la portion membraneuse, puis ramené à l'extérieur ; il entraîne les gouttes sécrétées dans l'urètre antérieur, et cette exploration très inoffensive peut être réitérée dans la même séance autant de fois qu'il est nécessaire pour nettoyer entièrement cette partie du canal. Ce n'est qu'après ce premier examen et le « ramonage » complet de l'urètre antérieur, que le sphincter est franchi et que l'on donne issue à l'écoulement fourni par la région prostatique. Le doigt introduit dans le rectum, pendant que l'explorateur revient en avant, accentue le phénomène[1]. L'écoulement qui provient de la région prostatique de l'urètre, qu'il soit normal ou pathologique, est, en général, entraîné par le premier jet d'urine, ou s'échappe pendant la garde-robe, à moins qu'il ne soit assez abondant pour se frayer un passage en forçant l'ouverture. Ce sont les conditions qui l'amènent à l'extérieur. Il ne faut pas qualifier de liquide prostatique, comme on le fait si souvent, ces gouttes incolores et filantes semblables à de la salive, qui viennent d'elles-mêmes plus ou moins abondamment sourdre au méat, sous l'influence d'idées ou d'excitations érotiques et de l'énervement.

Ce liquide a tous les caractères de celui qui est normalement sécrété par les glandes de Cooper ou bulbo-urétrales, qui s'ouvrent dans le cul-de-sac du bulbe, c'est-à-dire en avant du sphincter membraneux. La sécrétion de ces glandes est, en effet, d'une consistance visqueuse et très légèrement opaline. La sécrétion normale de la prostate n'est pas visqueuse, elle est franchement opaline ou laiteuse; le sperme lui emprunte la coloration qui lui est propre, et ce n'est pas elle, ce ne peut pas être elle, qui s'écoule dans les circonstances que nous rappelons.

[1] Je n'ai pas à examiner ici la question du diagnostic différentiel de l'urétrite antérieure et de l'urétrite postérieure. Je remarquerai seulement qu'aucun des divers moyens proposés n'est exempt d'erreur (épreuve des deux verres, irrigations simples ou colorées); il ne me paraît donc pas inutile d'indiquer encore dans cette nouvelle édition ce que l'on peut attendre, au point de vue de la détermination du siège des sécrétions, de « l'examen physiologique de l'urètre ».

On la voit, au contraire, souvent se montrer au méat sous l'influence des efforts de garde-robe chez les sujets constipés. On comprend que l'ouverture du sphincter puisse alors être forcée. On comprend très bien aussi comment le liquide de l'éjaculation ouvre la porte urétrale. Non seulement il est lancé avec assez de vigueur et assez abondamment pour cela, mais derrière lui l'urètre est fermé par l'action du sphincter prostatique, d'après Sappey et, d'après Kobelt, par l'érection du véru-montanum qui s'applique étroitement à la paroi supérieure. Ce mécanisme, d'après mes propres recherches, paraît assurer complètement la fermeture du canal en arrière des orifices éjaculateurs. Pendant l'érection, et suivant son degré, la miction est difficile ou impossible ; l'occlusion momentanée de la partie profonde de l'urètre par emboîtement de ses parois jointe à la contraction de la couche musculaire, explique ce fait[1].

[1] La question des sécrétions normales de l'urètre intéresse trop la pratique de chaque jour, pour que nous ne rappelions pas quelques-uns des résultats très précis fournis par le professeur Ch. Robin dans ses *Leçons sur les humeurs normales et morbides du corps de l'homme* (2e édition, Paris, 1864, *passim*).

« Les *glandes urétrales* fournissent un liquide grisâtre demi-transparent, qui remplit leur canal excréteur et perle même en fines gouttelettes à leur orifice. Ce liquide peu coulant, peu visqueux, ressemble au liquide prostatique. Il en diffère cependant à l'œil nu par sa couleur grise demi-transparente et non pas blanchâtre ou légèrement jaunâtre. Toutefois, cette différence d'aspect n'est pas un fait capital, le fluide prostatique, qui doit son aspect à la présence de fines granulations réfractant fortement la lumière, pouvant être de même composition grisâtre que celui de l'urètre. Ce liquide est supersécrété dans un assez grand nombre de conditions, et cette supersécrétion caractérise diverses espèces de blennorragies.

« Les *glandes bulbo-urétrales*, ou de Mery ou de Cooper, fournissent une humeur qui est surtout excrétée pendant la durée de l'érection et, d'une manière générale, sous l'influence de l'excitation génitale en dehors de l'éjaculation. Ce liquide est complètement hyalin, extrêmement visqueux, s'étirant comme du verre fondu, rendant très glissantes les parties qu'il mouille, et alcalin. C'est lui qui donne au sperme éjaculé son état filant. Il est dépourvu de toute espèce d'éléments anatomiques. Il ne renferme ni épithéliums, ni granulations. Il n'est ni coagulé, ni rendu strié par l'acide acétique comme le mucus.

« La *prostate* fournit un liquide qui n'est excrété en forte quantité qu'au moment de l'éjaculation. Il n'y a pas de réservoir. Il y a toujours de cette humeur dans les conduits prostatiques, mais elle est fournie en plus grande quantité au moment de l'éjaculation et excrétée sous l'influence des contractions des fibres musculaires annexées à la prostate. Le liquide prostatique des *suppliciés*, examiné plusieurs heures après la mort, est légèrement alcalin, de couleur laiteuse ou même opaline, assez coulant, composé d'un fluide incolore tenant en suspension de très fines granulations et gouttelettes graisseuses, quelques rares cellules épithéliales prismatiques et quelques gouttes hyalines d'une substance visqueuse. — Il ne contient jamais de leucocytes. — Les cellules épithéliales prismatiques manquent, ou ne sont qu'en très petit nombre dans le liquide éjaculé. Si, au contraire, en pressant sur la prostate, on fait suinter son humeur, on expulse une certaine

Circulation des liquides pathologiques dans les deux urètres. — Pour comprendre la circulation des liquides pathologiques, aussi bien que pour se rendre compte de celle des liquides les plus physiologiques, « la séparation contractile de nos deux urètres » ne doit pas être perdue de vue.

Cela est également nécessaire, pour se rendre compte des conditions dans lesquelles doit être appliqué leur traitement local. C'est la séparation anatomique et physiologique des deux urètres qui m'a conduit à imaginer les instillations (1868). Cette dualité permet, on le conçoit, le facile et méthodique emploi d'un moyen capable de faire isolément le traitement topique de l'urètre antérieur et de l'urètre postérieur.

Des exemples pris dans nos salles, sur les malades soumis à votre observation, vous montrent les différences que l'on constate dans « la modalité » de l'écoulement urétral, selon que le siège de la sécrétion est en avant ou en arrière du sphincter membraneux, dans l'urètre antérieur ou dans l'urètre profond.

Au numéro 19 est couché un jeune homme atteint de prostatite suppurée; l'abcès s'est ouvert spontanément dans l'urètre. Depuis ce moment, le pus s'écoule en assez grande abondance par le canal, mais l'écoulement ne se fait pas goutte à goutte, il est intermittent. Tous les quarts d'heure, toutes les demi-heures, il y a comme une éjaculation de pus. Cette émission ne s'accompagne, d'ailleurs, d'aucune sensation pouvant rappeler celle qui est ressentie pendant les pollutions; le malade sent tout simplement son pus couler. Au moment des mictions, le jet d'urine chasse devant lui une quantité variable de sécrétion et devient limpide aussitôt après.

quantité de cellules à cils vibratiles qui tapissent ses canaux excréteurs. — Lorsque l'on vient à prendre sur le cadavre la prostate et à la comprimer, le liquide prostatique se fait remarquer par sa coloration et sa consistance crémeuse ou par une teinte légèrement jaunâtre analogue à celle du pus. Cette particularité est assez importante : il ne faudrait pas prendre pour du pus, preuve de prostatite, ce liquide à aspect puriforme sortant normalement par la pression. »

On le voit, il est facile de distinguer anatomiquement le liquide prostatique de la sécrétion des glandes urétrales. Nous devons donc insister d'autant plus sur la nécessité de l'interprétation que permet l'étude de la physiologie normale et pathologique, qu'elle pourra, dans bien des circonstances, permettre après un examen méthodique de trancher la question de provenance. Rien de plus facile par contre, aussi bien au point de vue anatomique qu'au point de vue physiologique, de distinguer l'abondante sécrétion des glandes bulbo-urétrales de la sécrétion prostatique; rien de plus confondu cependant dans un bien grand nombre de circonstances.

On peut opposer à ce malade le numéro 4 de la salle Saint-Vincent, chez lequel des lésions d'urétrite chronique localisée dans le cul-de-sac du bulbe donnent seulement lieu à un écoulement goutte à goutte, assez abondant pour être presque permanent, mais qui n'a besoin d'aucune impulsion, d'aucun véhicule pour apparaître au méat.

Chez lui, en effet, l'urétrite s'étend à toute la longueur du canal, l'écoulement est continu avec renforcement. Le malade a de temps en temps la sensation très nette de la sortie brusque d'une quantité plus considérable de sécrétion et se sent, à ce moment, plus mouillé que d'habitude. Il n'éprouve d'ailleurs aucun autre sentiment, et il en est ordinairement ainsi. Nous avons cependant observé récemment un malade atteint de prostatite chronique avec sécrétion abondante, qui accusait une sorte de petite sensation voluptueuse au moment où le liquide morbide était expulsé de l'urètre prostatique.

Il ne suffit donc pas d'examiner les taches du linge, de faire l'examen microscopique de la sécrétion, il faut ajouter à l'analyse objective et anatomique, les renseignements que nous fournit la physiologie de l'urètre.

Est-il besoin maintenant de donner d'autres preuves de la dualité du canal et d'insister : sur les différences pathologiques de l'urètre profond et de l'urètre antérieur? Qui ne sait par exemple que les rétrécissements blennorragiques, c'est-à-dire l'immense majorité des rétrécissements, ne siègent que dans l'urètre antérieur ou spongieux? Nous ne pouvons étendre aussi loin notre démonstration et nous allons revenir à l'étude de la physiologie, en cherchant à préciser : « le rôle de la portion profonde de l'urètre et celui de l'urètre antérieur dans la miction ».

Rôle du sphincter antérieur dans la miction. — Il n'est pas douteux que le sphincter vésical et que le sphincter prostatique, si bien disséqués par Sappey, n'interviennent et ne s'opposent à la sortie de l'urine de la vessie en maintenant appliquées l'une contre l'autre, les parois du col et du canal prostatique qui lui fait suite. Mais, dans tout appareil sphinctérien, il est une portion à laquelle sont dévolues des fonctions toutes spéciales de résistance. Pour les accomplir, il est besoin à la fois d'une force contractile prononcée, « soumise à la volonté », et d'une sensibilité spéciale « qui avertisse » que cette partie de l'appareil doit être mise activement en jeu. Ce sont ces conditions de contractilité puissante et volontaire, de sensibilité toute spéciale, que nous trouvons réunies dans le sphincter de la portion membraneuse de l'urètre qui, d'ailleurs, résiste aussi en dehors des besoins d'uriner, par son action tonique.

Nous vous avons dit comment il était constitué anatomiquement et nous venons de vous démontrer combien il était contractile et sensible. Cette sensibilité et cette résistance s'exagèrent sous l'influence des incitations de la vessie chez beaucoup de malades urinaires, chez tous les névropathes et chez un certain nombre de myéliques. Elles doivent être bien connues des cliniciens et des physiologistes. Il faut très nettement distinguer « la force tonique » qui, en fermant le col et l'urètre postérieur, permet à l'urine de s'accumuler dans la vessie, d'y rester entièrement contenue sans la participation de la volonté, de « la contraction » qui peut volontairement être opposée avec succès aux besoins pressants et impérieux d'uriner.

La vigilance du sphincter, sensible et volontairement contractile, contrebalance les contractions vésicales involontaires que détermine l'envie d'uriner. Aussi, avons-nous vu la diminution de sa sensibilité et de sa contractilité expliquer l'incontinence infantile, il nous a été possible de faire découler de ces notions les indications principales du traitement de cette infirmité.

Le sphincter membraneux perfectionne et complète l'appareil sphinctérien de la vessie, il en est la partie la plus puissante; l'on peut dire, comme nous l'avons toujours professé dans ces conférences, qu'en réalité : « le col du réservoir urinaire se prolonge jusqu'au ligament de Carcassonne ». A cet égard, comme à tant d'autres, « l'urètre postérieur n'est qu'une partie annexe de la vessie ».

Dans cet ensemble, chaque portion a son rôle bien défini. Nous croyons avoir démontré que le rôle le plus important ou, tout au moins, le rôle vraiment actif, est réservé à la partie antérieure de ce long sphincter, c'est-à-dire à la partie membraneuse. Sa résistance empêche l'urine de pénétrer dans l'urètre antérieur et de s'échapper involontairement lorsque la contraction vésicale détermine le besoin d'uriner; nous l'éprouvons tous les jours, par exemple lorsque nous luttons, dans le demi-sommeil, contre les sommations trop matinales de la vessie et dans beaucoup d'autres circonstances.

Cet « antagonisme de la vessie et du sphincter urétral » est mis en évidence dans certains états pathologiques. Nous avons pu nous assurer que la faradisation de la portion membraneuse pouvait contre-balancer, en diminuant leur intensité et leur fréquence, l'action des contractions vésicales, demeurées trop actives, alors même que la cystite qui les avait provoquées était à son déclin. Par contre, lorsque la vessie est très excitée, la contracture spasmodique de la portion membraneuse peut rendre l'émission de l'urine difficile ou impossible.

A l'état normal les contractions du muscle vésical réagissent sur celles du sphincter membraneux; elles l'invitent en quelque sorte à se préparer à la résistance. Quand on ne cède pas à temps au besoin d'uriner, on éprouve souvent une véritable difficulté à commencer la miction: c'est bien la contraction du sphincter membraneux qui fait opposition au passage de l'urine. Les malades qui sont obligés de se sonder pour évacuer la vessie savent fort bien que l'introduction de l'instrument peut devenir très laborieuse dans ces conditions; instruits par l'expérience, ils attendent que le besoin soit passé et ils entrent facilement. Vous êtes chaque jour à même de vérifier le fait. Si vous sondez un malade alors qu'il a une envie violente d'uriner, vous serez arrêté; si vous arrivez cependant à franchir l'entrée de l'appareil sphinctérien, l'urine jaillit avant même que l'instrument ait pénétré dans le réservoir. C'est un fait vraiment expérimental que le chirurgien peut étudier avec la plus grande précision. Si l'on sonde un individu qui a besoin d'uriner *et que le col ne soit pas obstrué*, le liquide se précipite dès que la portion membraneuse est ouverte; au contraire, lorsque le besoin n'existe pas, ce n'est qu'après avoir *complètement franchi le col* que l'urine commence à s'écouler. Il vous arrivera donc, comme il arrive aux malades, d'être arrêté par la contraction de la portion membraneuse, lorsque vous chercherez à les cathétériser alors qu'ils résistent à l'envie d'uriner. Toutes les difficultés cesseront si, comme ils le font, vous attendez pour passer que le besoin soit calmé.

Ces observations prouvent que c'est bien le sphincter membraneux qui s'oppose à la projection de l'urine lorsque la vessie entre en contraction, et que c'est grâce à lui que la miction n'est pas involontaire. Elles témoignent également de l'action tonique du sphincter de la portion prostatique et de celui du col. Tout à fait suffisante lorsque la vessie est à l'état de repos, elle cesse de l'être quand elle se contracte. A ce moment l'urine quitte la vessie pour pénétrer dans l'urètre postérieur, elle y est retenue tant que le sphincter membraneux résiste, nous venons d'en donner la preuve.

Le sphincter de la portion membraneuse de l'urètre ne devient donc actif que lorsque la vessie se contracte : « sa contraction répond aux siennes ».

Il agit d'abord sous une incitation réflexe, puis sous l'action de la volonté. Lorsque les contractions de la vessie se répètent et surtout lorsqu'elles deviennent douloureuses, elles substituent à son état de « vigilance physiologique », cet état particulier de « vigilance pathologique », que nous connaissons en chirurgie générale sous le nom de contracture. Aussi, est-ce bien dans cette partie de l'appareil sphinctérien, que la clinique nous apprend à localiser ce qu'on appelle à tort : la contracture ou le spasme du col de la vessie. Les résultats de l'observation sont très positifs : « c'est dans la portion membraneuse de l'urètre que siège le spasme», c'est là qu'il faut l'attaquer quand l'indication de lutter directement contre le symptôme est nettement accusée.

Spasme et contracture de l'urètre. — Le spasme ou la contracture sont, en effet, « symptomatiques » et ne peuvent être que symptomatiques.

S'il est possible de les expliquer dans quelques cas par une malformation du méat ou une lésion de l'urètre antérieur, c'est parce qu'il y a nécessairement alors surcroît dans l'emploi de la force contractile de la vessie. Si l'on peut les rencontrer dans la colique néphrétique, qui d'ailleurs détermine la contraction exagérée du muscle vésical, s'ils se manifestent quelquefois par synergie sous l'influence des lésions douloureuses du sphincter anal, il n'est pas moins vrai que ce sont « physiologiquement » les contractions actives du muscle vésical et « pathologique-

-ment » les affections douloureuses de la vessie qui les déterminent. Celles qui localisent leur action au col vésical ont-elles une influence plus particulière? Je me garderai bien de l'affirmer; à mon avis, rien ne le démontre. Ce qui est vrai, c'est qu'il faut que la vessie soit en cause. Le spasme se produit d'autant plus, que la vessie se contracte d'une façon plus répétée et plus douloureuse. Dans aucune cystite, il n'est plus habituel que dans la cystite tuberculeuse, mais il n'en est guère qui multiplie davantage les besoins d'uriner. La physiologie pathologique et la physiologie normale marchent toujours d'accord. Observez comme il convient, et vous vous assurerez qu'il ne suffit pas d'une urétrite postérieure ou d'une prostatite, pour déterminer le spasme du sphincter membraneux.

Si vous voulez apprécier à sa juste valeur la signification pathologique du symptôme « spasme », ce n'est pas seulement à l'appareil urinaire qu'il faut borner vos recherches.

Nous vous faisions remarquer tout à l'heure que, chez les neurasthéniques et chez un certain nombre de myéliques, la sensibilité du sphincter membraneux s'exagère d'une façon remarquable. Chez ces derniers, vous observerez parfois la contracture et même la contracture douloureuse. Chez les premiers, l'exagération de sensibilité et de contractilité du sphincter urétral peut contribuer à déterminer ces rétentions d'urine de cause nerveuse, dont nous vous avons entretenus (t. 1, p. 141).

Les tabétiques vous offriront l'occasion d'observer l'une des variétés de cette affection singulière qu'on a dénommée, faute de mieux : *vessie irritable*, et que l'on a souvent considérée comme une maladie grave. Cette manifestation anomale du tabes mérite de s'ajouter à cet ensemble remarquable de viscéralgies dont plusieurs ont été si bien étudiées par le professeur Charcot; d'autres signes, que vous êtes habitués à classiquement relever dans l'ataxie, donneront tôt ou tard, souvent très tard, toute leur signification sémiologique à cette irritabilité de la vessie. Les symptômes vésicaux, quand ils s'observent chez les tabétiques, sont en effet très souvent prodromiques. Pendant fort longtemps, ils peuvent en être les seuls indices et déjouer votre observation, puisque vous rechercherez tout d'abord, en vain, le cortège symptomatique habituel des lésions médullaires.

Vous savez combien, d'une façon générale, nous attachons d'importance aux troubles de la miction, *qui surviennent, s'établissent et durent, sans cause appréciable.* Un esprit clinique ne saurait admettre l'indéterminé ; lorsqu'il est en présence de faits dont il ne voit pas la cause prochaine, il doit douter et craindre. Le pronostic, dans ces cas, sera très réservé, et cette réserve durera jusqu'au moment où vous pourrez définir l'état pathologique qui entretient et perpétue le trouble fonctionnel. Lorsque vous serez arrivés au diagnostic, vous n'aurez fait que confirmer, en leur donnant corps, les craintes qu'avait fait naître dans votre esprit de clinicien cette apparition en quelque sorte spontanée, de symptômes bien définis, durables et cependant non expliqués. Ce que nous venons de vous dire à propos des contractures douloureuses observées dès les premières phases des lésions médullaires peut vous servir de preuve.

De ces réflexions incidentes, vous pouvez tirer un double enseignement. A tout symptôme, bien défini et durable, correspond toujours un état morbide, et, il ne faut pas, chez nos malades, borner son enquête à l'appareil urinaire. Il en est ainsi pour le spasme de l'urètre ; il en est de même pour la vessie dite « irritable ».

En acceptant semblable dénomination, on ajourne le diagnostic et l'on reste dans l'indéterminé. Pour le dire en passant, plus nous observons et plus nous avons la conviction que la vessie irritable cache le plus souvent la neurasthénie, des lésions spinales, ou les lésions tuberculeuses qui atteignent si fréquemment la muqueuse du réservoir urinaire.

Rôle physiologique de l'urètre antérieur. — Le rôle physiologique de l'*urètre antérieur* est beaucoup moins important, et nous n'aurons pas à y insister. Dans la miction, il est à peu près complètement passif. L'urètre antérieur n'a, en effet, de rôle actif que dans l'éjaculation et aussi dans l'expulsion des dernières gouttes d'urine. C'est grâce à la contraction du bulbo-caverneux, sous l'influence d'un mécanisme bien étudié par A. Guérin, c'est par son élasticité propre, qui entre alors très largement en jeu, que le sperme et l'urine sont aidés dans leur cheminement. On a la démonstration expérimentale de la remarquable élasticité de l'urètre, lorsque s'échappe brusquement le liquide d'une injection momentanément retenue par le pincement du méat.

Pendant la miction, l'urètre antérieur se laisse simplement distendre et le degré de sa tension est proportionnel, d'une part, à la force que fournit la vessie, et à la résistance du méat, d'autre part. C'est, en effet, le *rôle physiologique du méat* que de « régler la force du jet » ; sa résistance et son inextensibilité n'ont d'autre objet.

Il n'est donc pas indifférent pour le bon exercice de la miction normale d'avoir un méat déformé par une trop large section. L'exagération de la résistance physiologique de l'orifice externe d'écoulement de l'urine peut, comme nous le disions tout à l'heure, obliger la vessie à un surcroît de travail, elle peut aussi déterminer par un excès de tension une sensibilité plus ou moins douloureuse de l'urètre. Nous allons voir, en effet, en étudiant la sensibilité du canal, à quel point elle s'exagère sous l'influence d'une tension brusque, et, d'une façon générale, d'une tension trop forte. Aussi, quand le méat est étroit et dur, convient-il de le débrider, mais cela doit être fait dans la mesure voulue ; on risque, en effet, de troubler le régulier fonctionnement de l'urètre par une section trop étendue.

Le canal fait, ainsi que nous avons eu déjà l'occasion de le dire, l'office d'une manche à eau. La qualité du jet dépend donc en grande partie du plus ou moins de souplesse de ce conduit ; il ne peut lui laisser toute sa régularité qu'à la condition d'avoir dans tous ses points la même élasticité et d'être uniformément tendu par une colonne d'urine abondante franchement poussée par la force contractile de la vessie. Il dépend aussi des dimensions et de la résistance physiologique du méat ; avec un méat balafré, il sera forcément irrégulier. Déjà nous vous avons dit (t. I, p. 150) l'influence exercée par la contraction de la vessie et son degré de plénitude sur les formes du jet ; ce phénomène est, vous le voyez, influencé par des causes multiples, et c'est à tort que l'on en fait le symptôme d'un état particulier.

Preuves de la dualité de l'urètre fournies par ses malformations, son développement et la distribution des microbes normaux. — L'étude des malformations de l'urètre et celle de son développement témoignent aussi de sa dualité. Sans y insister, rappelons que l'*hypospadias*, même dans sa variété la plus complète (scrotale), ne dépasse jamais les limites de la partie antérieure ou spongieuse de l'urètre. Lorsque l'urètre postérieur est atteint, comme dans certains cas d'*épispadias* compliqués d'exstrophie de la vessie, il s'agit de faits complexes, que la théorie de l'arrêt de développement permet aussi d'interpréter, mais qui diffèrent absolument de ceux auxquels nous faisons allusion. L'étude du développement de l'urètre démontre, d'ailleurs, non seulement le développement indépendant de sa partie profonde et de sa partie antérieure, mais aussi, que le développement de ces deux parties qui doivent constituer un même organe se fait successivement et non simultanément. Si nous voulions pousser plus loin cette démonstration, nous pourrions ajouter que l'appareil glandulaire se développe plutôt dans l'urètre postérieur que dans l'urètre antérieur.

A tous ces témoignages qui établissent si nettement la dualité de l'urètre, il nous est aujourd'hui possible d'ajouter ceux que nous a fournis la bactériologie. Dans l'urètre antérieur il y a, chez les sujets les plus sains, des organismes dont quelques-uns sont pathogènes; dans l'urètre postérieur, de même que dans la vessie, on n'en rencontre jamais à l'état normal. Comment l'habitation permanente de l'urètre antérieur par de nombreux microbes laisserait-elle l'urètre postérieur toujours indemne, si ces deux parties du même organe n'étaient pas en réalité physiologiquement isolées?

Aussi ai-je insisté sur le rôle protecteur qu'exerce l'urètre de l'homme au vis-à-vis de la vessie[1]. A cette question : l'urètre de l'homme peut-il, à l'état normal, permettre l'introduction spontanée des germes jusque dans la vessie? je répondais par la négative et je m'appuyais sur la clinique, l'expérimentation et la physiologie, pour prouver que cela n'était pas possible.

Dans son ouvrage si documenté, M. Melchior[2] conclut de la même manière. Pour cet auteur, « la vessie de l'homme sain est toujours fermée à l'urètre, et le sphincter vésical forme une barrière *insurmontable* aux bactéries ». Il suffit de lire les

[1] F. Guyon, *Cystites et pyélites diathésiques* (*Ann. gén.-ur.*, p. 522, 1890).
[2] Max Melchior, *Cystite et infection urinaire*, édition française, p. 284, 1859.

expériences toujours si exactes de ce consciencieux auteur, pour se convaincre que ce qu'il appelle à tort « sphincter vésical » n'est autre chose que le sphincter membraneux. Ce que nous avons dit de la façon dont M. Melchior recueille l'urine stérile et de l'instrument qu'il a imaginé pour cela le démontre (t. II, p. 135).

Cette preuve nouvelle de l'indépendance de l'urètre antérieur et de l'urètre postérieur est particulièrement importante.

Sensibilité de l'urètre. — C'est encore à l'expérimentation clinique que nous devons les notions relatives à la sensibilité de l'urètre. Déjà votre attention est attirée sur la sensibilité de la région membraneuse, il est bon de l'y retenir. Sa localisation précise, de même que sa vivacité, la rendent fort intéressante.

Sensibilité de la portion membraneuse. — Les sensations perçues par le sujet exploré sont tout autres au niveau de l'entrée de l'urètre postérieur, que dans le reste de l'étendue du canal antérieur et dans sa région prostatique. Il n'est personne qui ne l'accuse nettement sous le contact d'une boule exploratrice; mais, *suivant les individus*, elle est perçue avec plus ou moins d'intensité. Ces variations ajoutent à l'intérêt de son étude. Par le fait de sa localisation, « c'est un point de repère fort exact »; par la vivacité de ses manifestations, « c'est un très sûr critérium de l'état nerveux ».

Chez tous les impressionnables vous constaterez l'exagération de la sensibilité membraneuse; je vous montre parfois des malades où son attouchement provoque un soubresaut, ou détermine un cri.

Ce n'est pas seulement par l'exploration urétrale que vous la provoquez. Introduisez, chez ces sujets, le doigt dans le rectum; placez sa pulpe au niveau de la portion membraneuse et pressez-la contre l'ogive pubienne, vous déterminerez la même sensation et avec une acuité presque égale. Vous serez très fréquemment consultés par de jeunes hommes qui se croient atteints d'une affection de la prostate, et que l'on a soignés de ce côté parce qu'ils ont une sensation pénible dont le siège est dans le périnée. Ils ne peuvent pas y appuyer, il leur est pénible de s'asseoir, surtout sur certains sièges. Leur prostate est cependant souple, elle est mince, toutes vos pressions sont indolentes. Vous les considéreriez comme se plaignant d'une sensation imaginaire, si, en retirant le doigt, vous ne l'arrêtiez au niveau de l'urètre membraneux pour l'explorer par pression. C'est là où ils souffrent, et ils avaient raison de se plaindre. Le traitement local ne leur réussira guère, les instillations de cocaïne, de même que les suppositoires, donnent peu de résultats; mais, si vous vous tenez pour avertis et que vous traitiez comme il convient leur état nerveux, vous parviendrez à guérir leur prétendue maladie de la prostate.

Sensibilité des autres régions de l'urètre. — La sensibilité des autres régions de l'urètre doit être étudiée suivant que le contact l'éveille ou qu'elle est due à la tension.

La *sensibilité au contact* est relativement peu vive; sans doute, elle aussi varie suivant les individus, mais dans de tout autres proportions. Ce n'est guère qu'un sentiment de cuisson peu douloureuse, de chaleur modérée, de picotements, aussi bien en avant du sphincter membraneux qu'immédiatement en arrière de lui; vous ne déterminez en général pas autre chose, le même degré de sensations est accusé partout.

Chez quelques sujets cependant, il s'y joint « le sentiment du besoin d'uriner ». C'est au moment de l'arrivée dans la vessie, ou plus habituellement lorsqu'on en sort, que cette sensation est accusée. A cet égard, la muqueuse de l'urètre postérieur réagit comme la vessie elle-même, avec laquelle elle a, nous le savons, tant d'analogies.

La *sensibilité à la tension* est facile à constater. Il suffit, au moment où la miction s'opère, de fermer le méat, ou de presser sur un point quelconque de l'urètre antérieur pour la percevoir. Elle peut être très vive. J'ai cité dans un article sur la sensibilité de l'urètre le cas d'un individu qui, pour empêcher l'éjaculation de s'accomplir, avait serré sa verge au moment où s'effectuait l'arrivée du sperme dans le canal antérieur. Il éprouva non seulement une très vive douleur au moment même, mais l'état douloureux persista toute la journée, et une petite urétrorragie, ou plutôt un suintement rosé, tacha le linge pendant quelques heures[1].

[1] F. Guyon, *Sur la sensibilité de l'urètre normal* (*Archives de phys. norm. et pathol.*, 5e série, t. II, p. 642; 1889).

Il ne faut donc pas conclure, quand on exerce une pression sur un point de l'urètre, que c'est ce point mécaniquement et temporairement rétréci qui est sensible. C'est la portion de l'urètre qui se tend en arrière qui devient douloureuse. La fermeture du méat, mieux que les pressions faites le long de l'urètre, permettent de le constater. Il est démontré par cette petite expérience, de même que par l'exploration directe des rétrécissements, qu'ils n'ont pas de sensibilité propre. On l'a cependant pensé.

Nous n'avons pas de données certaines qui puissent nous permettre de dire comment l'urètre postérieur réagit sous l'influence de sa mise en tension forte. Toutefois, il est présumable qu'il est alors, comme l'urètre antérieur, le siège de phénomènes douloureux et que sa sensibilité qui est de la même nature que celle de la vessie, se confond avec elle. C'est ce qui doit avoir lieu lorsque l'on résiste à un très vif besoin de pisser. L'urine, nous venons de le voir, peut alors franchir le col de la vessie ; elle s'échapperait, si elle n'était retenue par la contraction du sphincter membraneux. Dans ces conditions, l'urètre postérieur mis en grande tension doit contribuer, pour sa part, à rendre particulièrement vive la sensation que déterminent les besoins pressants.

Je ne saurais cependant admettre que ce soit la pénétration de l'urine dans le canal qui provoque le besoin d'uriner ; j'en dirai les raisons en parlant de la physiologie de la vessie. Rappelons dès à présent un fait chaque jour observé. Lorsqu'on cathétérise un homme qui est sous l'influence du besoin d'uriner, l'on ne voit jaillir le liquide immédiatement après avoir franchi le sphincter antérieur, que chez ceux qui n'ont pas le col obstrué.

Chez les prostatiques, il n'est pas libre et l'urine ne s'écoule que lorsqu'on a pénétré dans la vessie ; il ne suffit malheureusement pas d'arriver dans la région de la prostate pour obtenir l'évacuation. Nous savons, cependant, à quel point ces malheureux souffrent de l'envie d'uriner tant que la sonde ne peut être conduite au delà des lobes de la prostate. Il n'est donc pas besoin que l'urine prenne contact avec l'urètre postérieur ou le mette en tension pour que le besoin d'uriner se produise. La clinique le démontre expérimentalement.

Physiologie pathologique.

La protection que l'urètre normal assure à la vessie cesse lorsqu'il est infecté. L'invasion microbienne directe et spontanée du réservoir de l'urine est alors fréquemment observée ; nous l'avons déjà indiqué (t. I, p. 134). Cette solidarité morbide montre combien il est nécessaire que nous soyons renseigné sur les conditions dans lesquelles s'effectue l'infection urétrale.

Ainsi que vous le savez et que nous le rappelions tout à l'heure, l'urètre le plus normal est microbien. Il est habité et assez mal habité. Sa santé n'est cependant à aucun degré mise en cause par ce fait ; la tolérance de la muqueuse reste absolue aussi longtemps que n'interviennent pas les conditions capables de la faire cesser. Le porteur de microbes et les personnes auxquelles il les pourrait communiquer demeurent indemnes. Les organismes qui ont trouvé une retraite dans le canal y vivent en non-activité. Il en est ainsi, d'ailleurs, pour toutes les cavités muqueuses qui s'ouvrent à l'extérieur. Vous voyez tous les jours guérir sans suppuration les érosions, les plaies et même les fausses routes de l'urètre, comme guérissent les morsures de la langue et les plaies des gencives ; les chirurgiens ont pu, bien avant de connaître l'antisepsie, réunir par première intention le voile du palais, fermer avec le même succès les fistules vésico-vaginales et corriger le strabisme en coupant les muscles oculaires, sans avoir d'accidents suppuratifs.

C'est, en effet, une propriété générale des muqueuses saines que leur résistance à l'infection. J'y insiste beaucoup dans mon enseignement de chaque jour ; pour la vessie, j'aurai plus tard à longuement y retenir votre attention. Bien que l'urine fournisse un milieu de culture très favorable, nous verrons que l'infection de la vessie ne s'effectue que lorsque sa muqueuse « n'est plus en état normal ». Il n'est possible de se faire une idée juste du mécanisme de l'infection de l'urètre et de la vessie, ainsi que de ses conséquences, qu'en étudiant ces questions à l'aide des notions fournies par « la clinique et la physiologie pathologique ». On ne peut s'en référer seulement à la physiologie normale.

Il ne suffit pas, par exemple, de constater qu'une muqueuse

saine peut absorber des substances toxiques ou médicamenteuses. Nous vous l'avons déjà fait remarquer à propos du pouvoir absorbant de la vessie (t. II, p. 164). Dans l'urètre qui normalement possède à un très haut degré le pouvoir absorbant, il faut que surviennent des modifications profondes de son épithélium pour qu'il s'infecte. De même que dans la vessie, c'est la condition nécessaire.

Réceptivité de l'urètre. — Lorsque son revêtement n'est plus en état normal, la muqueuse urétrale cesse de demeurer indifférente aux contacts des microbes. Devenue réceptive, elle ne sait plus résister ; elle permet à ceux qui l'habitent et à ceux qui y pénètrent de pulluler, de se développer, de sécréter et d'agir. Et cette propriété nouvelle d'origine pathologique n'est pas passagère; elle se conserve et dure de telle sorte, chez le plus grand nombre, qu'elle reste pour bien longtemps, sinon pour toujours, acquise. Nous ne le voyons que trop lorsque nous voulons guérir l'urétrite chronique.

Il ne suffit pas d'une influence banale pour produire semblables effets. Voyez ce qui se passe après la plupart des cathétérismes. Ils sont rarement sans reproche aussi bien en ce qui concerne la manœuvre, que pour ce qui regarde la propreté. Et, pourtant, que la sonde soit introduite temporairement ou laissée à demeure, la suppuration déterminée par son contact ou son séjour n'est pas durable ; l'on se débarrasse aisément de ce genre d'urétrite. Le passage réitéré des urines infectées n'est guère plus capable de produire ou d'entretenir un écoulement, nous en avons chaque jour la preuve. Tout autre est le sort de l'urètre lorsque le gonocoque y a fait son entrée.

Sans doute, des conditions particulières sont nécessaires pour que le canal ait, même à l'égard de cet organisme privilégié, la réceptivité nécessaire. Mais tout le démontre : le gonocoque jouit, au vis-à-vis de la muqueuse urétrale, d'un pouvoir très spécial, et ce qu'il peut faire, d'autres ne l'accomplissent pas malgré la réunion de conditions identiques. Rien de plus rare que les infections primitives du canal par des microbes autres que le gonocoque. C'est bien le véritable ennemi, c'est l'agent pathogène spécifique de la muqueuse urétrale.

M. J. Janet, qui, depuis plusieurs années, étudie avec tant de persévérance et de soin les affections de l'urètre et leur traitement dans cette clinique, a bien mis en lumière le rôle si prépondérant du gonocoque dans l'intéressant travail qu'il a consacré à l'étude de la réceptivité de l'urètre et de l'utérus [1]. Il montre l'extrême rareté des infections primitives autres que celles que produit le gonocoque (il n'en a observé que trois en deux ans, et les autres observateurs en citent un bien petit nombre), ainsi que la facilité avec laquelle cet organisme s'implante et s'acclimate dans l'urètre. Au vis-à-vis de lui, la résistance si remarquable de l'épithélium, pour tout autre organisme, est nulle ou de courte durée. Et, s'il est des sujets plus ou moins réfractaires à une première contamination, on les voit, quand ils ont succombé, y devenir désormais très accessibles. Il suffit, on le sait, que l'infection urétrale ait été une fois accomplie, pour qu'elle se renouvelle avec la plus déplorable facilité. C'est toujours au gonocoque que la muqueuse du canal reste surtout accessible. Mais bien d'autres microbes y rencontrent, eux aussi, le milieu favorable qui leur faisait défaut tant qu'elle n'avait pas cessé d'être à l'état normal. Le terrain, autrefois réfractaire et stérile, est devenu éminemment fertile ; et ce changement, on le constate, est dû aux modifications de l'épithélium, à l'infiltration sous-épithéliale et sous-muqueuse, à la perte de l'élasticité, à un état pathologique en un mot.

Il est difficile, en présence de pareilles constatations, de ne pas comprendre et de ne pas accepter : que l'état de santé, que la constitution d'un sujet, jouent, eux aussi, un rôle dans la réceptivité urétrale. Ils ne peuvent certes être sans influence sur la résistance vitale des éléments anatomiques ; les preuves cliniques de la réalité de ce fait abondent et je les ai souvent fournies. Nous sortirions quelque peu de la physiologie pathologique, en envisageant ce côté surtout clinique de la question ; nous y demeurons en insistant sur la particulière et spéciale influence du gonocoque sur les destinées de la muqueuse urétrale.

L'action qu'il exerce est certainement « élective », car, on le

[1] Jules JANET, *Réceptivité de l'urètre et de l'utérus* (*Ann. gén.-ur.*, août 1893).

sait : bien rares sont les cas où l'on a sûrement constaté l'extension de ses effets à la muqueuse de la vessie ou aux autres parties du revêtement interne des voies urinaires. Pour qui veut s'en tenir à l'enseignement des faits, il faut donc admettre : que les complications diverses de la blennorragie urétrale à gonocoque ne paraissent pas causées par ce microbe, mais semblent bien relever, dans la très grande majorité des cas, d'infections secondaires. Le gonocoque reste en quelque sorte à la porte de l'appareil urinaire, il se contente de faciliter le passage d'autres germes. Nous avons eu l'occasion de dire (t. I, p. 29) que cet organisme ne devait pas être compris dans l'énumération des microbes qui jouent un rôle dans l'infection urineuse. Cette exclusion est, on le voit, facile à justifier.

Il est fort intéressant de constater qu'un organisme qui cultive si bien dans l'urètre, cultive si mal dans la vessie et dans le reste de l'appareil urinaire ; il ne l'est pas moins, par contre, de voir que le colibacille, dont nous savons l'affinité toute particulière pour la vessie, l'uretère, le bassinet et les reins, en ait si peu pour le canal.

Tous les auteurs qui, depuis 1887, ont étudié avec tant de soin les microbes de l'urètre normal, n'y avaient pas rencontré le colibacille ; il était réservé à Melchior d'en dénoncer la présence. Mais, ainsi que le remarque cet auteur : « Il y a dans « ces recherches un fait bien digne d'attention, c'est que le plus « fréquent des microbes « cystiques », la bactérie, « pour « ainsi dire spécifique de l'infection urinaire », se trouve si ra- « rement dans l'urètre (1 fois sur 12 d'après ses recherches). » Et il ajoute : « Comme Krogius, ayant examiné dix-sept urètres « dans le seul but de constater la présence de cette bactérie, *a « toujours obtenu un résultat négatif*, je ne saurais contester « que, dans mon cas unique, le colibacille n'ait été introduit « dans l'urètre par la bougie stérilisée[1]. » Ces résultats, pour ainsi dire négatifs, sont d'autant plus à noter qu'ils contrastent avec les suivants. Chez des sujets sains, *n'ayant jamais eu d'affection de l'appareil uro-génital*, Melchior, en examinant les microbes du prépuce et de la vulve, a trouvé, « à sa grande

[1] Melchior, *loc. cit.*, p. 276.

surprise », le colibacille dans 25 p.100 des cas chez de jeunes garçons ; dans la moitié des cas chez des femmes jeunes, tout à fait bien portantes, la vulve renfermait « en abondance » du coli vivant. Ainsi cet organisme, que l'on ne trouve pas dans l'urètre, pullule au niveau même de son orifice ; il est à l'entrée du canal et il n'y pénètre pas spontanément, tandis que beaucoup d'autres en prennent le chemin ! Si nous voulons garantir la vessie « du plus fréquent des microbes cystiques », si nous ne voulons pas le transporter dans le milieu favorable, où il cultive, soumettons donc, en toute occasion, l'extrémité de la verge, la vulve et surtout le méat à une désinfection soigneuse. C'est la précaution essentielle. Lavez minutieusement le méat et les parties avoisinantes ; ne vous contentez pas d'y passer une solution antiseptique ; « le lavage d'abord, la solution après ». En agissant de la sorte, nous aurons le plus de chances probables de ne pas l'introduire dans la vessie avec nos instruments, s'ils sont eux-mêmes convenablement préparés et conduits par des mains bien nettoyées.

La traversée que l'on accomplit dans un urètre normal avec un instrument aseptique et des mains propres, après désinfection du méat et de son pourtour, n'est cependant pas exempte de danger pour la vessie. Melchior insiste sur un résultat très important de ses recherches sur les microbes de l'urètre normal, il a constaté qu'il peut fréquemment contenir des microbes pathogènes. Il en était ainsi 7 fois sur 12 ; il signale le *Streptococcus pyogenes* et le *Staphylococcus ureæ liquefaciens*, qui sont à bon droit réputés dangereux pour la vessie. Il n'est pas moins vrai que la clinique, ainsi que nous l'avons déjà dit (t. I, p. 36), démontre que le cathétérisme aseptique fait à travers un urètre normal, ne réalise pas les craintes que permet de concevoir l'étude bactériologique ; à cet égard, il y a sans doute à tenir compte de l'absence, à peu près certaine, du *Bacterium coli* dans l'urètre sain. Nous voyons, en tous cas, combien est justifié l'usage des lavages immédiats et répétés de la vessie après le cathétérisme ; il faut, en effet, tout particulièrement craindre de laisser séjourner dans la vessie les microbes que l'on aurait pu y introduire, malgré les précautions les mieux prises.

Les importantes recherches que nous venons de citer

témoignent nettement contre : la possibilité de l'infection primitive et directe de la vessie dans l'état normal. Chose inattendue, ce témoignage serait même particulièrement favorable à la femme. Ce n'est pas dans l'urètre d'une femme, mais dans le canal d'un jeune homme, que Melchior a trouvé le colibacille, malgré la présence si fréquente et la très grande abondance de cette bactérie dans la vulve.

Si l'urètre normal n'est pas pour le colibacille un milieu approprié, il semble en être de même pour l'urètre pathologique. Dans les examens de sécrétions urétrales faits journellement dans le laboratoire de la clinique, rien n'indique, du moins sans cultures, qu'il soit présent dans ces sécrétions. Sans rien pouvoir affirmer encore, ce que nous savons jusqu'à présent permet de dire qu'il est excessivement rare que le *Bacterium coli* cultive dans l'urètre pathologique. Chez tous les sujets dont la vessie est infectée il y a forcément accès, puisqu'il y est introduit par chacune des mictions, mais il ne paraît y figurer que comme « microbe de passage ».

L'influence infectante de la vessie sur l'urètre ne nous semble donc pas démontrée pour le colibacille, du moins en ce qui concerne l'urètre antérieur. J'ai bien souvent, au contraire, eu la preuve de la participation de l'urètre postérieur à l'infection de la vessie et je professe : « qu'il n'y a pas de cystite sans urétrite postérieure ».

Cette solidarité s'affirme souvent par les lésions les plus graves dans la cystite tuberculeuse ; les pièces de notre musée en font foi. Vous pouvez remarquer que sur celles qui y figurent comme dûment tuberculeuses, au nombre de 30, on trouve : 17 fois des lésions de l'urètre postérieur. Sur ces 17 cas, il n'y en a que 2 où l'urètre antérieur présente des lésions ; dans les 15 autres, il n'y a de lésions tuberculeuses ni dans l'urètre antérieur, ni dans l'urètre postérieur. C'est donc à deux cas que se réduisent les spécimens de lésions tuberculeuses de l'urètre antérieur et dans ces deux cas, l'urètre postérieur est lésé. Nous ne possédons aucune pièce où l'urètre antérieur seul soit atteint par la tuberculose.

Quel que soit l'intérêt de ces faits, si nous nous plaçons seulement au point de vue de l'infection de l'appareil urinaire, nous voyons, avec toute évidence : combien est particulière l'infection de l'urètre et à quel point, malgré leur connexion si étroite, elle diffère microbiologiquement de celle de la vessie et, partant, de celle de l'uretère et des bassinets.

Ce rapide aperçu de la physiologie pathologique de l'urètre nous renseigne aussi sur l'un des points les plus importants du mécanisme de l'infection urineuse. Dans l'état le plus normal, tout est préparé pour que le colibacille vienne, en pénétrant dans la vessie, donner au liquide urinaire les propriétés qui le rendent septique.

Mais, de même que l'établit l'ensemble des observations cliniques, cette pénétration ne s'effectue, au moins à l'état sain, que : « par l'intermédiaire du cathétérisme ». Cela ne nous permet d'exclure ni l'infection directe spontanée de l'état pathologique, ni la pénétration indirecte par l'intermédiaire de la circulation; mais le mécanisme suivant lequel s'effectue le plus habituellement la contamination de la vessie et par suite son infection est ainsi précisé. *Dans la très grande majorité des cas, la sonde en est responsable.*

Si maintenant nous nous demandons, en terminant, quel est le rôle de l'urètre dans la production de « l'infection générale », il est aisé de se rendre compte qu'il ne laisse pénétrer dans la circulation les produits infectieux qui le traversent ou qu'il contient, que : « lorsqu'il est traumatisé ». Le pouvoir absorbant dont il jouit normalement, « au degré très élevé » que l'on sait, ne suffit pas pour que se produisent des accidents généraux par le fait du passage le plus répété d'une urine infectée; nous voyons dans la cystite les mictions les plus nombreuses ne pas déterminer de fièvre malgré le contact en quelque sorte continuel de l'urine infectée et de l'urètre. Les lésions que détermine l'infection locale du canal restent aussi sans effets appréciables ; même dans les urétrites les plus intenses, il n'y a pas de fièvre [1]. Il en est de même chez les rétrécis et cependant, non seulement de grandes modifications anatomiques se produisent dans l'épithélium du canal, mais sous l'influence de la perte d'élasticité, les parois ne se rapprochent plus assez pour se juxtaposer.

[1] P. NOGUÈS, *De la température dans la blennorragie aiguë* (*Ann. gén.-ur.*, mai 1895, p. 433).

MM. Hallé et Wassermann[1] ont montré, dans leur étude sur l'anatomie pathologique des rétrécissements, que l'urine infectée peut alors stagner dans l'urètre. A quel point cela agit-il sur la santé des rétrécis, rien ne permet de le dire. Mais combien est évidente l'influence des mictions lorsqu'il y a érosion ou plaie, la clinique nous le démontre surabondamment. Rien n'est plus positif.

La part de l'urètre dans le mécanisme de l'infection générale est, de ce fait, considérable (t. II, p. 106 et suiv.). Elle paraît nulle en dehors de ces conditions. L'absorption ne s'exerce d'une façon assez effective pour que des accidents infectieux se manifestent, que lorsque l'urètre est traumatisé. L'ensemble des faits relatifs à la réceptivité de l'urètre, de même que l'analyse des observations cliniques que nous vous rappelons établissent, sur les données les plus certaines, la nécessité de protéger l'urètre par la sonde à demeure lorsqu'il est éraillé ou traumatisé. L'indication est formelle.

[1] M. WASSERMANN et N. HALLÉ, *Anat. path. des rétréciss. de l'urètre* (*Ann. gén.-ur.*, 1891 et 1894).

VINGT-NEUVIÈME LEÇON

PHYSIOLOGIE NORMALE ET PATHOLOGIQUE DE LA VESSIE

Importance de cette étude au point de vue de la détermination des conditions qui permettent de faire « l'étude clinique de l'infection urinaire ».

I. Sensibilité et contractilité de la vessie. — Importance de cette étude : elle permet de se rendre compte des conditions physiologiques et pathologiques qui mettent en jeu la contractilité de la vessie ou l'exagèrent. — Physiologiquement la vessie est insensible au contact de l'urine, mais très sensible à la tension. — Différenciation de la sensibilité aux contacts et de la sensibilité à la tension. — Faible sensibilité au contact des corps durs, instruments et calculs. — Exquise sensibilité à la tension. — Sa persistance pendant le sommeil physiologique et pendant l'anesthésie.

Extrême exagération de la sensibilité à la tension dans les cystites. — La moindre accumulation de liquide provoque des contractions douloureuses. — Aussi les lavages sont-ils formellement contre-indiqués toutes les fois que la cystite est aiguë, tandis que l'intervention qui n'a pour agent que les contacts reste possible. — Conditions pathologiques qui exagèrent la sensibilité aux contacts.

Le besoin d'uriner n'est pas dû au contact de l'urine avec la muqueuse du col ni à son introduction dans l'urètre postérieur. — Il est la conséquence de la mise en tension de la vessie, ou de l'excitation de la muqueuse vésicale par les contacts répétés ou par des substances irritantes.

La tension provoque des phénomènes congestifs. — Preuves tirées : des érections causées par la réplétion de la vessie chez l'enfant, chez l'adulte et même chez le vieillard ; des faits empruntés à la pathologie générale ; des constatations directes permises par la taille hypogastrique ; des hémorragies et des inflammations déterminées par des rétentions et par de simples retenues. La distension quand elle est lente et non douloureuse, détermine aussi la congestion.

Capacité de la vessie. — Elle est variable comme sa sensibilité. — Elle est physiologique et non pas anatomique. — La distension d'une vessie douloureuse expose à sa rupture. — L'inflammation de la vessie et la congestion rendent la vessie plus sensible.

Conséquences de la tension de la vessie. — L'étude de ses conséquences immédiates et éloignées fait comprendre la nécessité des évacuations répétées dans le traitement de la rétention d'urine. — Elle démontre que l'indication des cathétérismes suffisamment répétés pour empêcher toute miction est rationnelle. — L'influence nuisible exercée par la tension sur le fonctionnement des reins, sur l'absorption de l'urine septique dans la vessie, sur l'éclosion ou l'aggravation de la cystite, fait comprendre le rôle préservateur des évacuations. — L'état douloureux de la vessie et sa congestion rendent plus particulièrement redoutable l'influence de la tension.

II. Mécanisme de la contraction. — Théorie de Mercier, sa valvule. — Contractions partielles de la vessie. — C'est d'abord la paroi postérieure qui s'avance vers le col, puis le bas-fond se soulève. — Ces faits résultent des sensations recueillies pendant la lithotritie, des recherches expérimentales sur l'accommodation des corps étrangers, de l'examen cadavérique. — Le diamètre transversal est celui qui varie le moins. C'est *le diamètre chirurgical de la vessie*.

III. Résistance des parois de la vessie a la rupture. — Résistance remarquable à la distension pathologique et expérimentale. — La contraction excessive d'une vessie très musclée expose beaucoup plus à la rupture que l'affaiblissement de la paroi musculaire. — La vessie se rompt plutôt qu'elle n'est rompue. — Le diagnostic des états pathologiques de la vessie ne doit pas être seulement anatomique et étiologique, il est nécessaire qu'il soit aussi physiologique.

IV. Résistance de la vessie a l'infection locale. — Obstacles qu'elle apporte à l'infection générale. — Le rôle de la vessie dans l'infection urineuse est fort important. — L'intégrité anatomique et fonctionnelle du muscle vésical, celle de la couche épithéliale assurent l'efficacité de la défense de la vessie contre l'infection locale. — Preuves cliniques fournies par les rétrécis et les prostatiques, les pyuriques, les infections rénales, la tuberculose rénale, les communications de l'intestin et de la vessie, l'état ammoniacal, les calculs. — L'étude expérimentale établit que l'on ne peut infecter la vessie sans lier la verge. — Quand on ne produit pas la rétention, les organismes qu'on y injecte sont complètement expulsés.

Causes adjuvantes de l'infection. — État de l'organisme. — Influences dynamiques, congestion, irritation chimique, traumatisme. — La vessie ne s'infecte que lorsque son épithélium a été modifié dans sa vitalité et dans sa structure, sous l'influence de l'action des causes adjuvantes. — Une seule espèce microbienne, l'*Urobacillus liquefaciens*, peut parfois se passer de leur concours.

V. Influence de la vessie sur les uretères. — La vessie est la gardienne des uretères à l'état normal. Elle peut continuer à l'être à l'état pathologique, « sous l'influence d'un traitement bien dirigé ». — L'intégrité anatomique et fonctionnelle du muscle vésical est avant tout nécessaire à la protection des uretères. — Le reflux du contenu de la vessie dans les uretères ne peut pas se produire dans l'état de distension. — Il est possible de l'obtenir en provoquant par l'injection d'une faible quantité de liquide une tension précoce de la vessie. — Il s'effectue beaucoup plus facilement chez le lapin que chez le chien, dont la vessie a une musculature analogue à celle de l'homme. — L'occlusion de l'uretère est la conséquence de la pression exercée par les fibres musculaires de la vessie qui agissent sur la portion vésicale de l'uretère. — Expériences qui le démontrent. — La pénétration des microbes dans l'uretère est favorisée à un haut degré par la rétention d'urine. — Elle peut cependant s'effectuer en dehors de cette condition.

VI. Part de la vessie dans l'infection générale. — Absorption de l'urine septique par la muqueuse malade, ses variations — Conditions adjuvantes qui assurent ses effets, concours nécessaire du rein. — La part de la vessie dans l'infection générale est directe ou indirecte. — L'infection directe est la conséquence de l'absorption de l'urine septique par la muqueuse de la vessie. — L'infection indirecte résulte de l'absorption faite dans l'urètre traumatisé et de l'imparfaite élimination opérée par les reins.

L'absorption directe ne s'observe que sous l'influence de causes adjuvantes. — — Elle ne provoque d'accidents, dans la plupart des cas sérieux, que lorsque le rein est déjà malade ou le devient. — La part de la vessie dans l'infection générale dépend en grande partie de l'influence qu'elle exerce sur le rein. — Cette solidarité pathologique explique comment en pratique on peut venir s utilement au secours du rein en agissant dans la vessie. — Pour s'opposer à l'infection générale venue de la vessie, il ne suffit pas d'en assurer l'évacuation et de faire de l'asepsie et de l'antisepsie. — Il est nécessaire de protéger l'urètre s'il est éraillé ou blessé. — En agissant à la source même de l'infection, on met le rein à même de suffire à l'élimination des produits septiques. — Le rôle très important que joue cet organe dans l'infection dépend avant tout de sa perméabilité. — Il agit en permettant la sortie du poison urineux de la circulation et ne paraît que fort peu prendre part à son introduction. — La gravité des accidents dépend de la dose du poison urineux, de ses renouvelemenst, de sa virulence ou de sa mauvaise élimination. — Dose morbide et dose mortelle. — Les plaies de l'urètre réalisent les conditions qui permettent une rapide introduction de grandes doses.

L'absorption vésicale est lente et limitée ; elle n'introduit que de petites doses. — — L'absorption vésicale n'est pas seulement limitée, elle ne s'exerce pas d'une façon constante. — L'histoire clinique de tous les urinaires le démontre. — Exemples fournis par les prostatiques. — Démonstrations expérimentales de la non-absorption vésicale, fournie par les urétrotomisés. — L'ensemble des faits prouve que, même à l'état pathologique, l'absorption qui se fait par la muqueuse vésicale malade est limitée et inconstante. — Elle ne s'exerce que sous l'influence de conditions adjuvantes. — En raison du mauvais état fonctionnel et de la susceptibilité pathologique des reins chez les malades dont la vessie est depuis longtemps infectée, la part de cet organe dans l'infection urinaire, est néanmoins fort importante.

Les résultats concordants fournis par la physiologie pathologique et la clinique sur la réalité du pouvoir absorbant de la vessie malade, son action limitée et inconstante, nepeuvent être négligés dans l'interprétation des résultats contradictoires des expériences faites pour étudier le pouvoir absorbant de la vessie normale.

Nous venons de vous présenter, au sujet de l'urètre, des considérations anatomiques et physiologiques. Nous allons pour la vessie nous en tenir aux considérations physiologiques.

Seule, l'opération du cathétérisme a sa place marquée dans l'étude des généralités, aucune autre ne saurait y figurer. Par cela même, l'anatomie chirurgicale de la vessie, aussi bien que celle des autres parties de l'appareil urinaire, ne nous est pas actuellement nécessaire ; ce que nous avons dû faire à cet égard pour l'urètre, ne peut se reproduire dans ces leçons pour d'autres organes. Il n'en est pas ainsi de la physiologie normale et de la physiologie pathologique de la vessie, elles entrent dans notre cadre et nous sont indispensables.

En l'absence des notions qu'elles nous apportent, il serait impossible d'explorer la vessie et même d'y faire un lavage ; nous ne saurions établir les règles d'une bonne administration du chloroforme pour y pratiquer des manœuvres opératoires ; nous ne pourrions comprendre la plupart des phénomènes pathologiques qu'il est essentiel de bien interpréter ; enfin, le plus grand nombre des conditions qui permettent l'infection de l'appareil urinaire et qui en favorisent l'évolution nous seraient inconnues et son histoire clinique resterait fort incomplète. Il n'est pas besoin d'autres motifs pour légitimer l'étude que nous allons poursuivre et pour excuser sa longueur.

Nous étudierons la physiologie de la vessie à un point de vue purement clinique et principalement à l'aide de la clinique. Nous traduirons aussi fidèlement que possible les enseignements que l'observation nous a fournis, en ayant pour seul objectif de donner un guide à la pratique. Nous ne saurions y parvenir sans faire une part très large à *la physiologie pathologique*. Nous ne chercherons pas à écrire sur la physiologie normale de la vessie un chapitre didactique et complet, mais l'analyse clinique lui apporte un trop précieux concours, pour que nous ne fassions pas connaître dans leurs détails, les faits qu'elle nous a permis d'établir.

Abordées dans cet esprit et maintenues dans ces limites, les questions à examiner sont cependant fort nombreuses. Nous nous occuperons : — de la sensibilité de la vessie, — de sa contractilité, — de la résistance de ses parois à la rupture; — nous verrons comment la vessie se défend contre l'infection, — comment elle est atteinte — quelles sont, par conséquent, les conditions de sa réceptivité; — nous nous rendrons compte de l'influence qu'elle exerce sur la destinée des uretères et des reins; — nous chercherons enfin comment se comporte sa muqueuse au vis-à-vis de l'urine microbienne, afin d'établir la part qui revient à la vessie dans la production des phénomènes de l'infection.

Cette dernière série de questions a une très haute importance au point de vue de la physiologie pathologique en particulier. Nous l'avons déjà vu, car tout le démontre : la vessie infectée est un véritable laboratoire à cultures. Les microorganismes qui se développent à l'abri de l'air y trouvent, au degré favorable, une température constante et un liquide approprié; ils y vivent dans les conditions de milieu qui assurent leur extrême multiplication, ils y produisent activement leurs toxines et développent largement leur virulence. C'est ainsi « que s'élabore le poison urineux ». L'étude bactériologique a péremptoirement démontré, comme nous l'avons dit (t. I, p. 29), que : directement ou par l'intermédiaire des produits qu'ils sécrètent, les microorganismes sont les agents producteurs des accidents généraux de l'infection et des lésions locales qui en relèvent. Il est évident que : « c'est à l'urine septique que nous avons affaire ». C'est pourquoi tout ce qui se passe dans la vessie intéresse si particulièrement le chirurgien. Les questions dont nous abordons l'examen permettent de déterminer « les conditions dans lesquelles nous sommes appelés à observer et à intervenir chirurgicalement dans un grand nombre de cas ». Nous compléterons ainsi la réunion des éléments nécessaires à « l'étude clinique et à l'étude scientifique de l'infection urinaire. »

I. — Sensibilité et contractilité de la vessie.

L'étude de la sensibilité de la vessie doit d'abord arrêter et retenir notre attention. C'est, en effet, la propriété maîtresse ; elle mérite d'inaugurer et de dominer notre étude. Ce n'est pas seulement parce que le phénomène douleur est celui dont les malades viennent avant tout se plaindre, et que, dans la très grande majorité des cas, les douleurs dont souffrent les urinaires « ont la vessie pour siège » ; c'est aussi et surtout parce que : *la sensibilité tenant directement et étroitement sous sa dépendance la contractilité*, a, sur les fonctions de la vessie, la plus grande influence.

La contractilité est un phénomène réflexe ; pour qu'elle se manifeste, une incitation est nécessaire. N'intervient-elle qu'à propos, c'est-à-dire physiologiquement, le réservoir de l'urine laissera s'opérer graduellement l'accumulation due à l'incessant apport de la sécrétion rénale. Il ne demandera à se vider qu'à des intervalles suffisants pour assurer la prolongation du sommeil et la facile exécution des divers actes de l'existence. La vessie subira volontiers une accumulation exceptionnelle et demeurera complaisante. Mais il faut pour cela : que la sensibilité reste normale. Lorsqu'elle passe à l'état pathologique, la contractilité s'exerce dans de tout autres conditions. La fréquence augmentée peut devenir excessive, les mictions ne sont pas seulement répétées, elles sont impérieuses, elles sont douloureuses.

On a cherché à définir et à étudier dans ses détails : le mécanisme de la contraction. Nous vous dirons plus loin ce que nous avons observé et nous chercherons ainsi à apprendre : « comment la vessie se contracte ». Mais, quel que soit l'intérêt de cette étude, singulièrement exagéré d'ailleurs pour le besoin de certaines théories pathologiques, il est d'une autre importance pour le clinicien de savoir : « quelles sont les conditions physiologiques et pathologiques qui mettent en jeu la contractilité ou l'exagèrent ». C'est, en effet, de la contractilité de la vessie que vous aurez à vous préoccuper aussi bien pour l'étude et l'interprétation des symptômes, que pendant les opérations. Il est donc avant tout indispensable au chirurgien de savoir : *pourquoi la vessie se contracte*.

Pour aborder cette importante partie de l'étude de la contractilité, il faut nécessairement connaître et très bien connaître la sensibilité.

Les conditions dans lesquelles se manifeste la sensibilité de la vessie doivent, tout d'abord, retenir l'attention. Leur analyse démontre que l'étude physiologique de la sensibilité de la vessie repose sur : « la différenciation de la sensibilité que détermine la mise en tension de ses parois, et de la sensibilité qu'éveillent les contacts et les pressions qu'elles subissent ». Elle établit avec la même évidence : qu'il faut étudier séparément « la sensibilité physiologique de la vessie et sa sensibilité pathologique ».

Ces distinctions, que nous croyons fondamentales, n'avaient cependant jamais été faites. Elles ont de bonne heure forcé notre attention et nous y avons fait plus d'une allusion dans la première édition de ces *Leçons*, bien que nous ne les ayons exposées que dans la seconde. Nous disions, à propos des effets de la chloroformisation sur la vessie : « Au point de vue physiologique, le résultat que nous vous signalons établit une différence très nette entre les effets de la distension et ceux des contacts, sur la production des contractions de la vessie » (Première édition, p. 693 [1]). Les différences si caractérisées de la sensibilité à la tension et au contact deviennent, en effet, évidentes pendant la chloroformisation. L'atténuation si accusée de la sensibilité aux contacts fait opposition à la persistance des effets de la tension.

Différenciation de la sensibilité à la tension et de la sensibilité aux contacts. — a. *Sensibilité physiologique.* — A l'état normal, nous ne sentons notre vessie que lorsque le besoin d'uriner se produit. Pendant toute la durée des intervalles qui

[1] J'ai pris ce sujet pour texte d'une leçon clinique : *De la sensibilité de la vessie au contact et à la distension à l'état physiologique et à l'état pathologique* (*Ann. des maladies des org. gén.-ur.*, février 1884). J'ai fait le 10 mars 1887 une communication à l'Académie des sciences sur ce même sujet : *La sensibilité normale et pathologique de la vessie.*

séparent les mictions, aucune sensation, si petite qu'elle soit, ne nous avertit que nous sommes en possession d'un réservoir où s'accumule un liquide excrémentitiel, qui, pour toute autre muqueuse que celle de la vessie, pourrait avoir une action irritante [1]. Nous n'avons pas à tenir compte de ces qualités spéciales de l'urine ; la vessie est naturellement appelée à ne pas les percevoir. Mais nous devons constater que la muqueuse vésicale ne sent pas davantage le contact physique qu'exerce continuellement sur elle son contenu. Alors même que les mouvements d'une marche précipitée, de la course, du saut, de la danse, du cahotement de la voiture interviennent, rien ne nous avertit de l'exagération de ce contact tant que la muqueuse est saine.

Il est donc permis de dire que : « physiologiquement, la vessie est insensible au contact de l'urine ».

Et cependant, même à l'état le plus physiologique, le besoin d'uriner est vivement perçu et deviendra douloureux s'il est trop retardé. A quelle influence faut-il donc attribuer cette manifestation si nette d'une sensibilité jusque-là si latente? Vous en avez la démonstration expérimentale toutes les fois que vous urinez, car vous constatez invariablement que, dans l'état normal, une quantité d'urine presque toujours la même, mais en tous cas assez abondante, est expulsée dans chaque miction. La conclusion s'impose. Vous avez droit de penser : que si ce même liquide, dont la présence n'a pas été perçue tant que sa quantité a été inférieure à celle que la vessie a l'habitude de contenir, a déterminé un besoin si net d'expulsion lorsque la vessie a été remplie, c'est que la muqueuse que le contact laissait indifférente a vu sa sensibilité mise en éveil par la tension.

Physiologiquement, la vessie qui est « insensible au contact de l'urine », est donc « sensible et très sensible à la tension » déterminée par son accumulation.

[1] La vessie est cependant très sensible à l'action des solutions médicamenteuses, pour peu qu'elles soient irritantes ; cela oblige à très exactement doser les substances que l'on introduit dans sa cavité, et limite singulièrement le nombre de celles qui peuvent être utilisées en injections. Les sensations de température sont aussi très nettement perçues. C'est donc une propriété toute spéciale exactement en rapport avec le rôle physiologique qu'elle a à remplir, que cette absence de sensibilité au contact, lorsqu'une action particulière ne s'exerce pas par l'intermédiaire d'un agent chimique ou physique, capable de modifier ou d'impressionner trop vivement la muqueuse vésicale. On ne saurait, d'ailleurs, confondre de semblables actions avec celle du contact simple.

La constatation d'un semblable résultat ne saurait vous étonner. C'est, en effet, la condition nécessaire du fonctionnement normal du réservoir de l'urine. Il n'est pas besoin d'insister pour le faire comprendre et admettre.

A l'état normal comme à l'état pathologique, les preuves de la sensibilité toute spéciale de la vessie à la tension ressortent de tout ce que l'observation met à tout instant sous nos yeux. Ce sont, en effet, des faits d'observation et de pratique journalière. Vous aurez sans cesse à les utiliser pour poser des indications ou des contre-indications à l'intervention, pour préciser ses règles, ou pour interpréter les faits pathologiques qui vous sont soumis.

Comparons les effets des contacts à ceux de la tension.

Observez ce qui se passe dans un cathétérisme explorateur bien fait, chez un sujet dont la vessie n'est pas enflammée. La traversée de l'urètre, l'entrée dans la vessie, ont été quelque peu senties, le contact de l'instrument sur la surface de la muqueuse ne détermine aucune sensation pénible ; le malade, s'il avait manifesté quelque douleur pendant les manœuvres urétrales, cesse de se plaindre. Il ne sent pas davantage lorsque vous vous rapprochez du col, que vous le titillez, que vous vous appuyez fortement sur lui, comme on le fait au cours de la lithotritie. Il faut prolonger et multiplier les attouchements avec le bec de l'instrument « sur un point quelconque de la surface interne de la vessie », pour que le contact détermine un certain degré de sensibilité douloureuse et simultanément, ou à peu près, « le besoin d'uriner ». Vous pouvez manœuvrer sans faire souffrir, sans même donner le besoin d'uriner, si vous ne prolongez pas trop vos manœuvres, si vous n'exercez pas de pressions trop fortes. C'est ce qui, si longtemps, a permis de faire la lithotritie à courtes séances sans le secours du chloroforme ; c'est ce qui permet d'explorer la vessie sans faire souffrir.

Le contact d'un corps solide n'est pas plus senti que celui de l'urine, vous en avez à tout instant la preuve.

Ne voyez-vous pas chaque jour des malades auxquels vous pratiquez la dilatation pour un rétrécissement, ne pas percevoir la sensation du contact exercé par la bougie qui plonge dans leur vessie ? Et cependant, lorsque vous la faites pénétrer complètement jusqu'à affleurement du méat, ainsi qu'il est d'usage, vous en placez une grande partie au contact de la muqueuse. Peu importe qu'elle soit volumineuse ou fine, très souple ou assez ferme, la portion qui proémine dans la vessie n'est pas sentie, et cela, quelle que soit la durée de la séance. Quand, à l'exemple de Maisonneuve, vous faites le cathétérisme à la suite, et que la bougie conductrice s'enroule dans la vessie, vous ne voyez jamais le malade accuser la moindre sensation, même celle du chatouillement qu'il semblerait cependant si naturel de provoquer par cette manœuvre si la vessie avait pour les contacts la sensibilité qu'elle manifeste pour la tension. Les sujets qui savent que la bougie leur « entre dans le corps » affirment parfois qu'ils la sentent ; les autres ne s'en doutent pas. La sonde à demeure ne détermine de sensation vésicale que lorsqu'elle fonctionne mal; la vessie se vide-t-elle complètement et régulièrement, les malades n'ont pas le sentiment de sa présence ; le col pas plus que le corps ne réagissent à son contact.

La sensibilité au contact simple des instruments est donc très obtuse.

Vous avez une démonstration peut-être plus saisissante de la très faible sensibilité de la vessie aux contacts dans l'observation des calculeux. Contrairement à l'opinion la plus générale, qui fait de la pierre une affection des plus douloureuses, vous aurez le plus souvent l'occasion de constater avec quelle indifférence la vessie peut supporter un calcul. Les calculeux ne sentent leur pierre que lorsqu'elle est brusquement déplacée ou lorsqu'elle est soumise à des mouvements répétés; ils ne souffrent vivement que lorsqu'ils ont de la cystite, et, chez les calculeux uriques, la cystite est rare ou ne se produit que par accès. Leur vessie demeure pendant très longtemps peu réceptive. Les calculs primitifs ne sont, du reste, à aucun degré microbiens, nous vous l'avons souvent dit ; on constate chaque jour leur évolution aseptique dans le rein et dans la vessie. Cette indifférence à des contacts durs se retrouve dans l'observation des corps étrangers, ils sont facilement tolérés tant qu'il n'y a pas de cystite et souvent elle se fait attendre.

Sous l'influence de la cystite, la douleur peut, en effet, devenir excessive. Il y a contraste absolu entre la quasi-insensibilité qui a précédé l'inflammation de la muqueuse, et l'acuité des sensations que provoque la pierre ou un corps étranger dans une vessie enflammée, dont « la sensibilité est devenue pathologique ». Nous chercherons tout à l'heure à analyser la part qui revient au contact et celle qui appartient à la tension, dans ces conditions particulières; mais remarquons dès maintenant que la sensibilité au contact est devenue très grande.

L'augmentation de la sensibilité aux contacts et à la pression est une des caractéristiques les plus nettes « de la sensibilité pathologique »; « l'absence de sensation, ou les sensations obtuses du contact caractérisent la sensibilité normale ». « La sensibilité à la tension peut, au contraire, devenir extrêmement vive dans l'état le plus normal, lorsque la mise en tension de la vessie est forte et prolongée. »

Nous aurons à poursuivre cette différenciation, on ne peut trop y insister.

C'est parce qu'elle a une importance majeure que, revenant à l'observation des calculeux, nous répétons que : « en dehors de la cystite », lorsque la pierre exerce des contacts, alors même qu'elle en produit d'assez prononcés et d'assez répétés pour que la vessie saigne, les calculeux ne souffrent pas ou souffrent peu. Ils ne souffrent réellement en dehors de la cystite que lorsque la locomotion du calcul réitère et exagère les contacts, peut-être aussi, quand ils le portent contre le col et que le volume de la pierre lui permet de tendre à s'y insinuer; ils souffrent encore à la fin de la miction et lorsque des secousses répétées ou vives dans la station debout ou assise portent leur pierre en avant et la font appuyer davantage : la vessie veut l'expulser.

Aussi ces mêmes malades qui souffrent le jour, qui parfois souffrent en urinant debout, cessent-ils d'éprouver de la douleur lorsqu'ils sont au lit, lorsqu'ils urinent dans la position horizontale. Ils ne sont calculeux que le jour; guéris le matin, ils redeviennent souffrants le soir.

La pratique vous l'apprendra, ce n'est que tardivement que les calculeux se décident à consulter et surtout à se faire opérer. Il nous est arrivé de ne revoir qu'après deux, trois et quatre ans des malades que nous avions dûment prévenus, sur l'exposé des symptômes, qu'ils avaient la pierre. Auraient-ils aussi longtemps attendu s'ils avaient beaucoup souffert? Heureux encore lorsque le trop grand volume du calcul ne rend pas la lithotritie impossible. Vous aurez fréquemment la surprise de trouver un très gros calcul chez un malade qui n'aura que très peu souffert.

Le peu de sensibilité au contact, si précieux dans la vie habituelle, puisqu'il nous permet de rester pendant plusieurs heures sans uriner et sans souffrir, peut, vous le voyez, avoir l'inconvénient de laisser la vessie beaucoup trop facilement tolérer un corps étranger, dont le malade a toujours avantage à se faire débarrasser de bonne heure.

Opposez à ces faits les observations que vous faites dans l'état normal sur vous-même. Rappelez-vous les angoisses que vous avez pu subir lorsque de malencontreuses circonstances vous ont contraint à retenir un besoin pressant d'uriner et vous aurez la notion du degré qui sépare, dans l'état normal, les manifestations de la sensibilité vésicale au contact ou à la tension. Le plus profond sommeil n'est-il pas interrompu par le besoin d'uriner, et votre première sensation, au réveil, n'est-elle pas due à la réplétion de votre vessie? Nous avons soigné un jeune garçon qui, dans le désir très légitime de se réveiller assez tôt pour étudier ses leçons, buvait chaque soir. Il proportionnait le nombre de ses verres d'eau au moment où il désirait être tiré du sommeil et arrivait ainsi, grâce à ce réveil-matin d'un nouveau genre, à calculer l'heure de son lever.

Ce n'est pas seulement pendant le sommeil physiologique que la sensibilité de la vessie provoquée par la tension se fait sentir. Pendant l'anesthésie elle-même, alors que le sujet est dans la résolution la plus complète, vous ne pouvez remplir la vessie sans que sa tension soit perçue. Que la muqueuse ait la sensibilité normale ou que la sensibilité pathologique soit établie, vous ne pourrez distendre sans provoquer, d'une part, des manifestations non douteuses de sensations du côté du malade, et, d'autre part, vous éveillerez la vessie qui va en témoigner par des contractions souvent violentes avec lesquelles vous aurez à compter. Dans l'un et l'autre état, normal ou pathologique, la muqueuse vésicale supportera, grâce au chloroforme, les contacts et toute la série des contacts nécessaires. Elle se refusera avec d'autant plus d'énergie à subir la tension, que sa sensibilité sera plus accentuée. La lithotritie vous rend chaque jour témoins de ces faits.

Ce malade, qui tout à l'heure était immobile, dans la vessie duquel vous aviez pu multiplier à l'infini les contacts du lithotriteur, qui avait subi ceux des fragments de calcul incessamment remués, qui avait supporté sans les sentir les manœuvres difficiles que nécessitent certaines déformations de la vessie, les encellulements de la pierre retenue par les contractions partielles dont nous aurons longuement à vous entretenir, ce même malade, lorsque vous arrivez au dernier temps de l'opération et que vous remplissez sa vessie pour faire l'évacuation des fragments, s'agite, pousse, se plaint, se réveille. Vous êtes souvent obligé, pour pouvoir convenablement manœuvrer l'aspirateur, de prescrire, à l'aide chargé du chloroforme, d'augmenter la dose des vapeurs. Quoi de plus démonstratif?

Quelle est l'expérience de laboratoire qui pourrait mieux mettre en lumière le fait important et intéressant que nous cherchons à vous démontrer? L'expérience clinique que permet l'anesthésie est d'autant plus probante, qu'elle montre que le chloroforme ne peut réellement supprimer que la sensibilité au contact; il ne fait qu'atténuer la sensibilité à la tension. Nous aurons à insister sur ces faits en étudiant l'anesthésie. Lorsqu'il y a sensibilité pathologique, vous manœuvrez aisément le lithotriteur sans que la vessie se contracte; vous pouvez à peine injecter quelques grammes de liquide sans que la vessie les repousse.

La différenciation ne peut être plus nettement établie; les faits qui établissent les caractères distinctifs de la sensibilité à la tension et de la sensibilité au contact nous donnent, comme tous les faits positifs, la preuve et la contre-épreuve. Nous verrons, quand nous nous occuperons de la chloroformisation, que, dans une vessie saine, on supprime toute sensation au contact et pendant aussi longtemps qu'on le désire, à l'aide de la plus légère anesthésie; qu'il faut au contraire des doses considérables pour obtenir le même résultat dans les vessies enflammées. S'il sait se bien rendre compte des réactions qui se produisent au cours de l'opération, le chirurgien les utilisera pour régler physiologiquement l'administration des vapeurs. La vessie lui servira d'esthésiomètre, il en est peu de meilleurs.

Combien sont instructives de telles démonstrations et quel

profit ne saurez-vous pas en tirer dans la pratique? Aussi, accumulons-nous les démonstrations, parce que nous désirons que votre conviction soit bien faite. N'oubliez jamais les enseignements si nombreux qui découlent de ces faits.

Nous aurons soin d'y insister dans les leçons suivantes, leçons où nous vous dirons quelles sont les règles de l'intervention, quels sont les principes auxquels vous devrez obéir pendant les opérations. Quelques détails relatifs à cette question sont dès à présent de mise. Déjà nous vous avons prévenus que les différentes manifestations de la sensibilité de la vessie s'accentuaient dans l'état pathologique.

b. *Sensibilité pathologique.* — La sensibilité à la tension devient telle dans les cystites graves, qu'elles soient anciennes ou récentes, que la moindre quantité d'urine ne saurait être tolérée. Aussi ces malheureux malades sont-ils obligés d'obéir à tout instant au besoin d'uriner, chaque miction est l'occasion d'une crise douloureuse. Ces crises prennent des proportions extrêmes lorsque la vessie est puissamment contractile, ou lorsqu'elle ne peut se complètement débarrasser, soit de l'urine qu'elle contient, soit d'un corps étranger qu'elle renferme.

Les contractions des muscles à fibres lisses sont, en effet, douloureuses par elles-mêmes, et cela aussi bien à l'état physiologique qu'à l'état pathologique. Chacun connaît les douleurs que provoquent les contractions intestinales, vous êtes souvent témoins de leur intensité dans ces autres coliques que l'on appelle néphrétiques, et c'est sous le nom de douleurs, que vous apprenez à étudier et à désigner les contractions de l'utérus pendant l'accouchement. Nous pourrions facilement multiplier les exemples qui démontrent comment, à la contraction tonique et non perçue des muscles de la vie organique, peut se substituer la contraction active particulièrement douloureuse de ces mêmes muscles. Il suffit de vous avoir rappelé que ces contractions peuvent être douloureuses, même en l'absence de lésions.

Mais il est incontestable que l'état pathologique, « et surtout l'inflammation », déterminent un maximum de douleur dont la contraction est l'occasion la plus habituelle et la plus pénible. Dans ces conditions, évitez soigneusement de mettre la vessie en tension. Elle provoque toujours une douleur intense et devient souvent la cause déterminante de graves accidents. N'ayez recours, si vous devez agir, qu'aux moyens qui ne mettent en œuvre que le contact. Les manœuvres de cette nature, quand elles sont indiquées et méthodiquement dirigées, peuvent être tolérées.

Les indications révélées par la connaissance de ces faits sont positives, c'est en les observant que vous réglerez comme il convient vos actes. Vous donnerez ainsi une base précise, et, permettez-moi de dire scientifique, à la thérapeutique chirurgicale de la vessie. Pour soustraire la vessie enflammée à toute cause de tension, vous irez, s'il le faut, jusqu'à supprimer, par une opération appropriée, ses fonctions de réservoir, et cela pendant aussi longtemps qu'il sera nécessaire; toutes les fois que vous pénétrerez dans sa cavité, vous manœuvrerez de façon à ne lui infliger que des contacts.

Si vous êtes toujours dominés par cette nécessité, si démontrée, de ne pas provoquer la mise en tension, vous éviterez d'aggraver les douleurs de votre patient. Vous vous épargnerez le regret de lui avoir nui, parce que vous saurez que l'intervention la plus simple, la plus banale, peut cruellement, mais inutilement, exagérer son état douloureux, quand elle met la vessie en tension. Vous aurez la satisfaction de guérir quand vous obéirez aux indications que fournit si nettement : l'étude physiologique de la sensibilité de la vessie malade et de la vessie saine.

En parlant des lavages de la vessie nous aurons à vous dire que ce moyen de traitement banal, et en apparence inoffensif, est formellement contre-indiqué, toutes les fois que la vessie est douloureuse; nous vous ferons voir que si vous êtes privés des moyens thérapeutiques qui pourraient déterminer la tension, vous pouvez en toute sûreté recourir à ceux qui ne produiront que le contact. L'état douloureux, quelque extrême qu'il soit, ne saurait vous empêcher d'agir; il ne vous oblige pas à vous réfugier dans les médications calmantes pour attendre les événements. Vous pouvez et devez faire œuvre de chirurgiens, c'est-à-dire user des moyens locaux. Mais il faut les bien choisir. La formule est simple : ne recourez qu'à ceux qui ne déterminent pas la tension. Employez les instillations là où des injections ne seraient pas tolérées, ne craignez pas le contact d'un lithotriteur qui débarrassera la vessie d'une pierre ou de fragments de pierres ; redoutez au contraire les injections qui, sous prétexte de calmer l'inflammation par leurs vertus émollientes ou narcotiques, ou de préparer la vessie en l'élargissant, ne feront, avec leurs apparences logiques et bénignes, qu'exaspérer la douleur et préparer de nouveaux accidents.

La tension de la vessie a, en effet, sur la vessie et même au delà, une influence toute spéciale. L'étude clinique et expérimentale de la rétention nous a démontré à quel point la distension prolongée de vessies non enflammées modifie leurs parois et retentit sur les reins. La tension d'une vessie enflammée, pour peu qu'elle dure ou se répète, agit plus fâcheusement encore. C'est une des conditions qui donnent à la vessie le pouvoir d'influencer gravement les destinées du rein. Nous aurons à y revenir. « La préservation des reins, ou leur guérison, dépend souvent d'un traitement méthodique de la vessie. »

Complétons l'étude de la sensibilité pathologique de la vessie en parlant « des effets du contact ». Il n'est pas douteux que, sous l'influence de la cystite, la sensibilité au contact, si obtuse dans l'état physiologique, ne devienne vive et souvent très vive.

Ce serait méconnaître tous les enseignements de la clinique que de ne pas le reconnaître, et de ne tenir compte en pratique que des effets de la tension. L'exagération de la sensibilité aux contacts, quel que soit son degré, n'équivaut cependant jamais à celle que provoque la mise en tension. La somme de douleur déterminée par le contact est toujours très inférieure à celle que produit la tension. Mais elle peut être intense et le devenir d'autant plus, que le contact se répète davantage.

Expérimentalement, la différence entre les provocations du contact et celles de la tension est presque absolue. Cliniquement, il est des conditions qui élèvent si haut le degré de la douleur des contacts, que des manifestations, presque aussi importantes que celles que détermine la tension, peuvent être observées.

Il n'est plus besoin d'un contact brusque ou répété pour produire la sensibilité, mettre les contractions en jeu et aller jusqu'à la douleur.

La pression la plus mesurée, le frôlement le plus léger suffisent ; l'urine elle-même joue le rôle d'un corps solide.

Le déplacement dans le lit, le passage à la position verticale, le simple abaissement des jambes chez certains sujets et surtout la marche deviennent des causes de douleurs. La mise en mouvement, le transport d'un côté à l'autre, du contenu liquide de la vessie les provoquent. Ces sujets que vous voyez se tenir courbés, marcher à pas lents en glissant les pieds sur le sol, au lieu de les soulever, sont atteints de cette forme de cystite à laquelle j'ai donné le nom de « cystite douloureuse ». A plus forte raison, cet état douloureux permanent, provoqué par le contact, se voit-il chez les calculeux affligés d'une cystite ancienne et intense.

Il est une catégorie de malades chez lesquels les effets du contact de l'urine s'observent plus particulièrement; ils vous fourniront les occasions les plus fréquentes de l'étudier. Je veux désigner certains sujets atteints de tuberculose vésicale.

Nous avons bien souvent montré les lésions de cette tuberculose locale et indiqué leur groupement. C'est surtout au fond de l'urètre, c'est au niveau et aux alentours du col de la vessie, que se pressent les granulations et que se forment les ulcérations. Aussi n'est-il pas d'affection qui, plus que la cystite tuberculeuse, détermine et entretienne à toutes ses périodes le besoin d'uriner. Ces malheureux qui si souvent sont l'objet d'erreurs de diagnostic, offrent une particularité qui, sans leur être spéciale, leur appartient bien plus qu'aux autres cystiques : elle les fait prendre pour des calculeux. Ils ne peuvent quitter la position horizontale pour la verticale, se mettre sur leurs pieds, souvent même s'asseoir ou se pencher en avant, sans que le besoin d'uriner se manifeste impérieusement, mais ils ne sont, qu'à la longue, calmés par le repos et le sont imparfaitement.

J'ai longtemps suivi l'un de ces malades, qui a d'ailleurs guéri, ainsi que cela s'observe dans un certain nombre de cas. Il ne pouvait, ni se tenir debout, ni marcher; quand il s'asseyait, il élevait les jambes au-dessus de l'horizontale en les appuyant sur une table. La guérison permit la contre-épreuve; la position verticale et la marche devinrent possibles, les secousses étaient supportées comme dans l'état normal. Il n'y avait cependant pas eu de calculs rendus, et je m'étais bien gardé de lui infliger l'essai d'une lithotritie ni même d'une exploration. Il en avait d'ailleurs, bien entendu, subi une avant de me consulter et en avait beaucoup souffert. Aussi fûmes-nous d'accord sur l'inutilité de rechercher à nouveau un calcul. Il eut le bon esprit de se refuser toujours à écouter semblable conseil qui lui était pourtant invariablement donné, toutes les fois qu'il s'éloignait de moi, pour passer l'hiver dans le Midi.

La sensibilité de la région du col est évidemment fort grande dans ces cas, mais les lésions sont accumulées à son niveau et sont ulcéreuses. La plupart des auteurs admettent que la muqueuse de la vessie enflammée est plus aisément excitable au niveau du col. Les sensations que détermine la locomotion des calculs lorsqu'ils sont portés vers l'orifice vésical, soit par la position debout, soit par le flot urinaire, et la douleur qui alors se fait sentir à la fin de la miction, semblent probantes. Lorsqu'un petit calcul ou un fragment de calcul s'engage dans le col, les besoins sont répétés, impérieux et douloureux. Il en est de même lorsqu'un caillot s'y introduit. Ces effets produits par l'attouchement d'un corps mou semblent mieux démontrer encore la susceptibilité du col aux contacts, en particulier à ceux qui s'exercent sur sa face interne. Il importe cependant de ne pas les confondre avec les douleurs produites par les besoins d'uriner incomplètement et péniblement satisfaits par suite de l'oblitération partielle du col, et il ne faut pas oublier, pour interpréter physiologiquement les effets de la locomotion d'un calcul dans la vessie, que tous les points de la surface interne de la vessie, quand ils sont soumis aux contacts, constituent autant de centres dont l'excitation détermine le besoin d'uriner.

L'analyse physiologique des conditions dans lesquelles se produit le besoin d'uriner sous l'influence des contacts intra-vésicaux, montre que « l'attouchement de tous les points de la surface interne de la vessie » le détermine. Les résultats obtenus en expérimentant dans la vessie normale, étaient déjà de nature à ébranler ma croyance dans la sensibilité spéciale du col. L'étude très attentive des réactions de la vessie pathologique me l'a fait abandonner. L'interrogation des vessies dont la sensibilité est devenue pathologique peut se localiser; la réponse est obtenue par un attouchement unique et très léger, on expérimente de façon délicate et précise. En portant successivement le bec d'une sonde métallique à petite coudure au fond de la vessie, sur ses faces latérales, au niveau du col, les comparaisons s'établissent franchement. On constate, et je l'ai fait bien des fois, que le col n'est pas plus impressionné que le corps, il l'est parfois un peu moins.

Les orifices naturels ont tous, il est vrai, une délicatesse spéciale qui leur permet d'aisément réagir, c'est-à-dire de se contracter pour se fermer; c'est ainsi qu'ils remplissent leurs fonctions. Mais n'oublions pas que ce n'est point au niveau de l'orifice vésical que s'exerce surtout la puissance sphinctérienne. Sans revenir sur ce que nous avons dit en parlant de la physiologie de l'urètre, rappelons seulement la différence si accentuée de la sensibilité du sphincter urétral et du sphincter vésical. Cette différence est toute en faveur du premier. Malgré son infériorité, la sensibilité du sphincter vésical est-elle néanmoins suffisante dans les états douloureux de la vessie, pour que ce soit sa contracture qui caractérise la situation morbide et fournisse les indications du traitement?

Je me suis depuis longtemps élevé contre cette interprétation. Elle est la conséquence des déductions tirées de comparaisons établies avec la contracture du sphincter de l'anus, et non d'observations directes exactement faites. Les faits combattent cette opinion et montrent qu'elle conduit à une mauvaise thérapeutique.

Dans la contracture du sphincter anal, la région sphinctérienne de l'anus est seule douloureuse; la surface interne du rectum ne l'est à aucun degré. Dans la cystite, toute la surface interne de la vessie est douloureuse.

Quand il y a contracture : « ce n'est pas le sphincter du col qui en est le siège, c'est le muscle vésical tout entier ». De très intéressantes expériences dues à deux de mes élèves montrent que la contracture siège bien dans le muscle vésical et font comprendre qu'elle ne comporte pas d'autre thérapeutique, quand elle est portée à l'extrême et que l'on ne peut en supprimer la cause, que celle qui réalise la suppression physiologique de la vessie[1]. La thérapeutique opératoire doit alors

[1] D. Courtade et J.-F. Guyon, *Sur la contracture du muscle vésical* (*Soc. de biologie*, 27 juillet 1901). La contracture de la vessie, provoquée par l'irritation

avoir pour objectif l'ouverture de la vessie et sa mise en drainage et non pas la dilatation forcée du col. J'y ai depuis longtemps renoncé, elle est inefficace et détermine de l'incontinence chez la femme. Le repos absolu que l'on donne à la vessie par la complète suppression de ses fonctions de réservoir est la condition indispensable. Vous pourrez, sans aucun doute, l'obtenir en agissant par le périnée ; mais c'est parce que vous aurez ainsi établi un drainage effectif, c'est-à-dire « complet et durable », et non parce que vous aurez fait cesser la prétendue contracture du col en le forçant ou en l'incisant, que vous parviendrez à guérir.

Je ne pouvais pas négliger ces considérations thérapeutiques, elles appartiennent au sujet dont nous nous occupons, car elles découlent directement de la physiologie pathologique. Pour terminer l'étude des effets du contact, disons : qu'alors que la sensibilité de la vessie est devenue pathologique, ils aboutissent, tout aussi bien que la tension, à la contracture douloureuse du muscle vésical. Il faut, il est vrai, que cette sensibilité soit portée à un haut degré pour que les contacts agissent à l'égal de la tension. L'incessante répétition des excitations du contact fait aisément comprendre qu'il puisse en être ainsi physiologiquement ; cliniquement, les guérisons obtenues par la destruction ou l'enlèvement des calculs, c'est-à-dire par la suppression des excitations du contact, en fournissent la preuve.

Au point de vue de la physiologie pathologique, l'importance du contact est donc tout autre qu'en physiologie normale. Lorsque la sensibilité de la vessie est normale, c'est la tension qui gouverne seule les manifestations de la sensibilité et par

de la muqueuse vésicale, est, dans certaines conditions, absolument indépendante du centre médullaire, comme le montrent les expériences suivantes.

Chez un chien curarisé, on injecte dans la vessie une solution plus ou moins concentrée de nitrate d'argent (de 1 à 10 p. 100). Sous cette influence surviennent d'abord des contractions vésicales, puis, d'une façon précoce ou tardive selon le titre de la solution, une véritable contracture de la vessie, dont la capacité physiologique diminue progressivement.

Or, si l'on fait alors, au niveau des racines sacrées, une injection intrarachidienne de 2 centigrammes de cocaïne, la contracture persiste, sans aucune atténuation. Bien plus, la section complète de la moelle ou celle des différents nerfs vésicaux ne la diminue en rien. Cette contracture due à une exagération de l'excitabilité vésicale par le nitrate d'argent, est donc manifestement indépendante de toute influence médullaire et même de toute influence nerveuse extravésicale.

contre celles de la contractilité; l'intervention du contact, du moins celui de l'urine, ne s'exerce pas. Il n'en est plus de même dans l'état pathologique.

Cause déterminante du besoin d'uriner. — Revenons à l'étude physiologique de l'état normal pour nous rendre compte : de la cause déterminante du besoin d'uriner.

Nous l'avons dit au début de cette leçon : le besoin d'uriner n'apparaît, dans l'état normal, que sous l'influence de la mise en tension. Il est facile de prouver expérimentalement, par l'observation clinique, que « la mise en tension est rendue effective par la contraction du muscle vésical et que cette contraction précède immédiatement le besoin d'uriner ».

Vous vous rendrez compte de ces faits, en introduisant dans la vessie une sonde d'un calibre de 18 à 21, et en y injectant à l'aide d'une seringue un liquide tiède. La seringue doit avoir une canule large et son piston glissera très facilement. Remplissez lentement le réservoir vésical et observez attentivement.

Le piston descendra tout d'abord graduellement et sans la moindre résistance, le malade n'accuse aucune sensation. A un moment donné, il faut un peu plus appuyer sur le piston, et bientôt il résiste. Cependant le sujet n'a encore rien manifesté, mais vous pouvez annoncer : que le besoin d'uriner va se montrer. Il est en effet accusé presque aussitôt, et, la vessie entre si bien en lutte contre son contenu, que si vous continuez à la vouloir remplir il vous faudra faire effort. Si vous abandonnez le piston à lui-même, il va remonter, la vessie se vide dans la seringue.

Vous voyez ainsi se produire, par le fait de votre provocation, les phénomènes observés par l'accoucheur chez les parturientes. On sait que l'utérus se met en tension avant que la douleur ne se montre. La main placée sur l'hypogastre sent que le globe utérin se durcit; le moment d'après, la malade se plaint. L'accoucheur et le chirurgien perçoivent donc avant leurs malades, la douleur utérine et le besoin d'uriner. Ces expériences cliniques démontrent que la colique utérine, de même que la colique vésicale, sont : « la conséquence de la contraction qui précède la manifestation de la sensibilité ». La contraction des muscles lisses, quand elle s'exagère et se répète, devient douloureuse; elle n'est au contraire pas perçue tant qu'elle n'arrive pas à un certain degré d'activité. C'est la règle pour tous les muscles creux à fibres lisses.

Cela vous explique que la sensibilité vésicale ne se manifeste qu'après que la tension est établie; cela démontre aussi que « c'est bien à cette contraction arrivée à un certain point qu'est dû le besoin d'uriner ». Il y a là une véritable relation de cause à effet. La tension portée à un certain degré détermine le besoin d'uriner, la diminution de la tension l'atténue ou le fait disparaître.

On objecte que la mise en action des fibres lisses déterminée par la tension, en acroissant cette tension, pousse l'urine contre le col, ou qu'elle détermine l'introduction de ce liquide dans l'urètre postérieur.

S'il suffisait que l'urine appuyât fortement sur le pourtour du col, pour déterminer le besoin d'uriner en mettant en jeu sa sensibilité, on s'expliquerait mal que la course, que le saut, que la danse, ne le fassent pas naître. On sait que dans l'état normal et même avec une vessie pleine, les mictions n'augmentent nullement de fréquence sous l'influence de la position verticale ou des secousses, que les besoins ne deviennent ni impérieux, ni pressants; ils ne sont provoqués à aucun degré par la position verticale et ne s'atténuent pas dans l'horizontale.

Le contact de l'urine au delà du col dans la partie profonde de l'urètre ne suffit pas davantage à provoquer la miction. S'il en était autrement, comment expliquer que les prostatiques subissent d'une façon si répétée, et parfois si cruelle, le besoin d'uriner? La pratique du cathétérisme démontre « expérimentalement » que chez eux, et malgré les besoins les plus violents et les plus pressants, il ne s'introduit pas d'urine dans la partie profonde du canal. Si le besoin d'uriner était la conséquence de l'introduction de l'urine dans l'urètre postérieur, toute une nombreuse catégorie de vieillards ne devraient plus le sentir. Les prostatiques figurent, on le sait, au premier rang de ceux qui souffrent des fréquences de la miction. Ils s'en plaignent avant d'être en rétention, et continuent à les subir quand il leur est devenu impossible d'uriner. C'est un de leurs principaux tourments.

Comment, enfin, comprendre la production du besoin d'uriner chez la femme, qui n'a pas d'urètre postérieur?

La théorie que nous combattons est celle d'un physiologiste célèbre, le professeur Kuss, de Strasbourg. C'est celle qu'a adoptée son brillant élève, mon savant collègue et ami, le professeur Mathias Duval. D'autres faits lui sont encore opposables.

Ce sujet, dont vous venez de mettre la vessie en tension, et qui n'a eu besoin d'uriner que lorsque cette tension est devenue suffisante pour actionner la contractilité, a une sonde qui lui traverse et lui remplit en grande partie l'urètre profond. Malgré le contact de l'instrument, la vessie reste au calme.

Tous les sujets dont la vessie suppure ont cette même région toujours remplie de pus; quand on les cathétérise, on voit d'abord s'échapper un jet laiteux abondant, l'urine vient à la suite; elle est de tout autre aspect, souvent limpide. C'est le contenu de leur urètre postérieur, qui a été expulsé en premier lieu. La plupart de ces malades peuvent cependant rester quelques heures sans ressentir le besoin d'uriner; ils ne s'aperçoivent pas que leur urètre postérieur subit le contact d'un liquide, mais sont obligés de se sonder dès que leur vessie est pleine. L'attouchement de la muqueuse peut cependant déterminer un besoin de miction, nous l'avons déjà dit (t. II, p. 391). Il ne paraît pas douteux que la sensibilité de l'urètre postérieur, qui n'est en réalité qu'un prolongement de la vessie, ne soit identique à la sienne. Mais tout démontre qu'il n'est pas le siège du besoin d'uriner.

L'ensemble des résultats fournis par l'observation clinique permet, en effet, d'admettre que le besoin d'uriner est la conséquence de la mise en tension de la vessie ou de l'excitation de sa muqueuse. Cette excitation peut être limitée; il est facile de localiser les contacts et de comparer les résultats obtenus dans des régions déterminées. « Quel que soit le point de la surface interne de la vessie choisi pour l'expérience, le besoin d'uriner sera sûrement provoqué. » Il n'en est donc aucun qui puisse être considéré comme un centre doué d'une sensibilité spéciale, capable de produire le besoin d'uriner.

Les attouchements du chirurgien le déterminent quand ils sont assez prolongés et assez vifs; il se manifeste aussi lorsque l'on met au contact de la muqueuse vésicale une substance capable d'éveiller sa sensibilité, le nitrate d'argent par exemple. Quel que soit le point touché, le besoin d'uriner se produit; les résultats sont les mêmes à l'état normal et à l'état pathologique; ils sont particulièrement démonstratifs dans cette dernière condition. La région du col n'est douée ni de plus de sensibilité que celle du corps, ni de sensibilité spéciale au besoin d'uriner. Je m'en suis assuré bien souvent pendant les explorations et au cours des manœuvres de la lithotritie.

Lorsque la vessie est mise en tension, la pression se répartit sur toute la surface de la muqueuse vésicale, elle y fait naître la sensation qui provoque la contraction de la couche musculaire.

Cette sensation n'est pas perçue dans l'état normal, il n'est cependant pas douteux qu'elle mette en jeu la sensibilité de la muqueuse. L'état pathologique qui permet de noter à tous les degrés les manifestations de la sensibilité vésicale, démontre, en effet, avec évidence : « que c'est bien la sensibilité de la muqueuse qui régit les contractions du muscle vésical et qu'elles sont proportionnelles à son degré ».

Capacité de la vessie. — L'étude de la capacité de la vessie nous en fournit encore la preuve.

C'est en effet la sensibilité de la muqueuse de la vessie qui règle sa capacité. J'ai pu dire que : « la capacité de la vessie n'était pas anatomique, mais physiologique ». Mon élève, M. le Dr Duchastelet, a fait sur cette donnée un très intéressant travail [1]. *Une vessie ne contient en effet que la quantité de liquide que sa sensibilité lui permet d'admettre.* A l'état physiologique, il n'y a pas de petites ni de grandes vessies; il y a des vessies plus ou moins sensibles. La même vessie reçoit ou rend des quantités de liquide, qui peuvent varier du simple au double et cela dans la même journée, souvent à quelques moments d'intervalle. Je vous fais constater « expérimentalement » ce phénomène pendant la chloroformisation, tout dépend du point où vous poussez l'anesthésie. Vous pouvez en quelque sorte le faire varier à volonté.

L'impressionnabilité de la muqueuse de la vessie à la tension

[1] DUCHASTELET, *Capacité et tension de la vessie*. Th. de doctorat, Paris, 1886.

et aux contacts dépend surtout de la sensibilité pathologique qu'y développe la cystite, mais elle est également influencée : par la façon dont « certaines individualités » réagissent aux sensations. Pour peu que vous observiez avec attention, vous en aurez la preuve. Il y a des sujets dont la muqueuse est saine, qui ont toute leur vie uriné plus souvent que dans l'état normal, cela s'observe aussi bien chez la femme que chez l'homme. Ces sujets ne souffrent pas, ils ont une capacité physiologiquement réduite par l'habitude d'obéir à tout besoin d'uriner. Ce sont des nerveux qui vivent dans la dépendance de toutes leurs sensations; ils n'ont pas plus la résistance physique qu'ils ne possèdent la résistance morale.

Ces manifestations de la sensibilité vésicale diffèrent trop de celles que crée la cystite pour qu'il ne soit pas facile d'en faire la différenciation. Aussi, est-ce en étudiant avec les données fournies par l'exacte connaissance de la sensibilité normale et pathologique de la vessie, les faits que l'on englobe sous la dénomination de « cystalgies », que l'on arrive à établir, avec précision, ce qui appartient à l'état nerveux ou à la cystite. Le diagnostic à faire dans ces cas doit être : « un diagnostic physiologique ».

Il nous paraît nécessaire de résumer, sous forme de conclusions, ce que vient de nous apprendre l'étude de la sensibilité et de la contractilité. Elle nous a démontré :

1° Qu'à l'état normal, la vessie est insensible aux contacts de l'urine et à ceux des liquides « non irritants » injectés à température tiède, très peu sensible au contact des instruments et des corps durs, mais très sensible à la tension.

2° Qu'à l'état pathologique, la vessie devient souvent très sensible aux contacts; que sa sensibilité peut même devenir assez grande pour percevoir le contact de l'urine et en souffrir; que sa sensibilité à la tension s'accroît plus encore et se manifeste, non pas sous l'influence d'une tension complète, mais par le seul fait d'un commencement de mise en tension.

3° Que la capacité de la vessie est en rapport très direct avec les degrés de sa sensibilité; qu'elle est physiologique et non anatomique.

4° Que les contractions de la vessie sont déterminées par la mise en jeu de sa sensibilité; qu'elles aussi sont en rapport direct avec le degré de la sensibilité.

5° Que la contraction de la vessie se manifeste avant que le besoin d'uriner se produise et que, par conséquent, elle le précède.

6° Que le besoin d'uriner est produit par la contraction active des fibres du muscle vésical.

7° Que l'incitation qui aboutit par l'action réflexe exercée sur le muscle vésical, au besoin d'uriner, a pour point de départ l'ensemble, ou l'un des points, de la surface interne de la muqueuse, et qu'il n'est pas localisé dans un centre doué d'une sensibilité spéciale. L'attouchement du corps, du col ou de l'urètre postérieur peut le déterminer.

8° Que la muqueuse vésicale n'acquiert la sensibilité pathologique que sous l'influence de la cystite et qu'elle demeure, par conséquent, normale dans les cystalgies.

9° Qu'il est facile de reconnaître et de différencier la sensibilité au contact et la sensibilité à la tension, d'en préciser le degré et d'établir ainsi « un diagnostic physiologique exact », toujours indispensable en clinique. Des indications thérapeutiques appropriées se déduisent en effet avec sûreté de ce diagnostic positif[1].

Conséquences de la tension de la vessie. — Nous avons encore à vous parler des conséquences immédiates et éloignées

[1] Un de mes internes, M. le Dr Genouville, a consacré à l'étude de la sensibilité et de la contractilité de la vessie un très important travail clinique et expérimental (*La contractilité du muscle vésical à l'état normal et pathologique chez l'homme*. Thèse de doctorat, janvier 1895). Au point de vue physiologique, les expériences de M. Genouville confirment ce que mes observations m'ont permis d'établir à propos du besoin d'uriner et déterminent le degré de tension vésicale qui, dans l'état normal, met en jeu les contractions actives du muscle. Elles montrent par des tracés fort démonstratifs obtenus à l'aide d'un appareil enregistreur, le « parallélisme constant » qui existe entre la sensibilité et la contractilité. Chez les rétrécis et chez les prostatiques l'on voit, à certaines périodes, diminuer à la fois et dans des proportions régulières, la contractilité et la sensibilité à la tension. Cela s'observe aussi chez les malades atteints d'affections médullaires, en particulier chez les ataxiques. Chez les neurasthéniques urinaires, au contraire, la sensibilité s'accroît jusqu'à l'hyperesthésie, tandis que la contractilité s'affaiblit dans une très grande proportion; il y a chez eux « dissociation » des deux propriétés maîtresses qui régissent le fonctionnement de la vessie. Il est intéressant de signaler que chez les prostatiques : le muscle vésical ne conserve sa contractilité normale qu'à la première période. Dès le début de la seconde, il y a une diminution très manifeste de la force contractile; cette diminution est d'autant plus marquée que le malade est plus avancé dans le prostatisme.

de la tension de la vessie, et des conditions qui rendent cet organe plus particulièrement accessible à son influence.

L'effet le plus immédiat et le plus certain de la tension de la vessie est la production d'*un état congestif*. Cet état congestif, qui atteint particulièrement la vessie, s'étend aux organes génitaux et retentit souvent sur les reins.

Les preuves physiologiques de l'état congestif déterminé par la tension sont faciles à réunir. L'observation la plus simple les fournit tous les jours. A tous les âges de la vie, la réplétion de la vessie s'accompagne d'érections qui témoignent de la gêne apportée à la circulation veineuse, par le développement du globe vésical. L'enfant au berceau entre souvent en érection lorsque sa vessie est pleine. C'est une circonstance bien connue des mères et des nourrices. Prévenues par ce phénomène de l'imminence de la miction, elles évitent des surprises désagréables. Vous-mêmes connaissez bien ces érections matinales prolongées, que la miction suffit à faire immédiatement disparaître. Il n'est pas jusqu'aux vieillards qui ne retrouvent le matin quelque espoir d'un retour à la virilité. Espoir éphémère, car c'est à ces érections du pot de chambre que se réduisent, d'habitude, les velléités de ceux qui ont eu le tort d'accumuler les années.

Il est, d'ailleurs, aisé de comprendre la facilité, sinon la fatalité de cet état congestif, lorsque l'on se reporte aux notions fournies par la physiologie générale. Vous savez que la suractivité fonctionnelle développe toujours l'afflux du sang. Le cerveau, la moelle, l'estomac, tous nos organes, en un mot, sont soumis à cette congestion physiologique, que d'ingénieuses et belles expériences ont si bien démontrée. Vous ne pouvez donc être surpris de la production de cet inévitable effet, sous l'influence de la réplétion de la vessie.

Les expériences sur la physiologie et l'anatomie pathologique de la rétention d'urine, que nous avons faites avec M. Albarran[1], démontrent de la façon la plus probante à quel point la congestion se manifeste en dehors de tout état inflammatoire (t. I, p. 187). La muqueuse vésicale prend un aspect des plus remarquables, tout son réseau vasculaire est gorgé de sang, des

[1] F. Guyon et J. Albarran, *Anat. et phys. path. de la rétention d'urine* (*Arch. de méd. exp.* t. II, p. 181, 1890).

suffusions sanguines étendues se produisent, la prostate, les uretères, les reins subissent aussi et à un haut degré la congestion que détermine la distension.

L'opération de la taille hypogastrique nous a souvent permis de vous fournir, chez l'homme, la preuve directe de cet état congestif dû à la tension. L'engorgement considérable des plexus prévésicaux nous a même conduit à modifier le procédé de Petersen. C'est pour éviter de léser ces veines, que nous avons, dès la troisième opération que nous avons pratiquée, refoulé le péritoine afin de pouvoir ponctionner la vessie au bistouri au lieu de l'inciser couche par couche[1]. Dans l'acte opératoire, la contre-épreuve s'ajoute d'ailleurs à la preuve, car vous voyez l'état congestif cesser avec l'ouverture de la vessie et l'écoulement du liquide qui la distendait. Avant même que le ballon rectal ne soit dégonflé et enlevé, l'écoulement veineux cesse de lui-même ; et cependant vous auriez été impuissants à l'arrêter s'il vous était arrivé, comme dans notre seconde opération, d'ouvrir une des veines du plexus prévésical. Il en est de même de la congestion de la prostate, que nos expériences, de même que la clinique, démontrent si nettement.

C'est pourquoi la véritable thérapeutique de la congestion de cette glande consiste à assurer avant tout la régulière et complète évacuation de la vessie. La ponction capillaire, le cathétérisme et l'incision de la vessie permettront d'obtenir cet important résultat ; en l'attribuant à l'un d'entre eux, on méconnaît les enseignements de la physiologie et de la clinique[2].

Mais il est une raison aussi décisive qui vous montre la fatalité de la congestion sous l'influence de la tension. Elle vous est donnée par la physiologie pathologique. L'un des premiers effets de la tension est de provoquer le besoin d'uriner, et bientôt un sentiment douloureux. Or, l'afflux sanguin est inséparable de la douleur. *Ubi stimulus, ibi fluxus*, disaient les anciens dans leur langage aphoristique. Vous connaissez

[1] F. Guyon, *Contribution à l'étude de la taille hypogastrique* (*Ann. gén.-ur.*, t. II, p. 181, 1890).

[2] Le volume d'une prostate hypertrophiée n'est pas toujours le même. Ses variations peuvent être assez grandes pour beaucoup influencer la miction. Tel malade qui ne pouvait vider sa vessie arrive à uriner complètement si l'on obtient le décongestionnement de sa prostate.

ces fluxions qui surviennent assez fréquemment dans un grand nombre de névralgies, au niveau des régions hyperesthésiées. Et, sans vous parler des battements que l'on ressent au bout du doigt dans le panaris, rien n'est plus facile que de constater l'injection de l'œil sous l'influence de la douleur qu'y provoquent ses maladies.

De la congestion douloureuse à l'inflammation il n'y a d'ailleurs qu'un pas, et ce pas est bientôt franchi pour tous les organes, et en particulier dans la vessie. C'est une des meilleures conditions de la réceptivité.

Vous savez, nous y avons déjà insisté à propos de la physiologie de la rétention, vous voyez par de nombreux exemples dans nos salles: que les vessies distendues saignent avec une grande facilité. C'est une preuve évidente de l'état congestif provoqué et entretenu par la tension. La vessie y est en effet prédisposée par la congestion qui, par surcroît, ainsi que nous venons de le dire, la met en état de réceptivité. L'hématurie se produit même avant toute intervention, et dans les cas où la rétention aiguë a trop longtemps persisté, l'urine du premier cathétérisme est brunie par l'exhalation sanguine. Cette hématurie se prononce bien plus encore, si un cathétérisme mal conduit vide trop rapidement et trop complètement la vessie. Sans nous préoccuper à nouveau du mécanisme de ces hémorragies, nous avons à retenir la démonstration qu'elles fournissent, d'une manière si directe, de l'état congestif de la vessie. Nous ajoutons, parce que l'observation nous l'apprend, que dans ces conditions, rien n'est plus habituel que de voir la cystite s'ajouter à la rétention, c'est la conséquence de la mise en état de réceptivité. Dans ces cas aussi, et pour la même raison, vous verrez vos malades infectés atteints de fièvre; vous observerez même cette forme que nous avons étudiée sous la dénomination de second type de la forme aiguë, avec ses accès répétés et ses accidents souvent graves. Vous rencontrez souvent des cas de cette espèce. Il en est un que vous avez pu autrefois (1878) suivre au numéro 19 de la salle Saint-Vincent, et qui est particulièrement démonstratif.

Comme il arrive souvent, un homme âgé nous avait été apporté de la ville après avoir inutilement subi des essais de cathétérisme pour une rétention d'urine de cause prostatique.

Il y avait des fausses routes et nous lui avons mis, comme c'est toujours pour nous la règle en pareil cas, une sonde à demeure. Malgré les mauvaises conditions que nous offrait ce malade, il n'y eut aucun accident et tout allait si bien que nous lui avons enlevé la sonde à demeure le sixième jour, en recommandant l'évacuation intermittente. Le cathétérisme du soir ne put être fait ; nous trouvâmes le lendemain la vessie de nouveau distendue et le malade atteint de fièvre. Elle persista plusieurs jours malgré le replacement de la sonde à demeure ; la langue se sécha, et l'état du malade nous inspira d'autant plus d'inquiétude, qu'une cystite intense avait été bientôt la conséquence de la seconde atteinte de distension. Vous ne sauriez donc trop attentivement surveiller la régulière évacuation de la vessie chez vos rétentionnistes.

Nous vous avons déjà dit en étudiant la rétention des prostatiques, qu'il fallait se garder de trop ménager le nombre des cathétérismes, de trop tôt abandonner l'usage de la sonde. Nous vous faisons maintenant toucher du doigt la raison physiologique de ces préceptes et nous vous montrons quel est « le rôle rationnel et préservateur des évacuations suffisamment répétées. » *En empêchant la mise en tension, elles modèrent les effets de l'infection locale et s'opposent à la production des accidents de l'infection générale.*

Pour peu que vous rassembliez vos souvenirs, pour peu que vous observiez, vous rencontrerez nombre de ces faits où le point de départ des accidents locaux et généraux est, à n'en pas douter, « dans la négligence apportée aux évacuations ». Dans d'autres cas, c'est la crainte mal fondée de devenir nuisible, de « causer de l'irritation » en multipliant les cathétérismes, de déterminer des accidents en plaçant une sonde à demeure, qui s'est opposée à la régularité des évacuations. Cette irritation, ces douleurs, ces accidents sont imputables « non au cathétérisme », mais à la manière dont il est fait et dont il est conduit, à la façon dont la sonde à demeure est placée et entretenue. La crainte de diminuer la force de la vessie en s'opposant à toute miction, par le renouvellement des cathétérismes, n'est pas mieux fondée. Le muscle vésical bénéficie du repos qui lui est ainsi assuré. Telle est la vérité clinique, et c'est d'elle qu'il faut vous inspirer dans la pratique.

Si vous vous pénétrez bien de l'influence particulièrement nuisible de la tension, qui retentit si fâcheusement sur le fonctionnement des reins, qui modifie la vessie en la préparant à subir la cystite et favorise l'absorption de l'urine septique, vous comprendrez quel est votre devoir et vous déterminerez en toute connaissance de cause les règles de votre action.

Bien souvent il vous sera donné de faire cesser la douleur et la fièvre, de faire tomber l'inflammation de la vessie, d'améliorer l'état des reins « en augmentant à propos le nombre des cathétérismes, ou en mettant la sonde à demeure », *c'est-à dire en combattant la tension, et du même coup l'infection.* A la preuve s'ajoute ainsi la contre-épreuve.

Il est malheureusement difficile d'obtenir que les cathétérismes soient renouvelés à propos et dans de bonnes conditions. Ce n'est cependant que lorsque vous parvenez à l'obtenir que vous voyez succéder à un état précaire une santé souvent très satisfaisante. Aussi avons-nous l'habitude de placer la sonde à demeure toutes les fois que nous ne sommes pas sûr de la bonne exécution et de la régularité du cathétérisme. Et comme c'est surtout la nuit que ces conditions se réalisent le plus difficilement, nous mettons la sonde à demeure du soir au lendemain matin, jusqu'au moment où le malade peut être livré à lui-même, ou à une personne de son entourage.

Déjà nous avons dit, en parlant de la rétention d'urine chez les prostatiques, quelles étaient les indications de la sonde à demeure. Nous ne craignons pas d'y revenir en les précisant, car ce mode d'évacuation peut rendre les plus grands services. Nous ne tarderons pas à étudier les conditions à observer pour obtenir de l'emploi de la sonde à demeure tous les bénéfices qu'elle peut donner, mais dès maintenant nous tenons à déclarer: qu'une sonde à demeure bien placée et bien entretenue est inoffensive et rend les plus grands services. Pour toutes les raisons physiologiques que nous venons de donner, la cystostomie peut utilement trouver son indication, mais ses résultats, nous le verrons, ne sont nullement supérieurs à ceux de la sonde à demeure.

Ce n'est d'ailleurs pas seulement quand la rétention d'urine est faite que la distension provoque l'état congestif ou favorise l'inflammation. Il est un assez grand nombre de cystites qui ne reconnaissent pour cause déterminante ou prédisposante, — suivant qu'il y a ou non infection préalable de la vessie, — que la *retenue* de l'urine. Vous observerez ces cas chez des hommes que les nécessités de leur profession ou certaines convenances sociales empêchent de satisfaire le besoin d'uriner ; plus fréquemment vous en rencontrerez chez les femmes. Dans son importante étude sur la pathogénie des cystites, notre ancien interne, le professeur Hache, de Beyrouth, a insisté sur ces faits[1]. Vous pourrez faire ces observations chez des sujets qui n'étaient pas prédisposés à l'avance aux congestions vésicales ; mais ce sera surtout chez les prostatiques que vous les verrez se présenter. Par l'intermédiaire d'une retenue malencontreuse de l'urine, les prostatiques aboutissent souvent, soit à la cystite, soit à la rétention.

La tension aiguë provoque donc l'état congestif, les douleurs qu'elle détermine accroissent encore son action congestionnante. Mais la réplétion lente et non douloureuse de la vessie peut, par elle-même, aboutir à la congestion. L'histoire clinique des rétentions chroniques le démontre clairement.

Rien de plus dissemblable, dans leur évolution, que la rétention aiguë et la rétention chronique. Si l'une évolue bruyamment, c'est qu'elle est essentiellement douloureuse ; si l'autre arrive à l'accumulation la plus excessive et passe longtemps inaperçue, c'est qu'elle s'établit et s'exagère sans faire souffrir. Ces faits semblent, au premier abord, en contradiction formelle avec ceux que nous venons de si longuement étudier. Notre point de départ est, en effet, la constatation de la sensibilité particulière de la vessie à la tension, et nous voilà en présence de faits, où la distension la plus extrême ne provoque aucune manifestation douloureuse.

Le mécanisme de la mise en tension est entièrement différent dans les deux cas, et l'on ne peut comparer, au point de vue de leurs effets sur la sensibilité de la vessie, la distension si lentement progressive des rétentions que nous avons étudiées, sous le titre de « rétentions chroniques incomplètes avec distension », et les mises en tension rapide de l'état physiologique et des cas pathologiques à marche aiguë.

[1] M. Hache, *Études sur les cystites*, p. 50 et 51. Thèse de doctorat, 1884.

Nous devons d'autant moins nous arrêter aux objections que l'on pourrait nous faire que la pathologie tout entière nous montre la différence absolue des résultats selon le mode d'action de la cause : on sait à quels effets inattendus peut arriver une action lente et incessante. Il est tout naturel que la fibre musculaire ne réagisse pas de la même façon, et que ce soit la manifestation douloureuse qui soit supprimée. Devant une action lentement progressive, la réaction ne saurait s'établir.

Nous laisserions donc ces faits en dehors de la discussion que nous poursuivons, si la distension lente ne s'accompagnait aussi de congestion et s'il ne convenait de vous rappeler à quelle intensité de lésions peut aboutir la distension chronique. Si elle n'est pas bruyante dans ses manifestations, elle n'en est que plus sûrement dangereuse. A tout ce que nous vous en avons dit (t. I, p. 257 et suiv.) nous n'ajouterons que ce que vous montre cette pièce pathologique. A côté de la dilatation considérable de la vessie, vous voyez l'élargissement des uretères qui ont le volume du doigt et celui du bassinet droit dont les dimensions sont celles d'une vessie ordinaire. L'histoire de ce malade nous servira encore à vous prouver que si, dans la distension lente, la douleur ne se manifeste pas, l'état congestif s'établit néanmoins. Ce malade, en effet, a été pendant plusieurs jours sous l'influence « d'hématuries abondantes » qui se sont montrées et ont persisté malgré le cathétérisme le plus méthodique. Aucune lésion, vous le constatez, ne peut expliquer ces pertes de sang, nous ne pouvons les rapporter qu'à l'état congestif déterminé de longue main par la distension.

Causes qui rendent la vessie plus particulièrement accessible à l'influence de la tension. — Après vous avoir renseigné sur les conséquences immédiates et éloignées des distensions fortes et prolongées, nous devons, avant d'en terminer l'étude, vous indiquer : les causes qui rendent la vessie plus particulièrement sensible à leur influence. Nous compléterons ainsi notre recherche : des conditions physiologiques et pathologiques qui mettent en jeu la contractilité de la vessie ou l'exagèrent.

Au premier rang des causes qui rendent la vessie plus particulièrement sensible à l'influence de la tension et de la distension, doit nécessairement figurer *la douleur*. Nous n'avons pas à y insister, puisque déjà nous vous en avons souvent parlé. Vous ne sauriez cependant oublier que, physiologiquement et cliniquement, c'est là douleur qui marque la limite de la distensibilité de la vessie. Le premier avertissement n'est encore que de la sensibilité, mais l'état douloureux lui aura bientôt succédé, si ce premier avertissement n'a pas été compris et écouté à temps.

Aussi bien dans l'état normal que dans l'état pathologique, « il faut céder à la vessie et obéir à propos au besoin d'uriner ».

Nous n'entendons pas, par ce précepte, favoriser les préoccupations de cette catégorie de prétendus malades, qui n'ont d'yeux et d'oreilles que pour épier et surprendre la moindre sensation. Nous voulons mettre en garde ceux qui, non seulement ne s'écoutent pas vivre, ce en quoi ils ont bien raison, mais qui s'oublient assez pour tenter de soumettre à leur volonté le jeu de leurs fonctions, ce en quoi ils ont grand tort.

Nous voulons surtout nous servir des enseignements de la physiologie, pour vous prémunir « contre toute tentation d'outrepasser la limite de la distensibilité de la vessie », et vous habituer » à épier toutes les manifestations qui indiquent que l'on ne doit pas aller au delà et à obéir à leurs indications ».

Votre pratique ne sera bonne et salutaire, elle ne sera « vraiment chirurgicale » qu'à ce prix.

C'est en nous inspirant des renseignements que nous fournit si largement l'étude attentive de la physiologie normale et pathologique, que nous vous pourrons dire quelles sont les règles de l'intervention. Aussi bien, lorsque vous ferez une injection dans une vessie dont la sensibilité est normale, pour préparer, par exemple, une exploration ou commencer une opération, que lorsque vous introduirez des liquides dans une vessie sensible ou douloureuse, alors que vous n'aurez d'autre objectif que de laver sa cavité ou de modifier sa capacité, que vous aurez à agir sur des débris de calculs, pour les extraire, ou sur une pierre pour la broyer, dans toute manœuvre intravésicale en un mot, vous devez vous souvenir : *que la distensibilité de la vessie a des limites variables, que « seules » les manifestations de sa sensibilité et de sa contractilité sont capables d'indiquer et que, même sous le chloroforme, elles nous avertissent toujours à temps.*

Vous devez donc vous attacher, non seulement à constater ces manifestations, « mais chercher à les surprendre ». Vous constaterez que vous pouvez être avertis dès que la contraction commence, alors que la sensibilité n'a, pour ainsi dire, pas encore été perçue. C'est le seul moyen d'apprécier la capacité de la vessie et de ne pas s'exposer à dépasser les limites physiologiques de sa distensibilité.

Vouloir assigner à la vessie une contenance déterminée, c'est oublier ou méconnaître, à la fois, les enseignements de la physiologie et de la clinique. Agir dans la vessie en prétendant la soumettre à des règles mathématiques, qui l'obligeraient à recevoir une somme rigoureuse de grammes, c'est se préparer des difficultés ou des mécomptes, c'est courir au-devant d'accidents et s'exposer à des dangers.

La capacité de la vessie est absolument subordonnée à sa sensibilité, elle est physiologique et non anatomique. Vous ne pouvez l'accroître qu'en vous adressant aux causes qui ont accru sa sensibilité, et non en agissant mécaniquement sur ses parois. Vous parviendrez à ce résultat toutes les fois que les lésions seront modifiables ou curables ; vous n'y arriverez pas autrement.

Lorsqu'elles ne sont pas modifiables ou lorsqu'il faut agir sans retard, vous vous résignerez à ne faire que la thérapeutique du symptôme et vous combattrez la douleur. Les injections sous-cutanées de morphine qui font supporter les angoisses d'une affection incurable aident le chloroforme à atténuer la sensibilité de la vessie lorsqu'on en combine l'emploi, suivant la méthode proposée par Cl. Bernard. Ne vous laissez pas néanmoins aller à croire qu'il soit possible, même avec cette puissante association de moyens qui maîtrise la douleur, de triompher de l'insoumission de la vessie et de l'obliger à recevoir et à garder une quantité déterminée de liquide. Elle ne se laissera pas mettre en tension.

Nous vous avons indiqué (t. II, p. 418) le résultat des intéressantes expériences de MM. D. Courtade et Jean-Félix Guyon. Elles font voir que la section des différents nerfs vésicaux, aussi bien que la section complète de la moelle, ne modifient à aucun degré la contracture du muscle vésical et démontrent avec évidence ce que la clinique permettait d'admettre.

Quand la douleur est excessive et que la vessie a conservé toute sa force musculaire, ou qu'elle est depuis longtemps revenue sur elle-même, tenez-vous sur vos gardes, agissez avec une extrême prudence. Il n'y a pas seulement difficulté grande ou impossibilité manifeste de mettre la vessie en tension, il peut y avoir danger à le tenter ; le danger est grand, car on s'expose « à la rupture ».

Nous avons cité, dans la leçon clinique où nous avons étudié la sensibilité de la vessie au contact et à la tension, le fait d'un jeune homme de vingt-deux ans, que vous avez pu observer dans nos salles à la fin de l'année 1883. Après une prostatite phlegmoneuse diffuse, ce malade avait conservé une cystite tellement douloureuse qu'il devait, toutes les dix minutes, expulser avec les plus violents efforts, quelques gouttes d'urine. Après avoir épuisé les calmants les plus actifs et en particulier les injections sous-cutanées de morphine, après avoir obtenu une amélioration passagère par les instillations de nitrate d'argent, nous avons obéi aux indications et satisfait le désir du malade en intervenant. Les succès que nous obtenions depuis quelque temps par l'incision hypogastrique dans la taille, nous amenèrent à choisir ce mode d'ouverture de la vessie. Après chloroformisation complète, nous procédâmes à l'injection intravésicale ; il suffit de moins de 200 grammes, pour déterminer une rupture qui a été mortelle. Nous nous étions bien gardé jusqu'alors de faire le moindre lavage de la vessie, sachant bien qu'elle ne pourrait la supporter, mais, n'ayant à cette époque sur la physiologie pathologique de la vessie que des notions insuffisantes, nous avions pensé à tort que, « sous le chloroforme », elle pouvait être mise en tension sans danger. Nous savons maintenant le contraire.

Il ne faut donc pas l'oublier : la douleur, lorsqu'elle est très accusée, s'oppose d'une façon absolue à la mise en tension. Cette opposition reste irréductible malgré le chloroforme alors même qu'il est associé à la morphine, et malgré la cocaïnisation de la moelle ; les expériences de MM. D. Courtade et J.-F. Guyon montrent l'impuissance de ce moyen. Il est permis de tâter le terrain avec l'aide d'une anesthésie très complète, mais il faut renoncer à garnir la vessie de liquide dès qu'elle résiste.

En cas semblable, s'il faut ouvrir la vessie, j'ai préconisé autrefois et plusieurs fois pratiqué, la taille périnéale avec large section du col. Je ne saurais la déconseiller aujourd'hui, car le drainage par le périnée mérite de ne pas être délaissé. Je dois déclarer cependant que j'ai maintes fois, depuis, pratiqué la taille hypogastrique sans garnir la vessie, ou en n'y injectant de liquide qu'après l'avoir découverte, au moment de l'inciser. S'il s'agit de lithotritie, je vous dirai : pratiquez-la néanmoins, mais presque à sec. Si vous ne faites subir à la vessie que des contacts mesurés, si, sous prétexte de vous faire de la place, vous ne la mettez pas maladroitement en tension, le choroforme vous permettra d'agir dans de bonnes conditions.

Plus une vessie est douloureuse et moins il faut y introduire de liquide si l'on veut manœuvrer facilement.

Cela nous prouve une fois de plus combien il est nécessaire de connaître la différence qui sépare les effets du contact et ceux de la tension, au point de vue des manifestations de la sensibilité vésicale. Soyez sûrs que les suites de vos opérations se ressentiront de l'observance de ces préceptes dictés par la physiologie normale et pathologique. Lorsque vous aurez péniblement manœuvré dans une vessie dont vous aurez, mal à propos, sollicité les contractions par trop de tension — le trop peut être représenté par un très petit nombre de grammes, surtout lorsqu'il s'agit d'une vessie douloureuse, — et, je le répète avec insistance, *même sous le chloroforme* vous serez exposés à des réactions que vous eussiez évitées en ne voulant pas quand même écarter les parois d'une vessie « qui ne veut pas être tendue, mais qui est prête à supporter les contacts ».

Nous ne pouvions trop longtemps retenir votre attention sur le rôle physiologique et pathologique de la douleur. Elle influence le muscle vésical à tel point, qu'elle détermine ses contractions incessantes et peut provoquer « sa contracture ». Aussi, rend-elle plus qu'aucune autre cause, la vessie accessible à la redoutable influence de la tension. La pratique de la chirurgie urinaire devient difficile et dangereuse. Il faut donc exactement connaître les conditions dans lesquelles nous rencontrons ces difficultés et sommes exposés à ces dangers. L'étude de la physiologie pathologique nous les révèle et nous permet de les prévoir et de les éviter.

Nous allons maintenant parler de l'influence exercée par la

congestion sur la mise en tension de la vessie. La congestion de cet organe et celle de tout l'appareil urinaire est la conséquence inévitable de la mise en tension de la vessie ; elle a pour effet de la rendre particulièrement sensible à son influence.

La tension détermine l'état congestif, et l'état congestif rend la vessie plus sensible à la tension. Il y a là une action réciproque qui, vous le comprenez, peut facilement amener à des effets pathologiques dont vous prévoyez l'importance. Nous n'avons pas à revenir sur les causes si diverses qui peuvent mettre en jeu la contractilité vésicale. Ce serait recommencer l'étude de la fréquence de la miction. Mais nous devons insister sur l'influence que la congestion exerce sur la contractilité vésicale ; elle est toute physiologique.

Le passage d'une quantité de sang plus grande qu'à l'ordinaire, dans un muscle, provoque la contraction de ce muscle. Il est donc naturel que les congestions vésicales rendent la vessie plus sensible à la tension, puisque sa contractilité déjà éveillée par l'afflux du sang est, par cela même, excitée. Il suffira d'une bien moindre quantité d'urine pour que la vessie réclame son exonération, et ses exigences croîtront lorsque se réaliseront les conditions qui augmentent l'état congestif. C'est pour cela que vous voyez tous les sujets prédisposés à la congestion de la vessie, soit par une hypertrophie de la prostate, soit par toute autre cause — et elles sont nombreuses, — uriner plus fréquemment la nuit que le jour.

Le séjour au lit, en effet, a une influence manifeste sur la congestion de la vessie; des observations déjà répétées nous ont amené à penser que ce n'était pas seulement le lit, mais le sommeil lui-même qu'il fallait accuser. Chez des malades disposés d'ailleurs aux congestions de la vessie et obligés de garder complètement le lit, le nombre des mictions continue à être plus élevé la nuit que le jour. Le sommeil a-t-il donc par lui-même, comme nous le pensons, une influence congestionnante ? La question est intéressante et mérite d'être posée, car nous ignorons à peu près tout de la physiologie du sommeil.

La très grande importance des effets de la tension nous a conduit à examiner la plupart des points qui peuvent éclairer la clinique. C'est ainsi que nous avons rattaché à l'étude de la sensibilité à la tension : celle du besoin d'uriner, de la capacité de la vessie et la plus importante partie de l'histoire de la contractilité. Sur ce dernier point, nous n'avons que peu de chose à dire. Après avoir exposé ce que l'observation nous a appris sur les conditions qui régissent la contractilité de la vessie, nous nous bornerons à ajouter quelques renseignements à ceux que déjà nous vous avons donnés : sur la résistance que la paroi vésicale oppose à la distension.

II. — Mécanisme de la contraction.

Le mécanisme de la contraction de la vessie a été surtout étudié au point de vue de l'action des fibres musculaires sur le mode de fermeture du col. Ainsi que déjà nous vous l'avons fait remarquer au début de cette leçon, ces recherches ont eu pour but d'étayer et de défendre une doctrine pathologique. Elles ont de plus été poursuivies sans le secours des notions anatomiques et physiologiques, qui ont fait connaître exactement la structure et l'action des sphincters de la vessie et de l'urètre, et permettent de les différencier.

Mercier, dont les travaux ont contribué pour une part importante aux progrès accomplis dans l'étude et le traitement des maladies des voies urinaires, a cependant cherché dans l'anatomie et la physiologie de la vessie des témoignages décisifs, capables de faire comprendre le rôle et de décider à admettre la réalité de la valvule musculaire à laquelle il a attaché son nom. Mais ce chirurgien n'a pu donner de résultats capables d'entraîner la conviction.

Valvule musculaire du col. — Au point de vue de la pathologie et de la clinique, le rôle de la valvule musculaire dans la rétention d'urine ne peut plus être accepté.

A l'heure actuelle, la connaissance plus exacte des causes de la rétention autorise à penser que les impossibilités de la miction, que l'on expliquait par la présence d'une valvule, doivent être attribuées à toute autre étiologie. Les progrès accomplis dans le diagnostic des maladies de la moelle, la démonstration de l'incontestable influence des états neurasthéniques sur la contractilité de la vessie, expliquent qu'il en soit ainsi. Je ne crois pas trop m'avancer en disant que cette question qui a beaucoup passionné, n'a plus qu'un intérêt historique. Quelques rares rencontres anatomo-pathologiques démontrent cependant la réalité du repli musculaire de Mercier. Mais cette constatation anatomo-pathologique n'a pas reçu de la clinique une consécration formelle.

De l'aveu de Mercier lui-même, le diagnostic par l'exploration vésicale est à peu près impossible. Les symptômes ne l'éclairent pas d'une façon plus précise ; ceux que l'auteur a indiqués peuvent être interprétés d'une façon très différente de celle qu'il a acceptée. Les résultats des opérations destinées à faire disparaître la valvule sont tels, que nous ne saurions conclure autrement que ceux que l'expérience a éclairés avant nous et qui ne les ont pas acceptées. Après avoir consciencieusement cherché les indications de cette opération, nous ne nous sommes jamais trouvé autorisé à la faire. Nous ne l'avons donc jamais pratiquée, et nous ne saurions vous conseiller de la tenter.

Les idées de Mercier ne paraissent pas avoir de base plus solide sur le terrain physiologique. Rien ne prouve que la lèvre postérieure du col soit soulevée, attirée en avant, qu'elle passe par-dessus la lèvre antérieure du col. Il n'est pas mieux établi que ce ne soit pas à la lèvre postérieure du col, mais à sa lèvre antérieure, que serait, en partie, dévolu ce rôle obturateur, ainsi que Caudmont l'a admis d'après Horion. Ce mode de fermeture valvulaire a été généralement contesté. Quel que soit, d'ailleurs, le rôle physiologique de l'orifice vésical au moment où s'effectue la miction, la véritable résistance à la projection involontaire de l'urine au dehors n'est pas là[1]. Nous l'avons déjà démontré en parlant de la physiologie de l'urètre (t. II, p. 350 et suiv.).

Malgré leur intérêt, nous laissons de côté les questions relatives au mécanisme qui préside à l'ouverture et à la fermeture physiologiques de la vessie. Elles ne peuvent être résolues que par l'expérimentation, et nous désirons vous rendre simplement compte de ce que l'observation clinique a pu nous apprendre sur les contractions de la vessie. Ce que nous avons à vous indi-

[1] Nous avons indiqué (p. 377) le résultat des expériences de MM. Denis Courtade et Jean-Félix Guyon sur la *Résistance du sphincter vésico-urétral*. Elles établissent, sans conteste, que le véritable empêchement à la projection involontaire de l'urine est dû au sphincter urétral.

quer est certainement incomplet, mais a été vu ou du moins « senti », sur le *vivant*, sur la *vessie en action*. C'est depuis que la lithotritie à séances prolongées est entrée dans notre pratique journalière, que nous avons pu recueillir, et bien des fois contrôler, les faits que nous allons vous faire connaître.

Il est tout d'abord un ensemble de résultats fort importants au point de vue de la pratique, que nous allons vous signaler dans cette étude ; ils ressortissent à la physiologie pathologique. Mais nous en réservons l'exposé pour le moment où nous vous parlerons des manœuvres intravésicales. Ce mode particulier de contractions doit être, en effet, bien connu des opérateurs, car il crée des difficultés toutes spéciales; la connaissance de ces faits permet à tout chirurgien attentif de ne pas être trompé ou arrêté par les déformations qu'elles infligent à la vessie.

Contractions irrégulières. — J'ai fait connaître, depuis longtemps déjà, les intéressants phénomènes que les contractions irrégulières de la vessie mettent le chirurgien à même d'observer. Je les ai étudiés sous la dénomination de : *contractions partielles*.

Aucune règle fixe ne préside à leurs manifestations, on ne peut leur assigner un siège précis. Vous les rencontrerez aussi bien au sommet de la vessie que dans son fond, ou au voisinage du col. Cependant, c'est au voisinage et surtout au-dessous et sur les côtés du col, c'est aussi au fond même de la vessie que vous les verrez se produire. Les contractions partielles modifient le terrain opératoire, cachent complètement des fragments ou des calculs tout entiers, elles vous obligent à modifier vos manœuvres ou, quelquefois même, à les suspendre. C'est dans les grandes vessies habituellement distendues et chroniquement enflammées qu'elles se produisent. Vous courrez grandement le risque de les déterminer lorsque vous aurez mal à propos excité la contractilité de la couche musculaire par une tension exagérée ; l'on est exposé, dans ces conditions, à les voir durer ou se multiplier et à ne pouvoir opérer. La dissociation de la couche musculaire, qui est l'un des caractères de la vessie des prostatiques (t. I, p. 194), explique comment ce phénomène peut se produire. Nous les étudierons avec détail, lorsque nous nous occuperons des difficultés de l'exploration des vessies calculeuses (t. III, XXXIIe leçon).

Contractions régulières. — Lorsque vous opérerez dans des conditions régulières au sein d'une vessie relativement saine et que vous aurez eu soin de ne pas distendre, tout en lui faisant accepter la quantité de liquide nécessaire pour favoriser vos manœuvres, vous sentirez aussi la contraction de la vessie. Cela est inévitable.

Nous avons dû déjà vous le dire, et nous devrons le répéter : « l'anesthésie ne fait pas disparaître le pouvoir contractile de la vessie ; il en empêche temporairement les manifestations en atténuant la sensibilité au contact ». Il est donc naturel qu'au cours d'une opération qui se prolonge, des contractions momentanées se produisent. Et tout d'abord, disons incidemment « que jamais nous n'avons éprouvé la sensation d'une constriction s'exerçant sur l'instrument au niveau du col » ; cette constatation n'est pas sans intérêt au point de vue de la physiologie du mécanisme de la contraction. Voici de quelle manière et dans quel ordre vous sentirez se succéder les contractions.

C'est au fond de la vessie qu'elles commencent, la paroi postérieure s'avance, et habituellement, cet avancement se produit sur sa partie médiane. Il n'est tout d'abord que partiel, si bien que vous avez la sensation d'un promontoire, à droite et à gauche duquel votre instrument peut pénétrer dans une sorte de cavité formée par l'angle rentrant compris entre les parois latérales et la saillie médiane, Lorsque nous avons observé ce phénomène pour la première fois, nous avons cru à une déformation spéciale de la vessie. Après l'avoir rencontrée de nouveau, nous en étions arrivé à donner un nom à ce que nous considérions comme un état pathologique, et vous nous avez entendu, au cours des séances, vous parler de : *vessies à éperon.* Il n'y a pas de vessies à éperon, ou du moins la saillie qui nous avait amené à les qualifier de la sorte est temporaire ; ce n'est que le premier résultat de la contraction de la paroi postérieure.

Ce qui rend ces constatations physiologiques faites au cours d'une opération particulièrement intéressantes et démonstratives, c'est que vous constatez, à plusieurs reprises, la production et la cessation du même phénomène. Là où tout à l'heure existait une saillie qui gênait la manœuvre, vous retrouvez, l'instant d'après, une surface régulière ; là où vous pouviez passer librement, il n'y a qu'un instant, le chemin vous est tout à coup fermé. Il vous était possible de tourner de gauche à droite et de droite à gauche, à un certain moment vous ne pourrez plus prendre que l'une des directions; vous pouviez aisément renverser les mors de votre instrument, ou profondément plonger son talon, cela va devenir difficile ou impossible, puis cela redeviendra aisé. Comme dans les expériences physiologiques de laboratoire, vous appuyez vos constatations d'une double série de preuves, vous avez le résultat positif et le résultat négatif.

Après la paroi postérieure, lorsque la contraction se continue ou se renouvelle, c'est le plan inférieur de la vessie, c'est le bas-fond qui se soulève. En réalité, vous constaterez moins souvent ce soulèvement que l'avancement de la paroi postérieure. Mais vous observerez assez fréquemment cette élévation du bas-fond de la vessie pour avoir le droit d'admettre qu'il est physiologique.

Ce n'est donc pas seulement le sommet de la vessie qui s'abaisse et les parois latérales qui se contractent, en convergeant vers l'orifice vésical pendant que la vessie se vide ; sa paroi inférieure, bien que moins mobilisable, concourt aussi à donner l'impulsion qui dirige et lance hors de la vessie le liquide qui la met en tension.

Au cours des séances, ce soulèvement du bas-fond se constate et par les mouvements du lithotriteur et par la saisie des fragments. Ainsi que nous venons de vous le dire, vous ne pouvez plus enfoncer le talon de votre instrument ni renverser ses mors, ou bien, sans être empêchés à ce point, vous éprouvez simplement une limitation dans les manœuvres que vous aviez jusque-là très facilement exécutées.

Cela n'empêche pas d'opérer, on conduit sa manœuvre en conséquence. Il vous arrivera même de tirer bénéfice de ce changement de profondeur et de forme du bas-fond. Nous avons pu souvent saisir, au moment de la contraction, des calculs ou des fragments de calculs, que nous n'avions su atteindre jusque-là. Ils sont portés vers le lithotriteur.

L'observation clinique nous apprend donc que le diamètre antéro-postérieur de la vessie est celui qui, sous l'influence de la contraction de la couche musculaire, commence à diminuer et que le diamètre vertical subit bientôt un retrait. Il est facile de comprendre que la continuation de l'action contractile rapprochera de plus en plus le corps de la vessie vers le col, la partie mobile vers la partie fixe.

Mais quelle est la part que prennent à cette rétraction progressive du réservoir le diamètre transversal et l'antéro-postérieur; à quel degré s'abaisse le sommet de la vessie, pour contribuer à l'effacement du diamètre vertical ? La clinique, bien qu'elle ne nous renseigne pas complètement, nous fournit encore d'utiles données. On sent peu l'abaissement du sommet de la vessie pendant les manœuvres, et l'on ne perçoit aucun amoindrissement du diamètre transverse. Vous apprendrez, en effet, que, dans la vessie la plus rétractée, la plus revenue sur elle-même, l'instrument explorateur ou broyeur a toujours « une très réelle liberté dans le sens du diamètre transverse ». Vous pouvez l'incliner, le coucher à droite et à gauche, alors qu'il vous est difficile de le pousser profondément et surtout de le retourner en renversant les mors. *Il est toujours possible de se mouvoir latéralement dans la vessie.*

Dans certains cas difficiles où vous restez engagés dans la traversée d'une région prostatique dont les dimensions sont exagérées par l'hypertrophie de la glande, vous pourrez croire que vous êtes dans la vessie, c'est à la très grande difficulté ou à l'impossibilité de l'exécution des manœuvres latérales les plus restreintes, que vous reconnaîtrez que vous n'y avez pas pénétré. Lorsque vous entendrez dire : « J'ai fait l'exploration, mais je ne puis rien affirmer parce que la vessie m'a serré de toute part », dites-vous que celui qui vous tient ce langage n'est pas entré dans la vessie, et agissez de façon à ne pas commettre la même faute. Quel que soit l'état de la vessie, ses contractions ne la rétrécissent pas dans tous ses diamètres, l'instrument peut toujours se mouvoir dans le sens transversal. Il est utile de ne pas l'oublier.

Diamètres de la vessie. — Les enseignements que fournit la clinique sont confirmés par l'expérimentation. Il y a plusieurs années (1878) le Dr Henriet, alors mon interne, fit sur ma demande, des expériences destinées à étudier la situation que prennent dans la vessie les corps étrangers que l'on y introduit. Je pensais que certains d'entre eux, ceux qui sont allongés et appuient sur la paroi, devaient, s'ils restaient néanmoins libres, subir sous l'influence des contractions de la vessie, une accommodation analogue à celle du fœtus dans la cavité utérine. L'accommodation du fœtus détermine la présentation, il s'agissait d'étudier celle des corps étrangers de la vessie. Tel fut le point de départ d'expériences fort bien conduites par mon cher et très regretté élève. Elles n'avaient pas encore été publiées, lorsque je les ai fait connaître au cours d'une leçon sur l'extraction des corps étrangers de la vessie chez l'homme[1].

Voici les importantes conclusions qui se dégagent des recherches d'Henriet; nous passons sous silence les détails de ses expériences.

1° Le diamètre transversal de la vessie est le plus constant, c'est le seul qui persiste, alors que la vessie est complètement vide. Cela explique l'accommodation possible des corps étrangers « qui ne dépassent pas sa longueur ».

2° A mesure qu'on distend la vessie, elle commence par former ses divers diamètres et devient sphérique. Puis son diamètre transversal arrive le premier à son maximum qu'il atteint à 10 centimètres au plus.

3° Le maximum du diamètre transversal est à peu près à égale distance du sommet de la vessie, quel que soit son développement, et de la région cervicale, peut-être un peu plus rapproché de cette dernière.

4° Des corps étrangers rigides, ayant 12 centimètres et plus, ne peuvent trouver place que dans une vessie distendue, et s'y logent suivant un diamètre vertical ou oblique.

5° Des corps longs de 6 à 8 centimètres et les corps souples qui s'enroulent comme les fines bougies, tendent généralement à prendre une position déterminée et se placent dans le sens du diamètre transversal. *S'ils restent libres*, ils subissent en effet une véritable accommodation et se logent dans ce diamètre au-dessous du col. Lorsque la vessie se remplit et qu'elle subit une distension considérable, ils peuvent prendre une position indéterminée, verticale ou oblique, ou quelquefois inclinée en bas. Ils reposent alors, par une extrémité, dans le voisinage

[1] F. GUYON, *Annales des mal. des org. gén.-ur.*, avril 1884.

du col de la vessie ; ils sont ramenés à la position transversale quand la vessie se vide et le plus souvent la conservent malgré qu'elle se remplisse. Ils peuvent flotter si leur poids spécifique et l'état de dilatation de la vessie le permet ; cela est très exceptionnel, les corps creux eux-mêmes, comme les bouts de sonde, par exemple, occupent presque toujours le fond de la vessie.

Ainsi : *le diamètre transversal de la vessie est celui qui varie le moins, quel que soit l'état de l'organe. Il est le plus petit quand la vessie est distendue, le plus grand quand elle est vide. Il ne s'efface jamais et conserve toujours une étendue de plusieurs centimètres.*

Les données expérimentales confirment les observations dont nous vous avons dit les résultats. Elles sont d'autant plus probantes qu'elles ont été poursuivies dans un tout autre but que l'étude du mécanisme de la contraction de la vessie. Il nous est donc permis d'affirmer que, pour chasser l'urine à l'extérieur, le fond de la vessie s'avance vers le col, jusqu'à ce qu'il s'y applique ; tandis que son sommet s'abaisse et son fond se soulève. L'effacement complet de la cavité est surtout accompli lorsque la paroi postérieure s'est appliquée contre l'antérieure.

C'est bien dans cette situation que nous voyons, à l'autopsie, la vessie qui si souvent s'est complètement vidée avant la mort. Si l'on veut nous permettre une comparaison qui n'est pas tout à fait exacte, parce qu'elle ne tient pas compte de la diminution du diamètre vertical par le soulèvement du bas-fond et l'abaissement du sommet, ce sont deux mains qui se juxtaposent l'une à l'autre en s'appliquant étroitement par leur face palmaire, ce n'est pas un poing qui se ferme[1].

On croit cependant à la réalité de cette fermeture concentrique du globe vésical, on la représente par des dessins sché-

[1] Nous avons vérifié, en 1884, la réalité de cette disposition, avec le concours de l'un de nos internes, M. Tuffier, prosecteur de la Faculté. Sur neuf sujets examinés, elle a été constante. La paroi postéro-supérieure s'applique en effet sur l'antéro-inférieure. M. Sappey (*Anat. descript.*, p. 571, t. IV) constate, avec sa précision habituelle, cette même disposition. « Dans l'état de vacuité, la surface interne de la vessie présente deux faces et trois bords. Les deux faces sont presque horizontales, triangulaires, *appliquées l'une à l'autre.* » M. Paul Delbet, l'un de nos internes, dans le remarquable travail qu'il a consacré à : *l'Anatomie chirurgicale de la vessie*, aboutit aux mêmes conclusions (p. 26 et suiv.). Ses recherches ont porté sur trente cadavres. Thèses de Paris, 1895.

matiques. Cela est purement théorique. Si la vessie revenait ainsi sur elle-même, comment expliquer la persistance du diamètre transversal dans l'état de vacuité, et ses faibles modifications, lorsque la vessie se distend?

La constatation de ce fait est cependant aisée, vous la faites, pour ainsi dire, chaque fois que vous manœuvrez dans la vessie, elle a une importance très grande en clinique. Elle permet de comprendre et de prévoir la position de certains corps étangers, elle nous indique le sens dans lequel les recherches et les manœuvres de la lithotritie doivent être dirigées pour être à la fois rapides, fructueuses et inoffensives. Vous n'arriverez à tout saisir, à tout broyer et à ne rien laisser dans la vessie, qu'en apprenant à conduire votre lithotriteur dans des endroits bien déterminés. Le chirurgien ne s'y porte pas au hasard, il les aborde et il y manœuvre avec la méthode la plus régulière.

On a souvent regretté de ne pas y voir pour manœuvrer dans la vessie. N'êtes-vous pas suffisamment éclairé lorsque vous savez exactement où aller et que vous pouvez sentir tous les points du parcours?

Nous n'avons pas en ce moment à dire comment se fait la recherche et la préhension des corps étrangers introduits dans la vessie; nous vous demandons la permission de vous renvoyer pour cela à la leçon que nous avons citée tout à l'heure et à quelques autres plus récentes[1]. Mais nous devons faire une remarque d'ordre général qui vous sera utile dans tous les cas, aussi bien pour les corps étrangers, auxquels nous venons de faire allusion, que pour les calculs.

Vous rencontrerez immédiatement en arrière du col les corps étrangers et les calculs, que leurs dimensions, leur consistance ou leur forme n'empêchent pas de se soumettre aux lois de l'accommodation vésicale. C'est dans le sens du diamètre transversal, que vous devez faire vos recherches; les mors du lithotriteur sont conduits aux entrémités et dans la partie moyenne de ce diamètre. Vous êtes là sur votre principal terrain de manœuvre.

Ce diamètre transversal que nous avons vu, pendant la dis-

[1] F. Guyon, *Quelques considérations sur l'extraction des corps étrangers de l'urètre et de la vessie* (*Ann. gén.-ur.*, février 1895); *Technique de la lithotritie* (Même recueil, mars, mai, juin 1899 et juillet 1900).

tension, se rapprocher du méridien de la vessie, a, en réalité, son siège habituel près du col. Il ne peut en être autrement puisque le col est la partie fixe, et que les parties mobiles de la vessie se portent vers cette partie fixe, sous l'influence répétée des mictions. C'est pour cela que vous rencontrerez invariablement la pierre dès votre entrée dans la vessie. A moins que vous ne l'ayez maladroitement trop remplie, qu'elle ne soit très déformée, que des contractions partielles ne dissimulent la pierre ou la maintiennent vers le sommet, comme il arrive souvent pour les pierres volumineuses, il en sera ainsi. Les manœuvres les plus habituelles se font donc : « près du col, à l'une et l'autre extrémité du diamètre transversal, ou à son centre ». Mais les manœuvres qui se succèdent au cours des séances de lithotritie ne peuvent se faire dans un seul point. Gardez-vous de parcourir de grands espaces ; ne faites faire à votre instrument que de petits déplacements, mais conduisez-le au centre de la vessie et contre sa paroi postérieure. Là, comme il l'a fait quand il était au contact de la paroi antérieure, il évoluera dans la direction d'une ligne transversale.

On peut admettre que, pour l'opérateur, la vessie présente trois diamètres transverses : un antérieur, un moyen, un postérieur.

Vous trouvez le plus souvent les calculs au-dessous du col, la pesanteur les y conduit ; mais ce sont les contractions de la vessie qui les maintiennent dans cette région. Ne l'oubliez pas : *les corps que contient la vessie obéissent beaucoup plus aux lois physiologiques de sa contraction qu'aux lois physiques de la pesanteur*. Il faut s'en souvenir au commencement comme à la fin des séances. Vous aurez beau soulever le siège, vous aurez beau chercher à remplir la vessie de liquide, à imprimer des secousses, les fragments restent aux mêmes endroits : c'est « près du col » que vous avez trouvé la pierre, c'est « près du col » que vous irez détruire ses derniers fragments. Mais le calcul et ses fragments, « ceux-ci en particulier », se rapprochent aussi de la paroi postérieure au cours des séances. Vous ne pouvez les terminer sans opérer au contact de la paroi antérieure et de la paroi postérieure. Mais, que vous agissiez au contact de ces parois, au centre de la vessie, voire à son sommet, vous risquerez une opération incomplète et imparfaite si vos manœuvres ne se font pas « dans la direction du diamètre transverse ».

Le diamètre transverse est le diamètre chirurgical de la vessie.

III. — Résistance des parois de la vessie a la rupture.

L'étude de la résistance des parois de la vessie et du mécanisme de leur rupture n'est qu'un « corollaire de celle des effets de la mise en tension et des contractions qu'elle provoque ». Elle s'y rattache intimement. De même que la capacité, « la rupture de la vessie est avant tout physiologique ».

Scientifiquement et pratiquement, les conditions anatomiques sont primées par les conditions physiologiques. Il dépendra de vous dans la plupart des cas que les vessies sur lesquelles vous aurez à agir restent indemnes ou se rompent. L'examen le plus méthodique et le plus attentif ne vous permettrait pas « d'apprécier exactement l'état anatomique » des parois vésicales ; vous êtes, par contre, toujours à même : « de vous renseigner *très exactement* sur les conditions physiologiques ». La longue étude que nous venons de poursuivre vous en donne les moyens.

Malgré l'importance prépondérante des conditions physiologiques, vous avez à compter avec certaines lésions des parois. Elles prédisposent, sans aucun doute, à leur rupture, mais à un bien moindre degré qu'on ne le supposerait, si l'on ne se reportait aux résultats de la clinique. Ils disent, en effet, « que, lorsque l'on observe la perforation de la vessie, elle est le résultat de l'inflammation d'un diverticule cellulaire et non de sa déchirure ». La rupture est alors *spontanée* et non *provoquée*. Tel est, à cet égard, le bilan de l'observation.

Nous ne pouvons cependant vous laisser sans crainte sur la déchirure possible de ces vessies à colonnes où, dans quelques points, la muqueuse n'a d'autre soutien que la celluleuse ou le péritoine, et des diverticules nombreux en voie de formation. Dans un travail sur la taille hypogastrique[1], j'ai insisté sur les précautions que ces cas réclament lorsque vous distendez la vessie afin d'en préparer l'incision. Maintenant que j'ai si souvent pratiqué cette opération, je puis dire que je n'ai

[1] F. Guyon, *Annales des mal. des org. gén.-ur.*, janvier, février et mars 1883.

jamais vu la vessie de ces sujets se rompre. Si de pareilles vessies doivent inspirer de légitimes préoccupations, rappelez-vous: « que le danger est bien plus grand lorsque la couche musculaire a conservé toute son intégrité et sa puissance, alors que ses facultés contractiles sont exaspérées par un état douloureux assez intense, *pour que le chloroforme soit impuissant à le calmer* ».

Dans ces cas ou dans des cas analogues, la chloroformisation vous servira de guide. Si vous voyez, malgré une anesthésie profonde et bien conduite, combinée avec la morphine, persister les témoignages de la sensibilité de la vessie, renoncez à la mettre en tension, « opérez sans la remplir ».

Certes, on peut rompre la vessie de même que l'utérus, mais, en réalité, ces réservoirs musculaires « se rompent plus qu'on ne les rompt ». Toute la physiologie de la contraction musculaire est là pour témoigner des dangers de la contraction soudaine et excessive d'un muscle vigoureux et sain, lorsqu'elle trouve un obstacle ou un point d'appui. Les expériences et les faits prouvent, au contraire, qu'il n'est pas facile de rompre la vessie. Combien auraient été déchirées, s'il suffisait de trop presser sur leurs parois !

Vous savez qu'il est très rare que la vessie humaine se déchire sous l'influence de la rétention. Depuis trente-cinq ans, je n'ai vu qu'une seule fois cet accident se produire. Dans le but de poursuivre des expériences sur l'accumulation de l'urée dans le sang, notre collègue Quinquaud a soumis plusieurs chiens à tous les accidents de la rétention d'urine en leur liant l'urètre. Il a constaté que ces animaux succombent le quatrième jour à des accidents urémiques, exceptionnellement le troisième jour à une rupture de la vessie ou à une péritonite. Dans les expériences que M. Albarran et moi avons faites sur la rétention d'urine, vous lirez (t. I, p. 88) qu'elle survient habituellement chez le chien de la cinquante-cinquième à la soixante-dixième heure après la ligature. La rupture est donc plus fréquente chez ces animaux que chez l'homme mais il est à remarquer que l'homme n'est pas abandonné, comme le chien, à la prolongation des effets d'une rétention aiguë.

Vous trouverez, dans l'important travail de M. Bouley[1], des expériences qui démontrent qu'il faut un chiffre moyen de 1 300 grammes pour rompre la vessie d'un cadavre ; le détail de ces expériences vous montrera que l'âge n'a qu'une médiocre influence sur la qualité de liquide nécessaire pour accomplir la déchirure. Vous savez cependant que, dans le cas que nous avons cité, il a suffi de 200 grammes poussés avec tous les ménagements désirables, et que les mêmes règles de prudence avaient été observées dans un cas communiqué par notre collègue et ami M. Ch. Monod, à la Société de chirurgie[2]. Le malade de M. Monod, comme le nôtre, était un jeune homme dont la vessie avait une grande force musculaire. Tous deux souffraient extrêmement, l'un d'une cystite, l'autre d'un calcul, et la force musculaire de leur vessie ajoutait au danger de la distension. J'ai vu, en 1894, un nouveau cas de rupture de la vessie. Il s'agissait encore d'un homme vigoureux et jeune, à vessie très sensible, que j'opérais pour un néoplasme de la vessie ; la guérison a, d'ailleurs, été obtenue[3]. C'est à ces deux

[1] E. Bouley, *La taille hypogastrique*. Thèse de Paris, avril 1883.

[2] Monod, *Bull. de la Soc. de chir.*, janvier 1883.

[3] Dans le cas que je cite, la déchirure siégeait sur la face antérieure, car le liquide avait passé dans l'espace prévésical, mais il fut impossible de la voir. Sachant avec quelle facilité se cicatrisent les solutions de continuité de la paroi vésicale, je ne me préoccupai pas de sa recherche, je fis le drainage, avec suture partielle. Sans entrer dans la question de la réparation des plaies de la vessie, je dois indiquer avec quelle sûreté on l'obtient; aussi bien dans la vessie infectée que dans la vessie saine, on peut compter sur la réussite de sutures bien faites. Les succès obtenus pour la guérison des fistules vésico-vaginales par la réunion immédiate l'ont depuis longtemps démontré, et bien avant l'antisepsie. J'en ai souvent profité pour faire la taille vésico-vaginale avec fermeture totale de la plaie, suivant le procédé de Valette (d'Orléans). Le privilège des faciles reconstitutions n'appartient pas seulement à la paroi inférieure de la vessie, la supérieure en jouit au même degré. Avant d'adopter la suture dans la taille hypogastrique, j'ai, pendant plusieurs années, fait la suture partielle au-dessus et au-dessous des tubes, ne ménageant que juste leur passage un peu au-dessous du centre de la plaie. J'ai toujours vu la réunion se faire, et c'est en raison de sa constante réussite que j'ai pris l'habitude de dire : « que la vessie ne demande qu'à se fermer ». Et cela aussi bien dans la partie supérieure de sa face antérieure que dans sa moitié inférieure, malgré la différence de vascularisation. Quand on a pratiqué souvent, et avec quelque attention, l'incision longitudinale de la vessie par l'hypogastre, on se rend bien compte : que, si dans sa partie la plus élevée cette région de la vessie est peu irriguée, elle l'est très largement dans ses deux tiers inférieurs. Lorsqu'on la coupe à ce niveau, on est presque toujours obligé de lier en un ou plusieurs points, à droite ou à gauche, des branches artérielles assez volumineuses pour donner des jets véritablement hémorragiques. Le chirurgien peut donc compter sur une égale et grande vitalité des parois antérieure et inférieure de la vessie, ce sont celles qu'il attaque habituellement ; tout permet de penser que la cicatrisation des parois latérales se fait dans les mêmes bonnes conditions. Je viens d'apprendre que la guérison de mon opéré de 1894 se maintenait (octobre 1902).

cas que se borne le bilan des ruptures que j'ai observées en pratiquant la taille hypogastrique. Ils démontrent, comme celui de M. Monod, que ce sont surtout les vessies jeunes et très douloureuses qu'il faut craindre de remplir.

Ces faits et ces considérations prouvent donc nettement : que ce qui domine l'étude de la physiologie de la vessie, aussi bien au point de vue normal qu'au point de vue pathologique, « c'est l'histoire de sa sensibilité ». Elle tient sous sa dépendance tous les autres phénomènes qui peuvent être soumis à l'observation du physiologiste et du pathologiste. Aussi avons-nous dû, au risque de vous paraître prolixe, insister sur toutes les manifestations de cette sensibilité et vous dire comment il convenait de l'étudier cliniquement. Elle est utile à reconnaître dans toutes ses expressions. Le chirurgien doit apprendre à la bien diagnostiquer et la ménager de la façon la plus jalouse, sans jamais renoncer à intervenir selon les indications. Il le pourra, s'il n'ignore rien des conditions qui influencent la sensibilité de la vessie.

Pour diriger comme il convient le traitement des affections chirurgicales de la vessie, pour conduire avec sécurité et précision les manœuvres opératoires qu'elles nécessitent : *il ne faut pas seulement savoir faire un diagnostic anatomique et étiologique, « le diagnostic physiologique est indispensable ». L'étude méthodique de la sensibilité à la tension permet de le faire avec exactitude.*

IV. — Résistance de la vessie a l'infection locale, obstacles qu'elle apporte a l'infection générale.

Comment la vessie se défend contre l'infection locale, et comment elle nous protège contre ses effets ; quelles sont, par conséquent, les conditions de sa réceptivité pour les agents pathogènes et quel est son pouvoir absorbant ; quelle influence elle exerce sur la destinée des uretères et des reins, telles sont les questions que nous devons maintenant examiner.

Nous ne pourrions les dissocier sans risquer de les mal comprendre. Notre santé est compromise ou menacée lorsque celle de la vessie est atteinte ; la solidarité de la vessie, des uretères et des reins, est aussi étroite dans l'état morbide qu'à l'état normal. L'infection de l'appareil urinaire supérieur a presque toujours son point de départ dans la vessie; s'il vit sous sa protection, il subit le contre-coup de ses défaites. Les conditions de la résistance de la vessie ne peuvent être bien appréciées que lorsque l'on sait comment et pourquoi elle succombe.

Nous sommes déjà en possession d'importants éléments; l'étude des effets de la pression intravésicale nous les a fournis. Sans revenir sur ce qui vient d'être longuement exposé, rappelons que ces effets diffèrent suivant « le degré et la durée de la mise en tension ».

Purement physiologiques, lorsque la pression exercée sur toute la surface interne de la vessie n'est ni trop forte, ni trop prolongée, ils deviennent pathologiques dans les conditions opposées. Ce n'est plus à « la tension », prélude obligé des mictions, que la vessie est soumise, elle subit « la distension ». Aux effets qui ne déterminent que des phénomènes normaux, se substituent d'autres effets qui aboutissent à de véritables phénomènes pathologiques. Nous n'avons plus à y insister, mais nous ne saurions, en aucune occasion, les perdre de vue.

Ils ont sur la santé de la vessie, et par cela même sur sa résistance à l'infection, l'influence la plus directe. Aussi ont-ils qualité particulière pour préparer le terrain où fructifieront les germes. Mais ils possèdent une action propre, et alors qu'ils agissent seuls, les troubles qu'ils apportent aux fonctions de la vessie se répercutent sur celles des reins.

Malgré l'état le plus aseptique, nous le savons, ce n'est plus seulement la santé de la vessie et celle des reins qui est en cause. Le trouble est général. Le malade intoxiqué est atteint de telle sorte qu'il arrive par étapes à une cachexie véritable, et la réceptivité de l'organisme à l'invasion microbienne, est alors aussi accusée que celle de la vessie à l'infection locale.

En toutes circonstances, c'est dans sa cavité que s'élabore le poison urineux, et, toujours, le trouble des fonctions vésicales favorise, à un haut degré, le développement de la virulence de l'urine septique. Le rôle de la vessie dans l'infection urinaire a donc la plus haute importance; l'origine vésicale de beaucoup d'accidents infectieux graves n'est pas douteuse; l'influence de l'état de la vessie sur leur évolution est certaine. Je vous le rappelais encore au début de cette leçon, et je n'ai pour ainsi dire pas cessé d'y attirer votre attention. Je vous l'ai signalé toutes les fois que s'en est présentée l'occasion : j'ai accumulé les exemples qui démontrent l'influence de la réplétion de la vessie infectée, sur l'apparition spontanée de l'état fébrile, ainsi que les heureux résultats de sa déplétion et de l'emploi local des moyens antiseptiques sur leur disparition.

C'est surtout dans la cavité vésicale qu'on livre combat à l'infection et qu'il est possible de maîtriser les accidents.

Il ne faut pas longtemps observer pour être convaincu. Le langage des faits est facile à comprendre, sa clarté et sa précision ne laissent pas place au doute. C'est ce qui m'a encouragé, il y a tant d'années, à recourir à l'urétrotomie en pleine fièvre, et m'a conduit à l'emploi systématique de la sonde à demeure, dans les rétentions fébriles des prostatiques.

Ce n'est pas seulement dans les manifestations générales de l'infection urineuse que les faits réclament « la part de la vessie ». Ils obligent aussi bien à la faire, pour comprendre comment se constitue son infection locale.

L'étude de la transformation ammoniacale des urines m'a permis autrefois de l'établir au nom de la clinique. Telle est la raison qui m'a fait autant insister sur cette question, qui n'est autre que celle de la « réceptivité ».

Il était instructif de chercher pourquoi, dans une première et si longue période, l'infection des urines, malgré les révélations de Pasteur, fut si mal comprise et si contestée, comment son importance n'éclata pas à tous les yeux. Le motif en est simple. Il était naturel que les échecs de l'expérimentation dans la vessie, ainsi que toutes les apparentes négations de la clinique, placés en regard des résultats positifs de l'ensemencement des ballons de culture, missent les esprits en désarroi. Nous connaissons maintenant les raisons de ces faits contradictoires.

Nous savons qu'il ne suffit pas, lorsqu'on opère expérimentalement dans la vessie, de mélanger aux urines les micro-organismes comme on le fait dans un ballon. Il faut que les germes ne soient pas chassés, et qu'ils trouvent, dans le milieu où on les transporte, les conditions qui leur permettent d'y habiter, de s'y nourrir et de s'y reproduire, d'y jouir dans sa plénitude, du libre exercice de leurs fonctions.

La vessie saine les leur refuse; la vessie malade les leur accorde.

Dans la transformation ammoniacale des urines, il semble que l'aliment, qui permet à certains microbes d'exercer et de développer leur fonction ammoniogène, doive posséder des qualités particulières que les produits albumineux réaliseraient. Toujours est-il que l'expérimentation a montré de tout temps l'influence favorable des albumines, et que l'observation témoigne de la nécessité : d'une modification préalable de la muqueuse, qui lui permette de largement suppurer. Cette modification est la conséquence de la cystite. Et la cystite ne pouvant être due elle-même qu'à des microbes, la production d'un état ammoniacal durable serait la résultante, non de l'action spéciale et isolée de certaines espèces microbiennes, mais d'une de ces associations, dont l'étude générale de la microbiologie nous enseigne la fréquence, nous démontre l'importance et nous révèle le puissant intérêt.

Quoi qu'il en soit, pour étudier dans son mécanisme et dans ses effets l'infection de la vessie, pour la connaître dans tous ses détails, pour comprendre comment elle s'établit et se caractérise, en tant qu'infection locale, comment elle réagit en se généralisant, il faut que nous recevions de la clinique, de la physiologie pathologique et de la microbiologie, la somme d'enseignements nécessaires. Comme l'a dit Hippocrate, « tout dans le corps humain consent et conspire ». Dans la vie normale et dans la vie pathologique, l'économie tout entière participe, en effet, à la production d'un résultat.

Nous avons besoin de connaître le signalement et la façon de vivre du microbe; mais aussi, d'être dûment renseignés sur ses moyens d'existence. A cet égard, il est indispensable de déterminer les conditions dans lesquelles la vessie l'aura reçu, car il dépend de l'accueil qui l'attend à son entrée, qu'ils lui soient assurés ou qu'ils lui fassent défaut. L'analyse des conditions qui rendent la vessie réceptive, est donc un des points les plus importants de « l'étude clinique de l'infection ».

Réceptivité de la vessie. — La réceptivité de la vessie domine l'étude de son infection locale, et c'est d'elle que nous allons tout d'abord nous occuper. Vous nous avez entendu y faire bien des allusions. L'observation clinique les suggère, car elle fait sentir, avec une irrésistible évidence : *qu'il est des conditions qui favorisent ou empêchent l'infection locale, qui la limitent ou lui permettent de se généraliser.* La physiologie pathologique et l'expérimentation vont nous dire que les pressentiments de l'observation n'étaient pas trompeurs ; elles les justifient complètement.

Les agents de l'infection « ont à compter avec la vessie », et cela : aussi bien lorsque après y avoir pénétré ils peuvent définitivement s'y cantonner, que lorsque après s'y être établis ils essaient d'en franchir les limites pour remonter jusqu'aux reins, ou tentent de pénétrer dans l'organisme, par la voie de la circulation. Ils ont à agir sur une paroi qui va résister, sur des orifices dont le chemin ne leur sera pas facilement livré. Quand la vessie a conservé ses moyens de défense, ou lorsque l'on vient à son secours lorsqu'elle les a perdus, la voie qui conduit aux reins et celle qui donne accès dans la circulation pourront leur demeurer interdites. « Elle reste infectée mais elle n'infecte pas. »

La durée du séjour des microbes, leur multiplicité, leur virulence au moment de la pénétration dans la cavité vésicale, celles qu'ils y peuvent acquérir en y cultivant, sont les conditions qui favorisent ces organismes, dans la lutte qu'ils engagent pour posséder la vessie, et faire la conquête du sujet dont un organe leur a été livré.

L'évacuation régulière, complète et facile de son contenu, l'intégrité anatomique et fonctionnelle du muscle vésical et de la couche épithéliale, la résistance vitale de ses cellules, telles sont les conditions qui permettent à la vessie de ne pas être infectée, de préserver les reins et de ne pas laisser mettre l'organisme en cause.

La clinique en témoigne, et l'expérimentation le démontre.

Conditions cliniques de la réceptivité de la vessie. — Vous savez combien est différente la résistance à l'infection locale et à l'infection générale chez les rétrécis et chez les prostatiques. Le rôle capital joué par la couche musculaire est rendu évident par la comparaison établie entre ces deux grandes catégories de malades qui ne vident plus leurs vessies dans les conditions normales; elle l'est d'une façon plus frappante par le parallèle qu'il est possible de faire entre rétrécis.

Selon que l'obstacle à la miction s'établit progressivement et lentement, comme il arrive chez les malades dont le canal subit seulement les conséquences des modifications dues aux urétrites, ou selon que la stricture arrive à se constituer rapidement à la suite des traumatismes, le sort des malades diffère complètement.

Quel que soit leur âge, ces derniers sont des victimes désignées à l'infection. Pour peu que la pénétration des microbes s'effectue, leur vessie est immédiatement inoculée; leur organisme succombe avec la même facilité, car l'intoxication l'a préparé à devenir la proie de l'infection. Vous avez vu les enfants et les jeunes gens promptement arriver à la cachexie urinaire. Les autres, au contraire, malgré qu'ils soient pour la plupart porteurs de vessies infectées, parviennent à un âge très avancé avec une santé intacte. Vous rencontrerez journellement des hommes qui depuis trente à quarante ans se sondent chaque semaine, ont été opérés une ou plusieurs fois, et qui se portent fort bien. Ils n'ont jamais recouru à l'antisepsie, encore moins à l'asepsie, et ne connaissent cependant que les ennuis locaux que déterminent les rétrécissements. Leur muscle vésical, n'ayant pas été surpris par la rapide constitution d'un obstacle, a pu, non seulement ne pas se laisser dissocier et s'affaiblir, mais il s'est épaissi; il a même acquis une force contractile dont ils bénéficient, alors que, devenus prostatiques, ils ont à lutter contre un double obstacle. L'infection de leur vessie est restée locale, et, les lésions qui la caractérisent, superficielles. Elle n'a réagi ni sur les reins, parce que l'intégrité anatomique et fonctionnelle de la couche musculaire protège efficacement les uretères, ni sur l'état général que la barrière épithéliale a pu continuer à préserver.

La résistance vitale des cellules épithéliales à l'infection et les limites qu'elles lui imposent sont bien plus frappantes encore dans les observations de malades dont la vessie est en communication permanente avec un foyer purulent, avec des urines chargées de toxines très actives, ou avec l'intestin.

Les malades que je vous ai désignés sous la dénomination de

« pisseurs de pus », et qui sont des pyélitiques, n'ont pas de cystite quand leur pyélite est primitive.

Plusieurs observations de néphrotomie, pratiquées pour des pyonéphroses, m'ont permis de mieux constater encore l'intégrité persistante de la paroi vésicale. J'ai publié plusieurs de ces faits, il suffira de rappeler les résultats qui ont été constatés, et par vous et par moi, dans les opérations faites dans cette clinique. Nous avons vu se produire, du jour au lendemain, une transformation complète. Il serait plus exact de dire du matin au soir, car la modification des urines est observée dès le jour de l'opération. Les sujets qui, depuis des mois et même depuis des années, rendent ces quantités considérables de pus, qui se mélangent avec les urines dans toutes les pyélites et plus particulièrement dans toutes les pyonéphroses, fournissent après l'opération, des urines d'aspect normal. Dès que le pus a pris complètement cours par l'incision du rein, les urines sont absolument limpides. J'ai cité l'observation d'un homme de trente et quelques années qui, depuis son enfance la plus reculée, était pyurique et qui cessa immédiatement de l'être après une néphrotomie. La muqueuse de la vessie baignée de pus depuis tant d'années n'avait pas été influencée.

Dans une leçon sur la résistance de la vessie à l'infection[1], j'ai pris pour texte l'observation d'une femme que vous avez longtemps suivie dans nos salles et que j'ai souvent revue à la clinique, où, depuis sa guérison, elle est venue se faire soigner d'une syphilis. Chez cette malade, un abcès du petit bassin, consécutif à une salpingite, s'était ouvert depuis plusieurs mois dans la vessie, et y versait d'une façon permanente son contenu. Les mictions étaient cependant normales; elles n'étaient ni fréquentes, ni pressantes, ni douloureuses. La sensibilité de la muqueuse aux contacts, à la pression et à la tension, était physiologique. Enfin, l'examen endoscopique, plusieurs fois renouvelé et toujours facile, permettait de reconnaître très distinctement l'orifice de communication, de voir sourdre le pus en plus grande abondance quand on pressait l'abdomen, et de constater que, sauf au pourtour immédiat de l'orifice, la muqueuse ne présentait aucune rougeur. Le pus était pourtant

[1] F. GUYON, *Résistance de la vessie à l'infection* (*Mercredi médical*, 1892).

microbien et il l'est également, nous l'avons constaté, dans les pyonéphroses.

Chez cette malade, comme chez nos opérés de rein, il n'y avait pas eu seulement contact plus ou moins passager du pus microbien avec la surface épithéliale. L'absence de sensibilité pathologique de la muqueuse permettait aux sujets que nous citons de n'uriner qu'à de longs intervalles, de demeurer sans besoins nocturnes. On ne peut donc objecter aux observations cliniques ce que l'on pourrait opposer aux observations expérimentales, en invoquant « le peu de durée » de la mise en présence d'un liquide infectant et de la surface épithéliales.

Il en est de même, lorsque, sous l'influence des néphrites infectieuses, l'urine est contaminée soit par les microbes auxquels le rein a donné passage, soit par leurs produits solubles.

La cystite est alors fort exceptionnelle, même chez les sujets qui offrent, comme les vieillards, des conditions multiples de réceptivité. La pneumonie, qui souvent les atteint et qui figure en bon rang parmi les maladies infectieuses qui peuvent aboutir à la néphrite, ne semble pas être une occasion pour la vessie de subir l'infection. J'ai déjà attiré votre attention sur cette indifférence de la vessie aux contacts des microbes venus du rein (t. II, p. 36); elle ne paraît pas être plus impressionnée par celui des produits toxiques les plus virulents.

On sait que MM. Roux et Yersin[1] ont démontré que l'agent pathogène des fausses membranes est toujours absent des organes chez les malades qui ont succombé à l'infection. Dans ces conditions, la néphrite, qui survient fréquemment au cours de l'infection diphtéritique, doit être rapportée à l'action du poison soluble sécrété par le bacille de Klebs-Löffler. Ce poison a été isolé et fort bien étudié par MM. Roux et Yersin[2]. La néphrite souvent si grave des diphtéritiques est une néphrite infectieuse toxique; les cliniciens n'ont, jusqu'à présent, pourtant pas fait mention de la cystite au cours des diphtéries.

La vessie n'est donc pas facilement inoculée par les produits septiques que les reins y déversent.

Ils peuvent cependant l'infecter. Cela est exceptionnel, mais la tuberculose urinaire, par exemple, en donne la preuve.

[1] Roux et Yersin, *Ann. de l'Institut Pasteur*, 1888.
[2] Enriquez, *Néphrites infectieuses*. Thèse de Paris, 1892, p. 60.

Parmi les faits les plus probants figurent ceux que fournit l'observation des résultats de la néphrectomie.

Lorsque l'on enlève un rein tuberculeux, les besoins d'uriner deviennent parfois moins fréquents et moins douloureux ; cette modification peut être assez prochaine. L'opération supprime à la fois l'action réflexe exercée par le rein malade sur la vessie et le déversement de l'urine altérée dans sa cavité.

Il y a une part à faire au réflexe réno-vésical, mais la principale revient à l'action directe de l'urine altérée. L'amélioration, quand elle survient, s'accentue, en effet, progressivement et ne se complète que très lentement; la guérison ne se fait qu'à la longue. Je viens cependant de voir une amélioration rapide chez un malade auquel j'ai pratiqué l'ablation du rein gauche au mois de janvier dernier (1902). Il a suffi d'une dizaine de jours pour que les intervalles des mictions s'espacent et pour que les urines reprennent la limpidité normale. Ce malade avait de la cystite, la cystoscopie constata avant l'opération une très vive rougeur s'étendant à une grande partie de la moitié antérieure de la vessie à gauche et des ulcérations superficielles. C'est donc à la suppression du contact de l'urine altérée que doit être attribué cet heureux résultat.

Ces faits sont d'un grand intérêt. L'inoculation expérimentale de la vessie par le bacille de Koch est fort difficile à obtenir, nous aurons bientôt l'occasion de vous le dire. Il faut blesser la muqueuse ou la rendre malade pour la réussir ; pourtant chez les tuberculeux urinaires, l'inoculation est spontanée. Il est donc naturel de penser qu'elle est rendue possible par un état pathologique antérieur de la muqueuse de la vessie.

L'histoire clinique de ces malades permet de l'admettre. L'analyse des symptômes montre, en effet, qu'il y a chez presque tous une phase vésicale au début des accidents; les signes qui la caractérisent sont parfaitement nets. L'étude des lésions de la tuberculose fait constater qu'elle n'atteint pas un seul point de l'appareil urinaire, leur localisation n'est pas absolue. Le rein peut être envahi alors même que la vessie paraît uniquement en cause, par contre, la vessie n'est pas indemne, alors que l'on est en présence d'une forme rénale très accusée ; dans l'un et l'autre organe, l'envahissement est le plus souvent primitif et se fait par l'intermédiaire de la circulation.

Au point de vue clinique, la constitution des formes rénales et vésicales dépend du degré de la répartition primitive de la tuberculose, et du plus ou moins d'activité d'évolution de l'un des foyers. Je ne puis insister sur ces intéressantes particularités, nous ne devons retenir que ce qui a trait aux questions générales dont nous poursuivons en ce moment l'étude.

Nous savons que les germes trouvent dans la vessie malade les conditions qui leur permettent d'y habiter, d'y vivre et de s'y développer, et que, dans la vessie saine, l'absence de ces conditions réduit leur pénétration à une inoffensive action de présence. La bactériologie et la clinique sont à ce sujet entièrement d'accord et nous disent que les bacilles descendus du rein tuberculeux trouvent dans la vessie un terrain préparé qui la rend réceptive. Cette préparation ne peut être que la conséquence de lésions préalables de sa muqueuse ou de troubles de sa nutrition, par l'envahissement primitif de la tuberculose. Il serait difficile d'invoquer d'autres causes, la plupart de ces malades, sinon tous, n'ont aucun passé urétral ou vésical, la rétention d'urine est, chez eux, fort exceptionnelle ; cet accident est, du reste, sans effet chez les animaux auxquels on lie la verge après leur avoir injecté dans la vessie des bacilles de Koch.

Quelle que soit la porte d'entrée des microbes, la réceptivité de la vessie est régie par les mêmes conditions. Elles sont toujours identiques et ne peuvent différer que dans les détails; l'étude des généralités l'établit sans conteste.

Les fistules qui mettent en communication la vessie et l'intestin permettent de faire des observations fort intéressantes. Les matières intestinales et les gaz qui prennent voie par la vessie déterminent de la cystite. Mais l'inflammation de la muqueuse vésicale ne figure pas parmi les phénomènes précoces, et surtout elle évolue lentement. Pendant longtemps, elle est très peu accentuée et se modifie très facilement par de simples lavages à l'acide borique; la fièvre se montre très rarement. J'ai longtemps suivi et je suis encore des malades qui n'ont pas, ou qui ont peu de troubles de la miction, ils ne les éprouvent que passagèrement; ils n'ont point d'accidents généraux. J'ai surtout constaté cette discrétion des symptômes chez les femmes, mais je l'observe aussi chez des hommes dont je vois la santé vésicale et la santé générale se maintenir grâce aux lavages. On pourrait cependant *a priori* supposer que ces contacts si anormaux influencent rapidement et très vivement la muqueuse de la vessie. On en a plus encore le droit, depuis qu'il est établi que le *Bacterium coli*, qui entre ainsi par voie directe et en abondance dans la vessie, est le microorganisme qui exerce une action prédominante dans tous les accidents locaux et généraux de l'infection urinaire. Les choses ne se passent cependant pas ainsi ; malgré leurs vraisemblances, ces prévisions ne se réalisent pas, quand il n'y pas de rétention.

Beaucoup d'autres faits témoignent dans le même sens.

Combien de fois avez-vous été les témoins de la prompte disparition d'un état ammoniacal persistant à la suite de la dilatation des rétrécissements, de l'évacuation de la vessie obtenue par le cathétérisme ou à l'aide de l'urétrotomie, après l'extraction d'un calcul. La lithotritie ancienne à séances répétées, pratiquée sans les secours de l'antisepsie, multipliait les occasions de ces constatations significatives. C'est ainsi que la cystite, alors même qu'elle était fort vive et déjà établie depuis quelque temps, diminuait graduellement avec le nombre des fragments et disparaissait avec rapidité, après la destruction et l'expulsion du dernier éclat. Quand les lésions n'étaient pas invétérées et que la pénétration des parois par les microbes n'était pas trop profonde, on voyait l'urine trouble remplacée en très peu de temps par une urine limpide.

En présence de ces faits si souvent constatés, il est, en vérité, permis de dire : « que la vessie n'attend que d'être secourue, pour ne plus subir l'influence des organismes qui l'habitent ». Il est légitime de prévoir que le chirurgien y pourra parvenir dans le plus grand nombre de cas, et l'on ne peut être surpris qu'il le puisse en agissant tout simplement par les voies naturelles.

Conditions expérimentales de la réceptivité de la vessie. — L'étude expérimentale est non moins instructive.

Des expériences se dégagent tout d'abord deux faits fort intéressants : 1° l'impossibilité, pour ainsi dire absolue, d'infecter la vessie en y injectant des liquides septiques, à moins que l'on ne détermine une rétention en pratiquant la ligature de la verge, ou qu'on ne provoque au préalable une congestion intense, ou bien une irritation vive de la muqueuse ; 2° l'expulsion très complète de tous les organismes que l'on y fait pénétrer.

Ce dernier résultat a été constaté alors même que les quantités injectées ont été considérables, et les injections répétées. M. Reblaub[1] a étudié avec une grande précision ce phénomène, déjà constaté, d'ailleurs, dans le laboratoire de la clinique, et dont j'ai fait mention dans une communication à l'Académie des sciences[2]. M. Reblaub s'est servi de cultures pures dans du bouillon peptonisé qu'il injectait en *quantité considérable* ; il abandonnait ensuite l'animal à lui-même. Les recherches, répétées avec toutes les variétés de microorganismes, lui ont toujours donné des résultats négatifs. Les urines, examinées trois à quatre heures après l'expérience, ne contenaient plus de microorganismes, *quelle que fût la quantité du liquide injecté*; cette absence fut constatée, non seulement au microscope, mais par des ensemencements restés stériles.

L'expulsion des microorganismes est donc et totale et rapide. Elle est non moins absolue pour les substances colorantes. Triconi[3] a injecté dans la vessie de quatre lapins de *grandes quantités* d'encre de Chine et de poudre de carmin suspendue dans l'eau; il n'a, *après vingt-quatre et quarante-huit heures*, trouvé aucune trace de ces matières qui avaient été expulsées par la miction. Ce même auteur a également constaté que, lorsque l'épithélium de la vessie est intact, les injections intravésicales du *Bacillus anthracis* et du *Staphylococcus pyogenes* demeurent sans résultats et qu'il n'y a aucune altération de la muqueuse vésicale, même après dix, vingt et trente jours.

La nécessité « de lier ou de comprimer l'urètre », c'est-à-dire de déterminer une rétention d'urine, pour obtenir des effets pathogènes après l'injection de ferments dans la vessie, ressortait déjà des expériences de Feltz et Ritter[4]; tous les expérimentateurs l'ont reconnue. Il n'y a d'exception que pour un seul bacille. Schnitzler dit avoir obtenu, par l'injection simple de l'*Urobacillus liquefaciens septicus* dans la vessie des lapins, des cystites intenses, et cela « fréquemment, mais non constamment ». M. Reblaub, se servant d'échantillons de cet orga-

[1] Reblaub, *Des cystites non tuberculeuses de la femme*. Th. de Paris, 1872, p. 49.

[2] F. Guyon, *Sur les conditions de la réceptivité de l'appareil urinaire à l'invasion microbienne* (*Comptes rendus*, 29 avril 1889).

[3] Triconi, *Sull' assorbimento della vesica*. Roma, 1890, p. 9.

[4] Feltz et Ritter, *loc. cit.*, p. 290.

nisme qu'il avait isolé chez deux malades, n'a rien vu de semblable. Mais l'on ne peut hésiter à admettre qu'un microbe qui possède en propre une virulence exceptionnelle, ou qui l'acquiert, ne puisse, par le seul fait de sa pénétration dans la vessie, déterminer la cystite. Si l'on doit accepter la possibilité du fait, il faut aussi bien reconnaître qu'il ne porte pas atteinte à la règle.

« *Expérimentalement*, les microbes n'agissent qu'avec le concours de la ligature de la verge, c'est-à-dire de la rétention. » Ils agissent alors à des degrés différents et après plus ou moins de temps, suivant leur espèce, ainsi que M. Reblaub l'a constaté encore ; tous les microbes pathogènes, « sauf un seul », peuvent alors produire l'inflammation de la muqueuse vésicale[1]. C'est le bacille de Koch qui fait exception. Il ne produit rien, même après une rétention prolongée. Nous venons de faire allusion à cette particularité (p. 460).

Les expériences de Rovsing ont démontré ce fait fort intéressant. Nous n'avons pas en ce moment à discuter la question de la localisation primitivement rénale ou vésicale des lésions tuberculeuses de l'appareil urinaire ; mais ce résultat expérimental mérite d'être signalé à toute votre attention. Il nous intéresse d'autant plus que le même organisme, injecté dans une vessie préalablement enflammée, puis soumise à la ligature pendant vingt-quatre heures, détermine non seulement une cystite tuberculeuse, mais que l'on constate, si l'animal est sacrifié, au bout de deux ou trois mois, des ulcérations tuberculeuses de la vessie, des uretères ; des calices et des bassinets. Pour que l'épithélium que la rétention prolongée avait laissé réfractaire se laisse inoculer par le bacille de Koch, il faut donc ajouter : la cystite à la rétention[2].

Les expériences que M. Albarran et moi avons faites pour étudier les conséquences de la rétention d'urine (t. I, p. 100) démontrent que dans ces conditions l'envahissement des uretères, des bassinets et des calices, est extrêmement rapide.

[1] Reblaub, *loc. cit.*, p. 55 et 57.

[2] J'ai déjà signalé une expérience de M. Clado (*Leçons sur les mal. de la vessie et de la prostate*, 1888, p. 653) qui montre que la blessure préalable de la vessie favorise son inoculation tuberculeuse par la circulation ; j'ai également indiqué que toujours les injections de bacilles de Koch dans la vessie demeurent sans effet.

Nous y avons constaté la présence de bactéries très nombreuses trois heures, neuf heures et demie et douze heures après l'infection. Nous ne pouvons être surpris que dans les conditions où Rovsing a obtenu l'inoculation tuberculeuse, la muqueuse de tout l'appareil urinaire ait pu la subir.

Mais nos malades n'ont pas eu de cystite avant l'éclosion des accidents de la tuberculose, ils n'ont pas eu non plus de néphrite. Leur appareil urinaire serait donc, comme la plupart de nos autres organes, envahi par la voie de la circulation, et non par la surface de sa muqueuse ; il nous paraît permis de le penser.

Conditions qui favorisent la réceptivité de la vessie. — On le voit, pour que la résistance de l'épithélium attaqué par sa surface externe, après injection directe abondante de cultures microbiennes, soit mise en défaut : *des conditions adjuvantes sont nécessaires.* Cela témoigne déjà de l'efficacité de sa résistance. L'étude de ces conditions adjuvantes nous permettra mieux d'en juger. Elle va nous faire connaître dans leur ensemble « les causes qui affaiblissent la résistance de la vessie et nous dévoiler le mécanisme de leur action ».

C'est dans le trouble des fonctions de la vessie et dans les modifications subies par sa paroi que l'on trouve l'explication de ses défaillances. Comme dans toutes les affections, il faut aussi tenir compte de l'état de l'organisme. Les conditions qui favorisent la réceptivité de la vessie sont donc locales et générales.

L'influence des causes locales est *mécanique ou dynamique*; la plupart du temps elle est à la fois l'une et l'autre.

L'influence de l'état de l'organisme est purement « dynamique ». Elle se traduit *par les troubles de la nutrition et par l'intoxication.* Les troubles de la nutrition sont généraux et locaux ; ils résultent des assimilations insuffisantes et imparfaites, ainsi que de l'artériosclérose qui modifie l'irrigation de la paroi vésicale. L'intoxication est la conséquence de la mauvaise dépuration du sang, que le rein est empêché de bien accomplir. L'influence de l'état de l'organisme est surtout accusée, nous vous l'avons souvent dit, dans les cas de rétention incomplète avec distension prolongée. C'est bien à « des sujets affaiblis » que l'infection a alors affaire. Elle s'installe avec la plus grande facilité dans la vessie; elle a bientôt fait d'obliger l'organisme à subir ses atteintes les plus graves.

Il est facile, lorsque l'on suit ces malades pendant quelques années, ainsi qu'il m'est donné de souvent le faire, de comprendre l'importance du rôle de l'intoxication au vis-à-vis de l'infection. Ces mêmes sujets, chez lesquels les effets de l'infection sont si rapides et si graves, lorsqu'on commence leur traitement en pleine intoxication, qui s'infectent alors par un seul cathétérisme et succombent en peu de jours avec une infection générale et locale, peuvent ultérieurement subir des cathétérismes septiques, sans qu'il en résulte d'autre inconvénient que l'infection locale de la vessie.

Cette contre-épreuve manque bien rarement. Vous avez fait vous-même les premiers cathétérismes, ou vous avez confié leur exécution à un aide éprouvé; l'infection a été évitée et le malade a pu franchir sans accident la première et dangereuse phase du traitement; il a cessé d'être sous l'influence de l'intoxication grâce aux cathétérismes. Vous arrivez inévitablement, à un moment donné, à permettre au malade, ou à quelque personne de son entourage, de continuer des soins dont la nécessité est définitive. Ils ne manqueront pas, malgré vos instructions et vos recommandations, de commettre quelque faute contre l'asepsie et l'antisepsie. Les urines étaient restées claires; elles deviendront et resteront purulentes. Vous ne constaterez néanmoins aucun autre accident. Les choses continueront ainsi pendant plusieurs années, à moins de trop graves infractions à l'antisepsie. L'infection locale est définitive, mais les risques d'infection générale sont éloignés.

Les influences *mécaniques* sont la résultante de la distension. Nous en avons eu la preuve en étudiant la physiologie et l'anatomie pathologique de la rétention (t. I, p. 82). Les modifications observées dans la configuration des cellules épithéliales, la chute des lambeaux d'épithélium, la dissociation des fibres et faisceaux du muscle vésical, en sont autant de témoignages; il n'est pas nécessaire d'en souligner l'importance. Cette influence mécanique s'observe aussi à un très haut degré sur l'uretère, qui se dilate, sur les bassinets et les canalicules du rein, qui s'élargissent. Elle se traduit encore par les modifications de l'urine. Ces modifications du contenu vésical qui se caractérisent par le mélange de déchets organiques, en particulier du sérum sanguin et de ses globules, de cellules épithéliales, lui donnent à un plus haut degré les qualités requises pour les milieux de cultures. Les influences mécaniques sont aussi, et tout naturellement, représentées par les traumatismes.

Les influences *dynamiques*, en dehors des altérations séniles des tissus dues à l'artériosclérose, ou à des dispositions individuelles, sont surtout représentées « par la congestion » qui modifie les conditions de l'irrigation des parois vésicales, et réagit sur l'ensemble de la couche épithéliale, dont elle prépare la desquamation. Elles le sont aussi « par les irritations » qui s'attaquent directement aux cellules épithéliales, portent atteinte à leurs qualités physiques et provoquent leur chute. Nous allons étudier dans leurs détails chacun des points relatifs au mode d'action des conditions qui aident l'infection vésicale à se produire. Il n'est pas sans intérêt de montrer dès maintenant, par un exemple, l'importance grande des influences dynamiques, qui ressortira, d'ailleurs, de l'ensemble de notre examen.

On sait, que, sans avoir l'extrême fréquence que l'on constate chez l'homme, la cystite n'est pas rare chez la femme. Or, les conditions mécaniques de la rétention ou des obstacles au libre exercice de la miction ne s'observent pas chez elle. Aussi, l'histoire étiologique de la cystite féminine a-t-elle commencé par celle des influences dynamiques. La menstruation, la ménopause, la grossesse, la puerpéralité ont été invoquées pour expliquer la production de la cystite. De fait, leur intervention est de première nécessité; et, bien qu'elle ne soit qu'adjuvante, l'importance de leur rôle est ici particulièrement évidente.

Il n'est pas jusqu'aux modifications dues à une défectueuse nutrition de la paroi vésicale que la pathologie de la femme n'accuse explicitement. Dans nos salles, vous verrez presque toujours des vieilles femmes atteintes de cystite. Sans avoir établi de proportions mathématiques, ce que nous voyons à l'hôpital, et ce que j'observe dans ma pratique, me porte à penser que la moyenne de fréquence, pour la cystite, serait assez favorable aux femmes âgées. Elles sont prostatiques à leur manière. Chez elles, tant que la vessie n'est point infectée, le prostatisme s'accuse moins que chez l'homme par les troubles de la miction; il se dénonce par la facilité et la ténacité des infections. Il faut, en effet, pour demeurer dans la vérité clinique, ajouter que, d'une façon générale, chez la plupart des femmes jeunes ou vieilles, la cystite est particulièrement difficile à guérir : je puis affirmer qu'elle est plus réfractaire à la thérapeutique que celle des hommes. N'est-ce pas la preuve de l'importance des influences dynamiques, et plus particulièrement de la congestion? L'absence des conditions mécaniques montre bien l'influence adjuvante de cette cause sur la production de la cystite. Au surplus, je n'ai pas besoin de vous rappeler combien de conditions physiologiques et pathologiques, sans parler de la constipation, provoquent la congestion des organes pelviens chez la femme. Cette action incessante de la congestion explique peut-être aussi que l'on observe si souvent chez les femmes la propagation de l'infection de la vessie au rein, par la voie urétérale. Je vois et j'opère beaucoup plus de pyonéphroses dans le service des femmes que dans la salle des hommes.

Nous n'avons pas à revenir sur les effets de la rétention ; disons seulement encore que, bien qu'ils soient mécaniques, ils sont également dynamiques. La congestion qui commence, pour ainsi dire, avec la rétention et qui s'accentue au point de devenir hémorragique, à mesure qu'elle continue, le prouve fort nettement.

M. Reblaub a bien étudié les effets de la « congestion[1] » et soigneusement examiné, puis discuté, ceux des irritations de la surface interne de la vessie. Savoir comment et pourquoi se produit la cystite, c'est déterminer comment et pourquoi s'effectue l'infection locale de la vessie. L'auteur que nous citons l'a trop bien démontré dans son excellent et consciencieux travail, pour que nous ne lui fassions pas les emprunts nécessaires à l'élucidation de la question de l'infection vésicale.

Comment et pourquoi se produit la cystite. — Pour démontrer expérimentalement les effets de la congestion de la muqueuse vésicale, M. Reblaub a déterminé sa vascularisation artificielle. Il l'a obtenue aisément en faisant absorber de faibles doses de poudre de cantharides, ou en injectant sous la peau de la cantharidine. Après avoir produit ainsi l'état congestif, il s'est

[1] REBLAUB, *loc. cit.*, p. 52 et 58.

assuré, par l'examen bactériologique et par les cultures, que les urines ne contenaient aucun microorganisme. Injectant alors, « sans lier la verge », une culture pure de *Staphylococcus pyogenes albus*, il a pu constater, deux jours après, que l'urine contenait de nombreux globules blancs et des cocci en abondance. Il a conclu de ses expériences que la congestion intense, « qui aboutit à la chute de l'épithélium et qui modifie sa structure », met la muqueuse vésicale en état de réceptivité pour l'implantation des microorganismes.

Les expériences de M. Guiard[1], faites à l'aide d'injections irritantes ou d'introduction de corps étrangers, afin de déterminer expérimentalement la cystite et de montrer qu'elle est la condition nécessaire de la transformation ammoniacale, témoignent clairement de l'influence de l'irritation de la muqueuse sur la production de l'ammoniurie. Les expériences que Rovsing a faites depuis l'avènement des études bactériologiques, et dont M. Reblaub nous donne les détails et les résultats[2], sont entièrement démonstratives.

La question si discutable de l'intervention nécessaire de l'ammoniurie pour la production de la cystite mise à part, les recherches très précises et si rigoureusement conduites de cet habile expérimentateur permettent de constater : « la tuméfaction et la transformation mucoïde des cellules épithéliales superficielles, l'infection de la muqueuse, et, en certains points, de petites ecchymoses ». Ces modifications pathologiques, qui sont la conséquence d'une action chimique, étant données, si l'on injecte une culture pure de *Staphylococcus aureus*, il faut « deux heures au plus » pour qu'une cystite soit constituée et que la purulence des urines devienne manifeste. Après ce même laps de temps, dans les conditions contraires, il ne se produit pas de cystite. Quoi de plus positif, et comment douter de l'évidente nécessité des modifications pathologiques subies par la muqueuse vésicale, comme condition préalable de son infection ?

C'est en procédant de la sorte que le même auteur réussit, ainsi que nous l'avons déjà dit, à déterminer l'implantation du microbe de la tuberculose, qu'une rétention prolongée ne

[1] Guiard, *loc. cit.*, p. 215 à 218.
[2] Reblaub, *loc. cit.*, p. 54.

réussit pas à fixer, quand l'épithélium de la vessie n'est pas préalablement altéré. Les lésions étendues et complexes que produit la rétention ne suffisent pas pour vaincre la résistance de la muqueuse de la vessie à la pénétration du bacille de Koch ; il faut y ajouter celles de la cystite.

Ces expériences reproduisent très fidèlement ce que nous observons en clinique.

D'une part, j'ai signalé l'action des vésicatoires comme l'une des conditions déterminantes de la cystite tuberculeuse chez les sujets prédisposés. D'autre part, si nous nous reportons à notre vingtième leçon (t. II, p. 91), où nous avons étudié les conditions cliniques dans lesquelles se produisent les accès de fièvre, et particulièrement celles qui préparent son apparition spontanée, nous lisons que : dans les rétentions aiguës, il n'y a pas d'élévation de température, tandis qu'elle est de règle dans les rétentions chroniques ; que, dans les cystites récentes les plus aiguës, les plus atrocement douloureuses, l'apyrexie est complète, tandis que dans les cystites chroniques, la fièvre survient pour peu qu'il y ait rétention. Qu'est-ce à dire, si ce n'est que, lorsque l'épithélium n'est pas altéré, et depuis assez longtemps soumis à l'influence des causes qui le modifient ou le suppriment, la paroi vésicale n'absorbe pas ? Car il ne s'agit plus alors seulement de l'infection locale de la vessie, mais bien de l'influence qu'exerce cette infection locale sur la production des accidents qui caractérisent l'infection générale ; or, il n'en est pas de plus significatif que la fièvre.

Examinez avec soin ce qui se passe lorsque vous traitez une rétention par les cathétérismes évacuateurs, et vous aurez exactement les mêmes démonstrations.

Les accidents locaux et généraux qu'ils peuvent déterminer, abstraction faite des traumatismes incidents, ne se produiront « qu'au bout de quelques jours ». A moins que la vessie ne soit infectée au préalable, ou que la rétention, bien qu'aseptique, ait mis en grand état de réceptivité et la vessie et l'organisme, il en est ainsi. Les urines restent tout d'abord limpides, les besoins sont bien espacés, les évacuations ne sont pas douloureuses. Puis, si vous ne procédez pas aseptiquement et antiseptiquement, les dernières parties de l'urine deviennent troubles ; un peu plus tard, elles le sont entièrement, la vessie est exigeante, et l'évacuation douloureuse. Persistez dans les mêmes errements, et les accidents généraux de l'infection feront suite à ceux de l'infection locale, ils vont faire leur apparition sous la forme fébrile et digestive. « Un premier stade » est donc nécessaire à la constitution de l'infection locale et ce n'est que dans un second, que se manifestera l'infection générale.

L'accord entre l'observation clinique et l'observation expérimentale est, on le voit, aussi complet dans l'ensemble des résultats que dans leurs détails.

Cette instructive concordance se retrouve en ce qui concerne le traumatisme.

L'expérimentation ne fournit pas d'effets constants. Les expériences de M. Guiard et de Rovsing ne permettent pas de douter de l'influence du traumatisme ; leurs résultats positifs montrent qu'il peut mettre la vessie en état de réceptivité. Il n'en est pas de même de celles de M. Reblaub. Malgré un grattage de la muqueuse effectué avec un mandrin dûment aseptisé, « l'injection simple » des cultures pures du *Bacterium pyogenes* et du *Staphylococcus albus* n'a pas déterminé de cystite. Il a fallu, pour l'obtenir, recourir à la ligature de la verge. M. Reblaub conclut que les lésions produites étaient, sans doute, insuffisantes, et que les traumatismes sérieux amenant des lésions étendues ont seuls une influence adjuvante dans la production des cystites.

Comme l'expérimentation, l'observation nous fait voir, en effet, que : « les traumatismes n'ont pas une influence constante, sur la détermination de l'infection locale ».

Pour les calculeux, nous en avons à tout moment la preuve. Les traumatismes superficiels que la pierre fait subir à la muqueuse vésicale se renouvellent incessamment, lorsqu'elle est mise en mouvement pendant la marche, et qu'elle est projetée plus ou moins vivement contre elle par les secousses de la voiture ; toutes ces provocations ne rendent pas leur vessie particulièrement réceptive ; elle ne s'infecte pas spontanément. Nous voyons ces sujets demeurer aseptiques, tant qu'ils ne sont pas sondés, et rester indifférents, dans bien des cas, à des cathétérismes peu irréprochables. L'infection directe ne paraît pas se produire chez les calculeux beaucoup plus facilement que chez d'autres malades ; l'infection indirecte par voie circulatoire ne s'observe pas davantage. J'observe des malades très âgés qui ont conservé leur pierre pendantdes années et qui, malgré des maladies intercurrentes, telles qu'une grippe infectieuse de longue durée, n'ont aucune détermination vésicale.

Les blessures étendues et profondes de la taille, celles que nécessite l'ablation des tumeurs, celles du curettage, n'ont pas non plus d'action décisive sur l'infection locale de la vessie. Cet organe qui si souvent « demande à être opéré » peut l'être sans risques. Traumatismes grands et petits sont loin d'avoir, pour sa mise en état de réceptivité, la puissance si démontrée: « des altérations de l'épithélium ». On ne saurait établir de comparaison entre l'influence des modifications que les états morbides impriment à ses cellules et les lésions mécaniques que le traumatisme leur inflige.

Nous ne pouvons donc être surpris de l'inconstance des résultats de l'expérimentation sur l'influence du traumatisme de la vessie à l'égard de l'*infection locale*.

Tout autres peuvent être ses effets sur la production des accidents généraux de l'infection, et particulièrement de la fièvre, lorsque le traumatisme s'exerce sur une vessie préalablement infectée. Mais alors même: « son action est loin d'être constante ». Nous avons eu l'occasion d'examiner cette question, qui est très différente de celle dont nous nous occupons maintenant (t. II, p. 106 et suiv.). Il nous a été facile, en nous servant seulement des observations cliniques, de montrer les différences si grandes qui existent entre les traumatismes de l'urètre et ceux de la vessie, et d'établir: qu'elles dépendent des conditions physiques où s'effectue l'absorption. Ce qui rend si graves « les moindres traumatismes de l'urètre », c'est que l'urine microbienne, lorsqu'elle le traverse, « est sous pression », même à l'état physiologique. Elle ne baigne pas seulement les surfaces lésées, comme dans la vessie, elle pénètre à travers les tissus. Aussi faut-il craindre de voir une vessie blessée se mettre en tension et prendre les mesures nécessaires pour l'en empêcher. C'est pourquoi la sonde à demeure s'oppose si bien à l'infection générale, quand elle « évacue régulièrement » une vessie microbienne blessée, et préserve de tout accident lorsqu'elle « protège convenablement » les plaies de l'urètre.

Il faut nous habituer, pour faire une bonne prophylaxie, à

compter avec l'influence « des conditions qui favorisent les accidents de l'infection, et connaître celles qui les empêchent de se produire ». Ne les perdez pas un instant de vue dans la pratique et vous apprendrez : *la clinique de l'infection.* On ne peut s'y appliquer avec trop de soin. Continuons à en poursuivre l'étude dans tous ses détails.

L'histoire tout entière de l'infection vésicale, et celle des accidents qu'elle provoque démontrent que, pour arriver à une véritable préservation, il ne suffit pas des précautions prises pour empêcher la pénétration des microbes et leur habitation dans la vessie. Il faut « aussi », la pratique nous autorise à dire « surtout », *les empêcher d'y pulluler, d'y fonctionner, et de pénétrer dans l'interstice de ses parois à l'aide de la mise en tension.* C'est cet ensemble d'enseignements fournis par la physiologie pathologique que nous chercherons à utiliser, lorsque, dans la prochaine leçon, nous nous occuperons : du cathétérisme et de l'antisepsie.

Après avoir appris « comment la vessie résiste et comment elle succombe », nous verrons « comment il faut la défendre ».

Nous savons, dès maintenant, qu'elle ne perd ses droits à la santé que « lorsque son épithélium a cessé d'être normal ». Nous venons d'avoir la preuve : que ses blessures ont bien moins d'influence que son état pathologique ; nous avons vu quelle série de modifications ce revêtement doit subir, avant de laisser les agents pathogènes pénétrer dans ses cellules et s'y implanter. Elles ne se réalisent pas aisément. « Le microbe ne peut, à lui seul, triompher de la résistance de la couche épithéliale. Le concours des conditions adjuvantes que nous venons d'étudier lui est nécessaire. » La lutte se prolonge ; elle ne se termine qu'après un siège en règle.

Pour vaincre d'emblée les résistances de la vessie, un degré tout spécial de virulence ou une défaillance particulière de l'organisme sont les conditions nécessaires.

Je vous ai, à plusieurs reprises, montré comment la distension ancienne de la vessie et l'intoxication qui en résulte, facilitaient l'invasion microbienne, et vous savez, qu'il n'est qu'un organisme qui possède le pouvoir d'agir immédiatement sur la vessie, de l'infecter sans préliminaires : c'est l'*Urobacillus*. Cela résulte, ainsi que nous l'avons dit plus haut, des expériences de Schnitzler.

Cet auteur a obtenu, par la simple injection de cet organisme dans la vessie du lapin, des cystites intenses, cela non d'une façon constante, mais très fréquemment. M. Reblaub[1], en employant des échantillons isolés chez deux malades, n'a rien vu de semblable, et il a fallu, comme d'habitude, déterminer la rétention en liant la verge pour aboutir à la cystite. Il est vrai, et c'est le point sur lequel nous attirons maintenant votre attention, que les lésions produites par l'*Urobacillus liquefaciens septicus*, de même que par le *Bacterium pyogenes* et le *Staphylococcus pyogenes*, étaient fort accentuées et parfois relativement précoces, car elles ont pu être constituées « après six heures ». Mais il faut remarquer que, si, au point de vue « de l'unité de temps » nécessaire pour la production des lésions de la muqueuse vésicale, il est des différences telles, que le *Micrococcus albicans amplus* et le *Diplococcus subflavus* ne déterminent rien après douze heures : *les résultats ne sont pas constants pour la même espèce.* C'est, en somme, « le terme de vingt-quatre heures » qui a paru nécessaire pour produire la cystite, même avec le colibacille, c'est-à-dire avec le microbe ordinaire de l'infection urinaire. Malgré qu'on injecte les cultures dans la vessie en utilisant les conditions requises pour qu'elles agissent, il faut, on le voit, un temps assez long pour que la vessie soit dûment infectée.

Le temps, lui aussi, est un indispensable auxiliaire. On peut à bon droit le faire figurer au nombre des conditions adjuvantes nécessaires pour vaincre la résistance de la couche épithéliale.

La réceptivité de la vessie peut différer suivant l'espèce microbienne et le degré de virulence habituelle ou acquise, mais évidemment encore, « selon l'action des conditions adjuvantes ». Il convient d'en prendre note. Il ne suffit pas — nous aurons l'occasion de le voir en cherchant à définir le rôle de la vessie dans la production de l'infection générale — de connaître les conditions de sa réceptivité, il faut encore se rendre compte « de celles qui peuvent la faire varier ».

Retenons dès maintenant la conclusion qui se dégage de l'étude de l'action locale des agents de l'infection.

Elle montre que la désépithélisation de la muqueuse sera

[1] Reblaub, *loc. cit.*, p. 50 et 51.

d'autant plus active : que les microbes ont plus de puissance ou plus d'affinités avec le milieu où ils évoluent, que leur développement est plus rapide, que les substances nuisibles élaborées sont plus abondantes, que leur contact est plus prolongé et plus intime. En d'autres termes, le degré de l'infection locale est en rapport avec le degré d'altération de l'épithélium produit par les agents de l'infection. Quelles que soient les raisons de cette altération, la paroi est envahie, et dès lors, l'infection locale de la vessie est faite.

Il ressort, en effet, de tout ce que nous apprend l'étude des moyens de défense de la vessie, et celle des causes de sa mise en état de réceptivité, que la condition première, que la condition inéluctable de son infection est : *la constitution d'un état pathologique de ses parois.*

Que cet état pathologique, comme c'est la règle, soit graduellement réalisé sous l'influence de conditions adjuvantes, ou brutalement produit par un microbe exceptionnellement virulent, il n'importe. Nous constatons qu' « à l'état normal a succédé un état pathologique », à la faveur duquel vont se constituer des lésions plus ou moins graves et évoluer des phénomènes qui leur sont directement subordonnés.

Cela doit être considéré comme la règle pour la vessie, et d'autant plus que, contrairement au rein, elle ne semble pas avoir à souffrir de l'infection par voie circulatoire. Les microbes ne s'implantent pas dans la muqueuse vésicale par sa partie profonde, l'attaque a lieu, pour ainsi dire, toujours, par la surface libre. Cela est exact pour tous les microbes de l'infection urinaire; le bacille de Koch, ainsi que nous l'avons dit, fait seul exception à cette règle.

L'infection de la vessie par la face profonde de sa muqueuse n'est donc pas impossible. Mais tout ce qui se dégage de l'exposé des faits témoigne que si l'on peut concevoir la possibilité de l'infection de la vessie par la voie circulatoire, rien ne démontre sa réalité en dehors de la tuberculose. La même conclusion peut également être posée à propos de la pénétration à travers la paroi, démontrée par les expériences de M. Émile Reymond (t. II, p. 33). Elles ne sauraient, elles aussi, amener à douter de la résistance de l'épithélium sain, car, lorsque l'on constate ce mode d'envahissement, il y a d'importantes lésions des parois.

La vessie ne devient réceptive, et son infection locale n'est possible, que lorsque sa muqueuse est modifiée anatomiquement et physiologiquement par les altérations des cellules de son épithélium, qui bientôt entraîne leur chute.

On ne saurait, par conséquent, comprendre qu'elle puisse, en dehors de ces conditions, être le point de départ d'une infection générale ; il faut, de toute nécessité, admettre que, lorsqu'elle laisse passer des matériaux septiques dans la circulation, « c'est à travers un épithélium devenu pathologique qu'ils y accèdent ». Les démonstrations fournies par l'expérimentation et l'observation, sont, en effet, trop positives, pour qu'il soit permis d'en douter. « Chez les urinaires, nous ne pouvons avoir affaire qu'à l'absorption qui s'exerce à travers une muqueuse malade. » Ce mode d'absorption dont Civiale avait si bien compris la possibilité (t. II, p. 156), que d'autres auteurs ont admis, et dont j'ai, pour ma part, toujours reconnu la réalité, a été expérimentalement démontré par Alling[1]; il n'est l'objet d'aucune contestation. Nous avons eu l'occasion de dire (t. II, p. 163) qu'il n'en était pas de même de l'absorption par la muqueuse saine.

Ce n'est point une question de physiologie normale, que pose l'étude de l'infection de la vessie et de ses conséquences, ce ne pouvait être, et ce n'est, qu'une question de physiologie pathologique.

Dans l'infection, l'absorption n'est, d'ailleurs, pas toujours seule en jeu. Les microbes peuvent, « à la faveur de l'état pathologique des parois », émigrer directement dans le tissu cellulaire, entrer par effraction dans la circulation ; ce passage aboutit à des infections locales et peut même déterminer l'infection générale. L'étude de M. Albarran[2], sur le rein des urinaires, ainsi que les planches qui l'accompagnent, nous font suivre pas à pas cette évolution des microorganismes au delà du bassinet et de la capsule fibreuse des reins. Les faits, vous le savez, témoignent aussi, pour l'urètre et la vessie, de la production possible de ce phénomène.

Ce que nous aurons à dire, en cherchant, tout à l'heure, à déterminer « la part de la vessie dans l'infection urinaire », ne fera que confirmer la nécessité de s'en référer avant tout

[1] ALLING, *loc. cit.*, p. 21 et suiv.
[2] ALBARRAN, *loc. cit.*, p. 57, 87 et pl. IV.

aux enseignements de la physiologie pathologique et de la clinique. Nous devons étudier, auparavant, les conditions de l'ascension des microbes vers les reins, et celles du reflux du contenu de la vessie dans les uretères.

V. — Influence de la vessie sur les uretères.

Pour que l'infection de la vessie se propage aux uretères puis aux reins et pour qu'elle se généralise, l'influence adjuvante des conditions qui lui ont permis de s'établir est encore nécessaire.

L'infection locale de la vessie a, en effet, pour caractéristique : de difficilement se réaliser et de rester longtemps localisée. Sa propagation et sa généralisation dépendront surtout : — de la reprise normale ou de l'entretien artificiel de ses fonctions, — de la régulière observance des précautions capables de s'opposer à l'augmentation des qualités septiques de son contenu, — enfin de l'éloignement des causes qui déterminent ou augmentent la congestion de ses parois.

Lorsque ces conditions sont observées, la vessie infectée est encore dans bien des cas « gardienne et bonne gardienne des uretères » ; elle maintient d'une façon relative l'intégrité de ses parois et laisse l'organisme en dehors des atteintes de l'infection. Est-il nécessaire d'ajouter que le traumatisme, que les refroidissements, que les fatigues, que les excès, que les maladies peuvent également intervenir ? Il suffit de le rappeler sans insister. Mais ne craignons pas de le répéter : le rein serait bien inefficacement protégé, s'il était privé des garanties que lui assure l'évacuation régulière, complète et facile des urines. Qu'elle soit naturelle ou artificielle, il faut qu'elle empêche la mise en tension prolongée de la vessie pour être protectrice.

Le sphincter de l'orifice vésical de l'uretère, — l'enclavement de sa portion terminale dans l'épaisseur même des parois de la vessie qu'elle parcourt obliquement de dehors en dedans, — le courant descendant créé par la sécrétion continue de l'urine, ainsi que les décharges si répétées que déterminent les contractions péristaltiques qui réagissent sur son contenu, alors qu'il est en état de réplétion : — tels sont les moyens de défense des uretères. Ils sont certainement préservateurs, mais peuvent être mis en défaut.

Conditions qui favorisent ou empêchent la pénétration du contenu de la vessie dans les uretères. — L'expérimentation a permis de déterminer les conditions qui livrent au contenu de la vessie l'accès des uretères, elle fait aussi connaître celles qui l'empêchent d'y pénétrer.

Elle affirme nettement « l'influence de la vessie et l'action prépondérante de sa couche musculaire ».

Nous avons vu (t. I, p. 96 et suiv.) que, dans la rétention expérimentale, il n'y avait pas reflux du contenu vésical dans les uretères. Malgré que les premières tentatives de miction surviennent, alors que la vessie ne peut encore contenir qu'une faible quantité de liquide, l'urine retenue par la ligature, qui ne trouve pas issue par l'urètre, n'est pas refoulée dans les uretères. Les différences si accentuées que l'analyse histologique et l'analyse chimique constatent dans les urines des uretères et dans l'urine de la vessie, en témoignent d'une façon positive. L'ascension, si tardive, et toujours discrète, des particules de charbon porphyrisé, ne se fait que lorsque le courant urétéral a été supprimé par l'extrême tension du contenu de la vessie; elle n'a lieu qu'à une période fort avancée, à un moment où la contraction urétérale ne s'exerce plus.

On ne saurait cependant parler de reflux, car si l'on coupe les deux uretères, on ne voit pas sortir, par leur bout inférieur, l'urine de la vessie, alors même que l'on presse sur ce réservoir. Elle y reste incarcérée par le fait de sa distension, grâce à la compression exercée sur le trajet intrapariétal de l'uretère. Les fibres musculaires arrivées à la limite de leur élasticité constituent alors, pour les parois de l'uretère, un point d'appui absolument fixe.

Ce n'est point à ce rôle passif que se réduit l'action protectrice du muscle vésical; il intervient d'une façon active par ses contractions.

L'on sait, depuis les recherches pleines d'intérêt de MM. Lewin et Goldschmidt[1], que le reflux du contenu vésical dans les uretères peut être provoqué. En injectant dans la vessie d'un lapin 10 à 20 centimètres cubes de liquide coloré, du lait ou de l'air en quantité non déterminée, ces auteurs

[1] Lewin et Goldschmidt, *Virchow's Arch.*, 1893, t. CXXXIV, p. 33.

ont observé que la substance injectée pénétrait dans l'uretère, et pouvait même remonter jusqu'au bassinet. Mes élèves, MM. D. Courtade et Jean-Félix Guyon[1], en reprenant ces expériences sur le lapin, sont arrivés à des résultats très analogues.

La réalité du phénomène est indiscutable, et les conditions dans lesquelles il se manifeste ressortent clairement de l'étude de ces derniers auteurs.

Aux expériences comparatives faites sur le lapin, ils ont joint des expériences de contrôle faites sur le chien. Chez cet animal, dont la vessie, plus musclée que celle du lapin, est, par suite, comparable à celle de l'homme, ils ont encore constaté le reflux. Mais tandis que chez le lapin ils l'observaient 20 fois sur 32, et même d'une façon constante (20 fois sur 20), en se plaçant dans les conditions voulues, il n'arrivaient à le produire, toutes conditions égales d'ailleurs, que 5 fois sur 25 sur les chiens, et en prenant l'ensemble des animaux soumis à l'expérience, 5 fois sur 38.

Chez le lapin, comme chez le chien, l'entrée des uretères n'est forcée que lorsque les parois de la vessie se mettent en état de résistance, dès le début de l'injection ; 10 ou 15 grammes de liquide peuvent alors être suffisants, à la condition que la pression intravésicale indiquée par le manomètre atteigne un minimum de 1 centimètre et demi à 2 centimètres chez le lapin, et de 5 à 6 chez les chiens. Pour ces deux espèces animales, toutes les fois que la vessie, plus ou moins flasque, est distendue passivement par le volume croissant de l'injection, jamais, quels que fussent la quantité du liquide et le degré de la pression, l'uretère n'a été envahi.

Il est donc établi : que le fait d'une tension précoce des parois vésicales déterminée par l'injection d'une faible quantité de liquide est la condition où le reflux peut s'observer. Aucune autre n'intervient. La comparaison des résultats montre, en effet, que le reflux ne dépend ni de la force avec laquelle on pousse l'injection, ni de la quantité du liquide injecté. Cette conclusion ressort également des expériences de MM. Lewin et Goldschmidt.

Le rôle de la musculature vésicale, comme agent de défense de l'uretère, est déjà mis en évidence par la différence de la

[1] Denis Courtade et Jean-Félix Guyon, *Sur le reflux du contenu vésical dans les uretères* (*Ann. des maladies gén.-ur.*, août 1894).

pression nécessaire chez le chien et chez le lapin ; elle doit en effet, pour aboutir à la pénétration, s'élever à plus du double chez le chien. Malgré son élévation, elle ne la détermine que rarement, et l'on peut dire partiellement, car, sur les cinq animaux où MM. Courtade et Guyon l'ont observée, un seul des uretères (le droit) était envahi. L'analyse de leurs expériences ajoute encore des preuves fort convaincantes à cette démonstration. Dans les cinq expériences positives, la pénétration dans l'uretère s'est manifestée dès la fin de la première injection ; elle n'a jamais pu être provoquée une seconde fois par une nouvelle injection, contrairement à ce que l'on observe chez le lapin. Une fois « averti », le muscle vésical du chien ne se laisse plus surprendre. Ce qui le montre, c'est que, toutes les fois que MM. Courtade et Guyon ont déterminé par l'asphyxie ou l'excitation d'un nerf sensitif (crural) des contractions vésicales très énergiques, la pression indiquée par le manomètre a atteint 12 et même 15 centimètres de mercure, sans parvenir à forcer l'entrée des uretères, bien que la vessie ne contînt qu'une faible quantité de liquide. Les contractions de la vessie lorsqu'elles sont totales et actives, loin de favoriser la pénétration du contenu vésical dans l'uretère, s'opposent absolument à ce qu'elle se réalise ; l'entrée de ce conduit n'est pas forcée, mais protégée. Elle est protégée de la même manière que lorsqu'une distension s'est lentement opérée, le mécanisme de son occlusion est identique. C'est ce que MM. Courtade et Guyon ont fait voir en sectionnant les fibres musculaires qui sont en rapport avec la paroi postérieure de l'uretère, dans son trajet intrapariétal. Ces fibres, très développées chez le chien, constituent une véritable sangle ; c'est elle qui assure l'accolement hermétique des parois urétérales.

Alors que les contractions vésicales les plus énergiques restent impuissantes à forcer l'entrée de l'uretère, il suffit de couper cette sangle, sans modifier en rien les rapports normaux de l'uretère avec la vessie, pour observer le reflux aussi facilement que chez le lapin. Il se produit immédiatement du côté sectionné et se renouvelle aussi vivement qu'on le désire, sans jamais avoir lieu du côté opposé. Expérimentalement, la vessie du chien, dans l'une de ses moitiés, ne diffère plus alors de celle du lapin.

Cette expérience, qui réussit toujours, prouve que c'est bien le muscle vésical qui défend l'entrée de l'uretère. Le phénomène du reflux est régi par le degré d'occlusion du trajet intra-pariétal. Aussi bien lorsque la distension lentement accomplie aboutit à une pression intravésicale élevée, que lorsque la mise en tension précoce des parois de la vessie la détermine, en agissant sur une faible quantité de liquide, « c'est la couche musculaire qui résiste ». Il importe peu que l'orifice urétéral proprement dit soit ouvert ou fermé ; ce n'est pas à lui qu'il appartient de s'opposer aux conséquences des poussées de la vessie.

Le méat urétéral n'est point destiné à protéger l'uretère contre un envahissement, mais à régler le courant qui le parcourt. Comme le méat urétral, bien que dans d'autres conditions, il contribue à donner au jet urétéral sa force de projection. C'est à la fois par la mise en tension de l'uretère, par ses contractions et par la résistance de son orifice, que le phénomène s'accomplit. La pression intra-urétérale qui met en jeu la contractilité de la couche musculaire, la contraction de l'ensemble de ses fibres, la résistance de l'orifice concourent à assurer l'expulsion de son contenu. Leur action solidaire donne à la petite colonne liquide l'impulsion que l'on voit se produire pendant les expériences et au cours des examens endoscopiques. Ce balayage intermittent ne peut être sans influence sur la santé de l'uretère ; il la protège au même titre que l'évacuation de la vessie opérée sous une pression suffisante. L'orifice urétéral ne s'ouvre que sous l'impulsion d'un jet liquide assez fort, il se referme dès qu'il a été franchi. En somme, son ouverture est, en quelque sorte, virtuelle, et la continuité de la sécrétion urinaire donne une action constante à un courant, qui bientôt va être renforcé par la brusque évacuation que détermine le jet de l'uretère. L'expérimentation et la clinique démontrent néanmoins que ce conduit est surtout protégé par le muscle vésical.

C'est pourquoi j'ai depuis longtemps pris l'habitude de dire : « que la vessie était la gardienne des uretères ».

Il importe, au point de vue des pénétrations que ces conduits peuvent subir, d'établir une distinction très nette entre : le reflux du contenu vésical et l'ascension des microbes. Elle ressort explicitement des expériences que M. Albarran et moi avons poursuivies, pour étudier la physiologie pathologique de la rétention d'urine (t. I, p. 96). Lorsque l'urètre n'est pas ligaturé, c'est-à-dire lorsqu'il n'y a pas rétention d'urine, et que la vessie est saine, on n'observe pas l'ascension des microbes. C'est la même constatation négative que pour leur retenue dans la vessie quand ils y sont introduits dans ces conditions. Par contre, chez les animaux en état de rétention, nous avons reconnu la présence des organismes dans tout l'appareil urinaire. Ce n'est plus après un minimum de quarante-huit heures, comme pour les particules de charbon, c'est dans des rétentions de dix-huit à vingt heures que l'on voit les microorganismes remonter rapidement et en grand nombre jusqu'au bassinet. « Une vessie infectée mise en état de rétention, transmettra donc presque fatalement son infection aux uretères et aux reins. » Il n'est pas de conditions plus menaçantes pour l'appareil urinaire supérieur que celles que réalisent les rétentions vésicales septiques. Ce ne sont pas les seules. En dehors d'elles, la clinique en fournit la preuve, la propagation par voie urétérale se fait de la vessie aux reins.

Ne le voyons-nous pas chez la femme, si rarement atteinte de rétention et si particulièrement vouée aux infections ascendantes? Les influences dynamiques sur lesquelles nous avons insisté, celles de la congestion en particulier, sont, on le voit, très agissantes. Sans doute, l'infection bilatérale des uretères et des reins est bien moins commune que chez l'homme; mais encore bien qu'unilatérale et plus souvent droite que gauche, la transmission n'en a pas moins lieu. Le courant de l'uretère, le jeu si prudent de son orifice deviennent insuffisants.

L'action préservatrice du courant descendant ne saurait cependant être mise en doute; l'étude expérimentale de la rétention en montre l'importance. Des expériences de laboratoire, dont nous parlerons à propos de la sonde à demeure, et la bonne santé si longtemps persistante des sujets atteints d'hypertrophie de la prostate, en témoignent également. Mais les mouvements propres des bactéries et la rapidité de leur pullulation peuvent en triompher ; le rein est menacé lorsque la vessie est infectée. On ne peut trop surveiller alors l'évacuation des urines, la vouloir régulière, facile, complète, et conseiller de se mettre en garde contre la tension et tout ce qui congestionne les parois vésicales. Il faut empêcher les besoins trop vifs et trop longtemps contenus, pour que des soins appropriés puissent s'opposer à la multiplication des microorganismes. C'est ainsi que l'on éloigne ou que l'on conjure le péril.

Au point de vue du reflux du contenu de la vessie dans les uretères, ces observations sont encore plus de mise. Ici, nous n'avons affaire qu'à une action mécanique, agissant dans des conditions bien déterminées, d'une part, et à la résistance du muscle vésical, d'autre part. Les conditions de l'attaque et celles de la défense nous sont connues. Les expériences qui ont révélé que le reflux du contenu de la vessie dans l'uretère n'est pas impossible, comme on l'avait cru jusqu'alors, permettent de penser qu'on ne peut guère le craindre chez l'homme tant que le trajet intrapariétal de l'uretère n'a pas subi de modification anatomique. Il convient donc de se demander ce que peut, à cet égard, produire la dissociation de la couche musculaire qui est l'une des caractéristiques de la vessie des prostatiques.

La question ne saurait être résolue sans une étude anatomo-pathologique et expérimentale ; mais il m'est permis de remarquer que les données nouvelles dues aux recherches de MM. Lewin et Goldschmidt, D. Courtade et J.-F. Guyon, ajoutent à tout ce qui déjà ressort très important, au point de vue pratique, de l'exacte connaissance : « des effets de la tension vésicale ».

Expérimentalement, ce n'est, en effet, qu'en provoquant une réaction prématurée du muscle vésical, par l'injection d'une faible quantité de liquide, dans une vessie douée de tonicité, que le phénomène se produit. A tous les graves inconvénients des injections intravésicales, faites dans des vessies très sensibles, à leurs nombreux méfaits, il convient donc d'ajouter : la possibilité de la pénétration de leur contenu dans les uretères. C'est une nouvelle contre-indication de leur emploi en pareilles circonstances. Il faut également reconnaître que c'est une raison de plus pour obéir à l'indication si formelle de ne pas laisser les vessies douloureuses lutter contre leur contenu. Avec une sensibilité pathologique accentuée, la vessie est, on le sait, mise en tension par des quantités très faibles de liquide ; elles sont d'autant plus petites que la sensibilité est plus vive.

L'abstention des lavages, la répétition méthodique des cathétérismes, la sonde à demeure, voire la fistulisation, trouvent, dans cette démonstration de la possibilité du reflux dans les uretères, une nouvelle justification. La physiologie démontre, une fois de plus, le danger de la mise en tension de la vessie quand elle est en état de sensibilité pathologique.

Nous allons encore avoir à en tenir compte, pour examiner : « la part de la vessie dans la production des accidents généraux de l'infection urineuse ».

VI. — Part de la vessie dans l'infection urineuse, absorption de l'urine septique par la muqueuse malade, ses variations. Conditions adjuvantes qui assurent ses effets, concours nécessaire du rein.

La part de la vessie dans l'infection générale ne peut être que très importante, nous en savons les raisons. Ainsi que nous vous le disions au début de cette leçon, elle reçoit et contient les microbes pathogènes, le poison urinaire s'élabore dans sa cavité, il y trouve un milieu favorable à sa culture. Les matériaux de l'infection ont dans la vessie leur principale réserve ; elle peut donc y prendre directement sa source.

Néanmoins, il ne suffit pas, pour qu'elle s'effectue, que le contenu de la vessie soit microbien et que l'état de ses parois permette l'absorption. Le pouvoir absorbant de la vessie malade a été démontré par l'expérimentation et par l'observation clinique. Il ne peut être mis en doute, mais les observations établissent que, même à l'état pathologique, l'absorption exercée par la muqueuse vésicale est limitée, et, que pendant de longs espaces de temps, elle n'est pas appréciable. Elle paraît ne pas se faire, aucun symptôme ne la dénonce, et pour que les accidents de l'infection urinaire se produisent, pour que les troubles digestifs ou la fièvre apparaissent, il faut que : « des circonstances particulières rendent ce pouvoir effectif ».

Des conditions adjuvantes sont encore ici nécessaires. En dehors d'elles, et dans la majorité des cas, l'infection reste locale. Aucune manifestation n'indique que l'économie soit mise en cause. Lorsque des accidents se produisent sans leur participation, il convient de chercher ailleurs que dans la vessie, et surtout dans une blessure de l'urètre, le point de départ des accidents. Il serait de mauvaise pratique d'agir autrement.

Ainsi, les faits montrent qu'il importe peu que l'urètre d'un prostatique infecté, atteint de rétention aiguë et complète, soit labouré de fausses routes. Vous en voyez bien souvent amener dans nos salles, après avoir été soumis aux cathétérismes les plus maladroits, et les moins propres. Ils n'ont cependant pas de fièvre ; cet accident fera défaut tant que le contenu de la vessie ne passera pas par le canal, il apparaîtra, par contre, sous l'influence d'une miction. La porte d'entrée est alors, à n'en pas douter, dans l'urètre, et non dans la vessie. Ces faits négatifs servent de contre-épreuve aux faits positifs fournis par la pratique de l'urétrotomie (t. II, p. 106).

Mais les conditions créées par l'infection locale de la vessie sont telles que sa participation à l'infection ne se limite pas à cette « action indirecte », si souvent observée cependant. Elle ne fournit pas seulement le poison, elle l'utilise. Son action est alors « directe », et les conséquences de ce mode d'agir peuvent être fort graves.

L'état pathologique de la paroi vésicale permet, en effet, aux produits toxiques d'être absorbés et aux microbes eux-mêmes de pénétrer dans la circulation. Point n'est besoin que le malade urine à travers un urètre blessé, ou que la vessie soit traumatisée, pour que la fièvre éclate. Les influences dynamiques agissent à l'égal des actions mécaniques. Il suffit qu'une rétention s'établisse et moins encore ; un refroidissement, le surmenage, un écart de régime, sont les causes déterminantes d'accidents fort graves. Mais, pour que ces causes soient efficientes, il faut qu'il s'agisse d'urinaires infectés d'ancienne date, ou que la rétention se fasse dans une vessie depuis longtemps malade. Les faits démontrent avec évidence l'influence prépondérante de « l'âge des lésions ». Cette ancienneté des lésions étant donnée, il n'est pas même besoin d'une rétention distensive, une faible et très incomplète retenue suffit. Elle suffit très fréquemment pour amener des troubles digestifs ; elle est suffisante encore pour déterminer de la fièvre. La fièvre a parfois l'allure du premier type de la forme aiguë, mais bien plus souvent celle du second type ; elle revêt aussi la forme chronique. Elle peut durer ou disparaître, être plus ou moins grave; tout dépend de « la qualité des urines » et surtout « de l'état des reins ». Déjà, en étudiant le rôle du rein dans la production de la fièvre urineuse (t. II, p. 141 et suiv.), nous avons indiqué la part fort grande qu'il convient de faire à cet organe. L'imparfaite élimination des matériaux de l'infection urineuse domine, en effet, la pathogénie et le pronostic de ses accidents; c'est la notion qui fournit les principales indications de son traitement. Il doit avoir pour but d'en favoriser l'expulsion.

Pour déterminer « la part de la vessie », dans la production et dans l'évolution des accidents généraux de l'infection urineuse, il importe de ne pas oublier que le rein assume presque entièrement la charge des éliminations que nécessitent les absorptions qui se font sur les différents points de la surface interne des voies urinaires. Nous le pouvons d'autant moins, que la solidarité du rein et de la vessie est des plus étroites. La vessie impose au rein l'obligation d'éliminer, mais les conditions dans lesquelles se fait l'absorption par sa muqueuse, réagissent de telle sorte sur lui, qu'elles troublent ses fonctions, les entravent et parfois les empêchent entièrement.

Nécessité du concours des reins. — De même que pour parvenir à s'infecter et à infecter, la vessie « a besoin de conditions adjuvantes »; de même, pour modifier sérieusement la santé, et surtout pour menacer la vie, « un autre concours lui est nécessaire ». Tout démontre qu'elle le trouve surtout, comme nous venons de le dire, dans l'état des reins.

Ces organes sont habituellement malades depuis longtemps et déjà sérieusement lésés, mais il se peut qu'ils soient encore assez légèrement atteints et que l'infection qui a la vessie pour point de départ, détermine des poussées graves de néphrite descendante; de ce fait, la situation créée par l'infection d'origine vésicale peut très rapidement devenir menaçante. Le rein, en effet, n'est pas seulement « l'auxiliaire » de la vessie, il en est « le tributaire ».

Il en reçoit par voie descendante les germes infectieux qu'elle a versés dans la circulation et qui déterminent une crise qui peut être suprême, « mais il est préparé par elle à les accepter, et mis en telle situation, qu'il ne peut plus s'en défaire ». L'infection du rein par la voie sanguine est possible dans tous les états infectieux ; mais elle l'est particulièrement, « elle l'est surtout », chez les urinaires.

M. Albarran[1] a bien mis en lumière le mécanisme et montré l'importance de cette modalité de l'infection rénale. L'auteur a insisté avec raison sur sa grande fréquence ; elle dépend de la nature des microbes, mais beaucoup de l'état du rein. Quand on injecte la bactérie pyogène dans le sang, on obtient très rarement des abcès rénaux[2]. Par contre, la contusion du rein, sa mise en état de congestion par la ligature de l'uretère du rein opposé, font réussir l'expérience.

De même que la vessie, « le rein lorsqu'il est sain se défend contre l'infection. Le rein malade la subit ».

C'est pourquoi la néphrite descendante est observée en proportions si différentes dans l'infection urinaire et dans les autres infections. Dans les maladies infectieuses, les néphrites sont, en somme, peu communes ; il est surtout rare qu'elles aient de la gravité, de la durée ou des suites. Il en est tout autrement chez nos malades. Le rein préparé à la réceptivité par la propagation de l'infection de la vessie l'est aussi par les congestions qu'y déterminent les excitations réflexes qui en partent. La réplétion du réservoir urinaire et l'exaltation pathologique de sa sensibilité par « la mise en tension » les mettent surtout en jeu. Les accès de fièvre à grandes oscillations correspondent souvent à des poussées de néphrite descendante.

Lorsque la vessie entre en scène pour participer à la production des accidents urineux, les lésions rénales, qui sont si habituelles chez les vieux urinaires, sont presque toujours largement constituées. Les accidents qui vont éclater et se dérouler sous l'influence directe de la vessie, comme il arrive dans les rétentions septiques, par exemple, seront, par cela même, fort aggravés. Tout est prêt pour qu'une inoculation descendante achève l'œuvre commencée, en enlevant au rein les restes de son pouvoir éliminateur.

En pareil cas, l'infection est due à la vessie, et la mort au rein ; il est rendu insuffisant par la vessie et devient sous cette influence incapable de défendre l'organisme.

[1] ALBARRAN, *loc. cit.*, p. 97.
[2] ALBARRAN, *loc. cit.*, p. 59.

Pour apprécier comme il convient, c'est-à-dire en demeurant d'accord avec les faits, « la part de la vessie dans l'infection urineuse », il faut donc avant tout « tenir compte de l'état antérieur des reins et des modifications nouvelles que ces organes subissent sous l'influence des rétentions complète ou incomplètes, et particulièrement, des rétentions distensives ». Aussi bien pour prévoir et prévenir l'infection urineuse que pour la combattre, c'est donc l'état de la vessie qui doit être notre objectif.

Malgré les conditions si défectueuses qui nous sont faites par les lésions du rein, il faut les empêcher de s'aggraver en agissant dans la vessie.

Il suffit, pour être convaincu de la nécessité d'une semblable manière de voir, de rappeler que « de trois façons différentes, par trois voies également sûres », la vessie réagit sur le rein. La route directe des uretères, les circuits des réflexes, les méandres de la circulation sanguine, permettent à la vessie de faire ressentir à l'organe sécréteur le contre-coup des troubles de sa santé. « Le rein n'est vraiment à l'abri que lorsqu'elle est bien portante et surtout quand elle fonctionne régulièrement. » C'est pourquoi vous pouvez le protéger pendant de longues années, et lui venir efficacement en aide au cours des crises les plus graves, en ne négligeant de prendre aucune des mesures qui peuvent assurer l'évacuation du réservoir urinaire et son antisepsie. L'éclosion des accidents urineux sera toujours prorogée, les menaces pressantes pourront être conjurées, si vous savez satisfaire avec discernement et à propos, par un moyen approprié et en temps voulu, « aux indications que fournit l'étude de l'influence des troubles de la santé de la vessie sur l'état du rein.

Votre œuvre de protection contre les conséquences de l'infection de la vessie ne s'arrête pas là. Vous ne satisferez pas à toutes les indications, vous n'aurez pas fait tout ce qu'il y a à faire pour mettre vos malades à l'abri, en n'agissant que dans la vessie.

Dans un grand nombre de circonstances, il ne suffit pas d'assurer l'évacuation du réservoir urinaire et son antisepsie, « il faut protéger l'urètre ». Il faut nous mettre en garde aussi bien contre « l'action infectante directe » de la vessie que contre « son action indirecte ».

Vous le savez, car nous en avons accumulé les preuves en vous mettant sous les yeux les enseignements journaliers de la pratique; l'absorption du contenu de la vessie infectée qui se fait au cours des mictions dans un urètre traumatisé est, chez nos malades, l'une des causes les plus habituelles de l'infection urinaire. Elle est de beaucoup la plus importante, sinon la seule, lorsqu'ils ne sont pas anciennement infectés. Le point de départ des infections urineuses, aiguës ou suraiguës « primitives », n'est pas dans la vessie, mais dans l'urètre. Rien de plus démontré, rien de plus compréhensible que l'origine de ces accidents, ainsi que la rapide filiation des phénomènes qui en résultent.

L'infection générale qui prend origine d'une façon directe dans la vessie seulement est toujours « tardive ». L'infection locale peut avoir « une très grande acuité, acquérir une extrême gravité », mais les accidents généraux ne se manifestent que lorsque l'infection de l'appareil urinaire est déjà ancienne et que les lésions qu'elle détermine sont depuis longtemps constituées. L'absorption vésicale ne suffit pas.

Pour donner naissance à l'infection générale et lui assurer un plein développement, il faut que d'autres lésions interviennent. Ces lésions auxiliaires, le rein les fournit. Il n'est plus besoin alors de ces pénétrations brutales, directes, et relativement abondantes dans la circulation, dont la plaie de l'urètre et sa mise en tension pendant les mictions permettent la réalisation; les plus petites, les plus discrètes, les plus lentes ont leur effet. L'absorption interstitielle qui se fait dans la vessie peut, dès lors, « grâce à la connivence des reins », dominer la situation.

Plus les reins sont atteints, et plus il faut tenir compte de l'état vésical. Nous ne saurions le trop redire, car cela est vrai en théorie et en pratique, mais des exceptions se rencontrent.

Il en est tout autrement, par exemple, dans ces cas où, par le fait de la dose du poison ou de sa virulence, l'infection fait si complètement et si rapidement son œuvre, grâce à une large absorption effectuée par une plaie de l'urètre, qu'on les a qualifiés de pernicieux. Les malades succombent sous le coup d'accès en quelque sorte foudroyants, mais ne meurent pas du rein. Ils n'ont pas besoin que cet organe soit profondément altéré pour être impuissant; les autopsies les plus soigneuses montrent qu'il peut être anatomiquement normal, ou à peine altéré. Nous avons utilisé ces faits, ainsi que beaucoup d'autres (t. II, p. 135 et suiv.), pour démontrer que ce n'est pas seulement l'infection d'un organe, fût-il le rein, qui fait la fièvre et que l'infection du sang en est la cause essentielle. Vous n'avez pas oublié ce qui s'observe à la troisième période du prostatisme. Les sujets dont l'urine est restée aseptique et dont les reins sont encore assez indemnes de lésions pour suffire pendant plusieurs années à un ponctionnement normal, succombent aussi, très promptement, à l'infection la plus récente. Mais chez ces malades la vessie est depuis longtemps remplie, la rétention lentement établie est demeurée incomplète, et les cavités du rein comme sa propre cavité, ont été soumises à une tension forte et prolongée. L'épuration urinaire a été entravée et n'a pu être suffisante ; l'intoxication qui en est la conséquence rend les organes et l'organisme incapables de se défendre contre l'infection que lui apporte la circulation.

L'infection pénètre aussi par d'autres points dans le sang. Le bassinet, les calices et les uretères lui livrent passage, elle peut aussi s'effectuer à travers le tissu propre du rein.

Les rétentions rénales d'urine septique donnent de très violents accès de fièvre. On la voit survenir en particulier, à propos de ces rétentions brusques que déterminent les coudures de l'uretère. Ces accidents démontrent, par leur brusquerie et leur violence, que le pouvoir absorbant des cavités du rein et de leurs annexes est vraiment considérable. Alors même que le rein ne paraît pas augmenté de volume et ne contient qu'une petite quantité d'urine, ils éclatent avec violence. L'accès ne prend fin que lorsque la circulation urétérale est rétablie ; ses retours ne sont empêchés que lorsque le rein a été fixé ou lorsqu'il a été ouvert. On s'exposerait à des accidents infectieux graves en fermant un rein calculeux soumis à la néphrolithotomie, lorsque l'urine n'est pas aseptique ; en pareil cas les sutures partielles elles-mêmes doivent être rejetées et le drainage largement fait. Lorsque nous avons affaire à une rétention de pus, à une pyonéphrose, la fièvre est moins intense que dans les uro-pyonéphroses, elle n'est même pas toujours observée. Mes relevés établissent qu'elle peut manquer presque dans la moitié des cas ; mais elle éclate toujours et peut-être très intense, dans les rétentions d'urine septique.

Dans les cas journellement observés chez les urinaires, dont la vessie est septique et chez lesquels le rein est infecté par voie ascendante, l'infection évolue en général *in situ* ; établie dans le rein, elle le modifie plus ou moins profondément. Mais elle peut aussi partir d'un rein pour aller à l'autre rein.

Les expériences de M. Albarran sur l'infection du bassinet, après ligature de l'uretère, nous ont appris que des abcès miliaires se forment dans l'écorce du rein opposé (t. II, p. 43). Le rein infecté devient infectant et sert de porte d'entrée; cela n'est pas douteux. Néanmoins, ce qui domine quand on recherche quelle est la part du rein dans l'infection, ce qui la fait si grande et si importante, ce n'est pas la dose de poison morbide qu'il peut verser dans le sang; « ce n'est pas ce qu'il y met, c'est ce qu'il ne peut plus en faire sortir ».

En clinique, il nous est parfois impossible de différencier et nous ne pouvons toujours diagnostiquer exactement le point de départ de l'infection; il est surtout difficile de juger de l'état des reins. Néanmoins, la conduite que nous devons tenir est bien définie.

« Il ne faut pas laisser pénétrer dans le sang de nouvelles doses de poison urinaire. »

On y parvient en détournant sa source, en modifiant sa toxicité, c'est-à-dire en agissant directement dans la vessie ou en protégeant l'urètre, en ouvrant le rein ou la vessie, s'il y a lieu, et en les maintenant ouverts. Ces indications ne sont douteuses pour aucun clinicien ; on ne fait pas de bonne pratique quand on néglige de les établir et que l'on hésite à les satisfaire.

Notre devoir est donc précis; il ne faut jamais laisser échapper l'indication de combattre directement l'infection. « Il faut intervenir. » Nous savons que le poison urinaire ne semble pas laisser de traces lorsqu'il ne fait que passer dans l'organisme, même avec une grande intensité de symptômes, ou qu'il y prolonge son séjour sans que la dose s'élève au-dessus de celles qui permettent la résistance (t. II, p. 142 et suiv.). Nous sommes donc encouragé à agir. Alors même que l'état du malade paraît indiquer qu'il est trop tard, il se peut qu'on soit encore à temps.

Si vous ne teniez constamment compte, dans la pratique, de la part directe ou indirecte prise par la vessie à l'infection, vous vous exposeriez donc à commettre les fautes les plus graves, vous méconnaîtriez à la fois les enseignements de l'observation clinique et ceux de la physiologie pathologique.

Ils ne permettent pas de douter que la vessie qui a subi toutes les préparations nécessaires à la constitution de son infection locale ne soit apte à absorber, et nous font comprendre toute l'importance d'un fait qui tient une si grande place dans l'histoire clinique de l'infection urinaire. Mais ils indiquent aussi que cette faculté d'absorber que possède la muqueuse vésicale pathologique « est limitée »; l'intervention nécessaire des reins pour compléter les effets de l'absorption exercée par la vessie malade en témoigne clairement. Le pouvoir absorbant de la muqueuse vésicale infectée n'est pas seulement limité, « il est inconstant ». Il nous reste à donner la preuve de ses variations. L'étude minutieuse des conditions dans lesquelles s'exerce ce dangereux pouvoir, nous montre comment doit être dirigée l'opposition que nous ne devons jamais cesser de lui faire.

Variations de l'absorption vésicale. — L'observation des malades porteurs de vessies infectées démontre de la façon la plus frappante que leur muqueuse, malgré son état pathologique, et bien qu'elle soit en contact permanent avec l'urine microbienne, ne semble, le plus souvent, l'absorber à aucun degré. La clinique nous fait journellement constater l'absence de tout accident appréciable chez les sujets dont la vessie est habitée par de très nombreux organismes pathogènes.

A tout instant s'établit la preuve : *de la nécessité de conditions adjuvantes pour assurer, même à l'état pathologique, l'exercice du pouvoir absorbant de la vessie.*

Nous ne choisirons pas nos exemples chez les rétrécis, bien que leur observation soit fort démonstrative. Les prostatiques vont nous les fournir. Combien n'en voyez-vous pas, et dans nos salles, ainsi qu'à la consultation, où ils affluent en si grand nombre, qui tolèrent, sans symptômes appréciables, une infection déjà vieille de plusieurs années ! Ils réunissent cependant le complet ensemble des conditions de la réceptivité. C'est la raison qui nous les fait préférer pour établir notre démonstration.

Ce n'est pas seulement chez les prostatiques qui se sondent

et se lavent, ni chez ceux qui, bien qu'infectés, vident leur vessie naturellement et dans de bonnes conditions, que se rencontre cette immunité. Vous la constaterez chez ceux qui gardent un résidu, qui ne donnent à leur vessie que des satisfactions incomplètes par des mictions répétées et plus ou moins difficiles à accomplir. Vous l'observerez chez des malades qui se blessent l'urètre en se sondant avec des instruments malpropres, « mais qui n'urinent jamais sans la sonde », qui ne se nettoient pas la vessie et ignorent les principes les plus élémentaires de la propreté usuelle. Vous l'observerez encore chez des rétentionistes calculeux, que vous soumettrez à la lithotritie.

Cette résistance aux accidents fébriles est surtout remarquable chez les malades qui ont depuis longtemps l'habitude du cathétérisme et « *qui le pratiquent fréquemment* », elle a de tout temps frappé les observateurs. Civiale a beaucoup insisté sur ce qu'il a considéré comme un salutaire et heureux effet de l'accoutumance aux manœuvres instrumentales; son esprit clinique en a tiré de très judicieux préceptes pratiques. Je me suis demandé, depuis que les études bactériologiques nous ont démontré la possibilité et la réalité des immunisations, si ces malades ne se vaccinaient pas en se cathétérisant, ou si leurs urines ne subissaient pas des modifications capables d'atténuer ou de faire disparaître leur toxicité. Il n'en est malheureusement rien. Mais s'ils ne deviennent pas réfractaires à l'infection, ces sujets qui ne regardent pas au nombre des cathétérismes, qui satisfont sans compter les besoins de leur vessie, qui ne lui marchandent pas la satisfaction de la vider, ne lui infligent jamais les mises en tension prolongées et en évitent les fâcheuses conséquences. « Ils font de la physiologie pathologique, sans le savoir. »

Une série d'expériences répétées, sur ma demande, par M. N. Hallé, avec des urines que je recueillais en prenant toutes les précautions voulues, nous ont montré que l'on détermine la mort en les inoculant. Les lapins ont succombé plus ou moins promptement, mais ont tous été infectés. D'autre part, j'ai pu, en suivant pendant plusieurs années ces sujets, en apparence réfractaires aux inoculations d'urine septique déterminées par le traumatisme des instruments, constater de graves attaques d'infection. L'expérimentation et la clinique sont donc bien d'accord. J'ai vu récemment encore de très sérieux accidents chez un malade que j'ai plusieurs fois lithotritié pour des calculs phosphatiques, sans que jamais il y eût à la suite des séances le moindre malaise, l'apparence de morbidité. Et cela, malgré un vieux rétrécissement traumatique de la région pénienne de l'urètre, obligeant le chirurgien, dans ses opérations, et le malade, dans ses cathétérismes multiples de chaque jour, à user d'un degré de force très prononcé qui aurait été sûrement nuisible si la miction naturelle eût été possible. Des accidents graves d'infection ont éclaté alors que la dernière lithotritie datait de plusieurs mois; ils se sont déclarés à la suite des fatigues d'un voyage, et le malade a guéri à grand'peine. L'immunité de ces sujets, cependant si réfractaires à l'infection générale, n'est donc qu'apparente; elle tient à ce que l'urètre, bien que traumatisé, n'est jamais traversé par l'urine, à une faible absorption vésicale, à un bon état des reins et à la fréquente évacuation des urines. Le malade dont je parle, de même que ceux qui m'ont semblé immunisés, « ne pouvait uriner sans sonde » et usait très largement du cathétérisme. Cela montre une fois de plus combien l'absorption par l'urètre a d'importance.

On pourrait néanmoins, chez les sujets qui ne peuvent subir l'infection par l'urètre, accuser le traumatisme de la vessie, bien que les faits qui montrent combien peut être grande son innocuité soient fort nombreux. Mais il est des prostatiques, et ils sont beaucoup plus nombreux qu'on ne le pourrait supposer, qui n'ont été sondés que passagèrement et qui ne veulent plus recourir à l'évacuation artificielle. Ils sont dûment infectés, ils ne vident leur vessie que difficilement et imparfaitement, au prix de mictions répétées. J'en observe plusieurs depuis bien longtemps, et je les vois, malgré tout, franchir la soixante-dixième, la soixante-quinzième, voire la quatre-vingtième année; ils ont une vie relativement active, ils n'abandonnent pas leurs occupations, ils voyagent, ne refusent pas les invitations à dîner et ne renoncent pas au théâtre. Ils n'ont de fièvre que lorsqu'ils se fatiguent trop, et surtout quand ils se refroidissent, parfois lorsqu'ils s'éloignent de leur régime habituel. Ils sont plus heureux que sages.

Ces incidents portent témoignage en faveur de l'absorption

que peut exercer une muqueuse vésicale infectée, lorsqu'elle se congestionne un peu activement. Mais ils démontrent aussi qu'elle ne s'exerce pas d'une façon constante ou efficace. Et cependant tout ce qui la favorise est réuni, et, dans toute l'étendue si considérable de sa surface, la muqueuse de la vessie est en contact permanent avec une urine certainement toxique, avec une urine dont la virulence ne s'atténue pas, ainsi que le démontrent les expériences et les faits que nous venons de citer.

Les sujets atteints de rétrécissement nous fournissent si habituellement de semblables démonstrations, que je n'ai pas cru devoir à nouveau me servir de leurs exemples. Je crois cependant utile de fixer votre attention sur certains points de leur histoire; ils ont toute la valeur des observations expérimentales.

Il arrive très fréquemment qu'un rétréci soit urétrotomisé en dehors de tout état fébrile récent ou éloigné, et qu'il devienne fébricitant, parfois très sérieusement, dès que la sonde à demeure est enlevée. La vessie contenait donc une urine infectée et cependant, malgré que l'infection remonte le plus souvent à de longues années, ces malades bien interrogés déclarent qu'ils n'étaient pas sujets à la fièvre. Dès que la plaie urétrale est guérie, ils cessent d'avoir des accès. Il a donc fallu qu'une plaie du canal permette aux urines d'exercer leur pouvoir, pour que l'infection de la vessie fût rendue évidente. Par contre, alors qu'elle est cicatrisée, et que le poison urineux n'a plus d'autre moyen de pénétrer dans la circulation que l'absorption vésicale, tout phénomène appréciable d'infection cesse de se manifester. Cependant, rien n'a été changé aux conditions dans lesquelles l'urine séjourne dans la vessie, et l'on ne peut supposer qu'elle ait acquis, sans cause appréciable, un plus haut degré de virulence. Ces faits fournissent, on le voit, la preuve et la contre-épreuve. Ils établissent d'une façon positive que la vessie n'absorbe pas de façon appréciable; elle est cependant constamment au contact d'urines septiques, et ce contact se prolonge, car les besoins d'uriner sont largement espacés.

Le déterminisme exact des conditions dans lesquelles l'absorption ne s'effectue pas, et de celles dans lesquelles on la voit manifestement se produire par le fait du traumatisme urétral, et seulement alors que la plaie du canal n'est plus protégée par la sonde, nous donne toutes les garanties qui permettent de conclure. Le rapport rationnel qui existe entre les phénomènes et leur cause est clairement établi. Ces faits, qu'il est si facile de fréquemment recueillir, et de longuement observer dans des conditions identiques, sont nettement démonstratifs. Il en est de même de ceux qui ressortissent à l'histoire clinique des prostatiques, nous venons de les rappeler. Les uns et les autres prouvent : « que dans les vessies infectées, le pouvoir absorbant, bien qu'il soit réel, ne s'exerce pas toujours, ou n'est pas appréciable ».

Tout démontre, en effet, qu'il ne suffit pas que la vessie puisse absorber pour que l'infection générale se produise, il faut encore « que des circonstances particulières viennent rendre ce pouvoir effectif ».

Pour expliquer les variations dans l'absorption de l'urine microbienne par la muqueuse infectée, il est indispensable de tenir compte des conditions adjuvantes dont nous connaissons déjà l'importance. « Elles ne sont autres, en effet, que celles qui permettent l'infection locale. » Il avait fallu, pour altérer les parois de la vessie et les mettre en état d'absorber, un ensemble d'influences mécaniques et dynamiques. Pour que l'infection générale se fasse, le concours des rétentions de la congestion, du traumatisme est, encore une fois, nécessaire. Ces conditions adjuvantes, dont nous avons fait l'étude, n'agissent pas seulement pour permettre l'infection locale de la vessie ; elles favorisent efficacement l'infection générale, elles en sont les causes déterminantes. Leur influence, ainsi que leur importance, est donc deux fois affirmée.

On doit aussi, très probablement, admettre que le degré de la virulence n'est pas toujours identique, et que, dans certains cas, le pouvoir septique de l'urine infectée peut s'accroître de telle sorte, que l'absorption des mêmes doses produit des effets tout autres. Mais l'exaltation de la virulence, bien qu'elle soit possible, n'est pas démontrée, tandis que les variations du pouvoir absorbant de la vessie infectée sont indéniables. Les faits le prouvent de façon positive. Leur enseignement démontre : *que, même à l'état pathologique, l'absorption exercée par la muqueuse vésicale malade est limitée, et que pendant de longs espaces de temps, elle peut ne pas avoir lieu de façon appréciable.*

Les résultats que nous fournissent la physiologie pathologique et la clinique, sont donc de tous points concordants et aboutissent aux mêmes démonstrations.

En étudiant attentivement l'ensemble des faits que fournissent l'expérimentation et l'observation, en tenant compte de chacun d'eux, nous avons vu que l'épithélium sain s'oppose à l'infection locale et qu'elle ne se constitue que lorsqu'il est préalablement lésé; alors que l'infection locale est faite, nous constatons qu'elle a, d'une façon manifeste, tendance à rester localisée. Pour qu'elle franchisse l'enceinte vésicale, les conditions adjuvantes qui lui avaient permis de triompher des premières résistances de la couche épithéliale sont encore nécessaires. Leur intervention n'est cependant pas toujours efficace; elle ne le devient sûrement que lorsque l'ancienneté des troubles survenus dans l'état de la vessie a mis les reins en cause. C'est quand leur insuffisance permet aux doses partielles lentement absorbées par la vessie de s'accumuler qu'éclatent les accidents graves de l'infection générale. L'étude clinique nous a de même fourni le témoignage de l'impuissance de la vessie infectée à déterminer ces accidents au cours des cystites aiguës et dans les rétentions aiguës, alors que ces parois n'ont pas été modifiées de longue main ou par une trop grande prolongation de la rétention. Ce n'est point dans les infections récentes, quelle que soit leur gravité; ce n'est pas chez les sujets dont l'appareil urinaire a gardé la force de se défendre, malgré une infection fort ancienne, comme il arrive chez les rétrécis; ce n'est même pas chez le plus grand nombre des prostatiques que l'infection urinaire prend son point de départ dans la vessie. Dans ces conditions, elle est presque infailliblement due à un traumatisme urétral; aussi « la part de l'urètre » dans l'infection urineuse est-elle de beaucoup la plus grande.

Quelle que soit la porte d'entrée, l'observation démontre que la gravité de l'infection générale dépend, dans le plus grand nombre des cas, de la façon dont s'exercera la fonction des reins. Le rôle du chirurgien est de venir sans délai à leur secours. Il doit s'opposer au renouvellement de l'absorption des produits septiques. Que leurs doses soient petites ou grandes, les indications sont bien définies : il faut protéger l'urètre et évacuer la vessie. Voilà ce qu'il ne faut jamais perdre de vue en pratique.

Vous le voyez, pour mesurer les responsabilités qui incombent à la vessie dans la production des accidents généraux de l'infection, il faut tenir compte de tous les enseignements de l'observation; qu'ils viennent de l'expérimentation ou de la clinique, ils doivent être consultés et écoutés, puis soigneusement analysés. Dans une question aussi complexe, les comparaisons multipliées et les contrôles répétés peuvent seuls autoriser un jugement. Ils nous mettent à même d'apprécier et d'estimer à sa juste valeur la défense que la vessie oppose à l'infection, et de tirer de cette étude des déductions conformes aux faits.

L'on constate avec évidence que la vessie résiste à l'infection locale, tant qu'elle ne devient pas anatomiquement et physiologiquement pathologique. Elle ne succombe que lorsque, sous l'influence des attaques combinées qu'elle a subies, sa tunique musculaire et sa couche muqueuse sont atteintes dans leur vitalité et dans leur structure. Mais, alors même qu'elle est modifiée anatomiquement, et que son fonctionnement est troublé, la vessie n'absorbe que lentement, et ce n'est que graduellement que les effets de cette absorption pathologique se font sentir; elle n'absorbe pas toujours au même degré, il semble même qu'elle cesse d'absorber pendant des périodes plus ou moins prolongées. L'imminence morbide créée par l'état pathologique de la vessie n'en persiste pas moins, elle peut dangereusement s'affirmer sous l'influence de causes adjuvantes.

Aussi, quoique relative, « la part de la vessie dans l'infection générale » a-t-elle toute la grande importance que lui assignent l'ensemble des documents fournis par la clinique et la physiologie pathologique. Et, quand les conditions qui doivent en faire redouter les conséquences sont réunies, c'est une règle inéluctable de la pratique que d'empêcher la vessie d'apporter à l'infection générale son contingent redoutable. Aussi les lésions rénales, loin de fournir des contre-indications à une action chirurgicale qui s'adresse à la vessie, nous imposent l'obligation d'intervenir pour en atténuer les effets, et si faire se peut, pour les conjurer. A plus forte raison est-il indiqué d'agir préventivement.

C'est la doctrine que vous m'entendez exposer et défendre depuis bien des années; j'ai cru qu'elle méritait d'être appuyée par cette étude, et que son importance pratique justifierait ce trop long exposé. Je crois aussi que son intérêt scientifique méritait de retenir votre attention.

Les faits que nous venons d'étudier établissent, de façon positive, la résistance de la vessie saine à l'action des microbes et de leurs produits toxiques. L'expérimentation et l'observation montrent par un ensemble de résultats bien déterminés, que c'est grâce à l'épithélium que la vessie est protégée; ils témoignent de son imperméabilité à l'état normal. Ces résultats s'ajoutent aux faits positifs qui ont permis à la majorité des expérimentateurs de conclure de la même façon, après avoir étudié le pouvoir absorbant de la muqueuse vésicale vis-à-vis des substances chimiques; ils ne peuvent être négligés dans l'appréciation des résultats, si souvent contradictoires, de l'expérimentation physiologique.

Nous n'avons pas à discuter ces expériences; elles n'ajoutent et ne retranchent rien à ce que nous a démontré la physiologie pathologique. Disons seulement que les faits qui témoignent contre l'absorption de la muqueuse vésicale saine sont fort nombreux; remarquons aussi que ce sont ceux qui ont été recueillis en se rapprochant le plus possible des conditions physiologiques, qui ont ce caractère. C'est ainsi, par exemple, qu'ont procédé, dans leurs expériences, MM. Boyer et Guinard, de Lyon[1], et MM. Pousson et Sigalas, de Bordeaux[2].

On ne peut, en effet, oublier, quand on veut étudier expérimentalement les fonctions de la muqueuse vésicale, non seulement que l'urètre sain a un grand pouvoir absorbant, mais

[1] J. Boyer et L. Guinard, *Études et recherches expérimentales sur l'imperméabilité physiologique de l'épithélium vésical sain* (*Arch. de médecine expérimentale*, novembre 1894, p. 88).

[2] Pousson et Sigalas, *Sur le pouvoir absorbant de la vessie* (*C. R. Acad. des sciences*, p. 882. 22 avril 1895).

que l'épithélium de la vessie doit physiologiquement mettre obstacle à la reprise par la circulation, de matériaux aussi dilués que ceux de l'urine normale. En faisant subir à la muqueuse vésicale le contact de doses considérables de substances chimiques, en employant des solutions trop concentrées ou des substances agressives, on s'éloigne singulièrement de cette dernière condition. On peut obliger la vessie à livrer passage aux solutions qu'on y injecte, mais l'on ne saurait conclure que l'on a fait la preuve du pouvoir absorbant de la muqueuse saine; pour bien des raisons, il est naturel de penser que la vitalité des cellules de l'épithélium est compromise et que sa structure est modifiée. Les conditions dans lesquelles on observe ne sont plus celles de l'état physiologique.

Lorsque l'on s'en réfère aux principes de la méthode expérimentale pour établir la valeur des résultats, on se garde — Claude Bernard nous l'a appris — de simplement opposer les faits négatifs aux faits positifs. On ne croit pas avoir produit la preuve en disant : C'est un fait, il faut l'admettre. On se sert du fait observé pour établir le rapport rationnel qui existe entre le phénomène et sa cause. Cette recherche de la cause prochaine et déterminante des phénomènes nous permet seule d'arriver au but de toute observation, c'est-à-dire : au déterminisme. Les faits peuvent alors être scientifiquement interprétés. Lorsqu'ils sont discordants, on constate que l'expérimentateur ou l'observateur n'ont pas vu le phénomène dans des conditions identiques.

Les résultats contradictoires obtenus par les expérimentateurs qui ont vu la vessie absorber des substances chimiques, quelle que soit leur signification, n'enlèvent donc aucunement leur valeur à ceux qui ont montré de façon positive que l'absorption n'avait pas lieu. Ils ne peuvent les empêcher d'être vrais et de garder toute leur autorité.

Il en est de même pour ceux que fournissent la physiologie pathologique et la clinique. En observant à leur aide, dans des conditions identiques, les résultats que nous avons constatés ont toujours été concordants; nous étions par conséquent autorisés à nous en servir pour chercher à définir « la part de la vessie dans l'infection urinaire ».

TABLE DES MATIÈRES

TROISIÈME PARTIE

EMPOISONNEMENT URINEUX

DIX-HUITIÈME LEÇON

GÉNÉRALITÉS SUR L'INTOXICATION ET L'INFECTION URINAIRES

DIX-NEUVIÈME LEÇON

ACCIDENTS GÉNÉRAUX DE L'INFECTION URINAIRE

FIÈVRE URINEUSE

VINGTIÈME LEÇON

ACCIDENTS GÉNÉRAUX DE L'INFECTION URINAIRE

ÉTUDE CLINIQUE DES CONDITIONS DANS LESQUELLES SE PRODUISENT LES ACCÈS DE FIÈVRE URINEUSE

VINGT ET UNIÈME LEÇON

ACCIDENTS GÉNÉRAUX DE L'INFECTION URINAIRE

VINGT-DEUXIÈME LEÇON

ACCIDENTS GÉNÉRAUX DE L'INFECTION URINAIRE

EXPOSÉ HISTORIQUE DES THÉORIES PROPOSÉES POUR EXPLIQUER LA FIÈVRE URINEUSE

VINGT-TROISIÈME LEÇON

ACCIDENTS GÉNÉRAUX DE L'INFECTION URINAIRE

TRAITEMENT DE LA FIÈVRE URINEUSE

VINGT-QUATRIÈME LEÇON

ACCIDENTS GÉNÉRAUX DE L'INFECTION URINEUSE

TROUBLES DIGESTIFS

QUATRIÈME PARTIE

SIGNES PHYSIQUES ET TRAITEMENT LOCAL

VINGT-CINQUIÈME LEÇON

EXAMEN DIRECT

VINGT-SIXIÈME LEÇON

CONSIDÉRATIONS ANATOMIQUES ET PHYSIOLOGIQUES SUR L'URÈTRE DE L'HOMME

ANATOMIE

VINGT-SEPTIÈME LEÇON

CONSIDÉRATIONS ANATOMIQUES ET PHYSIOLOGIQUES SUR L'URÈTRE DE L'HOMME

ANATOMIE

VINGT-HUITIÈME LEÇON

CONSIDÉRATIONS ANATOMIQUES ET PHYSIOLOGIQUES SUR L'URÈTRE DE L'HOMME

PHYSIOLOGIE NORMALE

PHYSIOLOGIE PATHOLOGIQUE

VINGT-NEUVIÈME LEÇON

PHYSIOLOGIE NORMALE ET PATHOLOGIQUE DE LA VESSIE

4219-02. — Corbeil. Imprimerie Éd. Crété.

www.ingramcontent.com/pod-product-compliance
Ingram Content Group UK Ltd.
Pitfield, Milton Keynes, MK11 3LW, UK
UKHW012144240726
13966UKWH00001B/133

9 782011 779021